Resch / Gutmann

Wissenschaftliche Grundlagen der Homöopathie

In Memoriam
RUDOLF FLURY

G. Resch / V. Gutmann

Wissenschaftliche Grundlagen der Homöopathie

3. Auflage

Barthel & Barthel
Verlag

1994

1. Auflage 1986
2. Auflage 1987
3. Auflage 1994

Lizenzausgabe der Barthel & Barthel Publishing Corp., New York
Satz: Barthel & Barthel Verlag, Schäftlarn
Druck: WB-Druck, 87669 Rieden am Forggensee

ISBN 3-88950-025-0

Vorwort

Das zur Neige gehende Jahrtausend sieht die Menschheit vor große Probleme gestellt. Das fieberhafte Suchen nach neuen Formen in der Kunst, in der Wissenschaft, in der Religion und die Forderungen nach Umdenken in den verschiedenartigsten Bereichen menschlicher Aktivitäten sind Folge und Ausdruck der enormen Orientierungsschwierigkeiten des modernen Menschen. Den Fragen nach dem Wie, nach den Modalitäten und nach der Effizienz wird in Naturwissenschaft, Technik, Medizin, ja auf allen Gebieten menschlicher Tätigkeiten in umfassender Weise nachgegangen. Die Grundfragen nach dem Was, Wohin, Wozu werden jedoch kaum berücksichtigt. Der Wiener Kabarettist Helmut Qualtinger sah sich veranlaßt, dies sinngemäß folgendermaßen auszudrücken: „Ich weiß zwar nicht, wohin ich fahre, aber dafür bin ich schneller dort".

Wir, die Autoren, lernten einander vor über 10 Jahren dadurch kennen, daß der Professor für Anorganische Chemie (V.G.) die Ordination des Facharztes für Innere Medizin (G.R.) aufsuchte. Dieser hatte sich schon seit seiner Schulzeit mit philosophischen, erkenntnistheoretischen und medizinischen Fragen befaßt, während V. G. in erster Linie anorganisch-chemische Fragen bearbeitet und umfassende Konzepte für nicht-wässrige Lösungen und molekulare Wechselwirkungen entwickelt hatte.

Seitdem haben wir uns gemeinsam mit zahlreichen grundlegenden Fragen auseinandergesetzt und unentwegt versucht, Einzelfragen, vor allem der Physik, Chemie und Medizin aus übergeordneter Sicht zu bearbeiten. Im Versuch, die Ergebnisse unseres jahrelangen fachübergreifenden Bemühens in gedrängter Form vorzulegen, haben wir uns entschlossen, das vorliegende Buch zu schreiben.

Von Anfang an war uns klar, daß die über materielle Systeme bestehenden Denkmodelle nicht ausreichten, um das Gesamtverhalten einer Lösung oder eines Arzneimittels zu beschreiben. Wir sahen uns vor die Frage gestellt, in welcher Weise der physikalisch-chemische Denkrahmen erweitert werden müßte, um dem tatsächlichen Verhalten eines gegebenen materiellen Systems gerecht werden zu können. Damit standen wir vor philosophischen und erkenntnistheoretischen Fragen. Im besonderen suchten wir zu klären, worauf Arzneimittelinformation beruht, inwiefern das molekulare Strukturkonzept hierzu geeignet ist, und in welcher Weise die Wirkung des Arzneimittels auf den Organismus erfolgt. Um diese Fragen beantworten zu können, mußten wir vor allem Klarheit über die Begriffe Mensch, Gesundheit und Krankheit gewinnen.

Umfassende Erkenntnis – soweit sie dem Menschen überhaupt zugänglich ist – ist nur unter Einbeziehung der Sinnfrage möglich. Die moderne Wissenschaftstheorie lehnt diese unter anderem unter Hinweis darauf ab, daß ja die vor 400 Jahren erfolgte Eliminierung der Sinnfrage die moderne Entwicklung der Naturwissenschaft überhaupt erst ermöglicht hat. Der Ausschluß der Sinnfrage war Voraussetzung dafür, daß die Beherrschbarkeit der Natur durch den Menschen in die Wege geleitet werden konnte.

Der Folgen dieser Entwicklung beginnt man sich immer mehr bewußt zu werden. Viele Menschen finden es schwierig, den Sinn ihres eigenen Lebens zu entdecken, ja sie haben mitunter Angst vor metaphysischen oder religiösen Fragen. Auch die brennenden Fragen nach Moral, Ethos, Gewissen oder persönlicher Verantwortung können nicht ohne die Sinnfrage gelöst werden, ja es könnte ohne sie die Natur, so wie sie ist, überhaupt nicht erkannt werden, da jede Erkenntnis sinnvolle Zusammenhänge schon voraussetzt.

Um dennoch der Sinnfrage möglichst zu entkommen, werden in der modernen Naturwissenschaft die Dinge in Teile zerlegt und diese unter Mißachtung der natürlichen Zusammenhänge untersucht. Auf Grund der Kenntnis der dem Zusammenhang entnommenen Teile kann man aber nicht zum Ganzen zurückkehren und den Systemcharakter nicht verstehen. Dieser kann nur dann erkannt werden, wenn die Teile während der Untersuchung möglichst innerhalb der natürlichen Zusammenhänge belassen werden.

In der vorliegenden Darstellung wird ein neues Konzept für materielle Systeme vorgelegt, welches wir als molekulare Systemorganisation bezeichnen. Dieses bietet jenen neuen, erweiterten Denkrahmen, der es erlaubt, bisher nicht beachtete Möglichkeiten des Molekularkonzeptes auszuschöpfen und zugleich über dieses hinauszugehen.

Die Stärke einer umfassenden Schau einer Systemorganisation liegt in der Vielfalt der Aussagemöglichkeiten, die der Vielfalt der Natur gerecht werden. Das soll keinesfalls bedeuten, daß die bewährten wissenschaftlichen Methoden geringgeschätzt oder gar verworfen werden sollen. Wohl aber wird dem Anspruch entgegengetreten, daß nur diese allein vertretbar seien. Dem kann aber nur dann entgegengewirkt werden, wenn Wege zum Verstehen der qualitativen Zusammenhänge geebnet werden.

Das vorliegende Buch soll ein Buch der Mitte sein. Es sucht an die wissenschaftliche Tradition anzuschließen und zugleich weiterzuführen, indem bei der Behandlung der Einzelergebnisse immer das Allgemeine betrachtet wird.

Der Vielfalt der Problematik entsprechend, gliedert sich das Buch in drei Teile: Im ersten Teil werden die historischen und philosophischen Probleme behandelt, wenn auch nur so weit, als dies für die vorliegenden Fragestellungen unerläßlich erschien. Damit konnten die erkenntnistheoretischen Grundlagen nicht mit wünschenswerter Genauigkeit behandelt werden. Daher beabsichtigen wir in nächster Zeit, ein Buch über die philosophischen Grundlagen der Qualitätserkenntnis zu präsentieren. Im zweiten Teil werden die physikalisch-chemischen Aspekte der molekularen Systemorganisation sowie die Fragen der Wirkung von Hochpotenzen behandelt. Auch hier war es nicht möglich, die zahllosen sich daraus ergebenden Fragestellungen mit entsprechender Gründlichkeit darzulegen. Als ebenso unmöglich erwies sich der Versuch, die im dritten Teil behandelten medizinischen Grundlagen der Homöopathie ausführlicher zu besprechen. Wir haben uns darauf beschränkt, diejenigen Aspekte herauszuheben, die mit den wissenschaftlichen Problemen der Homöopathie in unmittelbarem Zusammenhang stehen.

Vielleicht mag es uns dennoch geglückt sein, den homöopathischen Ärzten eine weitere Orientierungshilfe und den der Homöopathie eher skeptisch gegenüberstehenden Ärzten eine Einführung in die homöopathische Methodik zu bieten. Wir würden uns freuen, wenn die neuartigen Fragestellungen auch den auf verschiedenen Fachgebieten tätigen Naturforschern neue Anregungen bieten könnten und den an grundlegenden Fragen der Erkenntnis, der Naturwissenschaft und der Medizin interessierten Lesern Einblicke in diese gewähren könnten.

Diesen vielseitigen Anforderungen entsprechend, bewegen wir uns auf einem schmalen Grat zwischen fachlicher Ausdrucksweise und Allgemeinverständlichkeit. Um dem Leser das erste Zurechtfinden zu erleichtern, haben wir uns bemüht, jedes der einzelnen Kapitel in sich weitgehend geschlossen abzufassen und durch eine vorangestellte Kurzfassung dem Leser eine bessere Übersicht zu bieten.

Unser Dank gilt den zahlreichen Fachkollegen der Homöopathie, der Chemie und Physik, deren Hinweise es uns erlaubt haben, viele Dinge in ihrer Problematik verstehen zu lernen.

Im besonderen danken wir Herrn Dr. Moser, Institut für Medizinische Physik der Universität Wien, und Herrn Ing. Harald Schauer, Institut für Anorganische Chemie der TU Wien für die Zurverfügungstellung noch nicht publizierter Ergebnisse an Hochpotenzen.

Für die Bereitstellung reproduktionsfähiger Bilder danken wir Herrn Prof. Dr. P. Skalicky, Institut für Angewandte und Technische Physik der TU Wien, Herrn Prof. Dr. H. P. Stüwe, Erich Schmid-Institut für Festkörperphysik der Österreichischen Akademie der Wissenschaften in Leoben, und Herrn B. Wanderer, Institut für Anorganische Chemie der TU Wien. Für die Anfertigung der Strichzeichnungen danken wir Herrn Ing. H. Schauer. Unser besonderer Dank gilt Frau Inge Nowak für die zahllosen Schreibarbeiten und die Ausfertigung des druckfertigen Manuskriptes. Unseren Ehegattinnen danken wir für das Verständnis, das sie unserer Arbeit entgegengebracht haben. Last not least möchten wir Herrn Dr. Barthel, O.-Verlag, für die rasche und problemlose Fertigstellung des Buches unseren aufrichtigen Dank zum Ausdruck bringen.

G. Resch und V. Gutmann

Vorwort zur 2. Auflage

Die erfreulich gute Aufnahme unseres Buches machte die rasche Fertigstellung der 2. Auflage erforderlich.

Wir haben uns auf die Durchsicht der 1. Auflage beschränkt, um uns bekannt gewordene Fehler zu beseitigen.

Gerhard Resch und Viktor Gutmann

Inhaltsverzeichnis

1. Kapitel: Schulmedizin und Homöopathie

Kurzfassung 19
1.1 Einführung 21
1.2 Die Medizin vor der Zeit Hahnemanns 24
1.3 Anfänge der Homöopathie 34
1.4 Neuere Entwicklungen der Medizin 40
1.5 Anmerkungen und Literaturhinweise 43

2. Kapitel. Wissenschaftliche Erkenntnis

Kurzfassung 47
2.1 Philosophie und Naturwissenschaft 49
2.2 Realität und Idee 51
2.3 Suche nach umfassender Naturerkenntnis 55
2.4 Suche nach quantitativen Zusammenhängen 56
2.5 Finalität und Kausalität 58
2.6 Das Ganze und die Teile 61
2.7 Zur Haltung des Untersuchenden 65
2.8 Anmerkungen und Literaturhinweise 70

3. Kapitel: Probleme wissenschaftlichen Verständnisses im Hinblick auf die Homöopathie

Kurzfassung 77
3.1 Übersicht über die Problematik 79
3.2 Fragen nach Qualitäten 84
3.3 Potenzierung der Arzneimittel 87
3.4 Ansätze zur Lösung konkreter Fragestellungen .. 92
3.5 Anmerkungen und Literaturhinweise 96

4. Kapitel: Kontinuums- und Teilchenaspekte materieller Systeme

Kurzfassung 99
4.1 Materiebegriff 101
4.2 Materie als Kontinuum 106
4.3 Atome und Moleküle innerhalb des kontinuierlichen Zusammenhanges 111
4.4 Grundsätzliche Aussagen der Quantenmechanik und ihre Folgerungen 118
4.5 Anmerkungen und Literaturhinweise 126

5. Kapitel: Ordnung

Kurzfassung 131
5.1 Grundsätzliche Überlegungen 133
5.2 Künstliche und natürliche Ordnung 136
5.3 Der in der Physik gegenwärtig anerkannte Ordnungsbegriff 142
5.4 Ordnung und Chaos 146
5.5 Anmerkungen und Literaturhinweise 148

6. Kapitel: Molekulare Wechselwirkungen

Kurzfassung 153
6.1 Grundsätzliches 155
6.2 Molekulare Wechselwirkungen und chemische Bindung 156
6.3 Regeln für Veränderungen von Bindungslängen . 161
6.4 Folgerungen für makroskopische Systeme 166
6.5 Anmerkungen und Literaturhinweise 170

7. Kapitel: Molekulare Systemorganisation

Kurzfassung 175
7.1 Fragen, die innerhalb des Molekülkonzeptes bisher nicht untersucht wurden 177

7.2 Einzelergebnisse an Eisen-Phenantrolin-Komplexen ... 179
7.3 Zur Frage der Systemdifferenziertheit ... 185
7.4 Einführung hierarchischer Ebenen ... 189
7.5 Systemorganisation in Eisen-Phenantrolin-Komplexen ... 193
7.6 Grenzen der Erkennbarkeit von Systemorganisationen ... 195
7.7 Zur molekularen Systemorganisation von Hämoglobin ... 197
7.8 Anmerkungen und Literaturhinweise ... 203

8. Kapitel: Struktur und Information

Kurzfassung ... 205
8.1 Konservative Strukturen ... 207
8.2 Dissipative Strukturen ... 210
8.3 Konservative und dissipative Strukturaspekte ... 220
8.4 Information ... 224
8.5 Information und Ihre materiellen Träger ... 228
8.6 Anmerkungen und Literaturhinweise ... 234

9. Kapitel: Systemorganisation in Festkörpern

Kurzfassung ... 237
9.1 Beschreibung der „Kristallstruktur" ... 239
9.2 Beschreibung des Verhaltens von Realkristallen . 242
9.3 Wechselwirkungen zwischen „Kristallgitter" und „Gitterstörungen" ... 247
9.4 Einführung hierarchischer Ebenen ... 259
9.5 Energieverteilung auf die einzelnen Ebenen ... 265
9.6 Anmerkungen und Literaturhinweise ... 270

10. Kapitel: Veränderungen der Systemorganisation von Festkörpern, vor allem beim Verreiben

Kurzfassung ... 275
10.1 Phasenumwandlungen im festen Zustand ... 277

10.2 Änderungen der Systemorganisation durch Mahlen 282
10.3 Zur Kennzeichnung der Systemorganisation ... 291
10.4 Bewahrungsvermögen 295
10.5 Anmerkungen und Literaturhinweise 299

11. Kapitel: Veränderungen der Systemorganisation bei der Potenzierung mit Milchzucker

Kurzfassung 301
11.1 Systemorganisation in Milchzucker 303
11.2 Veränderungen der Systemeigenschaften beim Verdünnen 308
11.3 Veränderungen der Systemeigenschaften beim Verreiben 312
11.4 Veränderungen im Verlauf der Potenzierung ... 315
11.5 Anmerkungen und Literaturhinweise 316

12. Kapitel: Systemorganisation in Flüssigkeiten

Kurzfassung 319
12.1 Allgemeine Betrachtungen über Flüssigkeiten .. 321
12.2 Einführung hierarchischer Ebenen 325
12.3 Phasenumwandlungen im flüssigen Zustand ... 331
12.4 Der Lösungsvorgang 334
12.5 Systemorganisation in flüssigem Wasser 336
12.6 Anmerkungen und Literaturhinweise 350

13. Kapitel: Veränderungen der Systemorganisation bei der Potenzierung von Wasser-Alkohol-Gemischen

Kurzfassung 355
13.1 Grundlegende Schwierigkeiten 357
13.2 Wasser-Alkohol-Gemische 358
13.3 Neurere experimentelle Ergebnisse 359
13.4 Arzneimittel und Verdünnungsmittel 362

13.5 Verdünnungseffekte 364
13.6 Schütteleffekte 367
13.7 Verschüttelungseffekte im Verlauf der Potenzierung 370
13.8 Anmerkungen und Literaturhinweise 375

14. Kapitel: Zur Frage des Menschenbildes

Kurzfassung 379
14.1 Zur Begriffsbestimmung des Menschen 383
14.2 Der Mensch als geistiges Wesen 388
14.3 Der Mensch als beseeltes Wesen 397
14.4 Der Mensch als körperliches Wesen 402
14.5 Menschenbild bei Hahnemann 407
14.6 Anmerkungen und Literaturhinweise 411

15. Kapitel: Gesundheit und Krankheit

Kurzfassung 413
15.1 Gesundheit 415
15.2 Krankheit 424
15.3 Krankheitsbegriff bei Hahnemann 432
15.4 Anmerkungen und Literaturhinweise 435

16. Kapitel: Die Kunst der Anamnese

Kurzfassung 437
16.1 Patient und Arzt 439
16.2 Die aktive Rolle des Patienten 441
16.3 Die Empfehlungen Hahnemanns 444
16.4 Die aktive Rolle des Arztes 448
16.5 Anmerkungen und Literaturhinweise 453

17. Kapitel: Arzneimittelkenntnis

Kurzfassung 455
17.1 Arzneimittelprüfung am Gesunden 457

17.2 Arzneimittelbild 472
17.3 Materia Medica Homoeopathica 476
17.4 Anmerkungen und Literaturhinweise 477

18. Kapitel: Arzneimittelfindung

Kurzfassung 481
18.1 Simile-Gesetz 483
18.2 Homöopathische Dia-Gnose 491
18.3 Repertorium 496
18.4 Anmerkungen und Literaturhinweise 499

19. Kapitel: Chronische Krankheiten unter besonderer Berücksichtigung der Psora-Lehre

Kurzfassung 501
19.1 Probleme der Heilung chronischer Erkrankungen 503
19.2 Hahnemanns Psora-Lehre 507
19.3 Lösungsansatz zu bisher unbewältigten Problemen 518
19.4 Die Heringsche Regel 521
19.5 Anmerkungen und Literaturhinweise 524

Anhang:
Namensverzeichnis 527
Sachverzeichnis 535

1. Teil

Historische und Philosophische Aspekte

1. Kapitel

Schulmedizin und Homöopathie

Wer zu den Quellen vorstoßen will,
muß gegen den Strom schwimmen.
Martin Luther

Kurzfassung

In der vorliegenden Darstellung geht es nicht um eine Auseinandersetzung gegen die Schulmedizin oder für die Homöopathie, sondern um den Versuch, jene Gesichtspunkte der Homöopathie herauszuarbeiten, die bisher der wissenschaftlichen Bearbeitung nicht zugänglich waren. Um die Problematik verstehen zu lernen, haben wir die geistigen Voraussetzungen zu kennen, welche die einzelnen Entwicklungsstufen der Medizin ermöglicht haben.

Es werden die Umstände beschrieben, die zur Auffindung der Homöopathie durch SAMUEL HAHNEMANN im letzten Jahrzehnt des 18. Jahrhunderts geführt haben.

Die Grundzüge dieser Behandlungsmethode werden skizziert, und es wird darauf hingewiesen, daß sich diese bis zum heutigen Tag nicht wesentlich verändert haben. Dem steht die stürmische Entwicklung der wissenschaftlichen Medizin in den letzten 190 Jahren gegenüber.

1.1 Einführung

In der Medizin war an der Wende des 18. zum 19. Jahrhundert in Deutschland eine Methode entstanden, die – wie kaum eine andere in der Geschichte der Heilkunde – von allem Anfang an im Mittelpunkt heftiger kontroversieller Auseinandersetzungen stand: Diese, von dem aus Meissen in Sachsen stammenden Arzt SAMUEL HAHNEMANN (1755-1843) begründete und als *Homöopathie* bezeichnete Methode stand nicht nur im Gegensatz zur allgemein herrschenden Lehre, sondern auch im Widerspruch zu den wissenschaftlichen und erkenntnistheoretischen Voraussetzungen seiner Zeit. Die bald nach der Veröffentlichung der neuen Lehre an ihr einsetzende Kritik wurde von ihrem Begründer auf das schärfste zurückgewiesen. Mit der Ausbreitung der homöopathischen Methode spalteten sich in vielen Ländern die Ärzte in Befürworter und Gegner der neuen Lehre. Die sich in der Folge entwickelnde heftige Polemik zwischen den Freunden und den Gegnern der Homöopathie führte zu gegenseitigen Anschuldigungen, Verdächtigungen und Unterstellungen und damit zu einem Klima, in welchem eine sachliche Behandlung der anstehenden Fragen kaum mehr möglich war.

Sowohl die wissenschaftliche Medizin, auch Schulmedizin oder *Allöopathie* genannt, als auch die homöopathische Medizin entwickelten ihre eigenen Terminologien, so daß getrennte Fachsprachen entstanden, die die Kommunikation zusätzlich erschwerten. Zwar schien durch die stürmische Entwicklung der wissenschaftlichen Medizin im 19. und 20. Jahrhundert dieser Streit zwischen den beiden Schulen, welcher vor allem in Europa und in Nordamerika tobte, immer mehr zugunsten der wissenschaftlichen Medizin entschieden zu werden. Mit erstaunlicher Zähigkeit aber überlebte die Homöopathie auch die größten Erfolge der Schulmedizin und scheint in jüngster Zeit sogar weltweit wieder an Boden zu gewinnen. Dies zeigt sich nicht nur in einem verstärkten Interesse der Allgemeinheit an dieser Methode, sondern auch in einer vorsichtigen Öffnung der sich bis vor kurzem strikt ablehnend verhaltenden Universitäten, welche zumindestens zur Duldung der homöopathischen Methode geneigt scheinen.

Dies kann aber nicht darüber hinwegtäuschen, daß sich auch heute noch Befürworter und Gegner in feindlichen Lagern gegenüberstehen, und daß für viele die Verständigung auf unüberwindliche Hindernisse stößt.

Wenn man sich heute zur Duldung entschlossen hat, so liegt das vielerorts weniger daran, daß die Homöopathie heute besser verstanden wird als früher. Vielmehr hat gerade die Rasanz der modernen medizinischen Entwicklung zu einer medizinischen Technik und damit dazu geführt, daß es zu einer gewissen Entfremdung zwischen Arzt und Patient gekommen ist. Dadurch gewinnen diejenigen Heilmethoden erneut an Boden, die dieser Entwicklung nicht oder nicht in gleicher Weise gefolgt sind. Eine dieser Heilmethoden ist die Homöopathie.

In diesem Buch soll der Versuch unternommen werden, der Homöopathie an Hand ihrer Probleme nahezukommen und diejenigen wissenschaftlich zu bearbeiten, die nicht in Übereinstimmung mit der in der Medizin herrschenden Lehrmeinung zu stehen scheinen. Die Versuche, diesen Problemen nachzugehen, sie zu lösen, müßten uns helfen, entweder Licht in das Dunkel zu bringen oder die Homöopathie als Irrtum oder Schwindel zu entlarven.

Wo aber beginnen? Wie den gordischen Knoten von Behauptungen, Meinungen, Überzeugungen, Unterstellungen, Glaubenssätzen lösen, ohne selbst zu weiteren Verknotungen Anlaß zu geben? Da wir nicht bereit sind, die alexandrinische Methode, der Zerschlagung des Knotens durch das Schwert (der Meinung) anzuwenden, bleibt uns nur der Versuch, die Verknotung Stück für Stück mit aller Sorgfalt und Geduld zu lösen, die Geschichte der Entstehung des Knotens als Ariadne-Faden zu benützen und vorerst zu den Voraussetzungen zurückzukehren, die zur Auffindung der Homöopathie geführt haben. Da die Verknotung erst eine Folge der Existenz zweier rivalisierender Systeme, der Schulmedizin und der Homöopathie ist, müssen wir die Entwicklung beider Methoden so weit berücksichtigen, als dies für die vorliegenden Problemstellungen notwendig erscheint.

Beiden Methoden ist es gemeinsam, daß sie zu heilen suchen, und daß die Arbeit am jeweiligen Patienten erfolgt. Angesichts dieser Gemeinsamkeiten sollte zuerst untersucht werden, warum es eine so erbitterte Feindschaft zwischen beiden gibt, um Hinweise dafür zu erhalten, an welcher Stelle wir ansetzen sollen.

Wenn wir verstehen wollen, warum HAHNEMANN die Homöopathie begründet hat, müssen wir zunächst die Lage kennen, in der sich die Medizin zu seiner Zeit befand. Dies erscheint vor allem deshalb so wichtig, weil HAHNEMANN sich als Kritiker der Medizin seiner Zeit von dieser abgewendet hatte und diese angesichts seiner wachsenden Erkenntnisse im Laufe seines Lebens mit zunehmender Heftigkeit kritisiert hatte.

Die Homöopathie ist im Gegensatz zur Medizin der damaligen Zeit entstanden. Viele Vorwürfe, die HAHNEMANN erhoben hatte, beziehen sich auf die Medizin seiner Zeit. Inzwischen hat die von ihm kritisierte Medizin zahlreiche Wandlungen durchgemacht. Jedoch hat sich die von der Schulmedizin an der Homöopathie geübte Kritik bis zum heutigen Tag nicht wesentlich verändert.

Die medizinische Situation zur Zeit HAHNEMANNS und in der Folgezeit kann nur dann verstanden werden, wenn wir uns einen kurzen historischen Abriß verschaffen und in wenigen Strichen die Grundzüge und Ursachen der Entwicklung nachzuzeichnen versuchen, die zu jener Situation in der Medizin geführt haben, in der die Homöopathie entstanden ist.

Da jede Tätigkeit von der jeweiligen geistigen Situation mitbestimmt wird (man ist immer Kind seiner Zeit), können wir die Entwicklung der Medizin nur im Zusammenhang mit der Kultur- und Geistesgeschichte verstehen.

1.2 Die Medizin vor der Zeit Hahnemanns

Die Anfänge der Medizin gehen wohl in die Urzeit der Menschheit zurück. Wie die Medizin damals ausgesehen haben mag, läßt sich vielleicht erahnen, wenn man die medizinischen Methoden jener Volksgruppen studiert, die die ältesten Lebensformen bis in die jüngste Zeit beibehalten haben. Bei diesen Völkern lassen sich zwei nebeneinander bestehende Methoden auseinanderhalten:

a) die Behandlung der Kranken mittels einfacher Naturheilmittel aus dem Mineral-, Pflanzen- und Tierreich und mittels einfacher physikalischer Maßnahmen wie Umschlägen, Massagen, Redressement von Knochenbrüchen usw. Diese aus der alltäglichen Erfahrung geborenen Methoden können ohne spezielle Begabung ausgeübt werden und finden sich in verschiedenen Ausformungen. Sie werden vor allem von alten weisen Frauen ausgeübt und weitergegeben und als *Volksmedizin* bezeichnet.

b) Die Medizin der Medizinmänner, Zauberer, Schamanen und Bruchos[1], welche auch als *magische Medizin* bezeichnet wird. Sie wird von hochbegabten Menschen mit besonderen divinatorischen Fähigkeiten getragen. Diese werden heute von manchen Medizinhistorikern als psychopathisch oder als schizophren bezeichnet, unter Hinweis darauf, daß z.B. Schamanen als Krankenheiler mit Glöckchen, klirrendem Metall am Gewand und einer Trommel Tänze aufführen, ja selbst unter Zuhilfenahme von Narkotika Ekstase suchen, um die Verbindung mit den Geistern herzustellen.

Während die Medizin der ersten Gruppe vorwiegend auf empirischem Wissen beruht, handelt es sich bei derjenigen der zweiten Gruppe um eine spezielle „Ganzheitsmedizin". Welche der beiden Methoden jeweils angewendet wurde, hing ursprünglich von den Möglichkeiten und dem Krankheitszustand des jeweiligen Patienten ab. Einfache Störungen, partielle (nicht den ganzen Menschen erfassende) Erkrankungen, wie nicht zu schwere Verletzungen, Verdauungsstörungen, Fieberzustände wurden meist mit den einfachen Methoden der Volksmedizin behandelt. War hingegen der Patient im ganzen Wesen von einer Krankheit erfaßt, z.B. Persönlichkeitsveränderungen, Depression, langwierige oder den Menschen in der Existenz gefährdende Erkrankungen, so wurden diese als „Besetzung" eines Teiles der Seelenkräfte des Menschen durch äußere, dem Menschen selbst fremde Kräfte, wie Dämonen, erachtet oder die Ursache der Erkrankung als Fehlen eines Teiles der Seele des Betroffenen verstanden. Hier mußte ein mit der Ganzheit des Menschen vertrauter und über entsprechende Kräfte verfügender Heiler eingreifen, um die ursprüngliche Einheit wiederherzustellen. Da diese nur in einer alle Bereiche menschlicher Existenz umfassenden Diagnostik und Behandlung bestehen kann, waren die eingesetzten Methoden vielfältig. Wo notwendig, wurden Medizinen unterschiedlicher Herkunft verabreicht, deren Herstellung mitunter schwierig war, wurden chirurgische Eingriffe bis zu Schädeltrepanationen vorgenommen, magische Tänze aufgeführt, oder Inkantationen, Beschwörungen und Hypnose angewendet, Talisman und Fetisch als Heilhilfen eingesetzt, die Behandlung in religiöse Zeremonien eingebunden. Charakteristisch für diese Methode war die Betrachtung des Patienten als Ganzes in seiner religiösen, seelischen und körperlichen, persönlichen und sozialen Dimension.

Die zuletzt genannten Heilmethoden waren einander ähnlich, wenn auch mit Ausformungen, die sich aus den unterschiedlichen Traditionen und Begabungen der Heiler ergeben. Sie haben als gemeinsames Charakteristikum das Primat der Ganzheitsbehandlung gegenüber derjenigen der Behandlung der Symptome.

Eine strenge Trennung zwischen Volksmedizin und magischer Medizin ist jedoch nicht möglich, da die Volksmedizin gewisse magische Aspekte und die magische Medizin rationale Aspekte aufweist.

Die frühesten schriftlichen Quellen geben uns Zeugnis vom Zustand der Medizin in den frühen Hochkulturen. Diese waren auf Grund der schwerwiegenden Folgen der Bildung von Massengesellschaften entstanden. Der zunehmende Verlust der Vertrautheit mit der Natur durch die Verstädterung von Teilen der Bevölkerung führten dazu, daß ein Ablösungsprozeß von den unmittelbaren Einflüssen der Natur erfolgte, daß bestimmte Dienste durch Gruppen von Menschen übernommen wurden, eine Spezialisierung erzwungen und eine Verwaltung aufgebaut werden mußte. In der Medizin kam es zur Übernahme der Aufgaben der Schamanen und Medizinmänner durch eine Priesterschaft.

Was uns aus dem alten Ägypten in den Papyri von EBERS, SMITH und anderen entgegentritt, ist durch eine hochdifferenzierte Weiterentwicklung der frühen medizinischen Methoden gekennzeichnet[2]. Bei der Beibehaltung magischer Vorstellungen findet man ebenso rationale Anweisungen.

Auch in anderen Hochkulturen fand die medizinische Entwicklung in ähnlicher Weise statt. Bis in die heutige Zeit ist diese Tradition noch in Indien und China erhalten, wo die Völker weitgehend ungebrochen ihre Kultur bewahrt haben.

Wie schon bei den primitiven Völkern, so treten auch in den Hochkulturen zwei verschiedene Tendenzen in der Medizin hervor: (I) die Volksmedizin, die weiter in den ländlichen Gebieten dominiert, und (II) eine Priester- und Ärztemedizin, die sich vor allem in den Ballungszentren, an den Höfen und Tempelbezirken etablierte. Während die Volksmedizin durch mündliche Tradition, meist innerhalb einer Sippe, ihr Wissen weitergab, liegen über die Priester- und Ärztemedizin schriftliche Überlieferungen vor. Daher haben wir über diese bessere Kenntnisse aus den Frühkulturen.

Die vielfältigen Aufgaben in den Ballungszentren erforderten eine arbeitsteilige Organisation und die Sicherung des entsprechenden Nachwuchses, also die Auswahl begabter Menschen und ihre Ausbildung.

Was uns im Zusammenhang mit der vorliegenden Untersuchung besonders interessiert, ist die weitere Entwicklung der Medizin in Europa. Sie ist bis zum heutigen Tag geprägt von der früh-griechischen Medizin, die zu einer Zeit entstand, in der die großen Kulturen des Zwischenstromlandes und Ägyptens ihre Höhepunkte bereits überschritten hatten.

Um die mythologische Arztfigur des ASKLEPIOS, lateinisch AESCULAPIUS (um 1200 v.Chr.), dem später göttliche Eigenschaften zugeschrieben wurden, entstand ein medizinischer und religiöser Kult. In späteren Jahrhunderten wurde er in zahlreichen Tempeln verehrt, von denen sich einige zu Stätten großer medizinischer Aktivitäten entwickelten (Kos, Epidauros, Athen). Wir sind ziemlich gut darüber informiert, wie nach 500 v.Chr. in diesen Tempeln geheilt wurde: Behandlungsmethoden mit Fasten, Einnahme bestimmter Speisen, Bädertherapie, Gymnastik, Einsatz von Tanz, Musik und Theater (man würde heute sagen Tanz-, Musik- und Theatertherapie), ritueller Tempelschlaf. Damit suchte man seelisches Gleichgewicht und Gesundheitszustand der Patienten in umfassender Weise wiederherzustellen. Zahlreiche Ärzte und Heilgehilfen waren in diesen Tempelbereichen tätig. Was sich an Erfahrung, Wissen und Überlegung in diesen Heilstätten angesammelt hat, spiegelt sich in den Schriften des HIPPOKRATES (460-375)[3]. Jedoch bestanden zwischen den einzelnen medizinischen Zentren zum Teil erhebliche Unterschiede in der Auffassung von Krankheit und Therapie. Erstaunlicherweise war in der griechischen Medizin der Anteil an magischen Elementen äußerst gering, das rationale Element dominierte.

Dies ergibt sich aus dem zunehmenden Einfluß, den die Entwicklung der griechischen Philosophie in der Zeit zwischen 600 und 300 v. Chr. auf die griechische Medizin ausübte. Die enge Beziehung zwischen Philosophie und Medizin in Griechenland zeigt die große Zahl von Ärzten, die sich in der griechischen Philosophie einen Namen gemacht haben, sowie die Tatsache, daß die griechische Philosophie voll von medizinischen Zitaten und die medizinischen Schriften voll von philosophischen Überlegungen sind.

Die griechische Philosophie kann als Versuch gewertet werden, die Weltbewältigung rational zu vollziehen. Dies erwies sich für die Medizin Griechenlands als überaus anregend und fruchtbar. In der Folgezeit entstand eine Reihe medizinischer Schulen: Die Peripatetische, Dogmatische, Alexandrinisch-empirische, Enzyklopädische, Pneumatische Schule u.a.m. Die philosophischen Schulen Athens hatten mit SOKRATES (470-399), PLATO (427-347) und ARISTOTELES (384-322) jene entscheidenden Denker hervorgebracht, die das Schicksal des weiteren europäischen Geisteslebens und damit auch das Gesicht der späteren europäischen Medizin geprägt haben.

Das Wesen der altgriechischen Medizin, wie es uns aus den Schriften des HIPPOKRATES (460-377) entgegentritt, zeigt sich im Versuch des rationalen Zugangs zur Krankheit. Demnach hat jede Krankheit ihre eigene Natur und kommt von einer eigenen inneren Ursache her. Zur Epilepsie, die zu dieser Zeit auch „heilige Krankheit" genannt wurde, meinte HIPPOKRATES nüchtern und trocken: „sie ist nicht mehr heilig als irgendeine andere Erkrankung, sondern hat eine natürliche Ursache, und ihr vermuteter göttlicher Ursprung ist Folge menschlicher Unerfahrenheit". In konsequenter Verfolgung seiner Vorstellungen kommt HIPPOKRATES zu dem Schluß, daß unsere eigenen Naturen die Ärzte unserer Erkrankung sind (vis mediatrix naturae)[4]. Seine Krankheitsbeschreibungen sind nüchtern und klar, in seinen Krankheitsgeschichten werden Erfolg und Mißerfolg leidenschaftslos dargestellt. Er betrachtet den Patienten in seiner Einmaligkeit unter Berücksichtigung seiner Lebensumstände und seines Milieus mit den Augen eines Naturforschers. Am bekanntesten ist der auch heute noch anerkannte ethische Kodex aus seinen Schriften, der sogenannte HIPPOKRATische Eid. Seine Konstitutionslehre basiert auf den vier grundlegenden Qualitäten materieller Substanzen: feucht, trocken, warm und kalt, und deren Mischungen[4].

Dieselbe nüchterne Art zeichnet auch ARISTOTELES, den Sohn eines Arztes aus. Bei ihm verband sich eine außerordentlich hohe geistige Begabung mit der nüchtern-kritischen Einstellung der Ärzte seiner Zeit. HIPPOKRATES, sein älterer Zeitgenosse, PLATO, sein hervorragender Lehrer, und ein entsprechendes geistiges Klima in Athen vereinigten sich zu einer Konstellation, die den Höhepunkt philosophischen Denkens in seinen Werken brachte.

In der Folgezeit verlagerte sich das Zentrum von Philosophie und Medizin nach Alexandrien. PTOLEMÄUS I. baute ein Haus der Musen, legte eine Bibliothek mit 600 000 Papyri an und versammelte fast alle bedeutenden Meister seiner Zeit, so daß man mit Fug und Recht von der ersten Universität mit Klinik und Laboratorien sprechen kann.

Von Alexandrien verlagerte sich das geistige Zentrum nach Rom, wo zahlreiche griechische Ärzte und Lehrer tätig waren. Ihr berühmtester Vertreter war GALEN (129-199), der als Grieche der Tradition des HIPPOKRATES folgte, sich mit Anatomie beschäftigte und die experimentelle Physiologie begründete. Sein Einfluß blieb über den Zusammenbruch des römischen Reiches, über die Zeit der Völkerwanderung bis zur Jahrtausendwende erhalten, als sich in Europa wieder Voraussetzungen für Gemeinwesen mit bleibenden Strukturen aufzubauen begannen.

In dieser Frühzeit des Mittelalters trafen zwei geistige Strömungen aufeinander, und zwar die spätrömisch-christliche und die arabische. Während die frühmittelalterlich-christliche Geisteswelt sich philosophisch an AUGUSTINUS (354-430) hielt, der als Kirchenvater bezeichnet wird und sich an der Neuplatonik orientierte, brachte der Kontakt mit der arabischen Welt durch die Herrschaft der Mauren in Spanien die Wiederentdeckung der ARISTOTELISCHEN Lehre in Europa. Dadurch ergaben sich mächtige Impulse für das frühmittelalterliche Geistesleben. In der Medizin hinterließen die Schriften der aus Persien stammenden Ärzte AVICENNA (IBN SINA) (980-1037) und RHAZES (ABN BAKR MOHAMMED IBN ZAKARIYA) (1149-1209) den tiefsten Eindruck. In Cordoba befanden sich ein Spital und eine medizinische Schule mit einer umfangreichen Bibliothek. Nicht übersehen werden sollte auch der große Einfluß der chemischen und pharmakologischen Kenntnisse der Araber auf die Entwicklung der Alchemie in Europa.

Die erste rein europäische Schule der Medizin wurde im Jahr 1221 in Salerno erichtet. FRIEDRICH II. – Kaiser des Heiligen Römischen Reiches – erließ eine Verordnung, derzufolge nur jene Ärzte in seinem Reich Medizin praktizieren sollten, die von der Schule von Salerno öffentlich approbiert worden waren. In der Folge wurde eine Reihe anderer Schulen gegründet, und da es der Schule in Salerno an großen Persönlichkeiten mangelte, wurde diese bald von den anderen Schulen übertroffen. Eine immer größer werdende Zahl von Studenten zog zur Schule von Montpelliere. Dort standen einander Traditionalisten und Modernisten gegenüber. Da die Medizin, wie jede andere Kunst und Wissenschaft, von den jeweiligen geistigen Strömungen abhängig ist, müssen die sich langsam anbahnenden Veränderungen in der mittelalterlichen Medizin in jene geistigen Veränderungen eingebettet gesehen werden, die damals entstanden und schließlich das Ende des Mittelalters herbeiführten.

Der Höhepunkt mittelalterlichen Denkens ist gekennzeichnet durch ALBERTUS MAGNUS (1193-1280) und THOMAS VON AQUIN (1225-1274). Ihre Philosophie entstand in der Auseinandersetzung mit dem umfassenden systematischen Denker ARISTOTELES. Bei ihm ist die Teleologie eine Bedingung für das Verständnis natürlicher Phänomene, selbst dann, wenn sich diese einer teleologischen Deutung entziehen.

Schon um diese Zeit setzte eine neue Strömung ein, welche letztlich zum Zusammenbruch der Geisteswelt des Mittelalters führen sollte: die Lehre des sogenannten *Nominalismus*[5], entwickelt und getragen vor allem von ROSCELIN (1050-1125), ROGER BACON (1120-1292), WILLIAM OCKHAM (1285-1349) und BURIDANUS (1300-1358). Nach dieser Lehre entspricht unseren Allgemeinbegriffen in Wirklichkeit nichts. Wie SPAEMANN und LÖW[6] näher ausführen, gibt es für die Nominalisten nur einzelne Gegenstände. Die genannten Autoren dazu: „Allgemeinbegriffe sind lediglich unsere Ordnungsschemata, mit welchen wir bestimmte Gegenstände zu Klassen zusammenfassen, ohne daß damit etwas den Gegenständen real Gemeinsames zum Ausdruck gebracht würde ... Innerhalb der Allgemeinbegriffe, denen in der Wirklichkeit nichts entspricht, gibt es selbst noch eine Differenz hinsichtlich ihrer Brauchbarkeit für Klassifikationen. Allgemeinbegriffe, die Gegenstände klassifizieren, also eine „Referenz" haben, können uns zur Ordnung der Natur dienen. Allgemeinbegriffe indes, die etwas bezeichnen, was gar kein Gegenstand ist, Begriffe ohne „Referenz" (wie etwa der Begriff

„Zweck“) sind selbst dafür vollkommen ungeeignet. Der Zweckbegriff ist nichts als ein irreführender Gedanke: er ist „sinnlos“.

Diese Philosophie mußte weitreichende Folgen haben. Mit der von den *Nominalisten* vertretenden Preisgabe des Erkenntnisanspruches unserer Begriffe erlischt auch der Selbstzweckcharakter der Theorie. Die Theorie wird aus einer Weise des Naturverstehens zu einem Instrument der Naturbeherrschung.[7]

Mit der sich allmählich abzeichnenden Durchsetzung aller Bereiche durch diese Art von Naturbetrachtung waren auch für den Arzt und Naturforscher jene lästigen Schranken gefallen, die einer extensiven Naturforschung bislang Zügel angelegt und Grenzen gesetzt hatten. Wenn wir uns nicht mehr um die finale Verfassung des Menschen und der Natur kümmern müssen, so wird und muß die Effizienz zum leitenden Grundsatz aller Tätigkeiten werden.

Die das Ende des Mittelalters kennzeichnende Renaissance war daher geprägt von einer Sehnsucht nach neuen Fragen, einer Gier nach Entdeckungen und einem tiefen Verlangen, die traditionellen Beschränkungen zu durchbrechen. So begleitete eine Fülle neuer Erkenntnisse diesen Weg. Gleichzeitig führten die neuen Entdeckungen zu einer tiefen Verachtung des Wissens früherer Zeiten, des Althergebrachten, der Tradition und Überlieferung. Nur was in die neue Denkart paßte, wurde übernommen. Die gleichzeitig einsetzende technische Entwicklung brachte neue Instrumente, die zum Teil neue Welten erschlossen (Mikroskop, Fernrohr).

Am Ende des Mittelalters leuchtet eine Arztfigur auf: PARACELSUS (1493-1541), der die tiefe Einheit des Erfahrungsschatzes der magisch-intuitiven Medizin und der sie begleitenden rationellen Methoden zu retten suchte. Zugleich war er Überwinder des Mittelalters, hatte er doch die Werke von GALEN und AVICENNA verbrannt.

Die im 17. Jahrhundert durch RENÉ DESCARTES (1594-1650) entwickelte Vorstellung vom Funktionieren der Welt und des menschlichen Körpers als Maschine fand ein enormes Echo. In der Medizin entwickelten sich die Schulen der *Iatrophysiker* und der *Iatrochemiker*.

Hiezu nehmen SPAEMANN und LÖW[6] (p. 101) folgendermaßen Stellung: „Die sich auf DESCARTES berufende medizinisch-biologische Theorie der *Iatrophysik* betrachtet die Organismen als komplizierte Maschinen, als Automaten ohne Innenaspekt. Sie sind Systeme von Partikeln, Poren und Kanälen, von Blasebalgen, Federn, Stricken, Stützbalken und Flaschenzügen. Tiere nehmen nichts wahr, kennen keine Empfindungen, keinen Schmerz. Rein maschinenmäßig und ohne Furcht meiden die Tiere alles, was sie zu vernichten droht. Die Zeit der *Iatrophysik* ist die der grausamsten Vivesektionen und Tierquälereien, des Einspritzens von heißem Blei und Wachs in die Arterien und Herzkammern von lebendigen Tieren. Der Mensch ist in dieser neuen Natursicht nicht mehr ein Naturwesen ..., sondern er tritt der Natur, der res extensa, dem bloßen Ausgedehntsein, als ihr denkender Beherrscher, res cogitans radikal und unvermittelt gegenüber".

In grenzenloser Vereinfachung wird auf Grund der Lehre der *Iatrochemiker* das Leben als Abfolge chemischer Prozesse gesehen. In der Folge tauchten Vereinfachungsversuche in der Medizin auf. Das auf JOHN BROWN in Edinburgh zurückgehende System kannte nur zwei Arten von Krankheiten, nämlich die durch Übermaß (sthenisch = stark) und die durch Schwäche (asthenisch) verursachten. Dementsprechend wurden nur zwei Behandlungsmethoden vorgeschlagen: Sedierung und Stimulation. Dieses vereinfachte System stand im Gegensatz zu dem mehr orthodoxen System WILLIAM CULLENS, der in der Geschichte der Homöopathie eine gewisse Rolle spielte (siehe die Abschnitte 1.3 und 17.1).

Als Gegenbewegung zur mechanistischen Auffassung entwickelte sich der sogenannte *Vitalismus*: eine Schule philosophischen Denkens, die die Natur des Lebendigen auf eine eigentümliche Kraft zurückführt. Diese sogenannte Lebenskraft wird als eigentliches Charakteristikum lebender Organismen angesehen, die sich grundsätzlich von allen Kräften außerhalb des Lebendigen unterscheidet. Keine der Bewegungen erbrachte neue Erkenntnisse zur Heilung von Kranken. Daher nimmt es nicht wunder, wenn THOMAS SYDENHAM (1624-1689), Begründer der klinischen Medizin und der Epidemiologie dazu aufrief, zu den umfassenden Wegen eines HIPPOKRATES zurückzukehren.

1.3 Anfänge der Homöopathie

Obwohl es auch Ärzte waren, die vor den Folgen dieser Entwicklung warnten, wurde im Verlauf des 18. Jahrhunderts in der Heilkunde Schritt für Schritt alles zurückgedrängt, was sich nicht in den Rahmen der rationalistisch-mechanistischen Methoden einordnen ließ. Diese Methoden beruhen auf Ideen, Vorstellungen und deren rationaler, vorwiegend dialektischer Behandlung. Die Erfolge dieser Methoden haben zu tiefgreifenden Wandlungen der Bedeutungen von Begriffen und zu Veränderungen im sprachlichen Ausdruck geführt. Man sah sich veranlaßt, das alte Wissen als minderwertig, abergläubisch, primitiv und rückständig zurückzuweisen. Man ging in der Medizin dazu über, nicht mehr den kranken Menschen in den Mittelpunkt zu stellen, sondern die Theorien und Spekulationen über die Krankheiten. Nur was sich analysieren ließ, wurde der Weiterentwicklung für würdig befunden: die Anatomie, die Pathologie und die Lehre von Krankheiten als selbständigen Wesen. Die Schranken zwischen belebten und unbelebten Systemen begannen zu fallen. Der Weg des mechanistischen Denkens und der Anwendung physikalisch-chemischer Methoden war in der Medizin weiter beschritten worden, bis der Mensch zunehmend nur mehr in seiner physikalisch-chemischen Bedingtheit gesehen wurde. Die Dominanz des Intellektuellen über die Erfahrung schien endgültig fixiert und die alltägliche Erfahrung gegenüber der wissenschaftlichen in den Hintergrund gerückt.

So gab es in der zweiten Hälfte des 18. Jahrhunderts das Vorhandensein einer Vielfalt von vereinfachten Methoden, die einander zum Teil widersprachen und deren therapeutische Ansätze primitiv, ja brutal waren: Aderlaß, Schröpfen, Purgieren, Anwendung toxischer Salben, Verabreichung starker Arzneimittelgemische usw. Man berichtet von dem zeitgenössischen Arzt Dr. BROUSSAIS (1752-1838), daß er im Verlauf seiner ärztlichen Tätigkeit seinen Patienten insgesamt mehr Blut abgenommen habe als im Verlauf aller napoleonischen Kriege vergossen worden war, und nannte ihn deshalb den „medizinischen ROBESPIERRE“[8].

In dieser Zeit hatte SAMUEL HAHNEMANN, der Sohn eines Porzellanmalers aus Meissen in Sachsen, das Studium der Medizin an der Universität Leipzig begonnen. Dort – wie an den meisten anderen Universitäten – wurden hauptsächlich Lehrmeinungen und Heilsysteme vorgetragen, nicht aber am Krankenbett gelehrt. So entschloß sich HAHNEMANN im Jahr 1776 auf eigene Kosten nach Wien zu gehen, dessen medizinische Schule im Aufstieg war, und wo im Spital der Barmherzigen Brüder in der Taborstraße Unterricht am Krankenbett erteilt wurde. Dr. QUARIN nahm sich des jungen Studenten in besonderer Weise an und sorgte für seine kostenlose Ausbildung. HAHNEMANN sagte später selbst, daß er sich dem großen praktischen Arzt zu großem Dank verpflichtet fühle: „Ich hatte seine Freundschaft, fast könnte ich sagen seine Liebe. Ich war der einzige, der ihn zu seinen Privatpatienten begleiten durfte“[8]. Über Vermittlung Dr. QUARINS trat er in die Dienste des Baron SAMUEL VON BRUKENTHAL, Statthalter in

Siebenbürgen, wo er 1777 das Amt eines Bibliothekars und Familienarztes in Hermannstadt (heute Sibiu) innehatte. 1779 begab er sich an die Universität Erlangen, wo er zum Doktor der Heilkunde promoviert wurde.

Im Jahr 1780 eröffnete er eine ärztliche Praxis in Helmstedt bei Mansfeld[9], wo vor allem in den nahen Kupferminen tätige Bergleute mit ihren Familien lebten. Unbefriedigt von seiner Tätigkeit begab er sich schon 9 Monate später nach Dessau wo er auch eine Familie gründete.

Immer stärker wurde seine Kritik an den damals üblichen Behandlungsmethoden. So hatte HAHNEMANN als erster in Deutschland von ärztlicher Seite auf die unmenschlichen Bedingungen hingeweisen, unter denen die „Geisteskranken" dahinvegetieren mußten. Neben PINEL in Frankreich war es HAHNEMANN, der eine menschliche Behandlung dieser Unglücklichen nicht nur forderte, sondern auch durchführte.[10] Man kann verfolgen, wie das quälende Unbehagen HAHNEMANNS angesichts des Zustandes der Heilkunde seiner Zeit ihn Schritt für Schritt von dem wegführte, was er an den medizinischen Schulen erlernt hatte, bis er sich genötigt sah, die ärztliche Praxis aufzugeben.

In unruhigen Wanderjahren, in denen er unermüdlich die medizinische Fachliteratur verfolgte, sich aber auch für zahllose andere Fragen interessierte, und in denen er durch Übersetzungen fremdsprachiger medizinischer Bücher und Schriften[11] für den Lebensunterhalt seiner Familie sorgte, reiften in ihm die ersten Ansätze zu einem neuen Heilsystem.

Anläßlich der Übersetzung von WILLIAM CULLENS „Materia Medica" aus der englischen in die deutsche Sprache im Jahr 1790 wurde HAHNEMANN darauf aufmerksam, daß man durch Versuche an sich selbst die Wirkungen von Arzneimitteln prüfen könne. In seinem ersten, berühmt gewordenen Selbstversuch hatte er festgestellt, daß Chinarinde die dem

Wechselfieber ähnlichen Zeichen zu erzeugen vermag, welche bei dem an Wechselfieber Erkrankten durch Einnahme von Chinarinde beseitigt werden.[12] Auf Grund zahlloser Selbstversuche, sowie auf Grund der Ergebnisse von Versuchen an anderen gesunden Menschen fand er, daß es sich bei dem besagten Experiment nicht um einen Einzelfall handelte. Damit war seine Vermutung bestätigt, daß durch ein gegebenes Heilmittel am gesunden Körper jene Zeichen erzeugt werden, die am Kranken durch eben dieses Heilmittel beseitigt werden (Abschnitt 18.1).

Während seiner intensiven Beschäftigung mit der Pharmakologie der damaligen Zeit wurde ihm klar, daß der bislang beschrittene Weg nicht der richtige sein konnte. In seinem im Jahr 1796 erschienenen Aufsatz „Versuch über ein neues Prinzip zur Auffindung der Heilkräfte von Arzneisubstanzen nebst einigen Blicken auf die bisherigen" schrieb er: „Ich bitte meine Mitbrüder, diesen bisherigen Weg (contraria contrariis) zu verlassen. Er ist der unrichtige, ein Holzweg im dichten Haine, der sich in Abgründen verliert".

Im Anschluß daran fordert er seine Kollegen auf, die Wirksamkeit der Arzneistoffe an sich selbst zu prüfen, da man sich auf die Chemie[13] ebenso wenig verlassen könne wie auf Tierversuche. Die genaue Kenntnis der Wirkung der Heilmittel sei aber Erfordernis für den praktischen Arzt, denn, „um richtig heilen zu können, solle man sich so wenig wie möglich auf den Zufall verlassen, sondern so rationell und geflissentlich zu Werke gehen wie nur möglich".[14]

HAHNEMANN stellt den für die Homöopathie so bedeutsamen Grundsatz[15] auf: „Jedes wirksame Arzneimittel erregt im menschlichen Körper eine Art von eigener Krankheit. Man ahme die Natur nach, welche zuweilen eine chronische Krankheit durch eine andere hinzukommende heilt, und wende in der zu heilenden, vorzüglich chronischen Krankheit dasjenige Heilmittel an, welches eine andere, möglichst ähnliche künstliche Krankheit zu erregen imstande ist, und jene wird geheilt werden *(similia similibus)*". Auf Grund der Vergleiche der Ergebnisse der Arzneimittelprüfung am Gesunden mit dem Krankheitsbild des Patienten wird zur Heilung jenes Arzneimittel ausgewählt, welches am Gesunden ähnliche Symptome hervorruft. HAHNEMANN formuliert seine Entdeckung später endgültig als *„similia similibus curentur*[16], was etwa bedeutet *„Ähnliches soll durch Ähnliches geheilt werden"*.

Das Jahr 1796 kann als das Geburtsjahr der Homöopathie (homoios = ähnlich, pathos = Krankheit) bezeichnet werden. 1810 kam HAHNEMANNS *„Organon der rationellen Heilkunde"* heraus[17], dessen Titel er auf Grund wachsender Erkenntnis in späteren Auflagen auf *„Organon der Heilkunst"* abänderte.[18] In diesem legte er das rationale Rüstzeug und die rationale Arbeitsweise fest, welche die Heilkunst begleitet. Unter anderem beschreibt HAHNEMANN die Überprüfung der Arzneimittel durch gesunde Menschen und beschert damit der Homöopathie das einigende Band, das die Krankheitssymptome des Patienten mit den an gesunden Menschen erhaltenen Ergebnissen der Arzneimittelwirkung zu einer Einheit zusammenbindet (siehe 18. Kapitel).

HAHNEMANN untersuchte vergleichend die Wirkung palliativer und homöopathischer Heilmittel. Er gelangte zur Überzeugung, daß die palliativen Heilmittel fast unmittelbar nach der Verabreichung zur Linderung, mitunter fast augenblicklich zur Unterdrückung der Krankheitssymptome führen, wenn auch oft nur auf begrenzte Zeit, und daß sodann die ursprünglichen Symptome wieder zurückkommen, häufig in verstärktem Ausmaß. Handelt es sich um chronische Erkrankungen, so führt die wiederholte Verabreichung des palliativen Arzneimittels zur Gewöhnung, und die Dosen müssen laufend erhöht werden, was bei homöopathischen Heilmitteln nicht der Fall ist.

In der Folge entdeckte HAHNEMANN die besondere Wirkung hochverdünnter Arzneimittel. Er beschreibt ihre Herstellung z.B. durch schrittweises Verdünnen des alkoholischen Extraktes von pflanzlichen und anderen Arzneimitteln („Urtinktur“) mit Wasser-Alkohol-Gemischen. Nach jedem Verdünnungsschritt wird die Lösung mindestens zehn kräftigen, von der Hand geführten Schüttelschlägen ausgesetzt. Unter „Potenzierung“ (Abschnitte 3.2, 11.3 und 13.7) versteht HAHNEMANN die Vorgänge der alternierend aufeinander folgenden Verdünnungsschritte und Verschüttelungen. Auf Grund umfangreicher Untersuchungen hatte er gefunden, daß dadurch die Heilkraft des Arzneimittels nicht nur nicht vermindert, sondern sogar gesteigert wird (Abschnitte 3.2, 11.3 und 13.7).

Diese schon erheblichen Unterschiede zwischen Schulmedizin und Homöopathie wurden durch HAHNEMANNS Behauptung von der besonderen Wirksamkeit sogenannter Hochpotenzen vertieft. Den Boden des molekularen Denkens völlig verlassend, schlägt HAHNEMANN die Zubereitung und Anwendung von Arzneimitteln vor, die durch so hohe Verdünnungen gekennzeichnet sind, daß nicht zu erwarten ist, daß auch nur ein einziges Molekül der ursprünglichen Heilmittelsubstanz in ihnen enthalten ist. Als HAHNEMANN gar behauptete, daß ihre Wirkung auf ein immaterielles, „geistiges“ Prinzip zurückgehe, waren keinerlei Verständigungsmöglichkeiten mit den Vertretern der naturwissenschaftlichen Schule mehr gegeben.

Weiteren Anlaß zu schwerwiegenden Kontroversen – selbst unter den Vertretern der von HAHNEMANN gefundenen Methode – gab sein letztes Werk „Über chronische Erkrankungen“[18], die sogenannte Miasmenlehre.

Es ist verständlich, daß nicht nur die Ärzte seiner Zeit ablehnend reagieren mußten. Auch heute wird die Abkehr der Homöopathie von anerkannten wissenschaftlichen Grundsätzen in der Medizin verurteilt. HAHNEMANNS Zuwendung zu qualitativen Methoden, seine energische Forderung nach absolutem Vorrang der Erfahrung werden unter Hinweis auf mangelnde wissenschaftliche Belegung zurückgewiesen und vielfach auch die mit seiner Methode erzielten Heilerfolge nicht anerkannt.

1.4 Neuere Entwicklungen der Medizin

Aus heutiger Sicht erscheint es bemerkenswert, daß in der Homöopathie seit HAHNEMANN keine grundsätzlichen Neuentwicklungen stattgefunden haben. Die Heilmittel sind weitgehend die gleichen geblieben, wohl laufend ergänzt durch neue Mittel, immer aber nach der HAHNEMANN'schen Methode am Gesunden geprüft. Keine wesentlichen Veränderungen erfuhren die Arzneimittelzubereitung, die Methoden der Arzneimittelprüfung und die homöopathische Therapie.

Hingegen zeigt die Geschichte der wissenschaftlichen Medizin zum Teil stürmische Entwicklungen. Mit dem Einsetzen der vollen Wirksamkeit rationalistischer Methoden bis zur positivistischen erfolgte die Abkehr von der Humoralpathologie zur Zellularpathologie (VIRCHOW), und damit die Abkehr von den dynamischen Aspekten und die Zuwendung zu den strukturellen Ausformungen, also den statischen Aspekten. In steigendem Maße werden physikalisch-chemisches Gedankengut und Arbeitsmethodik in die Medizin hineingenommen, die Biologie auf reduktionistischer Basis entwickelt. Selbst der Mensch wird weitgehend als Maschine aufgefaßt und nach mechanistischen Vorstellungen behandelt. Hand in Hand damit erfolgt der Einbruch evolutionären Gedankengutes in die Medizin.

In der zweiten Hälfte des 19. Jahrhunderts kam es zur Entwicklung moderner chirurgischer Methoden, und im 20. Jahrhundert geriet die Medizin immer mehr unter den Einfluß des Positivismus und wurde immer weitgehender auf molekulartheoretische Basis gestellt.

Dabei folgte die wissenschaftliche Medizin nur allmählich der Entwicklung der Naturwissenschaften, welche ihrerseits der philosophischen Entwicklung nur zögernd folgen. So finden wir auch heute noch in der Medizin Vorstellungen des 19. Jahrhunderts, während z.B. die Entwicklung der Quantenphysik wenig Einfluß auf die moderne Medizin genommen hat. Man darf wohl sagen, daß die revolutionären Veränderungen des Weltbildes der Physik sich auf die Medizin noch nicht voll ausgewirkt haben.

Die gegenwärtigen Entwicklungen in der Schulmedizin betreffen vor allem die Chirurgie, die apparativen Hilfsmittel einerseits sowie die Betonung der analytischen Untersuchung seelischer Vorgänge andererseits, die zu einer Vielzahl psychotherapeutischer Schulen geführt haben. Die analytische Denkweise hat bewirkt, daß die seelischen Vorgänge als Folge physikalisch-chemischer Veränderungen im Körper gesehen werden. Die psychischen Vorgänge wurden abgewertet, die als seelisch bezeichneten Symptome gering geschätzt, zwischen objektiven und subjektiven Symptomen am Patienten unterschieden. Nachdem sich eine auf objektive Kriterien stützende Krankheitsbetrachtung durchgesetzt hatte, entstand als Gegenbewegung dazu die psychosomatische Medizin, die versucht, den Ablauf der physikalisch-chemischen Vorgänge im Körper aus einem psychologischen Ansatz heraus zu verstehen.

Nachdem die Psychologie in eine Art Naturwissenschaft verwandelt worden war, wurden Methoden, die sich für bestimmte Fragen der Naturwissenschaft bewährt hatten, auch auf psychologische Fragestellungen angewendet. Dazu gehört vor allem der Einsatz statistischer Methoden in Psychologie und Psychotherapie.

Auch heute ist die Behandlung in erster Linie auf Bekämpfung der Krankheitssymptome ausgerichtet und die Forschungen konzentrieren sich vor allem auf die Entwicklungsrichtungen der Gentechnologie und der Transplantationstechnik. Die Diagnostik ist durch das vermehrte Eingreifen eines diagnostischen Instrumentariums gekennzeichnet, die Behandlungsmethoden sind auf antithetischer, suppressiver Basis (Chemotherapie, Antibiotika, Strahlentherapie) und auf Grund substitutioneller Methoden (Bluttransfusion, Organtransplantation) erweitert worden. Die Methoden der Untersuchung wie auch diejenigen der Behandlung der Erkrankten werden unter Heranziehung maschineller Hilfsmittel durchgeführt, so daß man von einer medizinischen Technologie spricht.

Die großen sozialen und hygienischen Veränderungen nach dem 2. Weltkrieg haben zu tiefgreifenden Veränderungen im Wesen des Krankheitsgeschehens geführt. Die weitgehende Zurückdämmung von Infektionskrankheiten und Seuchen ist vor allem Folge der Impfungen, also von in ihrem Wesen homöopathischen Maßnahmen.

Das Bestreben in der wissenschaftlichen Medizin, erst auf Grund der Kenntnisse der Teile zur Kenntnis des Ganzen vorzustoßen, hat zur Aufgliederung in zahlreiche Fachgebiete geführt. Davor hatte schon PARACELSUS (1493-1541) gewarnt, wenn er sagte: „Die geteilten Ärzte sind die Zerbrecher der Arznei, einer kann dies, der andere das, doch in allem ist kein Wissen, denn wer ein Stück kann, der kann nichts, und er weiß nicht was er kann“.

Die Homöopathie stand außerhalb der genannten Entwicklungen. Sie sieht in der Medizin die Heilkunst, die zu ihrer Vollendung der Wissenschaft bedarf. Sie ist eine eigenständige, weitgehend abgeschlossene medizinische Lehre, die sich von den wechselnden Lehrmeinungen der Schule durch zeitlose, gültige Prinzipien unterscheidet, die sich vom philosophischen Ansatz her ergeben.

An die Medizin als Heilkunst erinnert das Deckengemälde des Festsaales der Österreichischen Akademie der Wissenschaften in Wien. Es wurde im Jahr 1755, also etliche Jahrzehnte vor der Entdeckung der Homöopathie fertiggestellt. Die Legende lautet: „Ars tuendae et reparandae valetudinis" („die Kunst, die ‚Lebenskraft' zu erhalten und wiederherzustellen").

Diese wenigen Hinweise lassen erkennen, daß die vorliegende Problematik nicht einfach ist. Sie betrifft Fragen der Medizin, insofern sie Kunst, insofern sie Wissenschaft und philosophischer Teilbereich ist. Um an diese vorsichtig und schrittweise heranzugehen und um Einzelfragen im Zusammenhang sinnvoll stellen zu können, haben wir uns zunächst mit den grundlegen philosophischen Voraussetzungen der Erkenntnis zu befassen.

1.5 Anmerkungen und Literaturhinweise

1 Der Name „Schamane" kommt vom Tunguso-manchurischen Wort „saman", welches wörtlich bedeutet „Der, der weiß". Brucho: spanische Bezeichnung der vorwiegend indianischen Medizinmänner Süd- und Nordamerikas.

2 J. THORWALD, „Macht und Geheimnis der frühen Ärzte", Österr. Stickstoffwerke AG, Linz, 1962.

3 HIPPOKRATES bezeichnete als einheitliches Wesen aller Krankheiten eine fehlerhafte Mischung der Körpersäfte infolge falscher Lebensweise und Ernährung. Unter „Hippokratischem Gesicht" wird der Gesichtsausdruck Schwerkranker und Sterbender verstanden.

4 „HIPPOKRATES, Auserlesene Schriften", eingeleitet und neu übertragen von W. CAPELLE, Artemis Verlag, Zürich/München, 1984.

5 W. STEGMÜLLER, „Das Universalienproblem einst und jetzt", Darmstadt, 1965.

6 R. SPAEMAN und R. LÖW, „Die Frage Wozu? Geschichte und Wiederentdeckung teleologischen Denkens", Piper Verlag, München, Zürich, 1981, p. 99.

7 THOMAS HOBBES (1588-1679) hatte dies später paradigmatisch folgendermaßen formuliert: „Imagine what we can do with it, when we have it".

8 T.M. COOK, „Samuel Hahnemann", Thorsons Publishers Ltd., Wellingborough/England, 1981, p. 39.

9 In dieser Stadt hatte seinerzeit Martin Luther die Lateinschule besucht.

10 Eine kurze Übersicht seines Vorgehens veröffentlicht er in der Deutschen Monatsschrift, Februar-Heft 1796, zitiert in „Kleine medizinische Schriften" von S. HAHNEMANN, Arnoldsche Buchhandlung, Dresden und Leipzig, 1829.

11 HAHNEMANN hatte 11 000 Folioseiten übersetzt.

12 Im Vorwort des Herausgebers R. HAEHL zum Neudruck der 6. Auflage des „Organon der Heilkunst", Karl F. Haug Verlag, Ulm/Donau, 1958, wird Hahnemann zitiert: „Substanzen, welche eine Art von Fieber erregen, löschen die Typen des Wechselfiebers aus". Siehe auch Ref. 14, p. 156.

13 HAHNEMANN hatte hervorragende Kenntnisse in der Chemie seiner Zeit und hatte vor allem Lavoisier und Berzelius geschätzt. Berzelius soll sein Talent für die Chemie erkennend, gesagt haben, daß aus Hahnemann vielleicht ein großer Chemiker geworden wäre, hätte er sich nicht der Quacksalberei verschrieben. (siehe Ref. 8).

14 S. HAHNEMANN, „Kleine medizinische Schriften", 1. Band, p. 151. Arnoldsche Buchhandlung, Dresden und Leipzig 1829.

15 Ref. 14, p. 135.

16 Für manche ist es eine Streitfrage, ob es „curentur" oder „curantur" heißt.

17 Mit der Bezeichnung „Organon" greift HAHNEMANN auf ARISTOTELES zurück. Dieser hatte seine grundlenden Bücher, die sich mit den Voraussetzungen unseres Wirkens befassen, „Werkzeuge" genannt, da sie uns zum Philosophieren befähigen. Hahnemann will damit ausdrücken, daß die in den Paragraphen niedergelegten Aussagen Werkzeuge sind, die man benötigt, bevor man an die Arbeit geht. Das Wesen der Werk-

zeuge ist sowohl von der zu leistenden Arbeit als auch von den Fähigkeiten des Menschen dazu bestimmt.

18 S. HAHNEMANN, „Die chronischen Krankheiten, ihre eigenthümliche Natur und homöopathische Heilung", Dresden und Leipzig in der Arnoldschen Buchhandlung, 1828. O.-Verlag, Berg/Starnberger See, 1983

2. Kapitel

Wissenschaftliche Erkenntnis

Die Erforschung der Wahrheit ist in einer Beziehung schwer, in anderer Beziehung leicht. Ein Zeichen dessen ist die doppelte Tatsache, daß keiner sie in würdiger Weise erfassen und alle sie nicht ganz verfehlen können, sondern jeder etwas Annehmbares über die Natur der Dinge sagt, so daß der Einzelne zwar nichts oder wenig beiträgt, von allen zusammen aber eine gewisse Summe von Erkenntnissen aufgebracht wird.

Aristoteles

Kurzfassung

Die Naturwissenschaft beschreibt ein bestimmtes Verhalten des Menschen gegenüber der Natur. Ihre Ergebnisse sind abhängig von den verwendeten Begriffen, den Fragestellungen und den verwendeten Methoden. Diese selbst sind nicht Gegenstand der Naturwissenschaft, sondern der Philosophie. Die moderne Naturwissenschaft konnte sich erst auf dem Boden der sogenannten rationalistischen Philosophien entwickeln. Ihre Erfolge und zugleich ihre Problematik beruhen auf den folgenschweren Vertauschungen von für die Erkenntnis Primärem und Sekundärem.

Obwohl das Denken erst durch die Erfahrung in die Wege geleitet wird, wird in der modernen Naturwissenschaft das Denkergebnis vor und über die Erfahrung gestellt. Man fragt nicht nach den seienden Dingen, sondern nach den vereinfachten Vorstellungen, die man sich von ihnen gemacht hat.

Obwohl das Qualitative mit dem Sein der Dinge untrennbar verbunden ist, fragt man vor allem nach den quantifizierbaren Aspekten am Qualitativen.

Im Versuch des Ausschlusses teleologischer Fragestellungen wurde den kausalen Fragestellungen das Primat eingeräumt.

Es werden die Fragen nach den Teilen eines Systems untersucht, nicht aber nach der Einbettung der Teile im übergeordneten, kontinuierlichen Zusammenhang.

Diese (reduzierten) Ausgangspunkte gestatten die präzisen Lösungen von Teilfragen, welche dazu geführt haben, daß der auf den rationalistischen Philosophien beruhenden Erkenntnismethode das Exklusivrecht für wissenschaftliche Erkenntnis zuerkannt wird.

In der Suche nach umfassender Erkenntnis können Ziel, Ausgangspunkt und Methodik nicht den Beschränkungen der rationalistischen Philosophien unterworfen bleiben.

2.1 Philosophie und Naturwissenschaft

Naturwissenschaftliche Erkenntnis setzt ein Gegenübertreten zwischen dem Untersuchenden und dem Untersuchungsobjekt voraus[1]. Sie ist verbunden mit dem, der sie betreibt, denn die Ergebnisse richten sich nach der Haltung, die der Untersuchende den Dingen gegenüber eingenommen hat. Wissenschaft ist Folge menschlichen Handelns, das von der persönlichen Haltung des Menschen wesentlich mitbestimmt ist.

Jedes menschliche Handeln, jede Tätigkeit, die zur Wahrheitsfindung beizutragen sucht, ist von der Philosophie[2] „geleitet" und „getragen", auch wenn es sich um spezielle Anliegen handelt, wie sie für eine Einzelwissenschaft[3] typisch sind.

Es gehört zu dieser ersten allgemeinen, umfassenden Auseinandersetzung mit der Realität, daß nichts aus der Untersuchung ausgeschlossen wird, auch nicht das „Werkzeug" der Sprache[4].

Sprachliche Ausdrücke, die eine umfassendere Bedeutung im Hinblick auf bestimmte Fragestellungen haben, nennt man *Begriffe*. Fehler in der Begriffsbildung müssen zu fehlerhaften Ergebnissen führen. Die Festlegung von Begriffen kann nicht das Ergebnis von naturwissenschaftlichen Untersuchungen sein, sondern ist Folge philosophischer Tätigkeit. Da Wissenschaft Begriffe braucht und benützt, setzt sie Philosophie[5] voraus.

Hören wir, wie der Naturphilosoph C. F. v. WEIZSÄCKER[6] dazu Stellung nimmt: „Es ist ein empirisches Faktum, daß fast alle theoretischen Physiker unserer Zeit philosophieren ... Im Kontakt mit dem Gegenstand seiner Forschung entwikkelt der Physiker Denkmethoden, die diesem Gegenstand angemessen, aber mit den traditionellen Methoden der Philosophie oft nicht vereinbar sind. Er fühlt das und leitet daraus eine instinktive Abneigung gegen Philosophie ab, denn er kennt die Philosophie nur als eine Ware, die ihm ein verdächtiger Kaufmann verkauft und von der er spürt, daß er sie in dieser Form in seinem Haushalt nicht brauchen kann. Er merkt dabei aber nicht, daß jedes Wort, mit dem er sich und anderen zu erklären sucht, was er eigentlich tut und was er meint, wenn er solche Begriffe wie Wahrheit, Wirklichkeit, Natur, Phänomen usw. gebraucht, bereits ein Stück Philosophie ist, und daß er mit seiner Ablehnung des Fachphilosophen nicht die Philosophie losgeworden, sondern selbst ein philosophischer Dilettant geworden ist. Unbewußte Philosophie ist aber im allgemeinen schlechter als bewußte, und so kehren gerade die tiefsten Denker in der modernen Physik unweigerlich zum eigenen Philosophieren zurück."

Eigenes Philosophieren[5] setzt einen umfassenden philosophischen Standpunkt voraus, der die wissenschaftlichen Denksysteme zusammenfaßt, und der die Vorteile und Grenzen jedes einzelnen Systems zu verstehen gestattet[6]. Ein kurzer historischer Überblick mag hilfreich sein[7], indem er erlaubt, die Grundproblematik darzulegen, die Vielgestaltigkeit der Probleme und die Schwierigkeiten zu erfassen, die von uns heute im Streben nach einheitlichem Naturverständnis zu bewältigen sind.

Der Übergang vom philosophischen zum wissenschaftlichen Denken im engeren Sinn wird schon bei den Vorsokratikern in die Wege geleitet. Von THALES VON MILET (640-546 v.Chr.) wird erzählt, daß ihm der Vorwurf gemacht wurde, seine Philosophie tauge nichts. So sah er sich dazu veranlaßt, die Tauglichkeit seiner Philosophie an einem konkreten Fall zu zeigen. Auf Grund der Betrachtung der Gestirne soll er eine gute Ölernte vorausgesehen und alle Ölpressen aufgekauft haben. Als eine reichliche Ernte tatsächlich eingetreten war, habe er die Ölpressen nur gegen Bezahlung hoher Mietpreise zur Verfügung gestellt und damit zugleich gezeigt, daß die Tauglichkeit der nach allgemeiner Erkenntnis suchenden Philosophie nur am Einzelnen sichtbar werden kann.

Aus diesem Grund wurde im Lauf der Zeit vor allem nach dem Einzelnen und nach der Beantwortung möglichst konkreter Fragen gesucht. Dabei sah man sich der Schwierigkeit gegenüber, daß es unmöglich ist, innerhalb der natürlichen Zusammenhänge das Einzelne zu isolieren und vollständig zu definieren. Um dieses zu ermöglichen, müßte es nämlich vor der Untersuchung aus den übergreifenden Zusammenhängen herausgelöst werden. Da ein derartiges Herausnehmen nur gedanklich, aber nicht wirklich, das heißt nicht ohne Willkür erfolgen könnte, war ein neuer philosophischer Ansatz erforderlich, mit dessen Hilfe verschiedene ursprüngliche Zusammenhänge als nicht wesentlich abstrahiert[8] und so isoliert Gedachtes der Untersuchung zugeführt wird.

Diese Einschränkung schafft zugleich die Voraussetzung für die Verwirklichung des menschlichen Bestrebens, über einzelne Naturvorgänge weitgehend frei verfügen zu können. Aus diesem Bestreben des Menschen hat es sich in der Folge ergeben, daß sich die moderne Naturwissenschaft in jenem eng gesteckten Rahmen entwickeln konnte, der es erlaubt, spezielle Fragen möglichst zuverlässig zu beantworten und die Ergebnisse mit enormer Effizienz und ohne Rücksichtnahme auf daraus sich ergebende Folgen anzuwenden.

2.2 Realität und Idee

Nachdem die Menschen Muße gefunden hatten, sich über ihre Erfahrungen und Tätigkeiten Rechenschaft zu geben, mußten sie feststellen, daß alles mit den Sinnen Erfahrbare Bewegung besitzt, womit auch die Sinne bewegt werden, also etwas erleiden, daß aber Erkenntnis etwas Bleibendes, sich nicht Veränderndes, also Unbewegtes darstellt. Natur muß bewegt sein, insofern sie erfahrbar ist, und unbewegt, insofern wir über sie zur Erkenntnis gelangen können[9]. Um Ordnung in die Vielgestaltigkeit und Unübersichtlichkeit der sinnlich erfahrbaren

Erscheinungen zu bringen, muß der Mensch über eine Fähigkeit verfügen, um – über die sensoriellen Erfahrungen hinausgehend – im Bewegten das Bleibende zu erfassen.

Die Herausarbeitung des Bleibenden im Bewegten vollzieht der Mensch mit Hilfe der Intuition und Inspiration. Er formuliert geistige Zusammenhänge, deren Ergebnis *Idee* genannt wird. Diese ist eine der notwendigen Voraussetzungen und damit Maß unserer Erkenntnis, nicht aber der Realität, also dessen, von dem die sinnliche Erfahrung ursprünglich ausgeht. Daher kann sie die Realität in ihrer ursprünglichen Vollständigkeit niemals erreichen.

Die Idee mißt jedoch unsere Fähigkeit, das Erlebte geistig zu erfassen. Sie ist unserem Wesen besonders nahe, was unter Umständen dazu führt, daß die Idee mit der Realität verwechselt wird.[10] Das muß zu einer anderen Deutung der Realität führen, nämlich zum Messen der Realität an den Ideen, zur Übernahme der Rolle des Maß-Gebenden durch den Menschen als Träger der Idee: *der Mensch macht sich zum Maß der Dinge.*

In der Ideenlehre wird nicht die Seinserfahrung als primär erachtet, sondern die Seinserfahrung hinter die Idee gestellt. Die Seinserfahrung wird ihres Primates und ihres Maßrechtes beraubt, so daß Erfahrungen des Sensus zurückgewiesen werden, wenn sie nicht mit den Ideen übereinstimmen. Innerhalb des „Ideengebäudes“ werden alle Erfahrungen, die nicht hineinpassen, als Scheinerfahrungen bezeichnet und geleugnet. Die Ideenlehre gebiert neue Ideen, wobei die Erfahrungen mit Hilfe des Sensus lediglich als eine Art Stichwortlieferant anerkannt, nicht aber als letztes Kriterium herangezogen werden. Dies führt sogar dazu (HOBBES), daß man im Bestreben, auf die reine Erfahrung zurückzugehen, von vornherein solche Erfahrungen auswählt, die man gelten läßt, Erfahrungen in zulässige und unzulässige einteilt und letztere in das Reich der Phantasie zu verweist.

Die *Vertauschung des Primates von Wirklichkeit und Idee* konnte nicht ohne nachhaltige Folgen auf die Erkenntnisfindungen bleiben[10]. Man sucht nicht mehr nach den Dingen, wie sie wirklich sind, man geht nicht mehr von der Fülle der Erfahrungen aus, sondern von den Ideen. Dienen diese als alleinige Ausgangspunkte der Erkenntnis, so wird den Quellen der ursprünglichen Erfahrung zu wenig Beachtung geschenkt, wenn sie nicht gar verschüttet werden.

Vertauschungen von Primärem und Sekundärem sind geradezu charakteristisch für die *rationalistischen Philosophien,* wie sie von den Nominalisten OCKHAM, BURIDANUS beginnend (Abschnitt 1.2), vor allem durch DESCARTES, LEIBNIZ, KANT, SCHELLING, FICHTE, HEGEL, FEUERBACH und andere konsequent weiterentwickelt wurden. In diesen ist die Realität nur zu einer der Voraussetzungen zur „Erzeugung" von Ideen und Modellen geworden, welche bestimmte Aspekte der Realität illustrieren, ohne sie jemals vollkommen erreichen zu können. Daher mußte die ursprüngliche Forderung nach Übereinstimmung zwischen Realität und Modell fallengelassen werden. An ihre Stelle trat die Forderung nach Widerspruchsfreiheit zwischen Modell und den Ergebnissen von Experimenten, welche unter jenen künstlich eingeschränkten Bedingungen erhalten werden, wie sie durch die vom Modell her bestimmte Fragestellung festgelegt werden. Das bedeutet aber, daß die auf rationalistischer Basis betriebene Naturwissenschaft *nicht zu letztem Wissen über die Natur* führen kann, sondern als Experimentalwissenschaft sich mit Untersuchungen unter vorher festgelegten, künstlich eingeschränkten Bedingungen befaßt.

Die *Idee* erscheint insofern vollkommen, als sie keine Materie und damit *keine Unschärfe* hat; sie ist vollendet und transparent, sie bietet Übersichtlichkeit und läßt Beherrschbarkeit vermuten. Indem die Idee nicht der Materie bedarf, ist sie in geistigem Sinne höher zu bewerten als die Realität. Es darf jedoch nicht übersehen werden, daß die Idee das Ergebnis des Herausnehmens eines bestimmten Zusammenhanges aus der materiellen Wirklichkeit in eine geistige ist. Das heißt, daß die *Idee als solche* (als Imaginäres) *unabhängig von der Realität* und nicht einmal völlig rückführbar in die Realität ist. *Die Idee kann die Realität nicht vollkommen erreichen und ist daher nicht zu ihrer vollkommenen Beschreibung, wohl aber zur Illustration von Teilaspekten der Realität geeignet.* Im Hinblick auf das Seiende ist die Idee immer unvollkommen, im Hinblick auf die Idee erscheint jedoch das Seiende unvollkommen.

Die Idee kann der Vollständigkeit des Seienden nicht vollkommen entsprechen und das Seiende kann die Transparenz und Absolutheit der Idee nicht erreichen. Von der Haltung des Untersuchenden hängt es ab, ob für ihn die Realität (die Vollständigkeit und Vielfalt der Natur) entscheidend ist, oder ob er die Vollkommenheit der Idee sucht und die Natur nach seinen Ideen ordnet. In diesem Bestreben läßt er sich von der Vollkommenheit seiner Ideen leiten und erteilt den Ideen das Primat gegenüber der Natur. Dabei ist er in Gefahr, die seienden Dinge nur mehr durch die Brille der „vollkommenen" Ideen zu sehen und zu beurteilen. Es ist dazu verführt, nur mehr dasjenige von den seienden Dingen zur Kenntnis zu nehmen, was zu den Ideen „paßt". Dann muß er aber auch an der Fülle der Erscheinungen der Wirklichkeit vorbeigehen. Dafür gewinnt er jene Unabhängigkeit, Durchschlagskraft, ja Rücksichtslosigkeit, welche zur Erzielung bestimmter, gewünschter, isolierter Effekte notwendig ist.

Das Hinzubringen von Ideen findet man schon bei den Vorsokratikern. Als Vater der Ideenlehre wird PLATO (427-347) bezeichnet. Von ANAXAGORAS hatte er die Einsicht in das Wesen und in die Macht der Ideen übernommen und von SOKRATES die dialektische Methode der Untersuchung. Aus der Existenz der Ideen machte PLATO ein System, eine Lehre, er zieht Konsequenzen über die notwendige Schärfe der Ideen, um der Dialektik gerecht zu werden. Er meint in der Vollkommenheit der Ideen die Wirklichkeit zu sehen und in den erfahrbaren Dingen nur unvollkommene und vergängliche Schatten der Ideen vor sich zu haben.

Dieser Schluß erscheint naheliegend, da durch die Ideen die Unschärfe und Unvollkommenheit des Sensus überwunden scheint. Indem der Mensch seiner eigenen Intentionalität einen höheren Stellenwert zuerkennt als den Seinsvorgängen, erscheint für ihn die Idee primär: so entzieht er der Wirklichkeit das Primat zugunsten der Idee.

2.3 Suche nach umfassender Naturerkenntnis

Dieser Verführung sucht sich ARISTOTELES zu entziehen. Er ist der nüchterne Philosoph, der sich der Relativität der Erkenntnisse bewußt ist (er pflegte zu betonen „das weiß ich davon zu sagen") und der sich in die Exponiertheit und Unübersichtlichkeit der Realität hinausgewagt hat. Er verwirft nicht die Idee, aber er weist ihr ihren bestimmten Platz zu. Auf seinen Studien beruht die klare Unterscheidung von Natur und Kunst, die Entwicklung der Regeln der Seinserkenntnis und des logischen Denkens und Argumentierens. Damit schaffte er erst die Grundlagen umfassender Seinserkenntnis.

Der von ihm geforderte Erkenntnisweg verlangt absolute Ehrlichkeit, ist ausgerichtet auf Verstehen und sinnvolles Gebrauchen der Natur und nicht auf ihre Beherrschung. Seine *von a priori-Vorstellungen freie Wissenschaftshaltung* zwingt dazu, sich des Seins und seiner teleologischen Verfaßtheit in seiner ganzen Tragweite bewußt zu bleiben, ohne sich von dieser Teleologie überwältigen zu lassen. Obwohl er die Teleologie als erster in ihrer umfassenden Bedeutung erkannt hatte, warnte er gleichzeitig davor, die teleologische Frage in der Naturwissenschaft zu sehr in den Vordergrund zu stellen.

Den Unterschied zwischen ARISTOTELES und PLATO faßt WIELAND in folgenden Worten zusammen[11]: „PLATOS Philosophie gipfelt in dem, worüber man nicht mehr reden kann, ARISTOTELES gibt sich mit dem ab, worüber man reden kann“.

Die von a priori-Vorstellungen freie Wissenschaftshaltung des ARISTOTELES scheiterte offenbar an den ungeheuren Ansprüchen, zu denen kompromißlose Seinserkenntnis zwingt, nämlich sich des Seins in seiner ganzen Tragweite bewußt zu werden und diesem (dem Sein) alle Erkenntnisse unterzuordnen.

Gegen den von ARISTOTELES vorgezeichneten Erkenntnisweg erhob sich im Mittelalter zunehmende Kritik, welche schließlich auch vor dem PLATOS nicht Halt machte. Dies führte später dazu, daß man begann, sich auf das Bewußte, auf die Ergebnisse des Denkens zu beschränken. Dort erst schien nämlich jene Gewißheit möglich zu sein, die der Mensch von sich zu fordern sucht, um seine Absolutheit im Herrschaftsanspruch über die Natur entfalten zu können.

2.4 Suche nach quantitativen Zusammenhängen

NIKOLAUS KOPERNIKUS (1473-1543) hatte gefunden, daß sich die Planetenbahnen einfach darstellen lassen, wenn man annimmt, daß sich die Planeten um die Sonne drehen (wie dies schon 280 v.Chr. von ARISTARCH VON SAMOS ausgesprochen worden war). KOPERNIKUS war sich dessen bewußt, daß er keine grundlegend neue Erkenntnis gefunden hatte, sondern eine einfache mathematische Beschreibung.

Im Vorwort seines Werkes „De revolutionibus orbium coelestium“ wird dies folgendermaßen zum Ausdruck gebracht: *„Es ist nicht nötig, daß die Hypothese wahr ist, sie muß nicht einmal der Wahrheit ähnlich sein; es genügt, wenn* *sie Berechnungen erlaubt, welche mit den Beobachtungen übereinstimmen.“*

Bald war nichts moderner, fortschrittlicher und zukunftsträchtiger geworden als die Mathematik. Für GALILEO GALILEI (1564-1642) war das Buch der Natur in mathematischer Sprache geschrieben. Seiner Anweisung *„Messen, was meßbar ist, und meßbar machen, was noch nicht meßbar ist“ sucht man auch heute noch zu entsprechen.*

Die Anweisung GALILEIS berücksichtigt nicht die Tatsache, daß mit Hilfe von Messungen nicht die Dinge selbst, sondern nur bestimmte Aspekte an ihnen erfaßt werden können. Nicht meßbar ist das Qualitative selbst, es kann auch nicht meßbar gemacht werden. Daher kann Qualitatives auf Grund seiner Anweisung grundsätzlich nicht erfaßt werden. Seiner Forderung entnimmt man keinen Hinweis darauf, wie man denjenigen Dingen und Erscheinungen gegenübertreten solle, welche grundsätzlich nicht meßbar sind. Damit wurde das Qualitative letztlich aus der wissenschaftlichen Untersuchung ausgeschlossen, womit zugleich die Naturwissenschaft den Anspruch auf Seinserkenntnis aufgegeben hat. Diese Einschränkung bedeutet, daß in der Naturwissenschaft dem Qualitativen das Primat entzogen und dieses dem Meßbaren, dem Quantitativen erteilt worden war[12].

Voraussetzung zu quantitativ-mathematischer Beschreibung ist die klare Definition der Untersuchungsobjekte. Tatsächlich sind die Objekte nur innerhalb der komplexen Zusammenhänge erkennbar, innerhalb derselben aber nicht präzisierbar. Um einzelne Objekte präzise definieren zu können, müßte man sie aus den natürlichen Zusammenhängen herausnehmen, wobei ihre Beobachtbarkeit und ihre Meßbarkeit verlorengehen würde. Daher müssen künstlich die Voraussetzungen für die mathematische Beschreibung dadurch konstruiert werden, daß die Objekte gedanklich dem Zusammenhang entnommen werden. Damit stehen aber nicht mehr die Dinge so wie sie sind der Untersuchung zur Verfügung, sondern die durch Idealisierung von ihnen gedachten Bilder.

2.5 Finalität und Kausalität

Durch das gedankliche Herauslösen der Dinge aus den natürlichen Zusammenhängen ist die Frage nach ihrer teleologischen Verfaßtheit entweder aus den natürlichen Systemen herausgenommen worden, oder die Dinge werden überhaupt nur teleologisch gesehen. In der Naturwissenschaft wurden teleologische Fragen zunehmend herausgelöst und damit das die Teilfragen Verbindende vernachlässigt. Je radikaler Teilfragen aus dem Gesamten herausgelöst werden, desto weniger können sich diese auf die teleologische Verfaßtheit, auf die Finalität des Gesamten beziehen. Denkt man sich das Ganze wieder aus solchen künstlich isolierten Teilen aufgebaut, so findet sich nichts von der teleologischen Verfaßtheit des Ganzen in den Teilen, was aber gleichzeitig Voraussetzung zum Zusammenfügen der Teile zum Ganzen ist. Das bedeutet, daß ohne finales Denken der Aufbau des Ganzen nicht vorstellbar ist und ein solches Vorgehen dem Zufall überlassen bliebe, welcher nicht wissenschaftsfähig ist.

So könnte der Wiederaufbau einer in Teile zerlegten Kathedrale nicht durch einfaches Aneinanderreihen von Bauelementen ohne genaue Kenntnis dessen erfolgen, an welchem Platz und zu welcher Funktion sie im Rahmen des Gesamtwerkes dienen. Ist der Bau in einzelne Bausteine zerlegt, so würde auch die genaueste wissenschaftliche Erforschung jedes einzelnen Bauelementes den Bauplan der Kathedrale nicht verraten. Die Frage nach dem Telos des Ganzen läßt sich nicht beantworten, solange nur seine Teile einzeln, nicht aber im Hinblick auf ihre Funktionen innerhalb des Ganzen untersucht werden.

Da alles, was in sich Sinn hat, in gewisser Hinsicht Existenzberechtigung und Eigenart besitzen muß, so steht die Betrachtung natürlicher Dinge in ihrer teleologischen Verfaßtheit den Bestrebungen nach schrankenloser Beherrschung der Naturdinge und der Naturvorgänge im Wege. Schließt man aber die Sinnfrage aus, so wird auch die Frage nach der Existenzberechtigung der Dinge nicht mehr gestellt. Gleichzeitig wird damit Platz frei, um vom Menschen neue Sinnzusammenhänge zu schaffen und die Natur künstlich umzuformen[13]. Dann hat man sich der Möglichkeiten weiser Kontrolle der vom Menschen hervorgerufenen Veränderungen der Natur beraubt und kann bedenkenlos dem „Fortschritt" (Fortschreiten von den natürlichen Zusammenhängen) dienen.

Um den sich daraus ergebenden Möglichkeiten der Steigerung der Macht des Menschen den Weg zu öffnen, hat FRANCIS BACON (1561-1626) den bedingungslosen Ausschluß teleologischer Fragestellungen aus der Naturwissenschaft mit der Begründung gefordert *„die Betrachtung natürlicher Prozesse unter dem Aspekt der Zielgerichtetheit ist steril wie eine gottgeweihte Jungfrau, sie gebiert nichts"*[14].

Nicht nur in der Naturwissenschaft hat man sich an den bewußt versuchten Ausschluß teleologischer Fragestellungen und an die reduzierten Fragen auf Einzelereignisse gewöhnt. An ihre Stelle war die Frage nach Kausalität getreten. Man schaut nicht mehr auf das Ende der Dinge und fragt nicht mehr, warum und im Hinblick worauf etwas geschieht, sondern man reduziert auf die unmittelbare Ursache der Bewegung im materiellen Sinn. Ihren Höhepunkt hat diese Entwicklung bei ISAAK NEWTON (1642-1727) gefunden. *In der klassischen Physik wurde den kausalen Fragestellungen das Primat eingeräumt.*

Wohl hatte FRANCIS BACON zugleich die ungeheuren Gefahren erkannt, wenn er – selbst ein Bahnbrecher der modernen Naturwissenschaft – sagte: „Die moderne Naturwissenschaft ist der Weg zur Utopie, dunkel, gewunden, führt im Kreis, in nutzlose Seitengassen, nicht zum Licht, sondern zum Chaos"[15]. Heute wird uns zunehmend klar, wie recht er doch damit hatte. Geht es doch meist nicht darum, unsere Erfahrungen in die natürlichen Zusammenhänge richtig einzuordnen, sondern unsere Absichten bedenkenlos und ohne Rücksicht auf natürliche Zusammenhänge durchsetzen zu können. Es muß zu Störungen der Natur kommen, denen der Mensch letztlich nicht entkommen kann. Da der Mensch selbst Teil der Natur ist, muß er selbst schließlich Opfer seiner eigenen Vorgangsweise werden.

Die konsequente Anwendung der rationalistischen Philosophien als Grundlage der modernen Naturwissenschaften hat RENÉ DESCARTES (1596-1659) vollzogen. Seine Forderung geht dahin, das *Cogitive*, das Ergebnis des Denkens vor die Erfahrung und über die Erfahrung zu stellen, was er im Leitsatz *„cogito ergo sum"* zum Ausdruck bringt. Erst im Cogitiven scheint der Mensch jene Gewißheit zu finden, welche er von sich selbst fordern zu müssen scheint[16].

Nach RENÉ DESCARTES wird das philosophische Wissen einer methodischen, an der Mathematik orientierten Betrachtung unterworfen und damit der *Begriff Wissenschaft* auf das durch eine bestimmte Methode Zugängliche *eingeengt*, wobei als „Wahrheit" das gilt, was den Gewißheitsgrad einer mathematischen Erkenntnis erreicht.

Damit hatte man sich endgültig – und, wie es schien, unwiderruflich – aus der Umklammerung befreit, welche die ARISTOTELISCHE Philosophie von absoluter Verfügbarkeit über die Natur zu trennen scheint. Das Interesse am Begreifen der Dinge, so wie sie sind, war erloschen und hatte Platz gemacht den Bemühungen nach präziser Beschreibung und nach Gewißheit der Kenntnis einzelner Erscheinungen. ARISTOTELES hatte nachdrücklich auf die prinzipielle Unmöglichkeit von Gewißheit und auf die Unumgänglichkeit der

Fragen nach der teleologischen Verfaßtheit der seienden Dinge hingewiesen, gleichzeitig aber vor einer Verabsolutierung gewarnt. Damit stand den Bestrebungen nach Naturbeherrschung nichts mehr im Wege, der die moderne Naturwissenschaft in erster Linie zu dienen sucht. Die „Erfolge" dieser Bestrebungen haben mit dazu beigetragen, daß die Philosophie und die Erkenntnismethode des ARISTOTELES[17] – als die Bestrebungen der modernen Wissenschaft verhindernd – entschieden zurückgewiesen wurden.

Obwohl das Denken erst auf Grund von Erfahrungen in die Wege geleitet werden kann, also das Denken das Sein voraussetzt, wurde *den seienden Dingen in der Erkenntnis das Primat entzogen und das Denkergebnis über die Wirklichkeit gestellt.* Das Denkergebnis wird nicht nur zum Ausgangspunkt der Erkenntnis bestimmt, sondern sogar zur „Überprüfung" ihrer Richtigkeit, also letztlich zur „Überprüfung der Wirklichkeit" herangezogen. Kann die Beobachtung mit der Denkvorstellung nicht in Einklang gebracht werden, so wird nicht die Denkvorstellung überprüft, sondern eher die Beobachtung in Frage gestellt.

2.6 Das Ganze und die Teile

Darüber hinaus hatte RENÉ DESCARTES die *Cartesianische Methode* in die Naturwissenschaft eingeführt. Nach dieser werden die Untersuchungsobjekte zuerst in Teile zerlegt und diese genau untersucht. Durch die *analytische Untersuchung* gelangt man zu Kenntnissen über die einzelnen Teile, *nachdem* sie den übergeordneten Zusammenhängen entnommen worden waren. Jene Teilcheneigenschaften, welche für das Funktionieren der übergeordneten Einheit unerläßlich sind, sind jedoch im Zuge der physikalischen oder der gedanklichen Zerlegung *unwiderbringlich* verlorengegangen, wie schon ausführlich dargelegt wurde.

Die analytische Methode nützt den leichteren Zugang zu den dem Zusammenhang entnommenen Teilen und beruft sich auf die so gewonnene Präzision der quantitativen Aussagen. Die vielbeachteten, mitunter aber auch überschätzten Erfolge dieser Methode mögen dazu beigetragen haben, daß *dem Ganzen* (dem System höherer Komplexität) *das Primat entzogen und dieses den einzelnen Teilen zuerkannt wurde.*

Die Betonung des analytischen Denkens mag PIERRE GASSENDI (1592-1655) dazu veranlaßt haben, den Gedanken LEUKIPPS an die Atome wieder aufzugreifen. ROBERT BOYLE (1627-1691) hatte sodann den Begriff des chemischen Elementes stofflich gefaßt. ISAAK NEWTON (1642-1727) war einer der maßgeblichsten Vertreter des Denkens in Teilen und betonte, daß sowohl Licht als auch Materie aus Teilen bestehen.

Nachdem das quantitativ-analysierende Forschen, vor allem durch PROUST und LAVOISIER (1743-1794) Eingang in die Chemie gefunden hatte, waren von JOHN DALTON (1766-1844) die Grundzüge der Atomhypothese aufgestellt worden. Diese berücksichtigt die quantitativen Aspekte bei chemischen Umsetzungen. Die großartigen Erfolge, z.B. die präzise Bestimmung der sogenannten *Atomgewichte* der chemischen Elemente, schienen so überwältigend, daß der Nicht-Beantwortbarkeit der qualitativen Fragen bei chemischen Umsetzungen keine entsprechende Beachtung geschenkt wurde (siehe Abschnitt 4.4).

Als Gegenbewegungen entwickelten sich die philosophischen Richtungen des *Empirismus* und des *Positivismus*, der den Relationen das Primat erteilte. AUGUSTE COMTE (1798-1857) verlangt die Zurücknahme der Ausgangspunkte der Erkenntnis auf die Basis der erfahrbaren Elemente, nach deren „Wesen“ nicht zu fragen sei. Erkennbar sind für die Positivisten nur die Beziehungen zwischen den Tatsachen; diese Relationen sind nicht zu erklären, sondern nur zu beschreiben.

ERNST MACH (1838-1916) wandte sich entschieden gegen den Atomismus, den er als Positivist als über Beobachtbares und mathematisch Darstellbares hinausgehend zurückwies. Im *Versuch des Totalausschlußes der Metaphysik* (obwohl diese Forderung selbst Ergebnis einer methaphischen Überlegung ist!) erachtete er die Atomhypothese als eine der Naturwissenschaft unwürdige Spekulation. Theorien und Konzepte könnten nur insofern anerkannt werden, als sie der mathematischen Voraussage dienten. In der *Verachtung des Nicht-Meßbaren* wies er jede Interpretation im Bilde des Atomismus zurück und geriet damit in scharfen Gegensatz zu LUDWIG BOLTZMANN (1844-1906), welcher den Atomismus zur Entwicklung der mechanistischen Wärmetheorie benötigte.

Im Lichte des Positivismus mußten erst recht alle Erkenntnisse bekämpft werden, welche die räumliche Anordnung von Atomen innerhalb der Moleküle betrafen. Nachdem VAN'T HOFF (1852-1911) im Jahre 1874 die optische Aktivität von Kohlenstoffverbindungen durch die tetraedrische Anordnung von Atomen um das Kohlenstoffatom interpretiert hatte, war er auf heftige Ablehnung gestoßen. KOLBE (1818-1884) bezeichnete VAN'T HOFFS Arbeits als „von Phantasie-Spielereien strotzende Schrift, in welcher die Frage nach der räumlichen Lagerung der Atome mit einer Dreistigkeit unternommen wird, welche den wirklichen Naturforscher geradezu in Staunen versetzt, und welche von Hexenglauben und Geisterklopfen nicht weit entfernt ist“[18].

Bald zeigten sich in der Chemie die Erfolge des räumlichen Denkens, so daß das atomistische Denken durch den Positivismus nicht erschüttert wurde. Vor allem waren es die durch die Beugung von Röntgenstrahlen an Kristallen sich eröffnenden Möglichkeiten der Strukturaufklärung sowie die Entwicklung einer Reihe moderner spektroskopischer Methoden, welche zur Feststellung statischer Ordnungsaspekte des Molekülbaues zahlreicher, auch komplizierter biologisch wirksamer Moleküle geführt haben. Seitdem ist die räumliche Beschreibung von Kristall- und Molekülstrukturen eines der Hauptanliegen der modernen Naturwissenschaft.

Die Atomhypothese war von DALTON etwa zur selben Zeit entwickelt worden, zu der HAHNEMANN die 1. Auflage des Organons verfaßt hatte. Die Atomhypothese erwies sich bei der Bewältigung quantitativer Fragestellungen als außerordentlich erfolgreich. Es ist keine Übertreibung zu sagen, daß ohne Atomhypothese die Chemie sich kaum zu einer Disziplin der modernen Naturwissenschaft hätte entwickeln können. Bemerkenswert ist auch ihre Anwendbarkeit auf verschiedene Aspekte der Biologie und der Medizin. Die Molekularbiologie präsentiert sich heute als ein mehr oder weniger abgerundetes Gebiet, welches in zunehmendem Maße den Gegenstand auch theoretischer Überlegungen bildet. Molekularbiologen synthetisieren Enzyme, und es wird der Eindruck erweckt, als ob auf dem Boden der Molekularbiologie selbst die grundlegenden Fragen des Lebens lösbar sein könnten.

Daher kommt von der Seite der molekularen Betrachtungsweise der größte Widerstand, wenn es um die Frage der Wirkung von Hochpotenzen geht. Die Nichtanwendbarkeit der bewährten molekularen Beschreibungsweise sucht man dadurch zu beseitigen, daß ihre *vielfach beobachteten Wirkungen in Abrede gestellt* werden. Die Fragwürdigkeit dieser Vorgangsweise ist offensichtlich, denn es kann nicht Aufgabe der Naturwissenschaft sein, auf Grund noch so bewährter Modellvorstellungen *Erfahrungen zu leugnen.*

Um den Widerspruch zwischen Erfahrung und Modell zu beseitigen, gibt es zwei Möglichkeiten: 1. Die bisher nicht beachteten Aspekte und Möglichkeiten des Modells auszuschöpfen, dieses also zu erweitern. 2. Die Grenzen zu untersuchen und festzustellen, inwiefern das herangezogene Modell zur Beschreibung des gegenständlichen Phänomens überhaupt geeignet ist.

Obwohl die Quantenmechanik auf die Grenzen der Molekularhypothese längst hingewiesen hat, sind die genannten Möglichkeiten im Hinblick auf die Hochpotenzfrage nicht untersucht worden. In jüngerer Zeit wurde mehrfach auf Grund der Nichteingrenzbarkeit und der Nichtkonkretisierbarkeit der Teile (Moleküle, Atome, Elektronen) innerhalb des kontinuierlichen Zusammenhanges die Forderung erhoben, nicht mit Fragen an die Moleküle, Atome und Elektronen zu beginnen, sondern mit Fragen nach dem Ganzen (4. Kapitel). Es ist aber nicht erstaunlich, daß es bei dieser Forderung nur geblieben ist, denn auf dem Boden der rationalistischen Philosophien kann ihr nicht entsprochen werden. Dazu müssen nämlich erst jene grundlegenden Einschränkungen beseitigt werden, welche umfassenderer Naturerkenntnis im Wege stehen. Und das erfordert die tiefgreifende Änderung der Haltung des Untersuchenden.

2.7 Zur Haltung des Untersuchenden

Schon in der jeweiligen Fragestellung zeigt sich die Haltung des Untersuchenden. Seine Haltung wird dadurch bestimmt, ob er über einzelne Naturvorgänge verfügen will, oder ob er nach ganzheitlicher Naturerkenntnis sucht.

Es ist heute das erklärte Ziel der meisten naturwissenschaftlichen Untersuchungen, über jene Aspekte zuverlässige und präzise Aussagen zu gewinnen, die zu einer bestimmten ins Auge gefaßten Anwendbarkeit erforderlich sind. Der Untersuchende hat etwas vor, er will etwas machen. Um diesem Streben nach „*Facere*“ entsprechen zu können, muß er alle diesem Bestreben im Wege stehenden Hindernisse radikal ausräumen. Die Rücksichtnahme auf daraus sich ergebende Folgen meinte man von vornherein dadurch auszuschließen, daß man die Fragen nach dem Sinn und dem Zweck der Naturvorgänge, die Fragen nach der Finalität bewußt auszuklammern suchte[19]. Das Ergebnis dieser Vorgangsweise sind die tiefgreifenden Veränderungen in der Natur, so daß man füglich nicht mehr von Natur, sondern von Umwelt spricht, und um ihren Schutz mit Recht zutiefst besorgt sein muß[20].

Sieht man hingegen in der Naturwissenschaft einen Weg zur Seinserkenntnis, ist das Ziel das *„Sapere“*, so ist ihr Kennzeichen die höhere Bedeutung der Philosophie. Sie kann nur dann zum Wissenden führen, wenn sie sich keinen wie immer gearteten künstlichen Einschränkungen unterwirft, welche die Seinserkenntnis verhindern würden.

Nach ARISTOTELES[21] führt die zuerst genannte Tätigkeit zur praktischen, und die zuletzt genannte zur theoretischen Wissenschaft. ARISTOTELES setzt die theoretische Wissenschaft vor die praktische und charakterisiert die Unterschiede folgendermaßen: „Das Ziel der theoretischen Wissenschaften ist die Wahrheit, das der praktischen das Werk“. (Heute ist es meist das Ziel der theoretischen Wissenschaften, einzelne Ergebnisse möglichst präzise berechnen zu können.)

So richtet sich jede wissenschaftliche Erkenntnis, wie auch jede andere menschliche Tätigkeit, nach der Einstellung und dem Verhalten des Tätigen. Sie ist verbunden mit dem, der sie betreibt, und die Ergebnisse richten sich nach der Haltung, dem *Habitus*, den der Untersuchende gegenüber den Dingen eingenommen hat[22].

Soll das Verhalten des Wissenschaftlers den ethischen Forderungen genügen, die wir an einen Menschen stellen müssen, so muß er seine Haltung unentwegt kontrollieren. Diese überprüfende, korrigierende, ordnende, wertende und sinngebende Begleitung kann aber nicht von außerhalb erfolgen, sondern ist Aufgabe des Untersuchenden selbst und mit einem moralisch-sittlichen Auftrag an den Menschen verbunden. Dieser Aufgabe kann der Mensch nur dann gewachsen sein, wenn er zugleich ein Philosophierender ist[5].

Die entscheidende Rolle des Untersuchenden in der Erkenntnisfindung und die durch ihn mitgeprägte Erkenntnis wird häufig übersehen. Man sucht die naturwissenschaftliche Erkenntnis als etwas Objektives, also als losgelöst und unabhängig vom Untersuchenden darzustellen. Die dabei gemachte Idealisierung besteht darin, daß eine Zerlegung der Wirklichkeit in eine objektive und in eine subjekte Sphäre gedacht wird. Sodann wird weiter abstrahierend die subjektive Komponente, der Erkennende, zu beseitigen versucht. Die Folgen dieser Idealisierung machen sich allerorts bemerkbar: die Herabwürdigung des Menschen zu einem Objekt in Medizin und Soziologie, die Versuche, Systeme aufzubauen, die keine Individuen, sondern nur steuerbare Objekte kennen.

Jede Leugnung der Rolle des Erkennenden steht übrigens im Widerspruch zu den Ergebnissen der modernen Physik, denn die Quantenmechanik hat die Unmöglichkeit einer strengen Objekt-Subjekt-Trennung formuliert. Dazu schreibt ERWIN SCHRÖDINGER (1887-1961) in seiner Studie „Die Natur und die Griechen“[23]: „Ohne es zu beabsichtigen, ja fast ohne es zu bemerken, vereinfacht sich der Naturforscher das Problem die Natur zu verstehen dadurch, daß er in dem angestrebten Weltbild seine eigene Person, das erkennende Subjekt, unbeachtet läßt oder daraus entfernt. Fast ohne es zu merken, tritt der Denker zurück in die Rolle eines außenstehenden Beobachters. Das erleichtert die Aufgabe außerordentlich ... Dieser wichtige Schritt, sich selbst fortzulassen, zurückzutreten in die Rolle des Zuschauers, der nichts mit der ganzen Aufführung zu tun hat, hat Namen erhalten, die ihn ganz harmlos, natürlich und unvermeidlich erscheinen lassen. Man könnte ihn einfach Objektivierung nennen, die Welt als Objekt anzusehen. Sowie man das tut, hat man sich eigentlich schon ausgeschaltet. Und der Grund für diese intellektuelle Verlegenheitssituation ist gerade der, daß wir uns zum Zwekke der Gestaltung eines persönlichen Bildes der Außenwelt die außerordentliche Vereinfachung erlaubt haben, von unserer eigenen Person abzusehen, sie sozusagen „herauszuschneiden". Im besonderen – und das ist das Allerwichtigste – ist dies der Grund, warum die naturwissenschaftliche Weltansicht von sich aus nichts von ethischen und ästhetischen Werten enthält, kein Wort über unsere eigene Bestimmung, unser letztes Ziel und – mit Verlaub – keinen Gott."

Angsichts der Bedeutung der Haltung des Untersuchenden, welcher Zielsetzung, Fragestellung und Methodik der Untersuchung festlegt, müssen alle zur Erkenntnis der Wirklichkeit erforderlichen Voraussetzungen vom Untersuchenden genau beachtet werden.

Wenn der Wirklichkeit entsprechende Erkenntnis gesucht wird, dann darf nur das ausgedrückt werden, was in der Wirklichkeit ist, was also auf den Untersuchenden zukommt, und nicht, was von ihm eingebracht oder vorausgesetzt wird. Die Leitung der Untersuchung darf nicht willkürlich dem Untersuchenden überlassen bleiben, sondern muß sich nach der Natur der zu untersuchenden Dinge oder Zusammenhänge richten.

Das bedeutet, daß wir uns keinerlei vom Menschen herbeigebrachten Einschränkungen unterwerfen dürfen, wie z.B. den auf Grund der rationalistischen Philosophien der modernen wissenschaftlichen Erkenntnis zugrundeliegenden a priori-Festlegungen, der Vertauschung von Primärem und Sekundärem. Diese haben einerseits die Erfolge von Naturwissenschaft und Technik überhaupt erst ermöglicht, andererseits aber auch dazu geführt, daß die Menschheit sich vor Probleme gestellt sieht, deren Bewältigung uns mit zunehmender Sorge erfüllen muß.

Eine Lösung der Probleme ist nur dann zu erwarten, wenn man lernt, die *Fragen nach der Ganzheit der Dinge und nach ihren unverwechselbaren ersten Eigenschaften, den Qualitäten zu stellen* und jene Methodik zu entwickeln, welche es gestattet, die Fragen nach den Qualitäten und nach dem Eingebettetsein der Teile innerhalb des Ganzen und nach der Sinnhaftigkeit in der Natur zu bearbeiten.

Wenn wir bereit sind, diese Herausforderung anzunehmen, so müssen zunächst die besprochenen Vertauschungen von Primärem und Sekundärem beseitigt werden.

Diese hohen Anforderungen gilt es zu erfüllen, wenn versucht werden soll, Zugang zu den Dingen zu finden, so wie sie sind und nicht so wie wir sie uns denken. Wenn wir versuchen, nicht zu neuen Modellen, sondern zu allgemeinen Erkenntnissen vorzustoßen, dann müssen wir letztlich *Metaphysik* betreiben.

Um nicht mißverstanden zu werden, sei kurz darauf hingewiesen, daß unsere Ausgangsposition nicht mit derjenigen des metaphysischen Realismus verwechselt werden soll. Für uns ist *Metaphysik* nicht Ausgangspunkt, sondern *Folge der Beschäftigung mit dem Seienden.* Daher suchen wir nicht Metaphysik als reine Vernunftideologie zu „betreiben".

Erst kürzlich hat STEGMÜLLER[24] kritisch darauf hingewiesen, daß – im Gegensatz zur Auffassung des metaphysischen Realismus – „eine Theorie alle nur erdenklichen epistemischen Optimalitätsmerkmale besitzen (etwa: mit sämtlichen vergangenen und sogar zukünftigen Erfahrungen im Einklang zu sein, in sich widerspruchfrei zu sein, alles erklären und voraussagen zu können und unter allen Theorien dieser Art die plausibelste und einfachste zu sein) und dennoch falsch sein könnte".

Daher dürfen wir nicht nach einer neuen Theorie suchen, welche als Theorie immer nur bestimmte Aspekte der Realität illustriert, diese aber niemals erreichen kann. Vielmehr haben wir den Fragen nach den seienden Dingen selbst möglichst frei von Vorurteilen gegenüberzutreten, wobei wir den Fragen nach dem Zweck nicht aus dem Weg gehen können. Die Zwecke sind nach ARISTOTELES in den Dingen selbst und unabhängig davon, ob wir darüber reflektieren oder nicht, ob wir sie zu erkennen suchen oder nicht.

Um diese hohen Ansprüche erfüllen zu können, das Wesentliche und die Gründe des Naturgeschehens erkennen zu können, müssen die in der Multiplizität der erfahrbaren Dinge und Ereignisse gemachten vielfältigen Erfahrungen gedanklich derart bewältigt werden, daß die dazu notwendigerweise eingebrachten Vereinfachungen immer nur *vorübergehend* als Erkenntnishilfen dienen und nicht mit der Erkenntnis selbst verwechselt werden dürfen. Will man zu unverzerrter Seinserkenntnis vorstoßen, müssen alle aufgegriffenen Vereinfachungen, alle eingeführten Abstraktionen schließlich wieder fallengelassen werden.

Es kann nicht Aufgabe des vorliegenden Buches sein, die philosophischen Grundlagen und das methodische Rüstzeug eines solchen Erkenntnisweges im einzelnen darzulegen. Jedoch mag versucht werden zu zeigen, wie ihre Anwendung geholfen hat, eine Reihe von Fragen nach dem „Ganzen" zu bearbeiten. Fragen, die Moleküle, Festkörper, Flüssigkeiten, biologische Systeme und den Menschen betreffen, wie diejenigen nach Gesundheit, Krankheit, Arzneimittel und Heilung.

2.8 Anmerkungen und Literaturhinweise

1 Wie schon im Vorwort erwähnt, kann es nicht Aufgabe dieser Darstellung sein, eine umfassende philosophische Untersuchung vorzulegen. Vielmehr sollen die wesentlichen Schwierigkeiten des modernen Naturforschers und Arztes schlagwortartig dargestellt werden.

2 Die Definition von Philosophie ist deshalb so schwierig, weil es keine noch so vorläufige Begriffsbestimmung der Philosophie gibt, welche nicht schon einen philosophischen Standpunkt erfordert, also nicht schon selbst Philosophie ist (E.V. ASTER, Geschichte der Philosophie, 15. Auflage, p. 1, Alfred Kröner-

Verlag. Stuttgart, 1975). Der Encyclopedia Britannica, 15. Auflage, (1973), Micropedia, Band VII, 952, entnehmen wir unter dem Stichwort „Philosophy“: „An academic discipline and itself the name of a concept studied by that discipline“.

3 Zum Unterschied von den Einzelwissenschaften ist der Philosophie ein Zug zu Universalität und Totalität eigen, das Suchen nach umfassenden Aussagen. Dieser Zug, gleichgültig, in welcher Weise und wie weit ihm überhaupt entsprochen werden kann, macht es verständlich, daß Philosophie nicht nur am Anfang, sondern auch am Ende jeder einzelwissenschaftlichen Untersuchung stehen muß. Das heißt zugleich, daß Philosophie und Einzelwissenschaften nie völlig getrennt oder voneinander abgegrenzt werden können.

4 Wie jede andere den Menschen übersteigende Tätigkeit ist die Wissenschaft auf Gemeinsamkeit mit anderen Menschen angewiesen. Sie erfordert und sie bedingt selbst Kommunikationen, und diese erfolgen vor allem sprachlich. Sprache ist Mittel des menschlichen Ausdrucks. Sie besitzt in sich eine Struktur und hat, obwohl individuell verwendet, allgemeinen Charakter. Durch ihre Möglichkeiten und ihre Grenzen sind auch diejenigen der Wissenschaft gegeben. Auch Mathematik hat in gewissem Sinn Sprachcharakter.

5 Philosophieren heißt auf dem Weg sein, auf der Suche nach Wahrheit, die nie am Ende ist. Philosophie setzt den Philosophierenden voraus, und zwar in höherem Maße als die Wissenschaft des Wissenschaftlers bedarf. Wissenschaft ist Sache von Generationen von wissenschaftlich tätigen „Arbeitern“, solange nicht neue philosophische Aspekte neue Erkenntnisse bringen. Philosophie ist mehr Schöpfung, Werk, das den Stempel des Schöpfers trägt. Der grundlegenden philosophischen Problematik der naturwissenschaftlichen Erkenntnis war sich GOETHE bewußt, wenn er sagte: „Man kann vom Physiker nicht fordern, daß er ein Philosoph sei, aber man kann von ihm erwarten, daß er so viel philosophische Bildung hat, um sich gründlich von der Welt zu unterscheiden und mit ihr wieder in höherem Sinn zusammenzutreten“.

6 C.F.v. WEIZSÄCKER, „Die Tragweite der Wissenschaft“, Verlag Hirzel, Stuttgart, 1964, p. 201.

7 Sehr viel stärker als andere bedeutende kulturelle Betätigungen der Menschheit baut die Naturwissenschaft auf ihrer Vergan-

genheit auf und schließt sie ein. In der Malerei, Dichtung, Schriftstellerei ist Ausgewogenheit zwischen Originalität und Tradition problematisch. Wir sprechen dem Künstler Eigenständigkeit ab, wenn klare Beziehungen zu den Werken der Vorgänger bestehen. Anders in der Naturwissenschaft: man muß erkennen und respektieren, was die Vorgänger erarbeitet haben. Nur so kann man überzeugen und als wissend, i.e. als kompetent gelten.

8 *Abstraktion* ist das bewußte Beiseitelassen derjenigen Aspekte, welche für die jeweils vorliegende Fragestellung als unwesentlich erscheinen. Das bedeutet nicht, daß das Beiseitegelassene im Bezug auf andere Fragestellungen ebenfalls unwesentlich ist (siehe auch Abschnitt 4.4).

9 Der Versuch, das Wesen von Bewegung und Ruhe in den natürlichen Dingen zu verstehen, führte zu den vier Naturgründen als Voraussetzungen der Erkenntnis jedes Naturdinges, deren endgültige Formulierung man ARISTOTELES verdankt: Materie (bewegt, passiv), Form (unbewegt, passiv), Effizienz (bewegt, aktiv), Finalität (unbewegt, aktiv).

10 Der Gefahr der Verwechslung von Idee und Wirklichkeit war sich z.B. der theoretische Physiker LUDWIG BOLTZMANN (1844-1906) bewußt, wenn er sagte: „Ich nannte die Theorie ein rein geistiges, inneres Abbild, und wir sahen, welch hoher Vollendung dasselbe fähig ist. Wie sollte es da nicht kommen, daß man bei fortwährender Vertiefung der Theorie das Bild für das eigentlich Existierbare hielte ... so kann es dem Mathematiker geschehen, daß er – fortwährend beschäftigt mit seinen Formeln und geblendet durch ihre innere Vollkommenheit – die Wechselbeziehungen derselben zueinander für das eigentlich Existierbare nimmt und von dem realen Wert sich abwendet. Was der Dichter klagt, das gilt dann auch für ihn, daß seine Werke mit seinem Herzblut geschrieben sind und höchste Weisheit an den höchsten Wahn grenzt"! (E. BRODA, „Ludwig Boltzmann, Mensch, Physiker, Philosoph, p. 108, VED Deutscher Verlag der Wissenschaften, Berlin, 1957).

11 W. WIELAND, „Die Aristotelische Physik", Göttingen, 1970, referiert in F. HUND, „Geschichte der Physikalischen Begriffe", Teil I, 1978, p. 26, Bibliographisches Institut, Mannheim, Wien, Zürich.

12 GOETHE sagt in seiner Polemik gegen NEWTON: „Das Schlimmste, was der Physik – wie so mancher anderen Wissenschaft –

widerfahren kann, ist, daß man das Abgeleitete für das Ursprüngliche hält, und, da man das Ursprüngliche aus dem Abgeleiteten nicht ableiten kann, das Ursprüngliche aus dem Abgleiteten zu erklären sucht. Dadurch entsteht eine unendliche Verwirrung und fortdauernde Bemühung Ausflüchte zu suchen und zu finden, so das Wahre nur irgend hervortritt und mächtig werden will."

13 Nach ARISTOTELES besteht der Unterschied zwischen Kunst und Natur darin, daß die Natur den Zweck in sich trägt, die Kunst aber und das Kunstwerk ihre Zwecke im Künstler haben. Beherrschung der Natur ist nur dann möglich, wenn wir den Dingen ihre ihnen eigene Finalität weggenommen und unsere Ziele und Zwecke zur Finalität erhoben haben.

14 In dieser in Ref. 15 (p. 13) zitierten Aussage beurteilt BACON eine Jungfrau ausschließlich im Blick auf das Gebären. Er leugnet den Sinn des Gottgeweihtseins und reduziert auf eine bestimmte Funktionalität. Durch das bewußte Ausschließen der Fragen nach der Sinnhaftigkeit kann man jedoch nicht der Tatsache entgehen, daß ohne diese keine Erkenntnis möglich wäre (siehe 5. Kapitel).

15 R. SPAEMANN und R. LÖW, „Die Frage Wozu?", Piper-Verlag, 1983, p. 180.

16 Nach HEGEL wird der Mensch zum Urquell der Erkenntnis nur insofern, als er ein Denkender, nicht aber insofern, als er ein Seiender ist. Für Hegel sinkt die Erkenntnis von dem, was ist, zur niedrigstmöglichen Aussage über den Gegenstand. Er hatte die Fakten sogar mit Hohn bedacht. Als ein weiterer Planet entdeckt wurde, nachdem er in seiner Habilitationsschrift die Siebenzahl der Planeten deduziert hatte, soll HEGEL geantwortet haben: „Umso schlimmer für die Tatsachen". Das Faktische ist für HEGEL das Unwirkliche. Als er von einem Herrn KRUG aufgefordert wurde, er möge seine Schreibfeder deduzieren, soll HEGEL geantwortet haben, daß es weit mit der Philosophie gekommen wäre, wenn sie sich mit etwas so Nichtigem wie der Schreibfeder des Herrn KRUG beschäftigte. (Zitiert bei W. DURANT, „Die großen Denker", 8. Auflage, p. 126, Orell-Füssli-Verlag, Zürich, 1947).

17 Nach ARISTOTELES ist Wissenschaft vollständige Erkenntnis aus Gründen, Prinzipien und Elementen und nicht Wissen über die Dinge. Der Erkenntnisakt geht von den Elementen aus. Unter Element wird jeder Körper, jedes Phänomen oder Ereignis ver-

standen, worüber zu befinden ist und welches mit Hilfe von Gründen und Prinzipien untersucht wird. Prinzipien sind grundsätzliche geistige Erkenntnisse an den Dingen; sie sind dann erreicht, wenn mit ihrer Hilfe alles verstanden und beurteilt werden kann. Sie dienen jedoch nicht der Beschreibung und schon gar nicht der vollständig oder präzisen Beschreibung des Einzelnen, sondern vielmehr der Orientierung beim Einordnen der Erfahrungen in die natürlichen Zusammenhänge und dem Stellen gezielter Fragen; sie sind Ergebnisse auf Grund eindeutiger Fragen und führen zur Erkenntnis des Ungeteilten im Multiplen. Das Wort „vollständig" bezieht sich auf die umfassende Tätigkeit des Verstandes angesichts der Elemente, Gründe und Prinzipien. Da – wie gesagt wurde – Prinzipien Ergebnisse grundsätzlicher Einsicht mit Hilfe des Geistes sind, gehören sie zur Philosophie. Die wissenschaftliche Untersuchung ist immer nur eine spezielle Form der philosophischen Untersuchung (im eingeschränkten Rahmen).

18 Den vollen Wortlaut der Kritik entnehmen wir der Entgegnung durch VAN'T HOFF: „Die Phantasie in der Wissenschaft", Vortrag, gehalten an der Universität Amsterdam am 11.10.1873, deutsche Übersetzung von E. COHEN: „Jacobus Henricus van't Hoff, sein Leben und Wirken", Akademische Verlagsgesellschaft, Leipzig, 1912: „Zu bedauern ist das Überhandnehmen des Unkrauts der gelehrt und geistreich scheinenden, in Wirklichkeit trivialen, geistlosen Naturphilosophie, welche vor 50 Jahren durch die exakte Naturforschung beseitigt, gegenwärtig von Pseudonaturforschern aus der die Verirrung des menschlichen Geistes beherbergenden Rumpelkammer wieder hervorgeholt und gleich einer Dirne, modern herausgeputzt und neu geschminkt, in die gute Gesellschaft, wohin sie nicht gehört, einzuschmuggeln versucht wird. Wem diese Besorgnis übertrieben scheint, der lese, wenn er es vermag, die kürzlich erschienene, von Phantasie-Spielereien strotzende Schrift der Herren VAN'T HOFF und HERRMANN über die „Lagerung der Atome im Raume". Es ist bezeichnend für die heutige kritikarme und kritikhassende Zeit, daß zwei so gut wie unbekannte Chemiker, der eine von einer Tierarzneischule, der andere von einem landwirtschaftlichen Institut, die höchsten Probleme der Chemie, welche wohl niemals gelöst werden, speziell die Frage nach der räumlichen Lagerung der Atome mit einer Sicherheit beurteilen und deren Beantwortung mit einer Dreistigkeit unternehmen, welche den wirklichen Naturforscher geradezu in Staunen ver-

setzt. Ich würde dieselben wie manche andere ignorieren, wenn nicht ein namhafter Chemiker sie in seine Protektion genommen und als verdienstliche Leistung warm empfohlen hätte. Ein Dr. VAN'T HOFF, an der Tierarzneischule in Utrecht angestellt, findet, wie es scheint, an exakter chemischer Forschung keinen Geschmack. Er hat es bequemer erachtet, den Pegasus zu besteigen (offenbar der Tierarzneischule entlehnt) und in seiner „La chimie dans l'espace" zu verkünden, wie ihm auf dem durch kühnen Flug erklommenen Parnass die Atome im Weltenraum gelagert erschienen sind. Die prosaische Welt fand an diesen Halluzinationen wenig Geschmack. Es gehört zu den Zeichen der Zeit, daß die modernen Chemiker sich berufen und imstande erachten, für alles eine Erklärung zu geben, und wenn die dazu gewonnenen Erfahrungen nicht ausreichen, zu übernatürlichen Erklärungen greifen. Solche von Hexenglauben und Geisterklopfen nicht weit entfernte Behandlung wissenschaftlicher Fragen hält auch WISLICENUS für statthaft und erklärt damit, daß er aus der Reihe der exakten Naturforscher ausgeschieden und in das Lager der Naturphilosophen ominösen Andenkens übergetreten ist, welche nur ein dünnes Medium noch von den Sophisten trennt."

19 Zugleich wurde damit für die moderne Naturwissenschaft ein Minimalfahrplan aufgestellt, nämlich im Bezug darauf, was auch von weniger Begabten feststellbar und meßbar ist. Die Suche nach den nur von besonders Begabten erkennbaren allgemeinen Zusammenhängen und Prinzipien scheint seit geraumer Zeit wenig Beachtung zu finden.

20 Daß man sich schon im 16. Jahrhundert der Gefahren bewußt war, welche der Umwelt durch Berg- und Hüttenwesen erwachsen, zeigen die Ausführungen GEORG AGRICOLAS (1499-1555) in dem wenige Monate nach seinem Tod erschienenen Buch „De re metallica", Libri XII, denen wir folgendes entnehmen: „Die Gegner des Bergbaues betonen folgende Beweismittel: Durch das Schürfen nach Erz werden die Felder verwüstet. Deshalb ist einst in Italien durch ein Gesetz dafür gesorgt worden, daß niemand um der Erze willen die Erde aufgrabe und jene überaus fruchtbaren Gefilde und Wein- und Obstbaumpflanzungen verderbe. Wälder und Haine werden umgehauen, denn man bedarf zahlloser Hölzer für die Gebäude und das Gezeug, sowie um die Erze zu schmelzen. Durch das Niederlegen der Wälder und Haine aber werden die Vögel und andere Tiere ausgerottet, von denen sehr viele den Menschen als feine und

angenehme Speise dienen. Die Erze werden gewaschen. Durch dieses Waschen aber werden, weil es die Bäche und Flüsse vergiftet, die Fische entweder aus ihnen vertrieben oder getötet. Da also die Einwohner der betreffenden Landschaften infolge der Verwüstung der Felder, Wälder, Haine, Bäche und Flüsse in große Verlegenheit kommen, weil sie die Dinge, die sie zum Leben brauchen, sich verschaffen sollen, und da sie wegen des Mangels an Holz größere Kosten zum Bau ihrer Häuser aufwenden müssen, so ist vor aller Augen klar, daß bei dem Schürfen mehr Schaden entsteht als in den Erzen, die durch den Bergbau gewonnen werden, Nutzen liegt ... Sodann werden die Metalle selbst beschimpft. Zuerst schmähen die Gegner mutwillig Gold und Silber und nennen beide unheilvoll und ruchlose Verderber des Menschengeschlechts, denn, die sie besitzen, schweben in größter Gefahr, und denen sie fehlen, stellen den Besitzenden nach, und so sind beide oft die Ursache zu ihrem Untergang und Verderben gewesen. So tötete z. B. Polymnesor, der König der Thrazier, seinen berühmten Gastfreund und Sohn des Priamus, seines Schwiegervaters und alten Freundes, um sich des Goldes zu bemächtigen ... Um des Goldes willen verriet Eriphyle ihren Gatten Amphiaraus dem Feind, Lasthenes verriet die Stadt Olynth dem Mazedonierkönig Philipp ... Auch für Äskulap, den berühmten Arzt, den man für einen Sohn Apollos hielt, war das Gold die Ursache des Todes ... So ist auch Crassus, der nach dem Golde der Parther gierig trachtete, samt seinem Sohn und 11 Legionen geschlagen worden und wurde ein Gespött für den Feind; dieser nämlich goß flüssiges Gold in den Rachen des Getöteten und sprach: „Nach Gold hast Du gedürstet, so trinke Gold."

21 ARISTOTELES, Metaphysik 2. Buch (α), 1. Kapitel.

22 Dazu bemerkt ARISTOTELES: „Man muß aber nicht bloß denjenigen Dank wissen, deren Meinungen man teilt, sondern auch denen, die mit ihren Erklärungen mehr an der Oberfläche geblieben sind. Denn auch sie haben etwas getan, sie haben unseren Habitus gebildet und vorgebildet".

23 E. SCHRÖDINGER, „die Natur und die Griechen"; Übersetzung der Shearman Lectures, University College, London, 1948.

24 W. STEGMÜLLER, „Evolutionäre Erkenntnistheorie, Realismus und Wissenschaftstheorie", in: „Evolutionstheorie und menschliches Selbstverständnis", herausgegeben von R. SPAEMANN, P. KOSLOWSKI und R. LÖW, Civitas Resultate, Band 6, Acta Humaniora, Verlag Chemie, Wienheim, 1985.

3. Kapitel

Probleme wissenschaftlichen Verständnisses im Hinblick auf die Homöopathie

Für die gesuchte Wissenschaft
ist es notwendig,
zuerst an die Punkte heranzutreten,
über die man vorher zweifeln muß.
Aristoteles

Kurzfassung

Es wird allseits als zutiefst unbefriedigend empfunden, daß die Homöopathie wissenschaftlich nicht verstanden wird. Vom physikalisch-chemischen Standpunkt erscheint es unmöglich, auf dem Boden des Molekülbildes die Wirksamkeit von Hochpotenzen zu begreifen. Diese Unmöglichkeit ist aber nur eine der „Paradoxien“ der Homöopathie.

Die Fragen reichen von der philosophischen Problematik der wissenschaftlichen Erkenntnis bis zu den Fragen, was der Mensch ist, was Gesundheit, was Krankheit ist, was Arzneimittel sind und worauf ihre Wirkungen beruhen.

Zu ihrer Lösung ist es erforderlich, möglichst voraussetzungslos die Bedeutungen der unterschiedlichen Teile im übergeordneten Zusammenhang kennenzulernen und die philosophischen Grundlagen hierführ klarzustellen. Diese Fragen liegen außerhalb des alleinigen Zuständigkeitsbereiches quantitativer Untersuchungen und erfordern, die gewissenhafte Untersuchung der qualitativen Aspekte. Dazu sind Ähnlichkeitsbetrachtungen notwendig, ohne welche ganzheitliche naturwissenschaftliche Erkenntnis nicht möglich wäre.

3.1 Übersicht über die Problematik

Dem nicht mit der Homöopathie vertrauten Leser mag es befremden, daß sich – abgesehen von wenigen Versuchen – die Homöopathie so wenig um naturwissenschaftliche Deutung ihrer Phänomene bemüht hat. Dies wird erst verständlich, wenn man sich mit der Homöopathie selbst auseinandergesetzt hat.

Als medizinische Methode verfügt die Homöopathie über alle Voraussetzungen zu ihrem Funktionieren. Die Anamnesetechnik ist hochentwickelt, die Grundlagen der Diagnoseerstellung (beides in homöopathischem Sinn) klar ausgearbeitet, ebenso die Anweisungen für die Umsetzung der Diagnose in Therapie. Die Methoden der Arzneimittelbereitung sind vielfach bewährt und die Arzneimittelkenntnis umfassend.

Die Grundlagen der Homöopathie hat ihr Begründer, SAMUEL HAHNEMANN, zum ersten Mal im Jahr 1810 in seinem „Organon der rationellen Heilkunde" dargelegt. Wie schon in Abschnitt 1.3 erwähnt, wurde in späteren Auflagen der Titel dieses Buches auf „Organon der Heilkunst" abgeändert. Noch zu HAHNEMANNS Zeiten sind 5 Auflagen erschienen und Übersetzungen in die englische, französische, italienische, spanische, niederländische, polnische, russische, dänische, schwedische und griechische Sprache erfolgt. 1842 hatte HAHNEMANN das Manuskript für die 6. Auflage druckfertig, in welchem er wesentliche Änderungen und Erweiterungen der homöopathischen Methode vorlegen wollte. Da er mit seinem bisherigen Verleger nicht zufrieden war, wollte er die 6. Auflage einem anderen übertragen. Noch während der Verhandlungen verstarb er im 87. Lebensjahr. Das Manuskript verblieb im Besitz seiner Witwe Melanie.

1865 ist das Jahr des sogenannten Organonstreites. LUTZE in Köthen gibt eine von ihm gefälschte 6. Auflage heraus und wird von vielen homöopathischen Ärzten und von HAHNE-

MANNS Witwe heftig angegriffen. Sie war sich des Wertes des echten Manuskriptes bewußt und verlangte für die Herausgabe 50 000 Francs, was dem heutigen Kaufwert von mehr als 25 Millionen Francs entspricht. Nach ihrem Tod im Jahr 1878 ging der Nachlaß an den Schwiegersohn BÖNNINGHAUSENS über und wurde auch von diesem zurückgehalten. 1920 erwarben HAEHL und BOERICKE den ganzen Nachlaß von den Erben der BÖNNINGHAUSEN, und im Jahre 1921 konnte die 6. Auflage des Organons[1] erscheinen. Seit ihrer Fertigstellung durch HAHNEMANN waren 78 Jahre vergangen. Die späte Publikation hatte zur Folge, daß bis zum Jahr 1921 die homöopathische Schule keine Kenntnis der letzten Vorschriften HAHNEMANNS hatte.

Die sich in der Zwischenzeit vor allem in den Vereinigten Staaten von Nordamerika, mächtig entwickelnde Homöopathie, basierte auf der Grundlage der 5. Auflage des Organon.

Nach dem Erscheinen des letzten großen Werkes HAHNEMANNS[2] „Über die chronischen Krankheiten" im Jahr 1828 kam es zur Spaltung der homöopathischen Ärzte, vor allem in Deutschland, in eine klassische HAHNEMANNianische und in eine naturwissenschaftlich kritische Gruppe. Der zweiten Gruppe gehörten die überwiegende Zahl der homöopathischen Ärzte in Deutschland an. Der schwankende philosophische Boden, den HAHNEMANN seinen Schülern und Nachfolgern hinterlassen hatte, bot Anlaß zur Entwicklung verschiedenartiger Schulen, so daß von einer einheitlichen Entwicklung der homöopathischen Medizin nur bedingt die Rede sein kann.

Es ist verständlich, daß es nicht an Versuchen gefehlt hat, die Homöopathie den jeweils herrschenden philosophischen und wissenschaftstheoretischen Strömungen anzupassen. Um das einigende Band der grundsätzlichen Regeln, des Simile-Gesetzes (Abschnitt 18.1) und der Arzneimittelprüfung am Gesunden (Abschnitt 17.1) erfolgten verschiedene nationale und internationale Entwicklungen. Den Unterschieden der einzelnen homöopathischen Schulen wurde mitunter übertriebene Bedeutung zugemessen und das Gemeinsame nicht immer genügend beachtet.

Nichtsdestoweniger blickt die Homöopathie mit den in aller Welt gemachten Erfahrungen auf einen Erfahrungszeitraum von über 190 Jahren zurück. Erstaunlich ist dabei, daß es nur zu unbedeutenden, nicht aber zu grundlegenden Veränderungen der homöopathischen Lehre gekommen ist. Die Unterschiede ergeben sich in erster Linie aus der unterschiedlichen Nichtbeachtung von Vorschriften HAHNEMANNS und weniger aus eigenständigen Entwicklungen. Sowohl in der Art der Arzneimittelerkenntnis als auch in der Zubereitungsmethodik der Arzneimittel, in der Anamnesetechnik und der Diagnosetechnik haben sich die Angaben HAHNEMANNS immer wieder bestätigt.

Allerdings hatte schon zu HAHNEMANNS Zeiten und seitdem immer wieder, das Fehlen der wissenschaftlichen Erklärung der verschiedenen Phänomene in der Homöopathie Anlaß zu Kritik gegeben. Die bisher durchgeführten Erklärungsversuche konnten weder die wissenschaftlichen Kritiker noch die homöopathischen Ärzte selbst befriedigen, wie die folgende Aussage zeigt[3]: „Die Homöopathie beruht auf einem Paradoxon und verzichtet zugleich auf dessen Erklärung. Damit steht sie außerhalb einer bisherigen Wissenschaft, und Kampf muß ihr äußerstes Schicksal werden“!

Der Mangel an wissenschaftlichen Grundlagen hat selbst unter den homöopathischen Ärzten dazu geführt, daß die wissenschaftliche Basis der Homöopathie gering geachtet und auf der Ebene der Erfahrungsheilkunde die Behandlung des Patienten als rein subjektive Kunst einseitig herausgestellt wird. Obwohl die subjektive Komponente der Homöopathie nicht übersehen werden darf, führt ihre einseitige Verfolgung zur Vernachlässigung der wissenschaftlichen Probleme.

Den ersten Versuch eines wissenschaftlichen Zuganges zur Homöopathie hatte HAHNEMANNS Schwiegersohn BÖNNINGHAUSEN unternommen. Aber seine, wie auch die folgenden Versuche, vor allem deutscher und französischer Homöopathen haben nie allgemeine Anerkennung erlangt, waren sie doch zu sehr von persönlichen Meinungen und Vorstellungen geprägt.

Tatsächlich wurde durch HAHNEMANN und später vor allem durch KENT die künstlerische Seite der Tätigkeit des homöopathischen Arztes in vollendeter Form entwickelt. Erst in letzter Zeit erbrachten die philosophischen Untersuchungen RUDOLF FLURYS[3] Ansätze zur Lösung der wissenschaftlichen Fragen der Homöopathie, in welchen die Frage geklärt wurde, welche Wissenschaft die medizinische Heilkunst begleiten muß.

Jedoch sind bis zum heutigen Tag vor allem die Fragen des Wesens und der Wirksamkeit von Hochpotenzen ungelöst geblieben. Sie sind die größten Probleme im Hinblick auf die wissenschaftliche Durchleuchtung der Homöopathie, vom wissenschaftlichen Standpunkt die größte Herausforderung für den Naturforscher.

Jedes Paradoxon zeigt die Schwierigkeiten unseres Denkens angesichts einer bestimmten Erfahrung auf. Da alle Paradoxa der Homöopathie, deren es mehrere gibt, im Zusammenhang mit der homöopathischen Medizin stehen und sich aufeinander beziehen müssen, sollte uns die Lösung des weitreichendsten Paradoxons helfen, auch alle anderen Paradoxa leichter zu lösen.

Wenn die bisherigen Versuche nicht erfolgreich waren, so mag dies vielleicht daran gelegen haben, daß keiner der Ansätze radikal genug und philosophisch genügend fundiert war.

Wie sich im Verlauf unserer Untersuchungen herausgestellt hat, setzt die Vielschichtigkeit und die Verzweigtheit der vorliegenden Problematik die Behandlung von Fragen voraus, welche einerseits sich nicht unmittelbar auf die konkret vorliegenden Fragestellungen zu beziehen scheinen und andererseits von der Naturwissenschaft bisher nicht entsprechend berücksichtigt wurden.

Alles, was in der Medizin geschieht, bezieht sich letztlich auf die Heilung kranker Menschen. So stehen wir vor den Fragen: Was ist der Mensch? Was ist Gesundheit, was ist Krankheit? Wie werden akute und wie werden chronische Erkrankungen geheilt? Bei chronischen Erkrankungen geht es um die philosophisch-nosologische Frage, was HAHNEMANN unter Psora[2] verstanden hat und was wir aus heutiger Sicht dazu zu sagen haben, also um eine Frage, welche bis zum heutigen Tag selbst unter den Homöopathen Anlaß zu zahlreichen Auseinandersetzungen gegeben hat.[4] Alle diese Fragen liegen außerhalb des alleinigen Zuständigkeitsbereiches quantitativer Messungen und Berechnungen und erfordern vor allem die Untersuchung qualitativer Aspekte.

Auch aus physikalisch-chemischer Sicht liegen unbewältigte Probleme vor. Wenn der erkrankte Organismus mit dem Arzneimittel in bestimmte Wechselwirkungen tritt, so handelt es sich jeweils um einen Akt an einem konkreten Lebewesen, das in seiner Einmaligkeit und in seiner Verfaßtheit als Ganzes auf das Arzneimittel in hochspezifischer Weise reagiert.

Sowohl der erkrankte Organismus als auch das gegebene konkrete Arzneimittel weisen physikalisch-chemische Aspekte auf, denen sie auch unterliegen.

3.2 Fragen nach Qualitäten

Chemiker und Physiker gründen ihre Kritik an der Homöopathie in erster Linie auf die im Rahmen des Molekularkonzeptes ungelösten und unlösbar erscheinenden physikalisch-chemischen Probleme der Hochpotenzen. Wie sollten Hochpotenzen besondere Eigenschaften zeigen, wenn sie aus analytischer, struktureller und thermodynamischer Sicht sowie auf Grund bestehender theoretischer Vorstellungen[5] von einem reinen Lösungsmittel nicht unterscheidbar sein sollten? Welche bleibenden Veränderungen sollten durch Verreiben der Festkörper oder durch Schütteln von Flüssigkeiten hervorgerufen werden? Wie sollte der erkrankte Organismus auf „ununterscheidbare" Arzneimittel gezielt antworten können?

Es ist ohne Zweifel richtig, wenn gesagt wird, daß sich die Chemie erst auf dem Boden der Behandlung der quantitativen Aspekte der Molekularhypothese zu einem Zweig der modernen Naturwissenschaft entwickeln konnte. Man ist sich aber nicht immer der Tatsache bewußt, daß die Molekularhypothese nicht zur Beantwortung der grundlegenden qualitativen Fragen geeignet ist. Sie kann z.B. die Eigenschaften des Chlorwasserstoffes (HCl) nicht auf Grund der Eigenschaften seiner Bestandteile beschreiben, bringt aber die quantitativen Aspekte klar zum Ausdruck, indem sie zeigt, daß 1 g Wasserstoff und 35,5 g Chlor erforderlich sind, um 36,5 g HCl zu erhalten.

Die Betonung quantitativer Aspekte hat in der Chemie dazu geführt, daß den qualitativen Aspekten nicht die ihnen gebührende Aufmerksamkeit gewidmet wird. Dies auch deshalb, weil *Qualitäten* nicht auf Grund von Meßergebnissen, sondern nur *auf Grund von Ähnlichkeiten erkennbar* sind.

Die Entwicklung der Naturwissenschaft zeigt deutlich, daß viele grundlegende Erkenntnisse ohne Ählichkeitsbetrachtungen nicht möglich gewesen wären. Man ordnet die Minerale nicht auf Grund wägbarer Massen, sondern auf Grund qualitativer Merkmale unter Beobachtung quantitativ meßbarer Aspekte. NILS STENSEN (1638-1672) hatte unzählige doppelendige Quarzkriställchen auf Papierblätter gelegt und mit einem Bleistift die Umrißlinien nachgezeichnet. Beim vergleichenden Betrachten entdeckte er, daß Zahl und Länge der Seiten variierten, eines aber gleich blieb, nämlich die Winkel der Flächennormalen zwischen den entsprechenden Flächen. Dieses auf Grund von Ähnlichkeitsbetrachtungen aufgefundene „Gesetz der Winkelkonstanz" wird 1. Grundgesetz der Kristallographie und STENSEN auch „Vater der Kristallographie" genannt.

Ähnlichkeitsbetrachtungen haben in der Frühgeschichte der Chemie eine große Rolle gespielt. Auf Grund qualitativer Ähnlichkeiten faßte man Stoffe in verschiedene Stoffgruppen zusammen, z.B. als Säuren, Laugen, Salze, Metalle. Die Auffindung des Periodensystems der chemischen Elemente ist ein Beispiel für das Hand-in-Hand-Gehen qualitativer und quantitativer Betrachtungen. 1869 hatte MENDELEJEFF die Elemente mit zunehmendem Atomgewicht, also auf grund quantitativer Aspekte geordnet, und auf Grund der Untersuchung qualitativer Ähnlichkeiten jene übergeordneten Zusammenhänge erkannt, welche erst sehr viel später zur heute anerkannten theoretischen Interpretation geführt haben.

Weniger bekannt ist es, daß schon zu Beginn des 19. Jahrhunderts JAKOB BERZELIUS (1779-1848) auf Grund von Ähnlichkeiten in den Reaktivitäten die sogenannte Polaritätsskala entwickelt hatte. Von seinen Zeitgenossen war sie nicht angenommen worden. Erst 120 Jahre später wurde sie wiederentdeckt und bietet seitdem den Chemikern als Elektronegativitätsskala ein wertvolles Hilfsmittel bei zahlreichen vergleichenden Betrachtungen.

Auch die Systematik der organischen Chemie beruht in erster Linie auf der Feststellung von Ähnlichkeiten.

Viele Regeln drücken Ähnlichkeitsbeziehungen aus: z.B. Polare Stoffe sind in polaren Lösungsmitteln löslich, unpolare Stoffe in unpolaren Lösungsmitteln und Metalle in metallischen Systemen (Legierungen).

Es kommt einem oft nicht zum Bewußtsein, daß den zahlreichen Analogie- und Homologieschlüssen Ähnlichkeitsbetrachtungen vorangehen müssen. Diese sind vor allem in der Biologie von entscheidender Bedeutung und spielen dort auch heute eine unübersehbare Rolle. Selbst die moderne Molekularbiologie könnte ohne sie nicht auskommen, obgleich sie in erster Linie der Behandlung quantitativ-analytischer und quantitativ-struktureller Fragen dient.

Eine der Aufgaben der vorliegenden Darstellung ist es, die Möglichkeiten des Molekularkonzeptes zur Bearbeitung qualitativer Fragen heranzuziehen und zu untersuchen, in welcher Weise auf Grund von Ähnlichkeiten von Molekülen Fragen nach den molekularen Systemorganisationen bearbeitet werden können, welche qualitativen Fragen aus molekularer Sicht an ein Arzneimittel gestellt werden können und welche nicht.

Da es sich bei einem Arzneimittel um einen Stoff handelt, der auf bestimmte Art und Weise auf einen lebenden hochorganisierten Organismus einwirkt, auf diesen bestimmte Reize ausübt, bestimmte Abfolgen geordneter Reaktionen auslöst und diese beeinflußt, muß es Träger von Informationen sein, die vom Organismus verwertbar sind. Daher haben wir uns zuerst mit der Frage nach der Arzneimittelinformation zu befassen, zu untersuchen, inwiefern Information überhaupt an bestimmte stoffliche Träger gebunden sein kann, und inwiefern es überhaupt sinnvoll ist, Fragen nach der Information an bestimmte Moleküle oder Molekülmuster zu richten (siehe 8. Kapitel).

Allen diesen Fragen ist es gemeinsam, daß sie in die gegenwärtige naturwissenschaftliche Denkweise nicht hineinzupassen scheinen. Dennoch werden wir einzelne Fragen mehr oder weniger getrennt voneinander behandeln müssen. Vom medizinischen Standpunkt hat wohl die Wirkung der Hochpotenzen auf den Organismus Vorrang gegenüber dem physikalisch-chemischen Verständnis dieser Arzneimittel. Es ist jedoch die Frage der Darbietung der Ergebnisse, die es den Autoren nahegelegt hat, zuerst die Paradoxien der physikalisch-chemischen Aspekte von Arzneimitteln zu behandeln und erst dann ihre Wirkungen auf den Organismus.

3.3 Potenzierung der Arzneimittel

Herstellung und Gebrauch der Hochpotenzen ist rasch und einfach zu beschreiben, aber die Fragen nach den Randbedingungen, die umfassendes physikalisch-chemisches Verständnis erfordert, erscheinen ungleich schwieriger.

Die als Potenzierung bezeichnete Zubereitungsmethode homöopathischer Arzneimittel besteht darin, daß ein bestimmter Stoff, z.B. ein Pflanzenextrakt (auch Urtinktur genannt) schrittweise verdünnt wird, wobei auf jeden Verdünnungsschritt bestimmte mechanische Einwirkungen folgen.

Als Verdünnungsmittel oder Verteilungsmittel hat HAHNEMANN einerseits Milchzucker, andererseits Weingeist (Wasser-Alkohol-Gemische) vorgeschlagen. Diese haben selbst keine Arzneimittelwirkungen und sind eher den Nahrungsmitteln zuzurechnen (Wasser allein erwies sich in vielen Fällen als weitaus weniger geeignet).

Für die Verdünnung gibt es verschiedene Vorschriften. Nach der sogenannten *Dezimalskala* wird in der Weise verfahren, daß ein Teil der zu verdünnenden Lösung mit 9 Teilen reinem Lösungsmittel verdünnt wird, daß also die Wirkstoffkonzentration auf den zehnten Teil herabgesetzt wird. Das Ergebnis des ersten, auf diese Weise erreichten Verdünnungsschrittes bezeichnet man mit D 1.

Man weiß, daß in einem Mol eines Stoffes $6 \cdot 10^{23}$ Moleküle enthalten sind. Harnstoff $(H_2N)_2CO$ hat das Molekulargewicht 60, d.h. in 60g Harnstoff sind $6 \cdot 10^{23}$ Moleküle enthalten oder in 1g Harnstoff 10^{22} Moleküle; eine unvorstellbar große Zahl, nämlich 10 000 000 000 000 000 000 000. Nach dem ersten Verdünnungsschritt (D 1) enthält 1g immer noch 10^{21} Moleküle, aber nach 22-maligem Verdünnen nach der Dezimalskala ist in dem mit D 22 bezeichneten Präparat im Mittel in jedem Gramm nur noch ein einziges Harnstoffmolekül enthalten. Verdünnt man abermals, stellt also D 23 her, so ist die Wahrscheinlichkeit, in einem Gramm auch nur ein Molekül aufzufinden, nur mehr ein Zehntel; man hat die Wahrscheinlichkeit, daß in 9 von 10 dieser Proben überhaupt kein Harnstoffmolekül vorhanden, und in einer der Proben nur ein einziges!

Wir aber können uns Arzneiwirkungen nicht vom Ausgangsstoff völlig losgelöst vorstellen. Wir sind gewöhnt, das Vorhandensein von Molekülen des Wirkstoffes für seine Wirksamkeit in einem Präparat vorauszusetzen![6]

HAHNEMANN hat sich vor allem der sogenannten *Centesimalmethode* bedient. Dabei wird jeweils ein Teil des zu verdünnenden Stoffes mit 99 Teilen des reinen Verteilungsmittels versetzt, so daß bei jedem Verdünnungsschritt die Konzentration des Gelösten auf den hundertsten Teil herabgesetzt wird. Im Hinblick auf die Konzentrationsveränderung entspricht ein Centesimal-Verdünnungsschritt zwei Verdünnungsschritten nach der Dezimalskala: die Wirkstoffkonzentration z.B. eines C 2-Präparates entspricht derjenigen eines D 4-Präparates. Demnach ist bei einem C 11-Präparat eines Wirkstoffes vom Molekulargewicht 60 die Grenze erreicht, bei der die Wahrscheinlichkeit gegeben ist, in 1g Arzneimittel noch ein einziges Wirkstoff-Molekül vom Molekulargewicht 60 anzutreffen.

Die etwa über D 22 und C 11 hinausgehenden Potenzen nennt man *Hochpotenzen*. Ihre Wirksamkeit ist – wie schon gesagt – im Rahmen des bisherigen Molekularkonzeptes einfach unerklärbar.

Tatsächlich kann an so hochverdünnten Präparaten nur dann eine Heilmittelwirkung festgestellt werden, wenn nach jedem Verdünnungsschritt eine entsprechende mechanische Behandlung erfolgte. Für Milchzuckerpräparate ist kräftiges Verreiben erforderlich. HAHNEMANN empfiehlt nach jeder Centesimalverdünnung eine Verreibungszeit von etwa einer Stunde. Wasser-Alkohol-Gemische müssen nach jedem Verdünnungsschritt geschüttelt werden, wobei schon zehn kräftige Schüttelschläge des die Lösung enthaltenden Fläschchens gegen eine elastische Unterlage ausreichend sind.

Beim Verreiben eines Festkörpers und beim Schütteln einer Flüssigkeit wird der Energiegehalt nur sehr geringfügig erhöht. Beim Schütteln einer Flüssigkeit wird ihre Temperatur vielleicht um etliche Celsiusgrade erhöht, doch würde man erwarten, daß nach dem Wiedererreichen der ursprünglichen Temperatur ihr Zustand (Struktur, Gleichgewichtslage, Reaktionsvermögen) auf Grund der Thermodynamik überhaupt nicht verändert wurde.

Nur die durch Verreiben eines Festkörpers hervorgerufene Vergrößerung der Oberfläche, die geringfügige Erhöhung des Energiegehaltes, sowie allenfalls eine Reaktivitätssteigerung werden anerkannt. Bei thermodynamischen Betrachtungen wird auch diesen Verreibungseffekten insofern keine entsprechende Beachtung geschenkt, als einem Festkörper gegebener Struktur und Zusammensetzung der Aktivitätskoeffizient eins ohne Rücksicht auf seine Korngröße erteilt wird.

Schon aus diesen Gründen ist es nicht erstaunlich, daß bisher kaum systematische Untersuchungen über das Verschütteln von Flüssigkeiten und über das Verreiben von Festkörpern durchgeführt wurden. Dazu kommt, daß in Angriff genommene Untersuchungen experimentell insofern schwierig sind, als die Ergebnisse des Verreibens bzw. des Verschüttelns von einer Reihe nicht übersichtlich erscheinender äußerer Bedingungen beeinflußt werden und daher keine streng reproduzierbaren Resultate möglich sind.

Soweit wir wissen, ist HAHNEMANN bis zu seinem 80. Lebensjahr nicht über C 30-Potenzen hinausgegangen.

Erst in den letzten Lebensjahren entwickelte er eine neue Potenzierungsmethode, die sogenannte *LM-Methode*. Die Ergebnisse der Untersuchungen schrieb er im Manuskript der 6. Auflage seines „Organon" nieder, die, wie schon gesagt wurde, erst 78 Jahre nach seinem Tod herauskam.

Nach der LM-Methode (LM steht als römische Zahl für 50 000) wird 1 Gran der Ursubstanz während drei Stunden mit dreimal 100 Gran Milchzucker verrieben, wobei die in einer Fußnote zu § 270 gemachten Angaben bis ins Kleinste befolgt werden müssen. Ein Kügelchen dieser Arznei wird auf die gleiche Weise erneut verrieben. Das gleiche geschieht mit einem Kügelchen der so erhaltenen Arznei, so daß ein Kügelchen im dritten Verdünnungsgrad nur noch ein Millionstel der Ursubstanz enthält. Dieses Kügelchen des dritten Verreibungsgrades wird mit 25 g Alkohollösung (1 Teil Alkohol auf 4 Teile destilliertes Wasser) verdünnt. Von diesem Gemisch wird ein Tropfen in ein 5 g-Fläschchen gegeben und 99 Tropfen 90%igen Alkohols hinzugefügt. Dem so erhaltenen Präparat gibt man 100 starke Schüttelstöße, indem man mit dem Boden des Fläschchens kräftig auf ein eingebundenes Buch schlägt. Mit dieser Lösung befeuchtet man kleine Globuli, schüttelt diese und trocknet sie auf Fließpapier. Damit ist der erste Potenzgrad (LM I) erreicht.

Ein einziges Kügelchen (etwa $^1/_2$ mg LM I) wird in einem Tropfen destillierten Wassers gelöst, mit 99 Tropfen Alkohol verdünnt und die Lösung 100 Schüttelstößen ausgesetzt. Damit ist der zweite Potenzgrad (LM II) erreicht. So verfährt man weiter, bis zum 30. Grad. Da jedes Kügelchen nur den 500. Teil des Tropfens enthält und man mit 99 Tropfen auffüllt, verringert sich der Urstoff bei jedem Potenzierungsschritt auf $^1/_{50\,000}$. Die – nicht unberechtigt erscheinenden – Zweifel an der Wirksamkeit von Hochpotenzen, sowie von LM-Potenzen haben zur Spaltung der homöopathischen Ärzte geführt. Meinungsverschiedenheiten zwischen „Hochpotenzlern" und „Tiefpotenzlern" durchziehen die Geschichte der Homöopathie.

Dazu kommen die Schwierigkeiten, die sich aus der Diktion HAHNEMANNS und seiner Zeit ergeben haben. Es war für ihn nicht leicht, seine Erfahrungen in der Sprache seiner Zeit getreulich wiederzugeben. Ein Beispiel für die Schwierigkeiten des sprachlichen Ausdrucks entnimmt man der 3 Seiten langen Fußnote zur Erläuterung des „Dynamischen" in § 11 des Organons[1]. Im Versuch zu erklären, was er damit meint, bezeichnet er unter anderem die Wirkung eines Magneten auf Eisenspäne als *„geistartig"* und diejenige jeder echten Arznei ebenfalls als geistartig. Darüber sollten wir jedoch nicht lächeln, denn zu dieser Zeit war der Feldbegriff noch nicht geprägt worden. Erst im Jahr 1820 hatte der dänische Physiker OERSTEDT die Kraftwirkung von Magneten auf den elektrischen Strom beobachtet. Und wenig später hatte FARADAY[7] in sein Notizbuch die folgenden Worte eingetragen: „Betrachtet man etwas allgemeiner das Verhältnis von allen diesen Kräften, so könne man nicht sagen, daß eine die Ursache der anderen ist, sondern nur, daß alle zusammenhängen, und von einer gemeinsamen Ursache herrühren". 1838 hatte FARADAY auf Grund der Ausrichtung von Eisenfeilspänen durch den Magneten Kraftlinien gezeichnet, auf diese Weise das Verbindende zum Ausdruck gebracht und damit die Grundlage zum Feldbegriff gelegt. Noch im Jahr 1855 hatte der Astronom und Mathematiker AIRY die Kraftlinien FARADAYS eine vage Angelegenheit genannt, und der Physiker TYNDALL hatte ihm gar vorgeworfen, daß er selbst bedeutende Leute irre mache. Im gleichen Jahr hatte MAXWELL jedoch die Arbeit „On Faradays Lines of Force" geschrieben und damit vollendet, was FARADAY in seinem Geist entworfen hatte. Mit der elektromagnetischen Feldtheorie war der Feldbegriff als Ausdruck der Kontinuumseigenschaften (4. Kapitel) in der Physik unabweisbar geworden.

Wir gehen daher kaum fehl in der Annahme, daß HAHNEMANN mit der „geistartigen Wirkung" letztlich direkt nicht erfahrbare Feldeigenschaften (Abschnitt 4.2, 15.2) auszudrükken suchte.

3.4 Ansätze zur Lösung konkreter Fragestellungen

Wie bereits gesagt wurde, stehen wir vor der grundsätzlichen Frage, worauf Arzneimittelinformation und Arzneimittelwirkung beruhen, und inwiefern diese überhaupt auf die Eigenschaften von bestimmten in ihnen enthaltenen Molekülen oder Molekülverbänden allein zurückgeführt werden könnten[8]. Die Beantwortung dieser Frage ist nicht nur für die Homöopathie und die Schulmedizin von Bedeutung, sondern auch für Physik, Chemie, Biologie und Anthropologie. Erst nach ihrer Beantwortung wird man die beim Verdünnen und Verschütteln bestimmter Flüssigkeiten bzw. beim Verdünnen und Verreiben bestimmter Festkörper erfolgenden physikalisch-chemischen Vorgänge sinnvoll untersuchen können und Beziehungen zwischen physikalisch-chemischen Größen und der Arzneimittelwirkung verstehen lernen.

Bevor wir uns der Bearbeitung physikalisch-chemischer Fragen zuwenden, sollten wir uns darüber im klaren sein, daß wir dabei nicht – wie es immer wieder versucht wird – von den Denkansätzen der klassischen Physik ausgehen können. Vielmehr haben wir die Grundaussagen der Quantenmechanik zu bedenken, nach welcher Moleküle einzeln nicht erfaßbar, nicht eingrenzbar und daher einzeln auch nicht meßbar sind. Auf Grund dieser Aussagen der modernen Physik sind wir geradezu aufgefordert, Fragen aus übergeordneter Sicht zu stellen.

Dazu bedarf es allerdings der Anwendung neuer philosophischer Überlegungen in der Physik. Wir beginnen mit der Überprüfung der verwendeten Begriffe und versuchen, wenn nötig, sie richtigzustellen.Da es sich bei allen konkreten Systemen[9] um materielle Systeme handelt, gilt es zunächst klarzustellen, was unter Materie verstanden wird.

Sodann werden wir uns mit der Klärung der Begriffe Wechselwirkungen, Ordnung und Information befassen. Dann erst sollte es möglich sein, festzustellen, welche Fragen im Hinblick auf die geordneten Zusammenhänge sowohl innerhalb der Moleküle als auch zwischen den Molekülen sinnvoll sind, und welche nicht. Überraschenderweise wird sich dabei ergeben, daß – so sehr das Molekülbild überschätzt wird – noch lange nicht alle Fragen gestellt worden sind, die sich in diesem Bilde sinnvoll beantworten ließen.

Im besonderen gilt es zu lernen, in welcher Weise Moleküle in die übergeordneten, natürlichen Zusammenhänge „eingebettet" sind, in welcher Weise sie innerhalb derselben wirken und welche beobachtbaren Systemeigenschaften sich nicht aus den Eigenschaften einzelner mehr oder weniger isoliert gedachter Moleküle, sondern nur unter Berücksichtigung ihrer besonderen Eigenschaften innerhalb der natürlichen Zusammenhänge beantworten lassen. In anderen Worten: In erster Linie geht es nicht um Moleküleigenschaften, welche an weitgehend dem Zusammenhang entnommenen Molekülen gemessen werden, sondern um *Systemeigenschaften.* Da diesen die Moleküleigenschaften untergeordnet sind, kann das System nicht auf Grund der Kenntnis der Eigenschaften seiner dem System entnommenen Teile verstanden werden.

Erkenntnis der Systemeigenschaften bedarf bisher nicht gebräuchlicher Fragestellungen und Methoden. Die Systemdifferenziertheit d.h. die unterschiedlichen Eigenschaften der Teile innerhalb des Systems sind wohl in den statistischen Ergebnissen enthalten, aber es wurde bisher nicht versucht, sie zu enträtseln.

Um der Realität möglichst nahezukommen, haben wir von der Fülle der unmittelbaren Erfahrungen und nicht von a priori-Vorstellungen auszugehen. Wohl sind wir uns dessen bewußt, daß *ohne Voraussetzungen Erkenntnis nicht möglich* ist. Diesen können wir uns nicht entziehen, wenn sie *naturgegeben* sind. Weil es aber so schwierig ist, Erkenntnisse von den seienden Dingen, so wie sie in der Natur sind, zu erhalten, wurden *darüber hinausgehend* vereinfachte, zusätzliche Denkvoraussetzungen und Rahmenvorstellungen künstlich hinzugebracht. Damit wurde aber zugleich der Rahmen der uns möglichen Erkenntnisse in unterschiedlichem Ausmaß eingeschränkt. Diese künstlich und nicht ohne gewisse Willkür festgelegten Voraussetzungen nennen wir *a priori*.

Um mit der Vielfalt der Erscheinungen leichter fertig werden zu können, faßt man Unterschiedliches unter gemeinsamen Kriterien zusammen und kennzeichnet das qualitativ Differente durch Mittelwertbildung quantitativ. Die dazu herangezogene Methode ist die *Statistik*. Die Statistik setzt voraus, daß das untersuchte System aus ungleichen Teilen besteht (denn bei gleichen Teilen wäre sie weder erforderlich noch möglich). Mit Hilfe der Mathematik teilt sie jedem der ungleichen Teile einen bestimmten gleichen Mittelwert zu.

Diese Methode ist zur Beschreibung makroskopischer Systemeigenschaften geeignet. Man braucht dazu die Eigenschaften der individuellen Teile und ihr Verhalten nicht zu kennen. Sie gestattet jedoch keinerlei Rückschlüsse auf die individuellen Teile und auf ihr Verhalten.

Die Statistik kann nämlich nicht zu dem hinführen, was sie voraussetzt: die Differenziertheit. Mit Hilfe der Statistik wird die Mannigfaltigkeit der Dinge und der Phänomene völlig verwischt, indem sie auf gemittelte Gleichartigkeiten reduziert wird. Der Verstand wird getäuscht, wenn qualitativ Unterschiedliches auf Grund der Zuteilung gleicher Quantitäten nicht mehr unterschieden wird, und wenn die unterschiedlichen Dinge selbst niemals erreicht werden. Genau genommen, beginnt die Statistik erst dort, wo die Realität aufhört, und kann daher nur zur Illustration gewisser Aspekte nützlich sein. Da die Statistik unter die Minimalausstattung der Realität geht, gewinnt sie weitgehende Unabhängigkeit von den (einzelnen) natürlichen Vorgängen und kann ohne Rücksicht auf die Differenziertheit der Realität angewendet werden.

Da in der Natur die Dinge unterschiedlich sind, dürfen wir – wenn wir umfassende Erkenntnis suchen – diese Unterschiede der Teile nicht (mit Hilfe der Statistik) verwischen, sondern müssen versuchen, diese herauszuarbeiten und ihre jeweiligen Bedeutungen innerhalb der komplexen Systeme, in die sie eingebettet sind, kennenzulernen. Wir suchen nach dem Unterschiedlichen in allen Bereichen, in Molekülen, in Festkörpern und in Flüssigkeiten, in Arzneimitteln und in Lebewesen, vor allem im Menschen. Wir suchen nach den geordneten Relationen, die dynamisch aufrechterhalten werden, der Systemanpassung an die jeweils veränderten Bedingungen dienen und die ihr Verhalten, ja ihre Existenz überhaupt erst ermöglichen. Wir haben die Systeme unter den verschiedenartigsten äußeren Bedingungen kennenzulernen und zu versuchen, auf indirektem Weg die in den statistischen Daten enthaltenen und in diesen verschleierten Informationen über die Differenziertheiten zumindest teilweise zu entschlüsseln. Wir haben Fragen nach den unterschiedlichen Bedeutungen unterschiedlicher Systembereiche und unterschiedlicher Strukturierungen im Hinblick auf die jeweilige Funktionsfähigkeit des untersuchten Teilsystems in seiner jeweiligen Umgebung zu stellen und auf diese Weise die *bisher nicht ausgeschöpften Möglichkeiten des Molekularkonzeptes* zu nützen.

Indem wir diesen Weg beschritten und nach der Differenziertheit und der inneren Dynamik in molekularen Systemen konsequent gesucht haben, sind wir schließlich zur *Kenntnis von molekularen Systemorganisationen* gelangt.

Sodann haben wir nach den Wechselwirkungen der Moleküle untereinander innerhalb von Festkörpern und Flüssigkeiten gefragt und erhielten wertvolle Kenntnisse über die Organisationsformen kondensierter makroskopischer Systeme und erblicken neue Möglichkeiten zur näheren Kenntnis der Systemorganisationen lebendiger Systeme.

Um dieser neuen Entwicklung folgen zu können, haben wir uns zunächst der Klarstellung grundlegender Begriffe zuzuwenden. Wir haben zu untersuchen, was unter Materie und was unter Wechselwirkungen zu verstehen ist und uns im besonderen mit den Begriffen der Ordnung und Information zu befassen.

3.5 Anmerkungen und Literaturhinweise

1 S. HAHNEMANN, „Organon der Heilkunst", 6. Auflage, O.-Verlag, Berg/Starnberger See, 1985.

2 S. HAHNEMANN „Die chronischen Krankheiten, ihre eigenthümliche Natur und homöopathische Heilung", Arnoldische Buchhandlung, Dresden und Leipzig, 1828.

3 W. GUTMANN in H. RABE, „Die Bedeutung der Homöopathie für die ärztliche Praxis", p. 99, Hippokrates Verlag, Stuttgart, 1938.

4 R. FLURY, „Realitätserkenntnis und Homöopathie", herausgegeben von G. RESCH und M. FLURY-LEMBERG, Bern 1979.

5 Das zur Zeit HAHNEMANN vor allem von DALTON entwickelte Atom- und Molekularkonzept hatte die Voraussetzungen für die wissenschaftliche Entwicklung der Chemie geschaffen, indem es vor allem die quantitativen Aspekte zum Ausdruck bringt. Die von HAHNEMANN gezeigten und seitdem immer wieder bestätigten Wirkungen der sogenannten Hochpotenzen sind damit unerklärbar.

6 O. LEESER, „Lehrbuch der Homöopathie, Grundlagen der Heilkunde", 3. Auflage, Karl Haug Verlag, Ulm/Donau, 1963.

7 A. HERMANN, „Weltreich der Physik, von Galilei bis Heisenberg", Ullstein Sachbuch, 1983.

8 P. WEISS („within the Gates of Science and Beyond“, New York, 1971, p. 270): „In einem lebendigen System gibt es kein Phänomen, das nicht molekular ist und kein Phänomen, das *nur* molekular ist. Dazu bedarf es eines viel umfassenderen gedanklichen Rahmens, als ihn die heutige Biologie aufzuweisen hat“.

9 ARISTOTELES nennt es „Konkretum“, wenn etwas von der Materie ausgesagt wird.

4. Kapitel

Kontinuums- und Teilchenaspekte materieller Systeme

Die Frage nach der Bewegung aber,
wobei und wie sie den Dingen zukommt,
haben auch diese, wie die anderen,
leichtfertig übergangen.

Aristoteles

Kurzfassung

Mit der Frage nach dem „Aufbau der Materie“ verbindet man Fragen nach ihren kleinsten Bausteinen, vor allem den Atomkernen und Elektronen. Ihre Erkennbarkeit setzt voraus, daß sie in einem übergeordneten, kontinuierlichen Zusammenhang „eingebettet“ sind. Diesem können sie nur gedanklich, nicht aber wirklich, entnommen werden. Innerhalb des bestehenden Zusammenhanges sind sie nicht streng eingrenzbar und nicht streng konkretisierbar (was mit den Aussagen der Quantenmechanik übereinstimmt).

Zum Materiebegriff kann man erst dadurch gelangen, daß man alles abstrahiert (beiseiteschafft und beiseiteläßt), was auf Grund sinnlicher Wahrnehmungen erfahren werden kann. Obwohl dann nichts (durch die Sinnesorgane) Wahrnehmbares übrig bleibt, muß etwas den gedanklich weggelassenen Formen als verbindender Zusammenhang zugrundeliegen. Einen ungebrochenen Zusammenhang nennt man *Kontinuum*. Daher bleibt als einzige Aussage, die über die Materie gemacht werden kann, diejenige, daß Materie den kontinuierlichen „Untergrund“ für die Existenz wie für die Erkennbarkeit aller erfahrbaren Dinge bietet, und daß sie aus obiger Voraussetzung selbst nicht Gegenstand einer wissenschaftlichen, wohl aber einer philosophischen Untersuchung sein kann.

Innerhalb des Kontinuums sind fließende und mehr oder weniger breite Grenzbereiche erkennbar, die wir als „Elektronenhüllen“ bezeichnen. Sie scheiden voneinander und verbinden untereinander die nicht direkt erkennbaren hochverdichteten und die hochverdünnten Kontinuumsbereiche. Erstere nennen wir Atomkerne und letztere die zwischenatomaren Bereiche. Die Atomkerne sind von den Elektronenhüllen völlig eingehüllt, so daß Eingehülltes und Einhüllendes als aus den hochverdünnten Kontinuumsbereichen herausgehoben erscheint und als Einheit aufgefaßt wird: man nennt sie Atome.

Die Antwort auf die Frage, ob das Kontinuum primär ist oder die Teile, hängt davon ab, im Hinblick worauf diese gestellt wird. Die Teilchen sind dann primär, wenn nach ihrer Erkennbarkeit gefragt wird, aber das Kontinuum ist primär, wenn nach dem Seins-Status gefragt wird. Denn das Diskontinuierliche ist im Kontinuierlichen enthalten, nicht aber umgekehrt. Daher haben wir die erkennbaren Teile nicht isoliert, sondern innerhalb ihrer natürlichen Zusammenhänge zu untersuchen.

Das Kontinuumsbild materieller Systeme bietet die Basis zum Verständnis des Anteils der Materie an den konkreten Dingen, allerdings weder in mechanistisch-anschaulicher noch in mathematisch-abstrakter Form, sondern als Träger der Formen, welche einem universellen Ordnungsprinzip dienen.

4.1 Materiebegriff

Das Zeitalter, in dem wir leben, wird auch als dasjenige des Materialismus bezeichnet. Selten aber wird die Frage gestellt, was unter Materie zu verstehen ist. Man meint doch zu wissen, was Materie ist und überläßt es gerne den Philosophen, die Aufgabe der Fassung des Materiebegriffes zu übernehmen.

Autoren von Lehrbüchern der Physik oder Chemie unternehmen meist keinen Versuch der Definition von Materie. An den Universtitäten werden Vorlesungen über den „Aufbau der Materie" gehalten. Man setzt aber vom Hörer voraus, daß er schon weiß, was Materie ist, und sucht auf Grund analytischer Befunde und theoretischer Überlegungen Klarheit über das nicht Definierte zu lehren.

Der Wissenschaftstheoretiker STEGMÜLLER[1] hat es geradezu als den Treppenwitz des Jahrhunderts bezeichnet, daß ausgerechnet der Grundbegriff des Materialismus, die Materie, der schwierigste, unbewältigtste und rätselhafteste Begriff dieses Jahrhunderts geblieben ist.

Das mangelnde Bedürfnis in der heutigen Wissenschaft, den Materiebegriff zu fassen, erläutert der Physiker und Naturphilosoph C.F.v. WEIZSÄCKER[2] folgendermaßen: „Es gehört zu den methodischen Grundsätzen der Wissenschaft, daß man gewisse fundamentale Fragen nicht stellt. Es ist charakteristisch für die Physik, so wie sie neuzeitlich betrieben wird, daß sie *nicht wirklich fragt, was Materie ist,* für die Biologie, daß sie nicht wirklich fragt, was Leben ist, und für die Psychologie, daß sie nicht wirklich fragt, was Seele ist, sondern, daß mit diesen Worten nur vage ein Bereich umschrieben wird, in dem man zu forschen beabsichtigt. Dieses Faktum ist methodisch grundlegend für den Erfolg der Wissenschaft ... Auf der anderen Seite darf man sich nicht darüber täuschen, daß das methodische Verfahren der Wissenschaft, das ich soeben charakterisiert habe, wenn es sich über seine eigene Fragwürdigkeit nicht mehr klar ist, etwas Mörderisches an sich hat".

Obwohl es im Rahmen dieser Darstellung nicht möglich ist, der philosophischen Problematik und der Geschichte des Materiebegriffes nachzugehen, hielten wir es für falsch, der Frage des Materiebegriffes auszuweichen.

Wir gehen davon aus, daß jeweils nur ein konkreter Gegenstand wahrnehmbar ist. Wir beschreiben ihn in seiner Einmaligkeit als ungeteiltes Ganzes auf Grund seiner äußeren Form und seiner Eigenschaften. Wir nehmen andere konkrete Gegenstände wahr und können sie, vor allem bei genauer Betrachtung, voneinander unterscheiden. Wir finden Unterschiede in Form und Eigenschaften. Wir erkennen an jedem Gegenstand *Qualitäten,* welche nur für diesen charakteristisch, mit diesem unlösbar verbunden sind. Beim Vergleich verschiedener Gegensätze werden wir auf Gemeinsamkeiten aufmerksam. Wir nehmen den konkreten Gegenstand aus der Fülle der möglichen Beobachtungen heraus und bezeichnen in auf Grund feststellbarer Gemeinsamkeiten mit anderen konkreten Gegenständen mit Namen. Damit haben wir gewisse gemeinsame Merkmale an Form und Eigenschaften an verschiedenen konkreten Gegenständen dadurch zum Ausdruck gebracht, daß wir an jedem konkreten Gegenstand von den nur diesen auszeichnenden Eigenheiten an Form und Eigenschaften abgesehen haben. Das Beiseitelassen individueller Merkmale kann nur gedanklich, nicht aber wirklich vorgenommen werden. Diesen Vorgang nennt man Abstraktion.

Den stufenweisen und konsequenten Vorgang des Abstrahierens von jeder möglichen Form wollen wir an einem konkreten Beispiel illustrieren, und zwar an Hand eines Holzbalkens. Die Bezeichnung „Balken" zeigt unser Wissen über die äußere Form an, die Bezeichnung „Holz-Balken“, daß Holz das Material ist, aus welchem er besteht. Sieht man von der äußeren Form ab, so gelangt man durch weitere Abstraktion zu den materiellen Bestandteilen des Holzes, wie Zellulose und Lignin. Ihre Existenz und ihre Eigenschaften sind keineswegs an Holz gebunden. Führt man die Abstraktion weiter, so gelangt man zu den Molekülen und letztlich zu den Atomen. Moleküle und Atome sind nicht formlos, sondern haben Gestalt, welcher sie ihre Erkennbarkeit (innerhalb des Ganzen) verdanken. Um zum Materiebegriff vorzustoßen, müssen selbst die Formen der Moleküle und Atome, und damit diese selbst außer Acht gelassen werden. Durch das Beiseitelassen jeglicher Form hat man sich gedanklich in das Gebiet des unseren Sinnesorganen unzugänglichen Bereiches begeben. Als Ergebnis radikaler Abstraktion gelangt man zunächst zur Aussage, daß Materie an sich überhaupt nicht wahrnehmbar ist.

Sieht man nämlich von allen Formen ab, so bleibt nichts Erkennbares übrig. Als einzig mögliche Aussage bleibt der Schluß, daß allen Dingen und Ereignissen etwas Gemeinsames zugrundeliegen muß, von dem die verschiedenen Formen und Eigenschaften „getragen“ werden, und das die verschiedenen Dinge miteinander verbindet.

Alles, was direkt und indirekt dem Sensus zugänglich ist, kann sich dem Sensus nur insofern öffnen, als es das besitzt, was allen Dingen (irgendwie) zugrundeliegt und als Materie bezeichnet wird. Auch der Sensus bedarf eines solchen materiellen Trägers. Zwischen dem Sensus und dem mit seiner Hilfe Erfahrbaren muß eine kontinuierliche materielle Verbindung bestehen, weil Auskunft über materielle Träger nur über materielle Träger erfolgen kann.

Das bedeutet, das *Materie als Abstraktum außerhalb des Raum-Zeit-Geschehens steht,* und daß auf dieses die Begriffe des Raum-Zeit-Geschehens nicht angewendet werden können. Da wir nur von den Erfahrungen innerhalb des Raum-Zeit-Geschehens ausgehen können, und da darüber hinaus das Bestreben, vor allem auf Meßbares zurückzugehen, immer deutlicher wurde, hatten sich die klassische Physik und die klassische Atomistik entwickelt. Auch die Quantentheorie war ursprünglich als Verallgemeinerung der NEWTON'schen Theorie konzipiert worden[3]. Bei ihrer Bearbeitung ergaben sich jedoch zahlreiche Fragen, welche innerhalb des engen Rahmens der NEWTON'schen Mechanik und des klassischen Teilchenbildes nicht bewältigt werden konnten[4].

In aller Kürze sei versucht, die den klassischen Anschauungen widersprechenden Aussagen der Quantentheorie zusammenzufassen: es ist prinzipiell unmöglich, einzelne Teilchen (Elektronen, Atome oder Moleküle) konkret einzugrenzen. Ebenso unmöglich ist gleichzeitig die präzise Messung von Ort und Impuls bewegter Elektronen. Daher ist es nicht möglich, einzelne Ereignisse in submikroskopischen Bereichen vorauszusagen, und man sah sich genötigt, sich mit Wahrscheinlichkeitsaussagen zu begnügen, obwohl diese ja für den Einzelfall völlig wertlos sind. Schließlich zeigte sich die Unmöglichkeit einer Messung oder Wahrnehmung durch einen außerhalb des Untersuchungssystems stehenden Beobachters, womit die These der Zerlegbarkeit der Realität in eine rein subjektive und in eine rein objektive Erkenntnisebene nicht mehr aufrechterhalten werden kann.

In weiterer Konsequenz haben diese Erkenntnisse dazu geführt, die gegenseitigen Abhängigkeiten der Teilsysteme innerhalb des grundsätzlich das ganze Universum umfassenden funktionellen Zusammenhanges anzuerkennen und seine Untersuchung zu fordern. Damit wird in der modernen Quantenmechanik auch unser prinzipielles Unvermögen anerkannt, das Materielle – insofern es Materie und nicht Form ist – konkret oder bildlich zu begreifen und zu beschreiben.

Nichtsdestoweniger findet man in Lehrbüchern der Physik oder Chemie – sofern überhaupt der Versuch gemacht wird, den Materiebegriff zu formulieren – mitunter die Behauptung, Materie bestehe aus Atomen. Die Existenz kleinster, nicht teilbarer Atome haben schon Leukipp im 5. Jhdt. v. Chr. und Demokrit von Abdera (460-360) postuliert. sie gingen dabei so weit, zu behaupten, daß es nichts anderes gäbe, als die Atome und den leeren Raum. Demokrit scheint sich jedoch der Unsinnigkeit bewußt gewesen zu sein. Schrödinger berichtet in seinem Büchlein „Die Natur und die Griechen“[5], daß in dem um die Jahrhundertwende entdeckten Fragment D 125 Demokrit den Verstand in einen Wettstreit mit den Sinnen treten läßt: „Der Verstand sagt: scheinbar ist Farbe, scheinbar ist Süßigkeit, scheinbar ist Bitterkeit, in Wahrlichkeit nur Atome und Leeres. Worauf die Sinne antworten: Du armer Verstand, von uns nimmst du deine Beweisstücke und willst uns damit besiegen? Dein Sieg ist deine Niederlage“.

In verschiedenen Lehrbüchern findet man die Behauptung, Materie sei das den Raum Erfüllende. Diese Definition ist nichts anderes als die Umkehrung der Definition des Raumes durch Newton, welcher den Raumbegriff erst in die Physik eingeführt hatte. Da ein leerer Raum begrifflich nicht faßbar ist, definierte Newton den Raum als von Materie erfüllt. Die Frage, ob es den Raum auch ohne Materie gäbe, ist insofern müßig, als dieser ohne Materie nicht erfahrbar sein könnte. C. F. v. Weizsäcker[1] sagt dazu: „Ein Blick auf die Geschichte der Philosophie und Physik zeigt, daß dieser Raum, den man 100 Jahre nach Newton für eine Gegebenheit a priori unseres Erkenntnisvermögens hielt, 100 Jahre vor Newton noch keinem Menschen bekannt war. In der Physik des Aristoteles gibt es Körper und den Ort des Körpers. Er definiert aber den Ort als die innere Oberfläche der den betreffenden Körper umgebenden anderen Körper. Ort ist also für ihn
niert aber den Ort als die innere Oberfläche der den betreffen-

den Körper umgebenden anderen Körper. Ort ist also für ihn eine Beziehung des Körpers zu anderen Körpern, und, da sein Weltall endlich ist, ist für ihn auch kein Ort und der Begriff des Raumes als Inbegriff aller Orte, einerlei, ob in ihnen Körper sind oder nicht, ist daher für ihn logisch sinnlos. Es gibt keinen leeren Ort und daher erst recht keinen leeren Raum, und außerhalb des Weltalls ist nichts. Dieses „Nichts" heißt: weder ein Körper noch folglich ein Ort, der ja der *Ort des Körpers* sein müßte ... Das NEWTONS Erfindung des absoluten Raumes nicht selbstverständlich ist, zeigt der Widerspruch von LEIBNIZ, (1646-1716) der es für sinnlos erklärte, von der Bewegung eines Körpers relativ zum leeren Raum zu sprechen."

4.2 Materie als Kontinuum

ARISTOTELES beschreibt Materie als Kontinuum und meint damit den ungebrochenen Zusammenhang, welcher zur Existenz der Dinge und zu ihrer Beobachtbarkeit erforderlich ist. An jedem Gegenstand unterscheidet er das an ihm Formale, das Erkennbare und das diesem Zugrundeliegende, nicht Erkennbare. Unter hyle oder materia prima versteht ARISTOTELES den gemeinsamen Träger aller Formen als Prinzip, an dem sich die Form etabliert, an der sich die Wirkungen vollziehen und sich der Sinn erfüllt[6]. Wenn er von allem Erkennbaren, dem Sinn (der Finalität), dem Wirken (der Effizienz) und den Formen absieht, gelangt er als Ergebnis radikaler Abstraktion zum Materiebegriff. Damit ist Materie für ihn nicht Realprinzip, sondern in erster Linie ein *Denkprinzip*.

Das rein Materielle, als das ungeformt Gedachte, ist selbst weder beobachtbar noch meßbar, obwohl es andererseits notwendige Voraussetzung sowohl für die Existenz als auch für die Beobachtbarkeit und Meßbarkeit der (geformten) Dinge sein muß. Da alle Begriffe des Raum-Zeit-Geschehens wie Ort, Raum, Zeit, Energie, Atom, Struktur, Temperatur, Geschwindigkeit etc. Diskontinuierliches bezeichnen und unser *Sensus nur auf Diskontinuierliches anspricht*, können diese auf die Wirklichkeit des Kontinuierlichen und damit des Materiellen nicht angewendet werden.

Nachdem sinnliche Erfahrung des rein Materiellen nicht möglich ist, diese aber Voraussetzung für konkrete Vorstellungen ist, ist das rein Materielle nicht einmal konkret vorstellbar. Jeder Versuch einer Idealisierung ist daher zum Scheitern verurteilt, und das *Abstraktum Materie kann nicht Gegenstand naturwissenschaftlicher Untersuchungen sein.*

Auf Grund der Unerfahrbarkeit des Abstraktums Materie suchte GEORGE BERKELEY (1684-1755) den Materialismus zu widerlegen, wenn er sagte: „Alle Materie, soweit wir sie kennen, ist ein Zustand des wissenden Geistes, und die einzige Realität, welche wir unmittelbar kennen, ist der Geist." Dieser Schlußforderung widersetzt sich DAVID HUME (1711-1776) unter Hinweis darauf, daß auch der Geist nicht wahrnehmbar ist. Ein Witzbold soll dazu gesagt haben: *„No matter, never mind"*.

LENIN[7] definiert die Materie ebenfalls als Abstraktionsergebnis: „Denn die einzige Eigenschaft der Materie, an deren Anerkennung der philosophische Materialismus gebunden ist, ist die Eigenschaft, objektive Realität zu sein, außerhalb unseres Bewußtseins zu existieren".

Allerdings kann es nicht genügen, Materie als das schlechthin Ungeformte, als das Gestaltlose allein zu denken. Dabei ist zu beachten, daß Gestaltlosigkeit nicht unbedingt Chaos bedeuten muß, sondern Unerkennbarkeit der Gliederung und der geordneten Bewegungsabläufe. Ohne Materie gäbe es keine Voraussetzungen dafür, das Ungeformte formbar zu machen. Allen erkennbaren Formen muß ein alles verbindender, unbegrenzter, wenn auch nicht augenscheinlicher Zusammenhang zugrundeliegen. Den ungebrochenen Zusammenhang nennt man Kontinuum.

Die wesentliche Aussage, welche über Materie gemacht werden kann, lautet demnach: Materie ist ein Kontinuum, das allen Formen zugrundeliegt und daher selbst nicht erfahren werden kann.

Der Unvorstellbarkeit des leeren Raumes scheint sich – wie wir gesagt haben – schon DEMOKRIT bewußt gewesen zu sein. In der Folge wurde die Vorstellung von Existenz eines äußerst dünnen Mediums entwickelt, des sogenannten Weltäthers. Nachdem schon EURISTARCH VON SAMOS im 2. Jhdt. v.Chr. die Sonne als Mittelpunkt des Planetensystems vermutet hatte, war durch die Kopernikanische Tat die Erde nicht mehr als ruhendes Bezugssystem (man sagt auch Inertialsystem) anzusehen. So begann man nach meßbaren Eigenschaften des Äthers, wie Dichte und Elastizität, zu suchen.

Die elastischen Eigenschaften des Äthers hatte schon 1760 LEONHARD EULER postuliert, welcher meinte: „Nach den ersten Begriffen, die wir uns vom Äther gemacht haben, muß diese Materie ohne Vergleich dünner und auch ohne Vergleich elastischer sein als Luft. Diese Eigenschaften helfen aber beide dazu, die Geschwindigkeit in der Fortpflanzung des Lichtes zu vergrößern. Die erstaunliche Geschwindigkeit des Lichtes wird also gar nicht befremden, sondern vielmehr mit unseren Grundsätzen übereinstimmen“.

Da die Versuche, die Dichte oder die Elastizität des Äthers zu messen, erfolglos waren, war zur Beschreibung kontinuierlicher Aspekte von FARADAY der Feldbegriff vorgeschlagen worden (Abschnitt 3.1). Dieser erwies sich für die Entwicklung der elektromagnetischen Feldtheorie durch MAXWELL als grundlegend. Als Träger der Spannungserscheinungen sollte der Äther schwingen. MAXWELLS Rechnung ergab, daß sich die Schwingungen mit Lichtgeschwindigkeit ausbreiten. Licht wurde selbst als elektromagnetische Schwingung angesehen, und die Entdeckung von HERTZ (1857-1894) im Jahr

1888 bot die Grundlage für die folgenden Entwicklungen der Funk- und Fernsehtechnik. (Schon ARISTOTELES hatte Licht als Grundeigenschaft der nicht geformten Materie bezeichnet.)

MICHELSON (1852-1931) führte ein bedeutendes und mehrmals wiederholtes Experiment durch: Er ging davon aus, daß die Lichtgeschwindigkeit im (nicht-differenzierbaren) Äther nach allen Richtungen gleich groß sei, und daß die Erde sich im Äther bewegt. Das Experiment erbrachte das Ergebnis, wie es zu erwarten wäre, wenn die Erde im Äther ruhte, bzw. wenn der Äther nicht unbewegt, sondern mit der Bewegung der Erde synchronisiert wäre. Auf Grund dieses Ergebnisses wurde die Vorstellung des Weltäthers fallengelassen, obwohl es eigentlich nur gezeigt hatte, daß der Äther kein ruhenden Bezugssystem zur Messung der Lichtgeschwindigkeit bietet.

Innerhalb des hochdifferenzierten, in sich bewegten Kontinuums kann es keinen unbewegten Bereich geben, welcher nicht auf Veränderungen reagieren würde, so daß die Prämissen der klassischen Mechanik nicht für die dynamisch aufrechterhaltenen Kontinuumsbedingungen gelten. Dieser Schluß von keinem geringeren als ALBERT EINSTEIN (1879-1955) gezogen, er sagte: „Es gibt keinen physikalischen Vorgang, welcher über die Bewegung des Bezugssystems etwas aussagt“. EINSTEIN selbst hatte im Jahr 1905 geschlossen, daß der Äther gar nicht existiert. Er folgerte weiter, daß damit der Begriff der „Absolutbewegung“ sinnlos ist, und nur die Relativbewegung eines Körpers in Bezug auf einen anderen Körper meßbar ist. Man kann die relative Bewegung zwischen Erde und Sonne messen, nicht aber die absoluten Geschwindigkeiten. Darauf baute er ein neues Lehrgebäude auf: die *Relativitätstheorie.* Obwohl der Äther zur Interpretation der Meßergebnisse der Konstanz der Lichtgeschwindigkeit nicht mehr nötig schien, wäre ohne kontinuierlichen Träger die Ausbreitung des Lichtes nicht möglich.

Damit hat letztlich auch die Relativitätstheorie den ungebrochenen Zusammenhang zur Voraussetzung, den wir Kontinuum nennen. Wie schon gesagt wurde, wird zur Beschreibung der Kontinuumsaspekte in der Physik seit FARADAY und MAXWELL der Feldbegriff verwendet. Ein Feld wird als ein in Zeit und Raum Ausgebreitetes beschrieben, dessen physikalische Eigenschaften sich örtlich und zeitlich stetig ändern.

Auch die Mathematik beschreibt letztlich ein Kontinuum, dessen wichtigste Eigenschaft seine Teilbarkeit ist. In der Mathematik ist die Kontinuumsvorstellung unumgänglich, weil die natürlichen Zahlen die Wirklichkeit nicht vollkommen erfassen können. Ebenso wird auf Grund der Quantenmechanik Materie als Kontinuum gesehen. Zu seiner Beschreibung wurde von DE BROGLIE das Wellenbild bewegter Elektronen vorgeschlagen. Im Bild der SCHRÖDINGER'schen Theorie der stehenden Welle folgt unter Beachtung des PAULI-Ausschließungsprinzips, daß ein bestimmtes Wellenmuster in einem Atom alle anderen seiner Art ausschließt. Das schwingende „Etwas" nannte er die *Wellenfunktion* ψ, welche als mathematische Größe in der von ihm entwickelten Wellengleichung enthalten ist. Diese ist das mathematische Werkzeug, um die Reihefolge von Schwingungsmustern innerhalb des Atoms zu berechnen.

Da ein Atom letztlich nicht eingrenzbar ist, bezieht sich die Beschreibung auf die ungeteilte Ganzheit, in welcher differenzierbare Muster nur dadurch erfahrbar sind, daß wir Teile „isolieren", indem die sogenannten EINSTEIN-PODOLSKY-ROSEN-*Korrelationen*[8] zwischen Objekt und Umgebung vernachlässigt werden. Ausgrenzungen von Subsystemen sind nur unter Brechen der Kontinuumsbedingungen möglich.

Wenn wir nämlich die Existenz der beobachtbaren Dinge außerhalb von uns erfassen, so scheinen sie unabhängig von uns existent zu sein. Sobald wir uns aber des Andersgeartetseins der Dinge bewußt geworden sind, erhebt sich Verwunderung darüber, daß wir mit dem von uns offensichtlich Getrennten in Verbindung getreten sind. Jede Verbindung ist Ausdruck einer Kontinuität. Wäre diese in irgendeinem Bereich unterbrochen, so gäbe es keine Verbindung und keine Erfahrung. Auch deshalb muß allen erfahrbaren, zunächst von uns getrennt erscheinenden Dingen ein ungebrochener Zusammenhang zugrundeliegen.

4.3 Atome und Moleküle innerhalb des kontinuierlichen Zusammenhanges

Verwendet man hingegen die Definition, nach der Materie aus Atomen besteht, so kann sich diese nur auf erkennbare, geformte Materie beziehen, denn man hat dabei Geformtes (Atome) in die ungeformte Materie „hineingebracht". Vielleicht könnte man sagen, daß sich die Atome unter bestimmten Bedingungen als ausgezeichnete Teile des kontinuierlichen Trägers als Diskontinuierliches abheben. Denn letztlich läßt sich die Beschreibung der einzelnen Teile als Diskontinuierliches im Kontinuumsbild der Materie unterbringen.

Ein Kontinuum ist teilbar, es gehört zu seinem Wesen, in sich unendlich teilbar zu sein. Die Frage ist nur, in welcher Weise eine sinnvolle und zweckmäßige Teilung des Kontinuums erfolgen kann und welche Erkenntnismöglichkeiten diese uns bietet.

Wie schon gesagt wurde, beschreibt die Quantenmechanik das Kontinuum der Materie als veränderliches Ladungsdichtemuster. Innerhalb des Ladungsdichtemusters bestehen submikroskopische Bereiche, die enorme Inhomogenitäten betreffs der Massendichte und dem elektrischen Ladungszustand aufweisen. In kleinsten Bereichen von etwa 10^{-14}m mittleren Durchmessers bestehen (I) unvorstellbar hohe mittlere Massendichten und (II) enorme Zusammenballungen positiver elektrischer Ladungen.

Diese Kontinuumsbereiche erscheinen von den hochverdünnten Bereichen durch Grenzbereiche getrennt, über welche sie zugleich untereinander verbunden sind. Nur die Grenzbereiche, an welchen Diskontinuitäten erkannt werden können, sind der Meßbarkeit zugänglich, denn unser Sensus ist nur auf Wahrnehmung von Diskontinuitäten ausgelegt. Alles, was wir über die Atome „wissen", verdanken wir verschiedenen physikalischen Meßmethoden, welche Meßergebnisse über (diskontinuierliche) Grenzbereiche erbringen. Diese Grenzbereiche nennt man Elektronenhüllen. Da diese der Messung zugänglichen Grenzbereiche die hochverdichteten Kontinuumsbereiche völlig umschließen, also „einhüllen", wird das „Eingehüllte" als „Kern" der an der Hülle erkennbaren Einheit aufgefaßt, welche man „Atom" nennt[9]. Demnach beschreibt der Begriff „Atom" nichts streng Konkretisierbares und nichts Isolierbares, sondern einen Bereich gewisser diskontinuierlicher Aspekte innerhalb des Kontinuums.

Jede Grenze verbindet das Unterschiedliche im komplexen Zusammenhang und läßt das Unterschiedliche gleichzeitig als trennendes Abgrenzendes in Erscheinung treten. Prinzipiell ist jede Grenze von allen im Kontinuum vor sich gehenden Veränderungen betroffen und entsprechend den Kontinuumsbewegungen bewegt. Eine starre Grenze könnte der Beweglichkeit des Kontinuums nicht entsprechen. Sie kann nur als das Ergebnis von Abstraktionen gedacht werden. In Wirklichkeit ist *jede Grenze fließend und nicht streng konkretisierbar.*

Wenn wir z.B. versuchen, eine Eingrenzung unseres Planeten Erde vorzunehmen, so bedarf es wohl keiner weiteren Erläuterung, daß es eine klare Grenze nicht gibt. Sicherlich kann es nicht die Grenze zwischen kondensierten und gasförmigen Bereichen sein, welche übrigens ebenfalls fließend ist. (Niederschläge, Ebbe und Flut, Vulkanausbrüche etc.) Auch ergäbe sich die Frage, welchem dieser Bereiche ein fliegender Vogel zuzuzählen sei. Unter Hinweis auf die Gravitationskräfte ist ein Vogel ein Teil der Erde, aber auch die Atmosphäre und die Wolken stehen unter dem Einfluß der Gravitationskräfte. Man könnte daran denken, die Grenzen der Einflußsphären der Gravitationskräfte von Erde und Mond in Betracht zu ziehen. In dieser würde ein Masseträger im Hinblick auf die beiden aufeinander wirkenden Systeme in einer Art Schwebezustand verharren. Auch diese Grenze – so schmal sie ist – ist nicht feststehend, denn die Himmelskörper ändern ihre relativen Positionen zueinander, was sich prinzipiell auch auf die in Betracht gezogene Grenze auswirken muß.

Im Hinblick auf die bildhafte Interpretation der Quantenmechanik bieten die Wolkengrenzen ein anschauliches Bild des Fließens der Grenzbereiche. Wenn wir die Wolken von der Erde aus betrachten, so scheinen sie uns ziemlich gut gegenüber dem nicht-differenzierbaren Hintergrund abgegrenzt. Auch wenn man an einem klaren Herbstmorgen von einem Berg auf das darunter liegende Nebelmeer blickt, so erscheint die Nebelobergrenze ziemlich klar. Sie wird weniger klar, wenn sich im Lauf des Tages der Nebel aufzulösen beginnt. Der Bergsteiger, der im Tal im Nebel erwacht und am frühen Morgen dem Gipfel zustrebt, durchschreitet die Nebelgrenze, einen mehr oder weniger breiten Bereich, in welchem eine eindeutige Grenzfestlegung nicht möglich ist. Für die Beschreibung molekularer Systeme im Bilde von Ladungsdichtewolken gilt dasselbe. Jede Veränderung der „Lagen" der hochverdichteten Bereiche (der Kernlagen) bedingt Veränderungen des Elektronendichtemusters und jede Veränderung derselben auch Veränderungen der Kernlagen. Die erkennbaren Bereiche, die Atome, scheinen somit aus dem Kontinuum „herausgehobene", nicht scharf eingrenzbare und doch besonders ausgezeichnete Zustände des Kontinuums zu sein.

Ihre Erkennbarkeit verlangt aber gleichzeitig ihr „Eingebettetsein“ im Kontinuum. Dieses den Dingen Zugrundeliegende ist Voraussetzung für ihre Existenz und ihre Erkennbarkeit, obwohl es selbst nicht direkt erfahrbar ist. Man könnte sagen, daß das „Unsichtbare“ Voraussetzung des Sichtbaren ist.

Erst mit Hilfe des Geistes kann erkannt werden (Abschnitt 14.2), daß die Teile nur dadurch erfahrbar sind, daß sie vom Kontinuum „abgehoben“ erscheinen und von diesem nur gedanklich, aber nicht wirklich getrennt werden können. Die unterschiedlichen Kontinuumsbereiche lassen sich unterscheiden, aber nicht ohne Kunstgriffe voneinander scheiden.

Da die Elektronen, Atome und Moleküle nicht wirklich, sondern nur gedanklich dem Kontinuum entnommen werden können, sind sie auch keine isolierten Wesenheiten. Tab. 4.1 gibt eine Illustration der unterschiedlichen Kontinuumsbereiche, ihrer Eigenschaften und Interpretationen. Wir entnehmen daraus, daß der Bereich des Erfahrbaren nur derjenige der sogenannten Elektronenhüllen ist. Nur an Hand der Reaktionen dieses schmalen erfahrbaren Bereiches können wir auf die nicht erfahrbaren Kontinuumsbereiche schließen, diese aber niemals voll erreichen.

Wird als Kunstgriff gedanklich abstrahierend ein Atomkern dem Kontinuum entnommen, so kann ein elektrisch neutrales Atom nur dadurch „erhalten“ werden, daß gedanklich dem Elektronenbereich ebenso viele negative Ladungsmengen entnommen werden wie im Kern an positiven Ladungsmengen vorhanden sind. Hat man weniger Elektronenladung entnommen, als positive Ladung, so hat man ein Kation „gemacht“, und hat man mehr Elektronenladung als die positive Ladung entnommen, so hat man ein Anion „gemacht“[9].

Als Molekül bezeichnet man jenes Teilsystem, in welchem die meßbaren Elektronenbereiche einander derart durchdringen, daß mehrere Kerne von diesen gemeinsam umhüllt erscheinen.

Tabelle 4.1

KONTINUUM

Ungebrochener, dynamisch geordneter Zusammenhang, umfassend und hochdifferenziert.
Zur Existenz, Beobachtbarkeit und zum Verständnis einander erfordernde Wirklichkeiten
Gegenseitige Abstimmung aller Bereiche, Einspielen und Harmonie als Voraussetzung für stabile individuelle Bereiche
Ergeben zusammen das Ganze, lassen sich unterscheiden, nicht aber voneinander scheiden.

SUBINTELLIGIBLER BEREICH Indirekt zugänglich Nicht differenzierbar Tragend, erhaltend „HOCHVERDÜNNT" „ZWISCHENATOMAR" Umfassend	INTELLIGIBLER BEREICH Direkt zugänglich Differenzierbar Trennend und verbindend GRENZBEREICH „ELEKTRONENHÜLLEN" Eingrenzbar	SUBINTELLIGIBLER BEREICH Indirekt zugänglich Nicht differenzierbar Getragen, erhalten HOCHVERDICHTET „ATOMKERNE" Eingegrenzt
„SUBINDIVIDUELLER" BEREICH NICHT MESSBAR KEINE THEORIE Hohe Flexibilität QUALITATIV Statische Aspekte nicht erkennbar	„INDIVIDUELLER" BEREICH Da die intelligiblen Elektronenhüllen die subintelligiblen hochverdichteten Bereiche völlig umschließen, werden letztere als Teile der ersteren erachtet: die Atome sind „gemacht". MESSBAR QUANTENMECHANIK Geringe Flexibilität QUANTITATIV Statische Aspekte erkennbar	

Alle genannten, durch Teilung des Kontinuums erhaltenen Teile, wie Elektronen, Atome, Ionen oder Moleküle sind demnach Ergebnisse gedanklicher Abstraktionen. In Wirklichkeit bleiben sie immer im Kontinuum eingebettet und seinen Gesetzen unterworfen. Im besonderne trifft dies auf die Elementarteilchenbeschreibung zu. Hören wir dazu ILYA PRIGOGINE[10]: „Zu Beginn unseres Jahrhunderts schien es der Physik nahezu gelungen zu sein, die Grundstruktur der Materie auf einige wenige Elementarteilchen zu reduzieren. Zum gegenwärtigen Zeitpunkt sind wir von einer solchen einfachen Beschreibung weit entfernt. Wie immer auch die Zukunft der theoretischen Physik aussehen mag, die elementaren Teilchen scheinen von einer derart großen Komplexität zu sein, daß die alte Redensart von der Einfachheit des Mikroskopischen nicht mehr gilt.“

Da auch die Atome und Moleküle nicht klar eingrenzbar und nicht vom Kontinuum ablösbar sind, kann es grundsätzlich nicht möglich sein, alle Erscheinungen auf diese zurückzuführen. Und doch sind es diese unrealistischen Annahmen, welche die Grundlage der gegenwärtigen atomistischen bzw. molekularen Beschreibungsweise bieten. Einerseits hat sich diese im Bezug auf die meisten Fragestellungen der Chemie hervorragend bewährt. Andererseits wurde wiederholt auf ihre Grenzen selbst im Bezug auf Fragestellungen innerhalb der Chemie hingewiesen. In einem kritischen Aufsatz sagt HOPPE[11]:

„Eine Formel wie NaCl, CdS oder CuI läßt weder erkennen, welche Kristallstruktur die thermodynamisch beständige Form des Feststoffes hat, noch ob (und wenn ja, wie viele) andere Modifikationen auftreten und welche deren Strukturcharakteristika sein mögen. Sie täuscht, was weithin nicht genügend beachtet wird, gelegentlich sogar Falsches vor. CuS, das charakteristische Sulfid des Kupfers im Trennungsgang der qualitativen Analyse ist keineswegs entsprechend $Cu^{2+}S^{2-}$ aufgebaut[12], sondern gemäß $Cu^{2+}Cu_2^{1+}(S_2)^{2-}S^{2-}$.“

Schon BERTHOLLET (1749-1822) hatte gefunden, daß das von DALTON aufgestellte Gesetz der konstanten und multiplen Proportionen – die Voraussetzung für die Wiedergabe analytischer Befunde durch einfache Formeln wie NaCl – streng genommen für den festen Zustand nicht anwendbar ist. HOPPE[11] sagt hiezu: „Wir wissen heute, wie recht er hatte. Selbst einfache Metalloxide können ‚gerade noch' (Beispiel: Eisentrioxid) oder dürfen ‚kaum noch' (Niobpentoxid) vereinfachend mit diesen Formeln charakterisiert werden, wie das klassische Beispiel des Wüstits (FeO) zeigt, dessen ideale Zusammensetzung (bisher) niemals erreicht werden konnte. Bei Festkörpern repräsentiert die Formel (z. B. Cäsiumhydroxid) zunächst die ‚Verbindung an sich', im Sinne einer Idee PLATOS."

Man kann auf ganz verschiedenen Wegen Präparate von Cäsiumhydroxid erhalten. Dabei entstehen je nach der Verfahrensweise Kristalle mit unterschiedlichen Eigenschaften. Nicht einmal Proben, die auf gleichem Syntheseweg wurden, können „identisch" sein[12]. Neue Befunde an Kaliumcobaltat (KCo_2O_4) zeigen, daß nahezu jeder Einkristall zu einer von zwei Überstrukturen gehört, und zusätzlich noch eine individuelle „Superüberstruktur" aufweist[13].

Die atomisch-molekulare Darstellung betrachtet und beschreibt bestimmte Aspekte an den natürlichen Dingen, vor allem diejenigen, die für Zählung, Messung und Berechnung entscheidend sind. Begnügt man sich damit, so scheint es fast möglich, vom Einzelnen zum Zusammengesetzten zu gelangen. Dabei werden die qualitativen Aspekte ausgeklammert. Die Methode dient der Beschreibung quantitativer Aspekte, sie dient der Effizienz und Präzision.

Nicht beachtet wird dabei, daß bei der Zerlegung eines Systems in Teile jene Teilcheneigenschaften unwiderruflich verlorengehen, welche für ihr Verhalten im System hoher Komplexität entscheidend sind. Im Vertrauen auf die vereinfachten Annahmen des Teilchenbildes, das Zusammengesetzte aus den Eigenschaften der Teile „aufbauen“ oder gar „verstehen“ zu können, ist man sich mitunter kaum dessen bewußt, daß das Band, das die Teile verbindet und das ihr Sein und ihre Beobachtbarkeit überhaupt erst ermöglicht, berücksichtigt werden müßte.

Die Einseitigkeit der gegenwärtigen molekularen Betrachtungsweise und ihren Anspruch auf Ausschließlichkeit zur Beschreibung materieller Systeme und Vorgänge kritisiert PRIMAS[14] folgendermaßen: „the molecular view has triumphed in physics, chemistry and biology with immense practical results. In the main, chemistry has fulfilled its molecular program. Our main thesis is that the richness of chemical phenomena renders it impossible to discuss them exhaustively from a single point of view. We need many complementary views ... The molecular view is just one of these views and has no privileged status ... While the molecular view fell on fertile ground, the further development of a theory of chemical substances was deprived of intellectual incentive. Even today, chemical thermodynamics and chemical kinetics are still on the rudimentary state of development achieved at the turn of the century. The molecular idea flourished and degenerated into a dogma, requiring unqualified faith.“

4.4 Grundsätzliche Aussagen der Quantenmechanik und ihre Folgerungen

Im Jahr 1927 versammelten sich die bedeutendsten Physiker dieser Zeit in Brüssel, um zu klären, was die Quantenmechanik eigentlich beschreibe, und ob die Materie Teilchen- oder Wellencharakter habe. Das Ergebnis der Konferenz ist als *Kopenhagener Deutung* bekannt, offenbar um den Einfluß

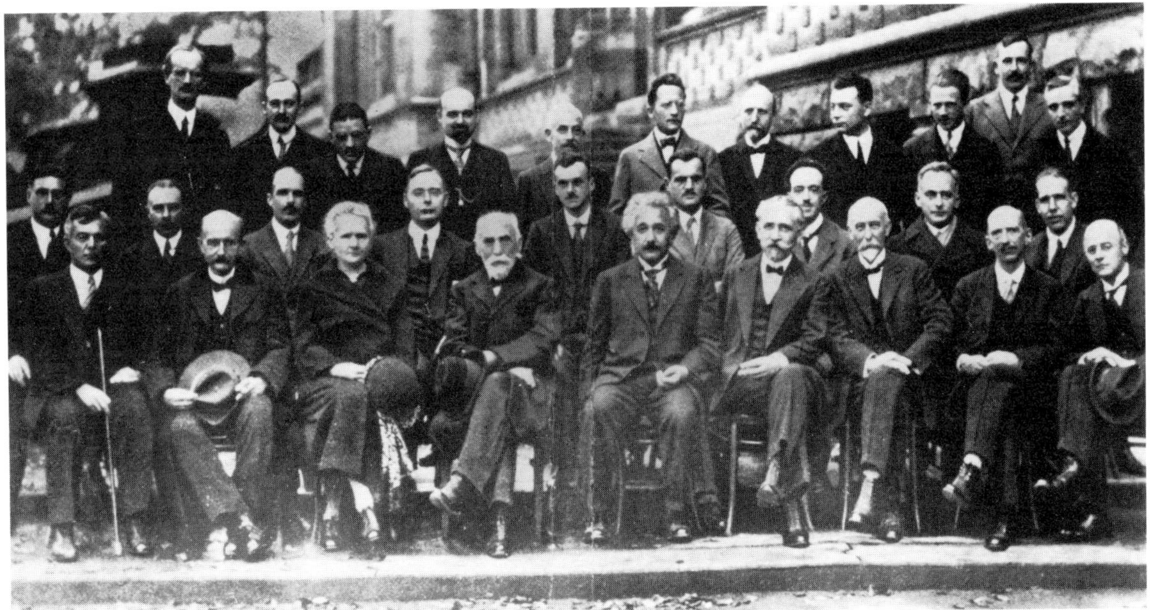

FOWLER
PICCARD HENRIOT EHRENFEST HERZEN DE DONNER SCHROEDINGER VERSCHAFFELT PAULI HEISENBERG BRILLOUIN
DEBYE KNUDSEN BRAGG KRANERS DIRAC COMPTON DE BROGLIE BORN BOHR
LANGMUIR PLANCK MADAME CURIE LORENTZ EINSTEIN LANGEVIN GUYE WILSON RICHARDSON

CONSEIL DE PHYSIQUE SOLVAY 1927

des dänischen Physikers NIELS BOHR (1885-1962) deutlich zu machen. Die wichtigsten Aussagen sind die folgenden[15]:

Die Quantentheorie wird als eine vollständige Theorie erachtet, denn sie funktioniert und setzt Erfahrungen in Beziehung zueinander. Weil sie sich mit dem Verhalten von Gruppen und nicht mit individuellen Vorgängen befaßt, kann sie diese nicht erklären. Jeder Versuch der Beschreibung der Realität wird als metaphysische Spekulation zurückgewiesen. Es wird als unmöglich erachtet, daß der Verstand zu einem Urteil über die Wirklichkeit kommen kann, und man hält ein solches nur über Idee, Modell und Theorie für möglich. Damit verzichtet aber die Quantentheorie grundsätzlich auf die Beschreibung der Realität und erhebt keinen Anspruch auf Seinserkenntnis.

Dabei wird nicht bedacht, daß die zu jeder Erkenntnis notwendige Abstraktion unter metaphysischen Kriterien steht, die vom Untersuchenden selbst bestimmt werden. Das Beiseitelassen dient ja nur dazu, um vorübergehend einen speziellen Aspekt eines Vorganges im Hinblick auf eine bestimmte vom Untersuchenden gestellte Frage klarer herauszuarbeiten und damit übersichtlicher zu machen. Da sich jedoch in der Natur nichts in derselben, ungestörten Weise abspielen kann, ist das Ergebnis der Abstraktion nur zur Bestimmung gewisser Tendenzen im natürlichen Zusammenhang geeignet, nicht aber zur Beschreibung dessen, was sich im natürlichen Zusammenhang wirklich ereignet.

ALBERT EINSTEIN beanstandete, daß sich die Quantenmechanik nur mit dem Gruppenverhalten und nicht mit individuellen Vorgängen befaßt. An seinen Freund MAX BORN schrieb er: „Die Quantenmechanik ist sehr achtunggebietend. Aber eine innere Stimme sagt mir, daß das doch nicht der wahre Jakob ist. Die Theorie liefert viel, aber dem Geheimnis des Alten bringt sie uns kaum näher. Jedenfalls bin ich überzeugt, daß Der nicht würfelt“. Später schreibt er an seinen Freund MAURICIO SOLVOLINE in Rumänien: „Die gegenwärtige Wahrscheinlichkeitsmystik und die Abkehr vom Realitätsbegriff in der Physik scheinen mir unerträglich."

Die zweite wichtige Aussage der Kopenhagener Deutung betrifft die Auflösung des Widerspruchs zwischen Wellen- und Partikelbeschreibung materieller Systeme. Kontinuums- und Teilchenaspekte schließen einander nicht aus, denn es geht jeweils um das, was unter bestimmten, genau angegebenen Bedingungen betrachtet wird.

Dem möchten wir hinzufügen, daß die Frage, ob Materie aus Teilchen besteht, oder ob sie kontinuierlich ist, insofern auf einem Mißverständnis zu beruhen scheint, als der Grad der Aussagekraft mit dem Wesen der Aussage verwechselt wird. Werden nämlich Fragen nach der quantitativen Kennzeichnung und nach der Präzisierung gestellt, so können diese nur unter Zuhilfenahme des Teilchenbildes beantwortet werden. Wird jedoch nach einem Verständnis der Naturvorgänge in ihren natürlichen Zusammenhängen gesucht, so müssen die Fragen in erster Linie an das Kontinuum und erst in zweiter Linie an die Teilchen gerichtet werden.

Wenn man danach fragt, was primär ist, die Teile oder das Kontinuum, so muß man sich dessen bewußt sein, daß die Antwort grundsätzlich davon abhängen wird, aus welcher Sicht und im Blick worauf die Frage gestellt wird. Wird nach der *Erkennbarkeit* gefragt, so gibt es wohl keinen Zweifel, daß die *Teile primär* sind, da nur diese und nicht das Kontinuum unmittelbar erfahren werden können. Sucht man hingegen die Frage nach den Voraussetzungen der Erkennbarkeit zu beantworten, so kann man dem Umstand nicht entgehen, daß die Teile eines Trägers bedürfen, der den Hintergrund für die Zusammenhänge bietet und von dem sie sich „abheben". Das bedeutet, daß die Teile (die Diskontinuitäten) nicht ohne Kontinuum gedacht werden können, also ein „Ganzes" vorauszusetzen. Ein Ganzes ist (beliebig) teilbar, aber es kann auch ohne Teile, ohne Diskontinuitäten gedacht werden. Die

Ergebnisse der Teilung, die Teile, sind im Ganzen enthalten, nicht aber das Ganze in den Teilen. Daher sind im Hinblick auf die *Frage nach dem Seins-Status* nicht die Teile *primär*, sondern *das Kontinuum.*

Zur Illustration des Gesagten denken wir an die Eisberge im Meer. Sie werden vom flüssigen „Kontinuum" getragen und können dadurch erkannt werden, daß sie sich vom flüssigen Wasser „abheben". Sie verdanken sowohl ihre Existenz als auch ihre Beobachtbarkeit dem Meer.

Auch Atome und Moleküle könnten nicht existieren, wären sie nicht vom Kontinuierlichen „getragen", und sie wären unerkennbar, würden sie von diesem nicht „abgehoben" erscheinen.

Kontinuum und Teilchen erfordern einander, und zwar sowohl zur Existenz als auch zur Erkennbarkeit der Dinge und sind daher nicht antithetisch zu sehen. Das verpflichtet uns, im Streben nach vollkommener Naturerkenntnis[16] die erkennbaren Teilchen in ihren natürlichen Zusammenhängen zu untersuchen und deren Einflüsse indirekt kennenzulernen.

Atome (Teilchen) sind im Kontinuum (in der Physik als Welle oder Feld beschreibbar) impliziert, nicht aber das Kontinuum (Welle oder Feld) in den Teilen (Atomen). Atome sind Teile des Kontinuums, aber das Kontinuum besteht nicht aus ihnen, ist nicht aus ihnen „aufgebaut". Die unterschiedlichen Bereiche lassen sich unterscheiden, aber nicht voneinander scheiden.

Wir wiederholen: *Wenn wir nach dem Seins-Status fragen, dann ist das Kontinuum primär* und die diskontinuierlichen Aspekte sind sekundär, der Kontinuumsbegriff dem Teilchenbegriff übergeordnet. *Wenn wir jedoch die Erkennbarkeit untersuchen, dann sind die diskontinuierlichen Aspekte primär* und die kontinuierlichen sekundär.

Das Grundproblem hat STAPP[17] treffend formuliert: *„Das beobachtete System müßte isoliert sein, um definiert zu werden, aber es muß wechselwirkend (nicht isoliert) sein, um beobachtet zu werden."*

Auf die Grenzen der Anwendbarkeit des Teilchenbildes haben namhafte Quantenmechaniker nachdrücklich aufmerksam gemacht. Für NIELS BOHR[18] sind isolierte Materieteilchen Abstraktionen, deren Eigenschaften nur durch ihr Zusammenwirken mit anderen Systemen definierbar und wahrnehmbar sind. HEISENBERG[19] sieht die Welt als ein kompliziertes Gewebe von Vorgängen, in welchem sehr verschiedenartige Verknüpfungen sich abwechseln, sich überschneiden und zusammenwirken und in dieser Weise schließlich die Struktur des Ganzen bestimmen. Und SCHRÖDINGER[5] schreibt: „Die Quantentheorie erweiterte den Atomismus fast ins Grenzenlose und brachte ihn gleichzeitig zu einer Krise, die ernster ist als die meisten von uns zugeben wollen ... Die gegenwärtige Krise in den Grundwissenschaften deutet, im Ganzen genommen, auf die Notwendigkeit, die Grundlagen bis in sehr tiefe Schichten zu revidieren". HEITLER[20] meint, daß es Aufgabe der Zukunft sein wird, Wege durch die geöffnete Tür hindurch zu finden, was nur durch saubere, vorurteilsfreie Forschung geschehen kann.

Auf diese geöffnete Tür weist der Quantenmechaniker DAVID BOHM[21], wenn er sagt: „Teile werden als in einem engen Konnex stehend gesehen, indem ihre dynamischen Zusammenhänge auf nicht reduzierbare Art vom Zustand des gesamten Systems abhängen (und in Wirklichkeit vom Zustand größerer Systeme, von denen sie ein Teil sind und die sich letztlich und im Prinzip auf das ganze Universum erstrecken). So wird man auf die Vorstellung einer ununterbrochenen Ganzheit geführt, welche die klassische Idee von der Analysierbarkeit der Welt in getrennte und unabhängig existierende Teile ablehnt ... *Wir müssen die Physik umkehren. Statt mit den Einzelheiten anzufangen und zu zeigen, wie sie zusammenarbeiten (die Cartesianische Reihenfolge) beginnen wir mit dem ununterbrochenen Ganzen, mit dem, was ist.“*

BOHM schlägt somit vor, erst das Ganze und dann erst die Teile innerhalb des Ganzen verstehen zu lernen, und nicht aus der Kenntnis der Teile künstlich Zusammenhänge zu konstruieren, um zum Ganzen zu gelangen.

Somit hat die durch die Quantenmechanik vollzogene Umgestaltung des physikalischen Weltbildes zu neuartigen, grundlegenden Fragestellungen geführt. Allerdings muß man sich dabei dessen bewußt sein, daß die neuen Fragestellungen im Rahmen einer Theorie grundsätzlich nicht lösbar sind, auch nicht im Rahmen einer so allgemeinen und umfassenden Theorie, wie sie die Quantenmechanik ist. Die Realität kann mit einer Theorie, auch mit einer Art „Übertheorie“, niemals vollkommen erreicht werden. Wenn im Sinne der Kopenhagener Deutung die Welt nur mit Hilfe von Theorien beschrieben werden kann, so bedeutet dies die endgültige Kapitulation vor der Realität.

Wenn mit Hilfe einer Theorie die Realität nicht vollkommen erreicht werden kann, stehen wir vor der Frage, ob und welche Möglichkeiten es überhaupt gibt, um die Realität zu erreichen und zu einem Verständnis des Seienden zu gelangen. Um es gleich vorwegzunehmen: Grundsätzliche Voraussetzung hierfür ist es, daß Fragen nach der Finalität der seienden Dinge, Fragen nach dem Wozu nicht mehr ausgelassen werden.

Mit der Zurückweisung der Frage nach der Finalität durch die moderne Wissenschaftstheorie besiegelt auch diese die Kapitulation vor der Realität und sucht die Welt der Ideen als philosophisches Lehrgebäude zu retten.

Realitätserkenntnis erfordert selbständiges Denken und Handeln unter kritischer Bedachtnahme auf die grundsätzliche philosophische Problematik der Erkenntnis, das Beschreiten des schwierigen Weges, den die Anerkennung des Seienden als Seiendes in seiner teleologischen Verfaßtheit erfordert. Wenn wir versuchen wollen, diesen Weg zu beschreiten, oder, wie der Quantenpyhsiker WALTER HEITLER[20] sagte, den Weg durch die geöffnete Türe zu finden, so gehen wir von den LEIBNIZ'schen Prinzipien aus, nämlich der Kontinuität als allgemeines Prinzip allen Seins und dem allgemeinen Prinzip, daß es nicht zwei genau gleiche Dinge oder Wesen in der Welt geben kann und jedem Unterschied der Raum-Zeit-Lage auch ein innerer Unterschied entsprechen muß[22]. Diese Erkenntnisse waren auch für LEIBNIZ nicht neu, finden sie sich doch schon in alt-griechischen und in alt-orientalischen Philosophien.

Die alt-orientalische Sicht der ewigen Ordnung des unendlichen Universums läßt sich in sieben allgemein gültigen Aussagen, in sieben universellen Prinzipien zusammenfassen:

1. Alles ist Differenzierung der einen Unendlichkeit[23].
2. Alles wandelt sich[24].
3. Alle Gegensätze sind Ergänzungen (Yin-Yang)[25].
4. Alles ist unterschiedlich, nichts ist identisch.
5. Was eine Vorderseite hat, hat eine Rückseite.
6. Je größer die Vorderseite, desto größer ist die Rückseite.
7. Was einen Anfang hat, hat auch ein Ende.

Bevor wir uns den im Wandel befindlichen Differenziertheiten in ihren Gegensätzlichkeiten und Ergänzungen zuwenden können, müssen wir klarstellen, was wir unter Ordnung verstehen.

4.5 Anmerkungen und Literaturhinweise

1 W. STEGMÜLLER, ref. in R. SPAEMANN und R. LÖW, „Die Frage Wozu?" p. 252, Piper-Verlag München, Zürich (1981).

2 C.F.v. WEIZSÄCKER, „Die Tragweite der Wissenschaft", Verlag Hirzel, Stuttgart, 1964.

3 PLANCK hatte als Ursache der Strahlung kleine, submikroskopische Gebilde angenommen, welche um Ruhepunkte schwingen und deshalb Oszillatoren genannt werden. Durch Energieaufnahme wird die Frequenz eines Oszillators erhöht und durch Energieabgabe verringert. Die Energiedifferenzen sollten beliebig klein sein können. Man läßt in der Rechnung den Energieunterschied gegen null gehen und schreibt: $E \rightarrow 0$. PLANCK hatte die Beziehung $E = h \cdot \nu$ gefunden, wobei h eine Konstante und ν die Frequenz des Oszillators ist. E kann nur gegen null gehen, wenn entweder h oder ν gegen Null geht. ν kann nicht null sein. PLANCK hatte sich durch jahrelange gründliche Untersuchungen davon überzeugt, daß h immer einen bestimmten Wert haben muß und nicht null werden kann: daher mußte auch die Energiedifferenz E immer einen endlichen Wert haben. Dieses Rechenergebnis wurde dahingehend interpretiert, daß die Strahlung in „Energiepaketen" ausgesendet wird, und ferner wurde angenommen, daß die Oszillatoren Atome sind, innerhalb derer die Elektronen nur bestimmte, diskrete Energiezustände einnehmen können. Die daraus gefolgerte Quantelung erscheint aber letztlich nur deshalb, weil die verbindenden, kontinuierlichen Übergänge sich der Erfahrung entziehen und in der auf Grund der Erfahrung aufgestellten Beschreibung daher nicht aufscheinen. Jeder Versuch der Teilung von h wäre gleichbedeutend mit dem Versuch des Unterlaufens der Grenzen der sinnlichen Erfahrbarkeit und der Meßbarkeit, also dem „Eintauchen" im Kontinuum. Damit ist zugleich gezeigt, daß auch die Quantentheorie das Kontinuum voraussetzen muß, ohne es vollständig erreichen zu können.

4 H. PRIMAS und W. GANS, „Erfahrung und Denken", Band 56, Drucker und Humboldt-Verlag, Berlin, 1979.

5 E. SCHRÖDINGER, „Die Natur und die Griechen", Sherman Lectures, London, 1948, deutsche Übersetzung: Paul Zsolnay Verlag, Wien, 1955.

6 Form ist das auf Grund der Bewegung in sich selbst in Ruhe Verbleibende. Erkennbare Form erfordert Grenzen, die im

Wechselspiel zwischen Formungskraft und Trägheit dynamisch aufrechterhalten werden.

7 W.I. LENIN, Band 14, „Materialismus und Empirokritizismus", deutsche Übersetzung Dietz-Verlag, Berlin, 1965, p. 275.

8 A. EINSTEIN, B. PODOLSKY und N. ROSEN, Physical Review *47*, 777 (1935), haben gezeigt, daß die Quantentheorie keine vollständige Theorie ist, da sie bestimmte wichtige Aspekte der Realität nicht einmal zu beschreiben sucht. Zu ihrem Gedankenexperiment bietet sich ein einfacher Zugang auf Grund der Betrachtung von D. BOHM und Y. AHARONOV (Physical Review *108*, 166 (1952)). Sie betrachten die Bildung von zwei Spin-$^1/_2$-Partikeln aus einem Spin-null-Partikel, welche in entgegengesetzte Richtungen auseinanderfliegen. Wenn diese beiden Teilchen voneinander so weit entfernt sind, daß unabhängige Messungen durchgeführt werden können, so kann man z.B. ihr Verhalten mit Hilfe sogenannter Stern-Gerlach-Magnete untersuchen. Dabei kann man Größe und Richtung der Spins feststellen. Sind diese an einer der beiden Spin-$^1/_2$-Partikeln gemessen worden, so ist es nicht mehr nötig, an dem zweiten Partikel eine Messung durchzuführen, denn sein Spin ist ebenso groß, aber entgegengesetzt demjenigen des gemessenen Teilchens. Auf die Möglichkeiten der experimentellen Überprüfung der EINSTEIN-PODOLSKY-ROSEN-Korrelationen hat PRIMAS (Chemistry, Quantum Mechanics und Reductionism, 2. Auflage, Springer Verlag, Berlin/Heidelberg, 1983, p. 142) nachdrücklich hingewiesen. Versucht man, das Ergebnis des Experiments nach der klassischen Denkweise zu beschreiben, so scheint Partikel A den Spinzustand von Partikel B zu kennen. Diese Verbundenheit müßte es dem Untersuchenden sogar ermöglichen, durch Eingriff im Bereich A den Zustand des Systems im Bereich B tatsächlich zu beeinflussen. Beispielsweise ließe sich durch entsprechende Ausrichtung der Meßanordnung in A festlegen, ob die Teilchen in A und in B entweder links-rechts- oder aufwärts-abwärts-Ausrichtung erhalten: das Teilchen in B scheint sich danach zu richten, welchen Untersuchungsbedingungen das Teilchen in A unterworfen wird.
Dazu bemerkte SCHRÖDINGER (Proceedings of the Cambridge Philosophical Society *31*, 446 (1935)): „Es ist ziemlich unbehaglich, daß die (Quanten-)Theorie es zuläßt, daß ein System von des Experimentators Gnaden in den einen oder den anderen Zustand gesteuert und gelenkt wird, obwohl er keinen Zugang dazu hat".

Im Jahr 1964 stellte BELL (Physics *1*, 195 (1964)) das nach ihm benannte und später mehrfach überarbeitete Theorem auf. Eine der Folgerungen ist diejenige, daß es getrennte Teilchen nicht gibt, sondern daß diese auf einer tiefen, fundamentalen Ebene eng zusammenhängen.

9 V. GUTMANN und E. HENGGE, „Anorganische Chemie", 4. Auflage, p. 2, Verlag Chemie, Weinheim, 1985.

10 I. PRIGOGINE, „Vom Sein zum Werden", Deutsche Ausgabe, Piper & Co. Verlag, München-Zürich, p. 23, 1979.

11 R. HOPPE, Angewandte Chemie *92*, 106 (1980).

12 S. DJURLE, Acta Chemica Scandinavia *12*, 415 (1958).

13 M. JANSEN und R. HOPPE, Zeitschr. f. Anorg. u. Allg. Chemie *408*, 97 (1974).

14 H. PRIMAS, Chimia *36*, 293 (1982).

15 Siehe J. JAMMER (1966), „The Conceptional Development of Quantum Mechanics", McGraw Hill Co., New York, 1966; J. JAMMER, „The Philosophy of Quantum Mechanics", Wiley & Sons, New York (1974); M. BUNGE (1967), „Quantum Theory and Reality", Ed. M. BUNGE, Springer-Verlag, Berlin, 1967; „Quantum Theory and Beyond", Ed. E. BASTIN, Cambridge University Press, Cambridge, England, 1970; H.P. STAPP, „The Copenhagen Interpretation", American Journal of Physics *40*, 1098 (1972).

16 Vollkommen im Hinblick auf die vollständige Anwendung von Gründen und Prinzipien auf das zu Untersuchende.

17 H.P. STAPP, Physical Reviews D3, 1303 (1971).

18 N. BOHR, „Atomtheorie und Naturbeschreibung", Springer-Verlag, Berlin, 1979, p. 15.

19 W. HEISENBERG, „Physik und Philosophie", Ullstein-Verlag, Berlin, 1973, p. 85.

20 W. HEITLER, „Der Mensch und die naturwissenschaftliche Erkenntnis", Vieweg 4. Auflage, Verlag, Braunschweig, 1970, p. 96.

21 D. BOHM und B. HILEY, ref. in G. ZUKAV, „Die tanzenden Wu-Li-Meister", Rowohlt-Verlag, Hamburg 1981, p. 336.

22 LEIBNIZ bezeichnet Ruhe als Grenzfall der Bewegung, Gleichheit als Grenzfall der Verschiedenheit und Raum und Zeit als Ordnungsformen der Beziehungen zwischen den Dingen. Obwohl LEIBNIZ für die mechanistische Physik ist, ist er nicht bereit, der Abneigung von BACON und DESCARTES gegen die ARISTOTELISCHE Logik zu folgen.

23 Alles ist eine vollkommene Einheit, in welcher Teile nur im kontinuierlichen Zusammenhang existent und erkennbar sind. Die Teile bestehen nicht als solche, sondern sind erst Ergebnis der Zerlegung des Kontinuums.

24 Alles ist in immerwährendem, dynamischem Wechsel, in geordneter Bewegung. Ohne die Ordnung des Universums zu suchen, ist es nutzlos, über das Leben und über die Wahrheit zu sprechen, und sinnlos, über den Weg des Menschen und über sein Leben zu reden. Wo kein Verständnis der Ordnung des Universums vorhanden ist, solange so wenig nach den Prinzipien des ewigen Wechsels gesucht wird, sind die menschlichen Gesellschaften nicht fähig, dem Elend von Krankheit, Armut, Gier und Gewalt zu entkommen.

25 Yin und Yang sind nicht Bezeichnungen für bestimmte Dinge, sondern Tendenzen. Sie ziehen einander an, um Harmonie zu erreichen. Yin stößt Yin ab und Yang stößt Yang ab, um Disharmonie zu vermeiden. Yin ist mehr Ausdehnung, Yang mehr Zusammenziehung, Yin mehr aufsteigend, Yang mehr absteigend, Yin mehr außerhalb, Yang mehr innerhalb, Yin mehr weiblich, Yang mehr männlich.

5. Kapitel

Ordnung

Willst Du die Welt verbessern,
so beginne mit der Klarstellung der Begriffe.
Denn stimmen die Begriffe nicht,
stimmen die Worte nicht;
stimmen die Worte nicht,
so kommen die Werke nicht zustande,
und es herrscht nirgends Ordnung.
Wo aber keine Ordnung,
da ist alle Mühe umsonst

Altchinesischer Spruch

Kurzfassung

Dinge, die keiner Ordnung unterliegen, sind sowohl aus praktischen als auch aus theoretischen Gründen nicht erkennbar und könnten nicht Gegenstand einer wissenschaftlichen Untersuchung sein. Wir wollen die Wesenselemente der Ordnung untersuchen und gehen dazu von allgemein anerkannten Ordnungen aus.

Dabei stellen wir fest, daß Ordnung nicht direkt erfahrbar ist, sondern erst am Erfahrbaren entdeckt wird. Wir finden Regelmäßigkeiten und fragen weiter, auf welche Weise, wozu und warum diese zustande kommen. Dabei finden wir, daß sich Ordnung in der Anordnung von Teilen findet, daß die Teile dem Vollzug der Ordnung dienen, und nicht umgekehrt, daß Ordnung Wiederkehrendes und Bleibendes im Bewegten hat und bleibender Zuordnungen der unterschiedlichen Teile im Hinblick auf das Ganze bedarf.

Ordnung in der Natur ist daher eine Form der Verwirklichung, nichts Absolutes, sondern das Maß der Verwirklichung eines Zweckes. Ihre Ausformung erfährt sie durch das die Ordnung Herbeiführende, Hervorrufende.

Demgegenüber wird in der Physik ein reduzierter Ordnungsbegriff verwendet, als Folge des Versuches der Eliminierung der Frage nach der Sinnhaftigkeit. Perfekte Ordnung wird der Fiktion eines monotonen und in sich bewegungslosen Idealkristalles bei der unerreichbaren Temperatur des absoluten Nullpunktes zugeschrieben. In der Suche nach einem nicht reduzierten Ordnungsbegriff wurde vom Quantenphysiker BOHM der Begriff „implikative Ordnung" vorgeschlagen, der allerdings der notwendigen Sinnhaftigkeit der Ordnung nicht umfassend gerecht wird.

Von Chaos sprechen wir dann, wenn die Finalität einer bestimmten Ordnung verfehlt wird.

5.1 Grundsätzliches

Eine grundsätzliche Auseinandersetzung mit dem Begriff Ordnung bedarf – wie jede andere Begriffsbestimmung – einer umfassenden philosophischen Erörterung. Da diese nicht Gegenstand des vorliegenden Buches sein kann, wollen wir uns damit nur so weit auseinandersetzen, als dies für die vorliegende Untersuchung erforderlich ist.

In den vorhergehenden Kapiteln haben wir den Begriff Ordnung mehrfach verwendet, indem wir uns auf die der Benützung der Sprache zugrundeliegende Grundübereinstimmung, der Sprachübereinkunft der die Sprache Gebrauchenden verlassen haben. Die sinnvolle Anwendung der Sprache setzt Übereinkunft über die Bedeutungen der Worte und der Wortgefüge voraus. Die großen Schwierigkeiten, einen Begriff umfassend, für alle verbindlich festzulegen, machen uns deutlich, daß Übereinkunft noch nicht anerkanntes Wissen bedeuten muß.

Jedes Bemühen um weitgehendste Erfassung dessen, was wir sprachlich ausdrücken können und wollen, ist Gegenstand der Philosophie, ihr ureigenstes Anliegen. Philosophie bezeichnet das Bemühen des Menschen, sein Denken und seine Erfahrungen in Übereinstimmung zu bringen und das Ergebnis dieses Bemühens sprachlich auszudrücken. Wir wollen uns daher vorerst um jenes Wissen bemühen, das im alltäglichen Sprachgebrauch offen zu Tage tritt. Wir suchen uns daher vorerst des Ordnungsbegriffes zu versichern, wie er uns im Sprachgebrauch vor Augen geführt wird. Daran sollte sich eine kurze Analyse anschließen, aus der sich der Umfang unseres Vorwissens deutlich machen läßt.

Dazu beginnen wir vorerst mit einer Betrachtung jener Wortbildungen in der deutschen Sprache, die besondere Aspekte des Begriffes Ordnung zum Ausdruck bringen. Sie zeigen sich deutlich in den zuammengesetzten Formen, in denen durch Präfixe das Wort Ordnung in seiner ursprünglichen Bedeutung verändert ist und wodurch Aspekte an diesem Begriff einzeln ausgewiesen, hervorgehoben und damit bewußt gemacht sind.

Wir sprechen von Anordnung und meinen bestimmte Positionen von Teilen in einem Ganzen; von Zuordnung, wenn Verbindungen eines Teiles zu einem größeren Ganzen gemeint sind. Mit dem Wort Hinordnung wird zum Ausdruck gebracht, daß etwas als Teil in einen umfassenderen Zusammenhang gestellt werden soll. Von Verordnung ist dann die Rede, wenn eine bestehende Situation durch eine von außen kommende Maßnahme eine umformende, bleibende Einwirkung erfährt, also eine Ordnung in ihrer Struktur verändert wird. Über- und Unterordnung bezeichnet die Differenzen der Teile, die in jeder Ordnung bestehen und die die Unterschiede in den Bedeutungen der einzelnen Teile im Hinblick auf das Ganze der Ordnung ausdrücken. Von einer Abordnung spricht man dann, wenn eine Ordnung als Ganzes durch einen Teil dieser Ordnung vertreten wird.

Jedem Begriff, den wir in der Sprache zum Ausdruck bringen, muß eine Erkenntnis vorangegangen sein. Daher ist jede Negation eines Begriffes eine Negation dieser Erkenntnis, ein Fehlen dessen, was mit dem Begriff zum Ausdruck gebracht wird: *Unordnung* ist die Negation einer erkannten Ordnung. Wir können daher von Unordnung nur dann berechtigt sprechen, *wenn wir wissen, was Ordnung* ist. Sowohl Ordnung als auch Unordnung haben Anordnung der Teile, aber Ordnung hat mehr als diese. Der Unterschied zwischen Ordnung und Unordnung besteht darin, daß Ordnung prinzipiell erkennbar ist, während Unordnung nur als Fehlen der Ordnung erkannt werden kann. Das heißt, daß Erkenntnis der Ordnung Vorbedingung dafür ist, um Unordnung überhaupt erkennen zu können.

Wenn wir schließlich den Bedeutungen der Worte „Order“ in der englischen und „Ordre“ in der französischen Sprache nachgehen, finden wir, daß darunter Weisung, Anweisung, Auftrag nach einer bestimmten Vorschrift, ja auszuführender Befehl verstanden wird. Das bedeutet, daß mit Ordnung eine bestimmte (sinnvolle) Tätigkeit gemeint ist. Das geflügelte Wort „Ordre – Contreordre – Désordre“ (Befehl – Gegenbefehl – Unordnung) bringt auch zum Ausdruck, daß die gleichzeitige Befolgung verschiedener Anweisungen (Ordnungen) zur Unordnung führt.

Ordnung selbst bezeichnet immer etwas, an dem wir eine Regel, eine Regelmäßigkeit erkennen können. ARISTOTELES definiert Ordnung kurz und bündig als *„Regelmäßigkeit zwischen vorher und nachher“*, und zwar im umfassenden Sinne, zeitlich und örtlich, als eine Verknüpfung von Elementen, welche bestimmten Regeln zu folgen scheint.

Wir fassen zusammen: Ordnung scheint einen bestimmten Zusammenhang zu bezeichnen, d.h. ein Ganzes. Zum anderen erfordert ein Zusammenhang Teile, welche „zusammenhängen“. Weiters müssen sich diese Teile untereinander in irgendeiner Weise unterscheiden, d.h. sie müssen nach Form, Vermögen, Ort usw. verschieden sein. Die Ordnung in der Natur macht sich uns durch die Sinne über den Verstand bekannt. Sie muß also dynamisch sich verändernde Eigenschaften haben, mit denen sie ihre Umgebung zu beeinflussen vermag. Andernfalls würde sie nicht die Sinne ansprechen können. Diese Erfahrung beschäftigt den Verstand, welcher nur Bleibendes erfassen kann. Der Übergang vom Bereich des Bewegten zum Unbewegten entspricht dem Übergang von Physik zur Metaphysik[1].

Ordnung muß also Wirkung (Fähigkeit der Veränderung) *und* Bleibendes in sich vereinigen. Das Bleibende drückt sich im Dynamischen durch Wiederholung bestimmter Vorgänge aus.

Wie sich aus dem Sprachgebrauch ergibt, hat Ordnung darüber hinaus Erkennbarkeit, was uns Menschen mit Hilfe des

Verstandes mit der erkannten Ordnung in Beziehung setzt, indem Ordnung aus der Erfahrung unsere Erkenntnisse formt.

Das Begreifen eines bestimmten Ablaufs aus seinen Vorbedingungen gibt uns zwar eine Art von Ordnung in der Natur, in der die Regelmäßigkeit der Wirkung eines auslösenden Elementes auf seine Umgebung studiert wird. Diese Betrachtungsweise wird, wie in Abschnitt 2.5 gesagt wurde, als *„kausale“*[2] bezeichnet. Sie gilt in gleicher Weise sowohl für Ordnung als auch für Unordnung, denn auch Unordnung ist Ursache von Sinneseindrücken.

Bei Ordnung wird zwischen guter und schlechter Ordnung unterschieden, was bei Kausalität[2] nicht möglich ist. In umfassender Schau erweist sich das kausale Denken[2] als zu eng. Es muß versagen, weil es die Differenz zwischen Ordnung und Unordnung nicht vollständig erklären kann. Von gut und schlecht kann nur im Hinblick auf die Erreichung eines Zieles gesprochen werden. Demgegenüber bezieht sich Kausalität[2] nur auf unmittelbare Abfolgen von Ereignissen.

Ordnung steht in den Dimensionen von Gut und Böse, von sinnvoll und sinnlos, ist *nur aus dem Zweck erkenntlich,* dem die Ordnung dient. Ihre dienende Funktion zeigt sich daran, daß sie eine bestimmte Aufgabe erfüllt. Sonst wäre jede Anordnung schon Ordnung im umfassenden Sinn!

5.2 Künstliche und natürliche Ordnungen

Den Unterschied zwischen Kunst und Natur definiert ARISTOTELES dadurch, daß die finale Verfassung des Kunstwerkes nicht aus der Natur der verwendeten Materialien selbst stammt, sondern aus dem Künstler. In jeder künstlichen Ordnung werden die Zwecke vom Menschen hereingebracht, während in der Naturordnung die Zwecke in den Dingen selbst liegen[3]. In der Betrachtung einer künstlichen Ordnung können wir uns vielleicht am besten die Bedeutung dessen klarmachen, was wir unter Ordnung verstehen. Wir gehen von einer allgemein anerkannten Kunstordnung, der Straßenverkehrsordnung aus[4]. Von dieser wissen wir, daß sie der Regelung des Verhaltens der Verkehrsteilnehmer auf öffentlichen Verkehrsflächen dient.

Für einen Beobachter, der weder Zweck noch Vorschriften kennt, scheinen die Verhältnisse zunächst unübersichtlich und verwirrend. Durch beharrliches Beobachten und Vergleichen der Erfahrungen kann er jedoch schrittweise zur Kenntnis von Ordnungselementen gelangen. Das Ergebnis hängt von den ihm bekannten Vorerfahrungen wie auch von seinem Erkenntnisvermögen ab.

Wir wollen versuchen, diesen nicht einfachen Weg zur Suche nach den Ordnungselementen auf Grund von Erfahrungen über das Verhalten der Verkehrsteilnehmer zu illustrieren. Wir wollen nachempfinden, wie ein gegenüber der bestehenden Straßenverkehrsordnung unvoreingenommener Beobachter vorgehen könnte. Um die Darstellung leicht verständlich zu machen, wollen wir die zwar uns, nicht aber dem unvoreingenommenen Beobachter bekannten Bezeichnungen der untersuchten Ordnung verwenden.

In der zunächst verwirrend erscheinenden Mannigfaltigkeit des Verhaltens von Verkehrsteilnehmern in verschiedenen Situationen mag er bald zwischen ruhendem und fließendem Verkehr unterscheiden, also zwischen Statischem und Dynamischem. Er mag feststellen, daß es Bewegungen gegen einen unbewegten Hintergrund gibt, und außerdem, daß bestimmte Wiederholungen von Bewegungsabläufen im Zusammenhang mit anderen Erscheinungen zu stehen scheinen. Er unterscheidet verschiedene Objekte (Fahrzeuge und Fußgänger, die für den Beobachter solche sind) und bemerkt, daß bestimmte Objekte in bestimmten Situationen überwiegend ein bestimmtes Verhalten zeigen: Fußgänger benützen überwiegend als Gehsteige bezeichnete Randbereiche der Verkehrsflächen, Fahrzeuge die Fahrbahnen. (In beiden Fällen ist die Verbindung des Benützers mit dem Benützten sprachlich vorgegeben). An den ruhenden Teilen, welche mit dem Verkehrsgeschehen im Zusammenhang zu stehen scheinen, unterscheidet er verschiedene statische Anordnungen, wie Verkehrsflächen mit Bodenmarkierungen, aufgestellte Verkehrszeichen, Ampelanlagen usw. In solchen Bereichen zeigen bewegte Objekte des Verkehrs unterschiedliches Verhalten, wobei gewisse wiederkehrende Abläufe feststellbar sind. Zusammenhänge werden erkennbar zwischen ruhendem und fließendem Verkehr. Viele Teile bewegen sich, aber immer wieder andere.

Der aufmerksame Beobachter wird jeweils wechselnde Bevorzugungen und Benachteiligungen der Verkehrsteilnehmer feststellen, beispielsweise, daß Verkehrsteilnehmer in bestimmten Bereichen, z.B. auf Kreuzungen, Bevorzugungen gegenüber anderen eingeräumt sind, und daß sich diese in bestimmten Rhythmen ändern. Er sieht, daß an bestimmten Straßeneinmündungen die von rechts kommenden Teilnehmer bevorzugt sind, und daß besonders gekennzeichnete Verkehrsteilnehmer generell bevorzugt sind. Überdies scheint es ihm, daß er eine Bevorzugung des fließenden gegenüber dem ruhenden Verkehr gibt: Verkehrsteilnehmer, die sich langsam bewegen (Fußgänger), scheinen an die Ränder der Straßenzüge gedrängt zu sein. (Darin mag er vielleicht eine Analogie zu einem fließenden Gewässer sehen, also eine Vorerfahrung, die ihm Hilfe für weitere Erkenntnisse sein mag).

Über- und Unterordnung nennt man Hierarchie. In unserem Beispiel scheint diese teils von den jeweiligen Randbedingungen und teils von der Eigenart der jeweiligen Verkehrsteilnehmer abzuhängen. Wir wissen, daß ohne bestimmte wechselnde Über- und Unterordnungen der Verkehr, vor allem bei hoher Verkehrsdichte, nicht aufrechtzuerhalten wäre: Ohne Über- und Unterordnungen würden chaotische Verhältnisse herrschen. Die unerläßlichen Über- und Unterordnungen sind nicht willkürlich, sondern folgen Ordnungsvorschriften, die sinnvoll sein müssen im Hinblick darauf, was mit der Ordnung bezweckt werden soll.

Das bedeutet, daß *Ordnung einem bestimmten Zweck dient,* durch den das jeweilige Verhalten der einzelnen Teile bestimmt wird.

Für die Verkehrsordnung wurden Zweck und Vorschrift vom Menschen mit Verstand hereingebracht. Die Ordnung ist eine künstliche: Sie hat das diese bestimmte Ordnung Bewegende nicht in sich selbst, sondern in einem anderen, nämlich demjenigen, der die Ordnung festlegt und benützt. Jede von Menschen festgelegte Ordnung ist künstlich, z.B. die Staatsordnung, Gesellschaftsordnung, Hausordnung, Schulordnung, Laboratoriumsordnung, Bibliotheksordnung, Verkehrsordnung usw. Sie wird jeweils von Menschen nach von Menschen gesetzten Absichten oder Erfordernissen erstellt. Nach diesen richten sich die Vorschriften für die wechselnden Über- und Unterordnungen, sowie die dynamischen und die statischen Ordnungsaspekte. Dynamische Aspekte sind an den geordneten Abfolgen von Vorgängen, statische an bestimmter Anordnung erkennbar.

Wir halten nochmals fest: Ordnung dient einem Zweck; diesem entspricht die Vorschrift. Sie wird vollzogen durch gerichtete Bewegungsabläufe von einander über- und untergeordneten Bereichen, die sich ihr fügen. Wie wir schon gesagt haben, *liegt der Zweck der Naturordnung in der Natur,* in den ablaufenden Dingen selbst, und ist daher aufs erste nicht ersichtlich. Dem Untersuchenden geht es also ähnlich wie dem Beobachter der ihm unbekannten Verkehrsordnung.

Da erst mit Hilfe des Verstandes die Naturordnung erkannt wird und erst die Erkenntnis zu einem entsprechenden Verhalten gegenüber den konkreten Dingen führt, ist Naturordnung nicht eine reine Gedankenkonstruktion, sondern vielmehr Ausdruck der Einheit zwischen den seienden Dingen und dem Untersuchenden. Dadurch wird auch gezeigt, daß es zwischen beiden ein Gemeinsames geben muß[5].

Das bedeutet für die Naturordnung, daß es nur *eine* Ordnung geben kann, und für uns, daß wir versuchen müssen, diese möglichst *voraussetzungslos kennenzulernen*. Nur dann nämlich können wir das primäre Begriffselement Ordnung, das auf keine anderen Begriffe zurückgeht, sinnvoll anwenden, wenn wir mit dem Begriff Ordnung etwas im Seienden schon Vorliegendes bezeichnen. Wir müssen davon ausgehen, daß Erkenntnis nur von Geordnetem möglich ist, daß Ordnung jeder Erkenntnis vorausgesetzt, und nicht nach der von den *Nominalisten* (Abschnitte 1.2 und 2.2) vertretenden Meinung Ergebnis bloßer Abstraktionen und Konstruktionen des menschlichen Verstandes ist. Nach Meinung der Nominalisten müßte eine vollkommene Trennung von sensoriell Erfahrbarem und von dem mit Hilfe des Geistes Erkennbaren möglich sein. Dann aber hätte das Erkennbare und das Erkannte keine volle Entsprechung in den seienden Dingen, was z.B. für den Ordnungsbegriff in der gegenwärtigen Physik gilt (Abschnitt 5.3).

Da der Mensch (in seiner teleologischen Verfaßtheit) an jedem Erkenntnisakt persönlich teilhat, könnte die Sinnfrage überhaupt nur dann ausgeklammert werden, wenn das Erkennen selbst aus dem Erkenntnisakt herausgenommen werden könnte. Dann aber gäbe es auch keinen Erkennenden mehr! Jeder Versuch – sei es in Naturwissenschaft und Technik oder in einem beliebigen anderen Bereich –, den Menschen und damit die Sinnfrage herauszunehmen, müßte letzten Endes dazu führen, daß der Mensch selbst nicht mehr daran teilhaben könnte. SPAEMANN und LÖW[1] weisen darauf hin, daß Reden ohne Sinnzusammenhang Unsinn wäre und daß selbst dieses Reden ohne Sinnzusammenhang letztlich nur hinter einem stillschweigend angenommenen teleologischen Hintergrund erfolgen kann.

Schon vor über 370 Jahren hat kein geringerer als JOHANNES KEPLER[6] auf die Sinnhaftigkeit von natürlicher Ordnung hingewiesen. In einer Studie über den hexagonalen Schnee stellt er eine Betrachtung über die hexagonalen Bienenwaben an und schreibt: „Wenn Du einen Mathematiker fragst, nach welcher Ordnung die Bienenwaben gebaut sind, dann wird er antworten, nach sechseckiger ... doch ist es ganz sicher, daß die Bienen sich ihre Waben selbst herstellen und das ganze zusammenhängende Gebäude von Grund auf errichten. Deshalb hat die Biene in ihrer Anlage von Natur aus einen Instinkt, so daß sie in dieser Form am ehesten bauen kann. Dieses Urbild ist ihr vom Schöpfer eingepflanzt worden: nichts macht hier das Material aus, nichts das Wachs, nichts das Körperchen der Biene und nichts das Wachstum. Nach dieser Festellung muß man ferner auch nach dem Zweck fragen, nicht den, den die Biene selbst durch ihr Verhalten verfolgt, sondern den der Schöpfer der Biene vor Augen hatte, als er der Biene diese Gesetze beim Bauen vorschrieb. Und hier, *bei der Bestimmung des Zweckes beginnt die Betrachtung der Körper und des Materials*".

Damit drückt KEPLER klar aus, daß zur Kenntnis der Ordnung die materiellen Bestandteile nicht als solche von Bedeutung sind, sondern nur insofern, als sie sich der Ordnung fügen und diese nach ihren Möglichkeiten vollziehen.

Daß die Ordnung nicht in den Teilen enthalten ist oder aus diesen selbst entstehen könnte, erläutert REMANE[7] an Hand des folgenden Beispiels: „Wenn eine funktionierende embryonale Niere zerkleinert wird und sodann die einzelnen Zellen ernährt werden, so erfolgt die Rekonstituierung einer bemerkenswert gut organisierten, wenn auch nicht voll funktionsfähigen Miniaturniere, deren Bildung aus den Eigenschaften der einzelnen Zellen nicht erklärbar ist". Ohne die entsprechenden Umweltbedingungen eines funktionierenden Organismus kann aber auch sie ihre volle Funktionsfähigkeit niemals erreichen.

Die Bedeutung des Planes illustriert WEISS[8] an Hand eines selbsttragenden Bogens, welcher ohne Hilfsgerüst und ohne Plan nicht errichtet werden könnte. Um den Bogen zu schließen, ist ein Schlüsselstein erforderlich, der im Grund ebenso geformt ist wie die anderen Steine des Bogens. Dem Schlußstein kommt besondere Bedeutung zu: Der Bogen kann nur mit Hilfe aller Steine als Einheit bestehen, oder überhaupt nicht; trotzdem macht erst der Schlußstein den Bogen vollständig und funktionstüchtig.

Es sind also die Teile der Ordnung unterworfen, und nicht umgekehrt. Daher muß jeder Versuch scheitern, Ordnung so beschreiben oder gar verstehen zu wollen, daß man versucht, nur von den Teilen und ihren Relationen auszugehen.

5.3 Der in der Physik gegenwärtig anerkannte Ordnungsbegriff

In der modernen Physik definiert man Ordnung unter Hinweis auf Thermodynamik und Strukturlehre dadurch, daß man der Natur eine aus Erfahrungswerten abgeleitete *Idee* unterlegt. Der *Idealkristall* wird als Träger perfekter Ordnung angesehen, obwohl ein solcher gar nicht existieren könnte. Er wird definiert durch eine vollkommen regelmäßige und monotone Anordnung gleichartiger Teile. Ein solches, jeglicher Dynamik entbehrendes starres System könnte überhaupt kein Verhalten zeigen, daher auch keine Regelmäßigkeiten zwischen vorher und nachher erkennen lassen und seine Ordnung könnte nie erfahrbar sein (Abschnitte 9.1 und 12.1). Zwar wird mit Hilfe des Bildes des Idealkristalles ein bestimmter Aspekt idealisiert ausgedrückt und übersichtlich herausgehoben, doch führt – streng genommen – dieser Kunstgriff zur Eliminierung der dynamischen Aspekte des Kristalls.

Die in der klassischen Physik untersuchte Ordnung wird auch als *mechanistische Ordnung* bezeichnet. Die Welt wird als aus Teilen bestehend betrachtet, die zunächst voneinander unabhängig sind und bei ihren „Wechselwirkungen" nur solchen Kräften unterliegen, durch die sie in ihrer Charakteristik nicht grundlegend verändert werden.

Die durch NEWTON begründete kausal-deterministische Betrachtungsweise (Abschnitt 2.5) liefert viele Möglichkeiten. Diese lassen mitunter vergessen, daß das Vorliegen oder das Eintreten *bestimmter Ausgangsbedingungen nur im Rahmen eines Gesamtplanes möglich* ist. Auch eine Maschine erfordert einen übergeordneten Zusammenhang, ohne den sie ihrer speziellen Aufgabe gar nicht entsprechen könnte. Für ihren sinnvollen Einsatz müssen bestimmte kausale Anfangsbedingungen vorgegeben sein.

In der klassischen Physik wird nicht nach den übergeordneten Zusammenhängen gefragt. Man begnügt sich mit den kausal-mechanistischen Erklärungen. Man beschreibt ihre Teile, z.B. Schrauben oder Zahnräder, die als solche auch in der Maschine einwandfrei erkannt werden können.

Bei chemischen Umsetzungen wird die Sache schon schwieriger: Wohl kann z.B. Wasser (H_2O) unter bestimmten Bedingungen aus Wasserstoff (H_2) und einem Teil Sauerstoff (O_2) gebildet und wieder in diese Ausgangsstoffe zerlegt werden. Im Wasser selbst sind aber die Eigenschaften der „Bestandteile" Wasserstoff und Sauerstoff nicht einmal andeutungsweise erkennbar. Im übergeordneten Zusammenhang (dem Wasser) sind ihre Qualitäten und damit ihre Erkennbarkeiten vollkommen verlorengegangen.

Vor allem ist das Konzept der mechanistischen Ordnung aber zur Beschreibung lebender Organismen völlig unzureichend. Jeder Teil in einem Organismus ist Teil des Ganzen und funktioniert sinngemäß *nur* innerhalb des Ganzen (siehe das Beispiel der embryonalen Niere). Der menschliche Organismus ist durch wiederholte Teilungen aus einer einzigen Zelle hervorgegangen, und doch hat jede Zelle ihren eigenen, unverkennbaren Charakter, um ihre Aufgaben im Hinblick auf den gesamten Organismus erfüllen zu können (Abschnitt 14.4). Im Hinblick sowohl auf ihre Entstehung als auch auf ihre Funktionalitäten können die Zellen voneinander nicht unabhängig sein, sondern sie sind auf die Sinnhaftigkeit, die teleologische Verfaßtheit des Organismus ausgerichtet (Abschnitt 14.4).

Dem Buch von SPAEMANN und LÖW[1] entnehmen wir auf Seite 285 folgendes: „Die Reduktion unserer Naturerkenntnis auf deren kausale Erklärung steht unter dem Willen der Naturbeherrschung. Um diesem künstlichen Zweck folgen zu können, wurde auf alle Versuche der teleologischen Betrachtung der Wirklichkeit verzichtet. Dies hat verhängnisvolle Konsequenzen gezeitigt, indem der Mensch versucht, diesem Zweck alles andere zu unterwerfen. Das menschliche Dasein wird damit selbst als Mittel dem Zweck seiner eigenen Erhaltung unterstellt, und so kann es nicht ausbleiben, daß progressive Naturbeherrschung als Leitmotiv sich gegen den Menschen selbst wendet. Entweder es gelingt, das Herrschaftsverhältnis über die Natur zu integrieren in ein neues, sich erst in vagen Zügen abzeichnendes Verhältnis von Mensch und Natur, oder der Mensch wird selbst zum Opfer seiner eigenen Naturbeherrschung ... Herrschaft über die Natur wird illusorisch, wenn wir sie als Kampf gegen die Natur verstehen. Diesen Kampf kann der Mensch nur verlieren... Folgen der entteleologisierten Lebenswelt sind z.B. die Versuche, Unterrichtsprozesse ebenso rational zu konstruieren wie industrielle Fertigung, oder in den Krankenhäusern ein Pflegeziel zu formulieren und einen Pflegeplan aufzustellen, dessen ungeachtet, daß Kranke seelisch verkümmern; so sucht man das Defizit an Zuwendung innerhalb des medizinischen Apparates wiederum technisch zu kompensieren. Das wissenschaftlich-technische Selbstverständnis läßt junge Menschen sich schon selbst zum Objekt degradieren, so etwa, wenn sie sagen ,ich bin nicht motiviert', statt ,ich mag nicht' oder ,ich will nicht'. Nicht umsonst ist diese Redeweise passivistisch. Wissenschaft kennt nur abhängige Variable, nur Rückführung eines Ereignisses auf ein anderes im Sinne kausaler Betrachtungsweise, nur Passivität."

Solange Ordnungen im Bild von Idealvorstellungen gesehen werden, kann ihnen kein natürlicher Zweck innewohnen, und sie können nicht der Erforschung der in den Dingen selbst liegenden Finalität dienen.

Daher ist es, wie BOHM ausgeführt hat[9], zu einem zentralen Anliegen der Physik geworden, nach einem nicht reduzierten Ordnungsbegriff zu suchen. BOHM[9] zeigt die grundlegende Schwierigkeit, wenn er sagt: „But original and creative insight within the whole field of measure *is* the action of the immeasurable. For, when such insight occurs, the source cannot be within the ideals already contained in the field of measure, but rather has to be in the immeasurable, which contains the *essential formative cause* of all that happens in the field of measure. The measurable and the immeasurable are then in harmony, and indeed one sees that they are different ways of considering the one and the undivided whole." (Die Heraushebung haben die Autoren dieses Buches vorgenommen.)

Mit dem „ungeteilten Ganzen" zu beginnen bedeutet, daß wir den Absolutheitsanspruch der mechanistischen Ordnung fallen lassen müssen, obwohl diese über mehrere Jahrhunderte die Basis physikalischen Denkens gebildet hat.

5.4 Ordnung und Chaos

Auf Grund des ersten Eindrucks der verwirrenden Vielfalt einer uns unbekannten Ordnung sind wir geneigt, von Chaos zu sprechen. Wir haben gesagt, daß dem mit der Straßenverkehrsordnung nicht Vertrauten das Verkehrsgeschehen zunächst chaotisch erscheint. In der weiteren Erfahrung mag es sich erst zeigen, daß dieser Eindruck des zunächst Unverstandenen nach und nach Einsichten weicht, die die beobachteten Vorgänge und Bewegungen nicht mehr chaotisch, sondern geordnet, zweckgerichtet erscheinen lassen.

Obwohl sich an dem mit Hilfe der Sinnesorgane Erfahrbaren grundsätzlich nichts geändert hat, wird das ursprünglich als chaotisch Bezeichnete auf Grund entsprechender Erkenntnis als sinnvoll gesehen. Erst nachdem wir Sinn und Zweck eines uns zur Kenntnis gelangten Vorganges entdeckt haben, sprechen wir von Ordnung.

Ordnung ist also ein Urteil, das wir erst dann fällen können, wenn wir Sinn und Zweck der beobachteten Vorgänge erkannt haben. Wenn wir erst von Ordnung sprechen, sobald der Sinn erkannt wurde, muß dieser und die Ordnung doch schon vorher in den Dingen vorhanden gewesen sein. Erst die Sinnhaftigkeit der Ordnung bildet die Vorbedingung zu ihrer Erkenntnis.

So gesehen scheint die sogenannte BROWN'sche Molekularbewegung dem Beobachter chaotisch (Abschnitt 12.1), obwohl nur die Ordnung des Systems nicht erkannt wurde. Das geordnete Gesamtverhalten eines Gases oder einer Flüssigkeit erfordert, daß auch die einzelnen Teile sich geordnet verhalten. Obwohl es nicht möglich ist, die einzelnen Moleküle und ihr Verhalten kennenzulernen, sollten wir daraus nicht auf chaotisches Verhalten schließen, sondern nur darauf, daß hier die Ordnung nicht erkannt wurde.

Daher sollte auch *Entropie nicht als Maß der Unordnung* bezeichnet werden. Als Meßgröße kann sie Ungeordnetes nicht beschreiben, denn Ungeordnetes würde sich der Meßbarkeit entziehen. Demnach stellt auch die Entropie ein Maß geordneter, aber direkt nicht zugänglicher Relationen dar. Alles, was sich in einem übergeordneten Zustand ereignet, kann ja in sich nicht ungeordnet sein. Ebenso kann eine bestehende Ordnung niemals chaotische (völlig ungeordnete) Zustände in ihren Teilen zulassen.

Es liegt wohl an der Unschärfe des Sprachgebrauches, wenn nicht immer eine klare Unterscheidung zwischen Unordnung und nicht erkannter Ordnung getroffen wird. Diese Interpretation stimmt mit derjenigen der Informationslehre überein, nach der *Entropie Ausdruck des Mangels an Information über die geordneten Relationen* innerhalb des betrachteten Systems ist. Entropie könnte als (unanschauliche) Größe der Einflußnahme aus dem (unanschaulichen) Kontinuum angesehen werden, als Hilfsausdruck für das, was durch das Kontinuum an Einwirkung „passiert" (siehe Abschnitt 4.2), für die Veränderlichkeit und für die Irreversibilität der Vorgänge, wofür sie ja letztlich eingeführt wurde.

Da wir in der Natur nur mit Naturteilen in Verbindung treten können, ist ein absolut chaotischer Zustand (ohne geordnete Randbedingungen) nirgends anzutreffen. Schon die Tatsache, daß die molekularen Systeme wie Gase oder Flüssigkeiten makroskopische Gesetzmäßigkeiten befolgen, z.B. der Thermodynamik gehorchen, zeigt, daß sie einer bestimmten Ordnung folgen und daher nicht völlig chaotisch sein können.

Wie schon gesagt wurde, wird im heutigen Sprachgebrauch unter chaotisch oft der Informationsmangel verstanden, den wir angesichts einer bestimmten Erfahrung haben. So wird die BROWN'sche Molekularbewegung als chaotisch bezeichnet, weil wir die Ordnung nicht bis ins letzte verstehen und beschreiben können. Jedoch hätten absolut chaotische Bewegungen nichts Bleibendes.

Als *Chaos* wird mit mehr Berechtigung das Verfehlen einer *bestimmten Ordnung* bezeichnet. Die Veränderung der einem

Lebewesen entsprechenden Ordnung ist chaotisch im Hinblick auf seine finale Verfassung. Nach unserer Ansicht ist es erlaubt, Veränderungen durch *Krankheiten* bei Menschen, Tieren oder Pflanzen im Hinblick auf die jeweilige finale Verfaßtheit der Lebewesen als *chaotisch* zu bezeichnen (siehe Abschnitt 15.2).

Um die finalen Zusammenhänge in der Natur nicht außer Acht zu lassen, haben wir alles, was wir über das Verhalten der Teile in Erfahrung bringen können, so zu ordnen, daß die direkt nicht erfahrbaren, übergeordneten Zusammenhänge möglichst klar hervortreten können. In diesem Bestreben wollen wir uns im zweiten Teil des Buches zunächst den Fragen der physikalisch-chemischen Aspekte zuwenden.

5.5 Anmerkungen und Literaturhinweise

1 R. Spaemann und R. Löw, „Die Frage Wozu", Seite 119, Piper Verlag, München, Zürich, 1982.

2 In der Begriffsfassung der Naturwissenschaft ergibt sich der Kausalzusammenhang zwangsmäßig aus den Vorbedingungen des Ablaufes. Dem Buch von Spaemann und Löw[1] entnehmen wir auf Seite 119 und 120, daß Hartmann behauptet habe, „daß alle Bewegungen notwendige Folgen von kausalen Einwirkungen seien. König erwiderte in einer Leibniz-analogen Weise, daß sich Ursachen prinzipiell nicht isolieren lassen, sondern daß ein Ereignis als *dieses* Ereignis durch die Gesamtheit seiner Beziehungen zum Universum definiert ist ... In Wirklichkeit ist jeder Kausalzusammenhang ein *Definitionszusammenhang*".

3 Aristoteles nennt es Entelechie. Das bedeutet: Ich trage das Ziel in mir.

4 V. Gutmann und G. Resch, Oberhessische Naturwissenschaftliche Zeitschrift *48*, 5 (1984).

5 Ordnung können wir nur insofern beschreiben, als wir selbst Ordnung haben. Mit Hilfe der Thermodynamik beschreiben

wir beispielsweise, daß ein gegebenes Teilsystem unter gegebenen Bedingungen einen bestimmten Zustand erreicht hat und diesen „aufrechterhält", wobei keine näheren Erläuterungen gegeben werden. Wenn davon die Rede ist, daß ein Zustand „angestrebt", „erreicht" oder „aufrechterhalten" wird, so deutet dies schon eine teleologische Verfaßtheit der beschriebenen Systeme an. Es werden Begriffe verwendet, die nur vor einem teleologischen Hintergrund sinnvoll sind und nur vor einem solchen verwendet werden können. Wenn dieser Hintergrund nicht heraushebend genannt wird, so heißt das noch nicht, daß dieser Begriff auch ohne teleologischen Hintergrund Inhalt und Aussagekraft hätte. Wir denken an das sogenannte *LE CHATELIER-BRAUN'sche Prinzip. Es sagt aus, daß jedes System die Tendenz hat, einem größeren äußeren Zwang auf jeweils eigene* Art und Weise auszuweichen.

6 J. KEPLER, „Über den hexagonalen Schnee", (1611) aus dem Lateinischen übersetzt und bearbeitet von J. H. STRUNZ und H. BORN, Bernhard Bosse Verlag, Regensburg, 1958.

7 A. REMANE, Nova Acta Leopoldina *42,* 149 (1975).

8 A. WEISS, Nova Acta Leopoldina *47,* 326 (1978).

9 D. BOHM, „Wholeness and the Implicate Order", p. 25 Routledge and Kegan Paul, London. 1980.

2. Teil

Chemisch-Physikalische Aspekte

6. Kapitel

Molekulare Wechselwirkungen

Give us insight
not in numbers.
C.A. Coulson

Kurzfassung

An den Grenzen, an denen Diskontinuierliches erkennbar und meßbar ist, werden Veränderungen beobachtet, die nicht einzelne, zusammenhanglose Teilchen betreffen, sondern ihr Verhalten im Gesamtzusammenhang. Die erkennbaren Folgen dieses kontinuierlichen Zusammenhanges werden im Bilde wechselseitiger Einwirkungen erkennbarer Teilchen interpretiert und der Begriff „Wechselwirkungen" verwendet. Da die Eigenschaften des Kontinuums direkt nicht zugänglich sind, geht man von den beobachtbaren Wirkungen der Teile aufeinander aus und sucht die fehlenden Eigenschaften im Bilde molekularer Wechselwirkungskräfte künstlich nachzubringen.

Die Quantenmechanik beschreibt ein kontinuierliches elektromagnetisches Schwingungssystem, in welchem lokalisierbare Bereiche als „Ladungswolken" veranschaulicht werden. Jede Veränderung (im Bereich einer „Ladungswolke") bewirkt Veränderungen der Kernlagen und umgekehrt. Die mittleren Kernlagen zueinander sind experimentell feststellbar. Jede Wechselwirkung erfordert den Übergang negativer

Ladung zwischen den „Ladungswolken“, so daß die eine als Elektronendonor und die andere als Elektronenacceptor bezeichnet werden kann (Yin-Yang).

Trotz der Vielgestaltigkeit der Erscheinungen wurden weitgehend verbindliche Regeln gefunden: Nach der 1. Regel werden bei jeder Wechselwirkung zwischen Molekülen die den Angriffspunkten benachbarten Bindungen verlängert, und zwar in umso stärkerem Ausmaß, je stärker die Wechselwirkung ist. Die zweite Regel sagt aus, daß die diesen benachbarten Bindungen verkürzt und die diesen wiederum benachbarten verlängert werden, d.h. es erfolgen alternierend Bindungsverlängerungen und Bindungsverkürzungen, die sich über die Gesamtheit der Molekülverbände erstrecken.

Daraus folgt, daß ein komplexer, heterogener und zeitlich veränderlicher Ordnungszustand vorliegt, der sowohl die materiellen als auch die energetischen Erscheinungen in jedem seiner Raumelemente trägt und prägt.

6.1 Grundsätzliches

Dem 4. Kapitel haben wir entnommen, daß das verbindende Kontinuum selbst weder beobachtbar noch meßbar ist, zugleich aber Voraussetzung für die Existenz der Dinge, für ihre Beobachtbarkeit und für das an ihnen Meßbare. Die Beobachtungen und Messungen selbst erfordern aber Diskontinuitäten (Abschnitt 4.3). Nachdem die klassische Physik dem Meßbaren das Primat erteilt hatte (Abschnitt 2.3) beschäftigte man sich immer mehr mit dem Meßbaren. Im meßbaren Ansatz wird aber das Kontinuum nicht eigens ausgewiesen. Mit der Atomhypothese sucht man sich abstrahierend der Grundvoraussetzung für jede Messung zu entledigen, um dafür die zur Messung notwendigen Aspekte, also die diskontinuierlichen, umso klarer herausarbeiten zu können.

An den Grenzen, an denen Diskontinuierliches erkannt und an denen gemessen werden kann, können qualitative Veränderungen beobachtet und quantitative Aspekte gemessen werden. Die Veränderungen betreffen jedoch nicht einzelne, zusammenhanglose Teilchen an sich, sondern immer ihr Verhalten im Gesamtzusammenhang.

Obwohl der Zusammenhang im einzelnen nicht augenscheinlich ist, können gewisse Rückschlüsse auf Grund von Veränderungen der Teilchen im Zusammenhang gezogen werden. Die erkennbaren Folgen des kontinuierlichen Zusammenhanges werden durch den denkenden Menschen im Bild des wechselseitigen Einwirkens erkennbarer Teilchen aufeinander interpretiert. Er stellt fest, daß sich die Teilchen in bestimmter Weise „zueinander verhalten“.

Für dieses Verhalten wurde der Begriff *„Wechselwirkungen“* eingeführt. Damit sucht man direkt unerreichbare Aspekte des Kontinuums zu beschreiben, ohne jedoch das Kontinuum selbst erreichen zu können. Im Versuch, die Wechselwirkungen in erster Linie auf Teilcheneigenschaften

„zurückzuführen“[1], kommt einem meist nicht mehr zum Bewußtsein, daß der Begriff der Wechselwirkungen ein unübersehbares Argument für die Existenz des direkt nicht erfahrbaren Kontinuums ist.

Wechselwirkungen drücken Beziehungen zwischen den Teilen aus, welche nur dann beobachtet werden können, wenn die Teile erkennbaren, regelmäßigen Veränderungen unterliegen. Nur solche Regelmäßigkeiten bilden den Gegenstand naturwissenschaftlicher Untersuchungen, was WIGNER[2] folgendermaßen formuliert hat: „Physics does not describe nature. Physics describes regularities among events, and only regularities“. Man ist sich also sehr wohl bewußt, daß die Physik nicht über die ganze Natur auszusagen sucht, sondern nur über bestimmte Aspekte an der Natur.

Bei der Suche nach Regelmäßigkeiten muß bedacht werden, daß als Voraussetzung von Regelmäßigkeiten jedes gewählte Teilsystem in jedem Augenblick in einem bestimmten Spannungsverhältnis zu seiner sich unentwegt verändernden Umgebung stehen muß. Da die Eigenschaften jedes Teilbereiches von dessen jeweiliger Umgebung beeinflußt werden, können diese nicht konstant sein und müssen überdies dazu beitragen, daß auch die Umgebung ständig verändert wird.

6.2 Molekulare Wechselwirkungen und chemische Bindung

Das Eingebettetsein der Teile (Moleküle, Atome, Elektronen) *im Kontinuum bedeutet,* daß sie Kräften unterworfen sind, die sich grundsätzlich nicht aus den Eigenschaften der weitgehend als isoliert betrachteten Teile ableiten lassen. Die Berücksichtigung der Eigenschaften des die Teile tragenden

Kontinuums ist insofern nicht möglich, als seine Eigenschaften direkt nicht zugänglich sind. Daher geht man von den beobachtbaren Wirkungen der Teile aufeinander aus und sucht die fehlenden Eigenschaften im Bild „molekularer Wechselwirkungskräfte“ künstlich hinzuzubringen.

Obwohl diese Wechselwirkungskräfte ausschließlich theoretischen Überlegungen entspringen, und obwohl man sich ihrer Nicht-Überprüfbarkeit, ihrer Nicht-Meßbarkeit bewußt ist, wurde diesen „Wechselwirkungskräften“ entitativer Charakter verliehen. Das Bezeichnen solcher Kräfte mit Namen wie van der Waal'sche Kräfte[3], Coulomb'sche Kräfte, Kohäsionskräfte usw. täuscht überdies ihre reale Existenz vor. Sie sind aber in erster Linie derart „erfunden“ worden, daß ein der Wirklichkeit möglichst nahe kommender Ausdruck für die tatsächlich ununterbrochen stattfindenden gegenseitigen Beeinflussungen in mathematischer Form geschaffen wurde[3].

Andererseits unterscheidet man in der Physik neben den „Kernkräften“ nur zwei Arten von Wechselwirkungskräften, nämlich die Gravitationskräfte und die elektromagnetischen Kräfte.

Die Quantenmechanik beschreibt ein elektromagnetisches Schwingungssystem, das räumlich und zeitlich unentwegten Veränderungen unterworfen ist. Die Bereiche hoher positiver elektrischer Ladungsdichte (Atomkerne) stehen in Wechselwirkungen mit den Bereichen negativer elektrischer Ladungsdichte. Von letzteren sind die Grenzbereiche (Elektronenhüllen) erkennbar und meßbar (Abschnitt 4.3). Außerhalb dieser sind die Elektronendichten sehr klein und nicht meßbar, jedoch in keinem Bereich null.

Die lokalisierbaren Bereiche werden als „Ladungswolken“ veranschaulicht, deren Dichte in einem gegebenen Bereich die Wahrscheinlichkeit ausdrückt, mit der Elektronen in diesem anzutreffen sind („Aufenthaltswahrscheinlichkeit“).

Erscheinen mehrere Atomkerne innerhalb meßbarer Elektronendichtebereiche von diesen „umhüllt“, so spricht man von einem *Molekül*. Von den einzelnen Atomen und ihren der Messung zugänglichen Elektronenhüllen ausgehend, könnte man auch sagen, daß in einem Molekül die Elektronenhüllen der Atome derart ineinander geflossen sind, daß die Atomkerne durch Bereiche der einander durchdringenden „Elektronenhüllen“ verbunden sind. Das Konzept der chemischen Bindung hat sich vor allem in der Chemie hervorragend bewährt, obwohl es kaum möglich ist, eine klare Definition dafür zu geben[4].

Jede Veränderung der Elektronendichte bewirkt prinzipiell Veränderungen der Kernlagen und umgekehrt. Innerhalb der Moleküle können die mittleren Kernabstände experimentell ermittelt werden. Auf Grund der Kenntnis ihrer Veränderungen bietet sich die Möglichkeit, in der praktisch unbegrenzt erscheinenden Vielfalt der Beeinflussungsmöglichkeiten gewisse Züge leicht überschaubarer Regelmäßigkeiten aufzufinden. Diese werden in allgemeiner Form mit Hilfe der Regeln des sogenannten *Donor-Acceptor-Konzeptes* zum Ausdruck gebracht.

Wenn zwei getrennt erscheinende Moleküle sich einander so weit genähert haben, daß man von einer neuen Bindung „zwischen“ den Molekülen spricht (man nennt sie daher *inter*molekulare Bindung), so haben sich die Gesamtbereiche der ursprünglichen Moleküle verändert. Die Quantenmechanik beschreibt die Veränderungen der unterschiedlichen Ladungsdichtemuster, indem sie den zwischen den Molekülen erfolgenden „Ladungsübergang“ von den „Polarisationseffekten“ unterscheidet[5]. Vom experimentellen Standpunkt ist die Aussage von Bedeutung, daß jeder Veränderung „Ladungsverschiebungen“ zugrundeliegen.

Überträgt man diese Aussage in die Sprache der Chemiker, so läßt sich jede molekulare Wechselwirkung als Ergebnis des

Wechselspieles zwischen *Elektronendonor* und *Elektronenacceptor* auffassen[6], wobei grundsätzlich alle Bereiche verändert werden, also eine *Umgestaltung „durch und durch"* erfolgt.

Bei der Annäherung von zwei Molekülen werden diese derart aufeinander ausgerichtet, daß die Ladungsverschiebung möglichst leicht erfolgen kann. Diese Voraussetzung ist beim Zusammentreffen eines Ammoniakmoleküls (NH_3) und eines Bortrifluoridmoleküls (BF_3) dann erfüllt, wenn das N-Atom des NH_3 dem B-Atom des BF_3 gegenübersteht. Das N-Atom hat ein freies Elektronenpaar und das B-Atom eine sogenannte „Elektronenlücke". Daher fließt Elektronenladung vom N-Atom zum B-Atom. Man nennt das N-Atom den Elektronendonor und das B-Atom den Elektronenacceptor. Wäre die Ladungsverschiebung auf die Bereiche der beiden Atome begrenzt, würde man erwarten, daß sowohl die N – H-Bindungen als auch die B – F-Bindungen dabei verkürzt werden. Tatsächlich werden sie aber verlängert.

Tab. 6.1

Verbindung	Intermolekularer N – B-Abstand (pm)	Intramolekulare B – F-Abstände (pm)
BF_3	–	130
$CH_3CN\text{-}BF_3$	163	133
$H_3N\text{-}BF_3$	160	138
$(CH_3)_3N\text{-}BF_3$	158	139

Man entnimmt der Tabelle, daß die intramolekularen B – F-Abstände umso größer werden, desto kürzer der intermolekulare N – B-Abstand ist. Verlängerung eines Abstandes zwischen zwei gegebenen Atomen ist zwangsläufig mit der Vergrößerung der „Ladungszustände“ der Atome verbunden, und die Bindungspolarität wird erhöht[7]. Die beobachteten Bindungsverlängerungen erfordern, daß als Folge der Wechselwirkung am Stickstoffatom die negative Ladungsmenge nicht erniedrigt, sondern erhöht wird und am Boratom die positive Ladungsmenge nicht erniedrigt, sondern erhöht wird. Diese experimentell überprüfbaren Erscheinungen beruhen darauf, daß durch die Verschiebung negativer Ladung vom Stickstoffatom zum Boratom weitere Ladungsverschiebungen in allen anderen Bereichen erfolgen.

Im Donor-Acceptor-Konzept kommen die einander erfordernden und aufeinander abstimmbaren Gegensätze in allgemeiner Weise zum Ausdruck:

Donor	Acceptor
Base	Säure
Reduktionsmittel	Oxidationsmittel
Aufstaueffekt	Ausspüleffekt
YIN	YANG
Intermolekularer Bereich	Intramolekularer Bereich
Kontraktion	Ausdehnung
YANG	YIN

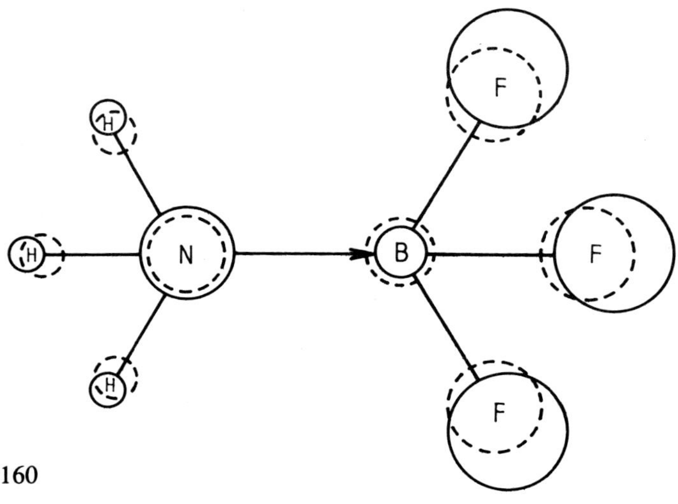

Die Größe der Kreise soll die Elektronendichten um die betreffenden Kernbereiche andeuten; die strichliert gezeichneten Kreise beziehen sich auf die isoliert gedachten Moleküle NH_3 und BF_3, die voll gezeichneten nach ihrem Zusammentreten zu H_3N-BF_3.

Durch die gegenseitige Durchdringung, Beeinflussung und Umordnung entsteht eine völlig neue und höher differenzierte Einheit, deren Eigenschaften nicht aus den Eigenschaften der ursprünglichen Moleküle hergeleitet werden können und in der neuen Einheit nicht mehr erkennbar sind[8].

6.3 Regeln für Veränderungen von Bindungslängen

Trotz der Vielgestaltigkeit der Erscheinungen führen die qualitativen Betrachtungen mit Hilfe des Donor-Acceptor-Konzeptes zu weitgehend verbindlichen Regeln[9]. Diese beschreiben beobachtbare Veränderungen und bieten die Vorteile der Beweglichkeit, der Berücksichtigung sowohl qualitativer als auch quantitativer Aspekte und zugleich ein allgemeines, von jeder Interpretation von „Wechselwirkungskräften" unabhängiges Verständnis molekularer Wechselwirkungen. Wir wollen uns daher mit diesen Regeln, welche in der Literatur auch als GUTMANN-Regeln bezeichnet werden[10], vertraut machen.

Wir bezeichnen das negative Ladung abgebende Atom als Donoratom (D) und das die negative Ladung unmittelbar empfangende Atom als Acceptoratom (A). Nach der 1. Regel werden die intramolekularen Bindungen, also diejenigen innerhalb der reagierenden Moleküle verlängert, die den zwischen den ursprünglichen Molekülen liegenden, den intermolekularen Wechselwirkungsstellen, unmittelbar benachbart sind. Je kürzer der intermolekulare Abstand, desto länger sind die intramolekularen Abstände, welche den intermolekularen Wechselwirkungsstellen unmittelbar benachbart sind.

Man würde erwarten, daß durch die Donor-Acceptor-Wechselwirkung die negative Nettoladung am Donoratom erniedrigt und diejenige am Acceptoratom erhöht (seine positive Nettoladung erniedrigt) wird. Hingegen wird festgestellt, daß am Donoratom die negative Nettoladung meist nicht nur nicht erniedrigt, sondern meist sogar erhöht wird und am Acceptoratom die positive Nettoladung erhöht wird. Diese unerwarteten Erscheinungen beruhen darauf, daß die bei jeder Wechselwirkung erfolgenden Ladungsveränderungen nicht nur einzelne Molekülbereiche erfassen, sondern sich über das gesamte System ausdehnen.

Der Abfluß negativer Ladung vom Donoratom wird durch Zufluß negativer Ladung aus anderen Molekülbereichen zum Donoratom „überkompensiert", so daß seine negative Ladung erhöht wird. Man nennt diesen Effekt *„Aufstaueffekt"*[9]. Der Zufluß negativer Ladung zum Acceptoratom wird von diesem an die anderen Molekülbereiche weitergeleitet und dabei ein Teil der Elektronendichte vom Acceptoratom „mitgenommen", so daß es zur Erhöhung des positiven Ladungszustandes kommt. Man spricht auch vom *„Ausspüleffekt"* negativer Ladung vom Acceptoratom[9]. Man wird dabei an die Aussage der Bibel im Evangelium des Matthäus, Kapitel 13, Vers 12, erinnert, welche lautet: „Denn wer da hat, dem wird gegeben, daß er die Fülle habe; wer aber nicht hat, dem wird auch das genommen, was er hat".

Durch die Wechselwirkung wird das gesamte System polarisierter und reaktiver: die positiven Ladungen werden am Molekülende des Donormoleküls und die negativen Ladungen am Molekülende der Acceptorkomponente „angehäuft". Allgemein gilt, daß die intramolekularen Bindungsverlängerungen C – D und A – B umso größer sind, desto kürzer die intermolekulare Bindung D – A ist.

Im Formelbild soll die Größe der Kreise die Elektronendichten um die Kernbereiche illustrieren; die strichliert ge-

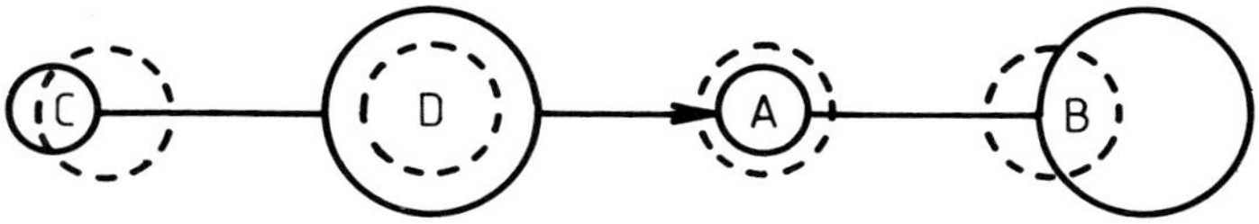

zeichneten beziehen sich auf die weitgehend isoliert gedachten Moleküle C – D und A – B, die voll gezeichneten nach ihrem Zusammentreten zur neuen Einheit.

Die *zweite Regel* sagt aus, daß Bindungsverlängerungen meist dann eintreten, wenn die Elektronenverschiebung vom elektropositiveren zum elektronegativeren Atom erfolgt, und daß Bindungsverkürzungen meist dann stattfinden, wenn die Elektronenverschiebung in entgegengesetzter Weise, also vom elektronegativeren zum elektropositiveren Atom erfolgt. Die Bindungspolarität wird im ersten Fall erhöht und im zweiten Fall verringert. Da in den meisten Molekülen die Atome höherer und geringerer Elektronegativität alternierend angeordnet sind, werden durch zwischenmolekulare Wechselwirkungen alternierende Bindungsverlängerungen und Bindungsverkürzungen (in unterschiedlichen Ausmaßen) ausgelöst, die sich über die Gesamtheit des Molekülverbandes erstrecken.

Dies sei an folgendem Beispiel illustriert: Beim Zusammentreten von Antimonpentachlorid und Tetrachloräthylencarbonat werden entsprechend der ersten Regel die der entstehenden intermolekularen Bindung unmittelbar benachbarten Bindungen verlängert, also die Sb-Cl-Bindungen und die C = O-Bindung[12]. Die O – C-Bindungen, die der verlängerten C = O-Bindung benachbart sind, werden hingegen verkürzt: an ihnen erfolgt der Elektronenschub vom elektronegativeren Sauerstoffatom zum elektropositiveren Kohlenstoffatom (2. Regel). Da an den diesen benachbarten Kohlenstoff-Sauerstoff-Bindungen die Elektronenverschiebung vom elektropositiveren zum elektronegativeren Atom erfolgt, werden diese wieder verlängert. Am Molekülende werden sowohl die Kohlenstoff-Chlor-Bindungen als auch die Kohlenstoff-Kohlenstoff-Bindung verkürzt, und zwar letztere in einem solchen Ausmaß, daß ihre Länge etwa derjenigen einer Doppelbindung entspricht. Dies zeigt, daß von den endständigen Atomen des Donors große Ladungsmengen abgezogen werden.

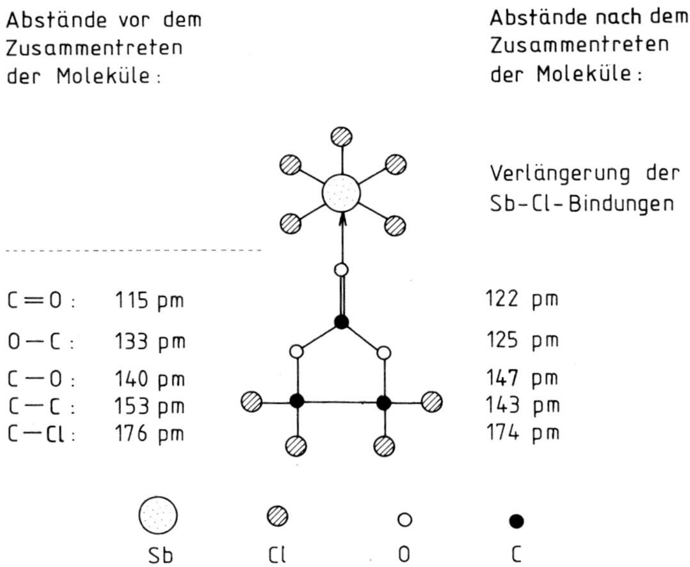

Wie das Beispiel zeigt, erfolgen innerhalb der in Wechselwirkung tretenden Moleküle alternierend Bindungsverlängerungen und Bindungsverkürzungen in unterschiedlichen Ausmaßen. Zu derselben Aussage gelangte man auch auf Grund des Studiums der unterschiedlichen Bindungsenergien in Kristallen[13].

Das Beispiel zeigt ferner, daß die Veränderungen an den Enden der Molekülketten besonders stark ausgeprägt sind. Dieser Schluß ergibt sich aus chemischen Befunden. SINGH und TEDDER[14] haben gefunden, daß die Chlorierungsgeschwindigkeit von Carbonsäuren durch Anlagerung eines Acceptors an der Carboxylgruppe erhöht wird, und daß – unabhängig von der Kettenlänge – die Chlorierungsgeschwindigkeit am anderen Ende der Molekülkette am größten ist. Die Bedeutung dieser allgemein gültig erscheinenden Aussage ist bisher kaum gewürdigt worden; wir werden auf sie noch zurückkommen.

Der genannte Schluß ergibt sich auch auf Grund der Untersuchung der Wechselwirkungen zwischen zwei Wassermolekülen in der Gasphase. Die quantenmechanische (ab initio"-SCF-)Berechnung[15] ergibt, daß im isoliert gedachten $(H_2O)_2$-

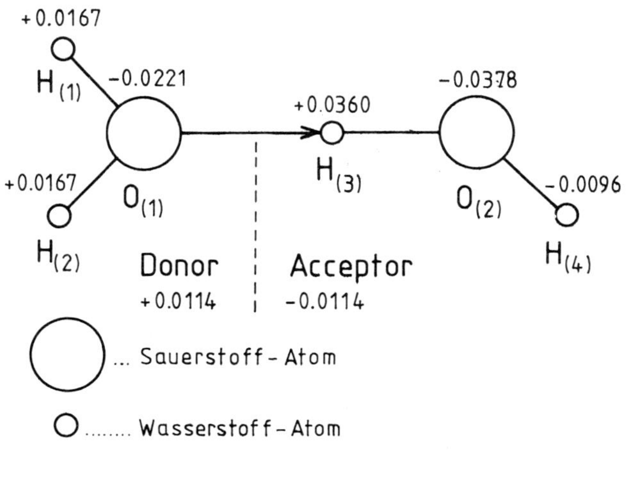

Molekül drei der vier Wasserstoffatome unterschiedliche Partialladungen tragen. Die Wasserstoffatome $H_{(1)}$ und $H_{(2)}$ haben höhere positive Partialladungen als im „isolierten" H_2O-Molekül, das Wasserstoffatom $H_{(3)}$ der Acceptorkomponente hat noch höhere positive Partialladung (Ausspüleffekt), während das endständige Wasserstoffatom $H_{(4)}$ der Acceptorkomponente eine geringere positive Partialladung trägt als im „ungebundenen" Wassermolekül. Auch die Sauerstoffatome zeigen unterschiedliche Ladungen. Gegenüber den Verhältnissen in monomeren Wassermolekülen H_2O sind die Bindungen $H_{(1)} - O_{(1)}$, $H_{(2)} - O_{(1)}$, $H_{(3)} - O_{(2)}$ länger und die Bindung $O_{(2)} - H_{(4)}$ kürzer.

Das aus zwei Wassermolekülen bestehende System ist also in sich deutlich differenzierter und reaktiver als das aus nur einem Wassermolekül bestehende. Daher erfolgen Wechselwirkungen mit weiteren Wassermolekülen besonders leicht, und es entstehen dabei weniger symmetrische, noch höher differenzierte Strukturen.

6.4 Folgerungen für makroskopische Systeme

Für die Frage nach den Hochpotenzen ist es wichtig zu vermerken, daß es nicht möglich ist, auf Grund der Eigenschaften der isoliert gedachten Wassermoleküle auf lokale Strukturen innerhalb des Verbandes der flüssigen Phase zu schließen. Nichtsdestoweniger wird das immer wieder versucht. So sagen EISENBERG und KAUZMANN[16] in der Einleitung ihres Buches „The Structure and Properties of Water": „In order to interpret the properties of steam, ice and liquid water, we must understand the water molecule". Hingegen sagen BAILAR et al.[17]: „In spite of the convincing nature of the general qualitative picture and the extensive range of physico-chemical measurements which have been made on water, including in recent years numerous spectroscopic studies, it remains unfortunately true that no satisfactory detailed molecular picture has yet emerged. The present situation is too confused to be briefly summarized, and the same statement is even more true of efforts to give a molecular interpretation of the role of the solvent in solvent-solute interactions in water and other hydrogen-bonded solvent systems“.

Von theoretischer Seite wurde gesagt[18]: „Calculations in a brute force approach have not contributed anything of outstanding significance... In fact, even a system such as $(H_2O)_3$ has so many possible variables in terms of the position of the constituent nuclei that it is not possible to do sufficient calculations to satisfy a statistical mechanism without using grotesque amounts of computer time“.

Und PRIMAS[19] sagt allgemein: „Even though the current paradigm commands it, it is pure science fiction that substances can be described in terms of molecules“. Wir werden uns mit den Verhältnissen in flüssigem Wasser und seinen Lösungen noch ausführlicher befassen (12. und 13. Kapitel).

Die Grenzen der Anwendbarkeit des Denkens im Bilde einzelner Moleküle erkennt man zum Beispiel an Hand der Beobachtungen und Adsorptionserscheinungen an Metalloberflächen[20]. Werden an einer Wolfram-Oberfläche nur wenige Kohlenmonoxidmoleküle adsorbiert, so werden durch die „intermolekularen“ Wechselwirkungen die C – O-Bindungen deutlich verlängert (1. Regel). Je größer die Zahl der adsorbierten Moleküle, desto geringer sind die Bindungsverlängerungen. Nicht nur werden die Bindungen der neu hinzutretenden Kohlenmonoxidmoleküle weniger stark verlängert, sondern auch die Bindungen der schon adsorbiert gewesenen Kohlenmonoxidmoleküle verkürzt[20]. Selbst wenn an einem Bruchteil der Wolfram-Oberfläche CO-Moleküle adsorbiert und die einzelnen Adsorptionsstellen über hunderte Atomlagen voneinander entfernt sind, so wird dennoch – wie es dem Beobachter erscheint – jede in einem Bereich erfolgende elektronische Veränderung an alle anderen Bereiche „weitergemeldet“. Die adsorbierten Moleküle scheinen voneinander zu „wissen“, indem sie, obwohl räumlich voneinander getrennt, dennoch miteinander „verbunden“ sind.

Sowohl adsorbierte Sauerstoffatome als auch adsorbierte Kohlenmonoxidmoleküle entziehen dem Metall negative Ladungsmengen. Sind beide, wenn auch an verschiedenen Oberflächenbereichen, adsorbiert, so sind die C–O-Bindungen kürzer als nach Adsorption von Kohlenmonoxid allein.

In der Gasphase zeigen sich die weitreichenden Wirkungen u.a. beim Umschütten von kristallisiertem Natriumthiosulfat von einem Gefäß in ein anderes. Hat man am anderen Ende des Raumes, z.B. eines Hörsaales mit vielen Kubikmetern Rauminhalt, Gefäße aufgestellt, die stark übersättigte Natriumthiosulfatlösungen in Wasser enthalten, beobachtet man bald nach dem Umschütten die Kristallisation der Lösungen. Offenbar breitet sich das beim Umschütten unsichtbare und unwägbare Aerosol ziemlich rasch im Raum aus und wirkt spezifisch als Kristallisationskeim an den übersättigten Lösungen[21].

Es ließen sich in diesem Zusammenhang noch zahlreiche andere Beobachtungen anführen, die die räumlich weitreichenden Folgen auch nur geringfügig erscheinender lokaler Veränderungen deutlich zeigen. Abermals werden wir an eine der Grundaussagen der Quantenmechanik erinnert, wonach letzten Endes alle Teilsysteme in einem einzigen universellen Gesamtsystem zusammengefaßt sind. Prinzipiell wirkt sich jede Veränderung eines Teilbereiches auf das Gesamtsystem aus, das andererseits auf seine Teilsysteme wirkt. Isolierte Ereignisse gibt es tatsächlich nicht.

Daraus folgt, daß „ein komplexer heterogener und zeitlich veränderlicher Ordnungszustand des Raumes vorliegt, der als kontingente Eigenschaft nicht vollständig hinterfragt werden kann“ und sowohl die materiellen als auch die energetischen Erscheinungen in jedem seiner Raumelemente trägt und prägt[22]. Dieser ungebrochene Zusammenhang (Kontinuum, siehe 4. Kapitel) liefert die Ordnung räumlich und zeitlich veränderlicher Inhomogenitäten, die einem „Geschehen“ in Raum und Zeit entspricht[22].

Innerhalb des Kontinuums werden die Phänomene mit Hilfe von Beziehungsmustern gesehen[23]: Jeder elementare Faktor, der in ein System eingeht, ist ein Knotenpunkt des Beziehungsmusters: seine Eigenschaften hängen ab von und entstehen aus den Beziehungen, in die er eintritt[23]. Der Begriff des getrennten Teiles ist (als Abstraktion) zur Charakterisierung des Kontinuums nicht entscheidend.

Das Kontinuum kann nicht in mechanistisch-anschaulicher oder in mathematisch abstrakter Form beschrieben werden, sondern ist als universelles Ordnungsprinzip zu verstehen, nach dem das ganze System gebaut ist und funktioniert. Dieses „Raum- und Zeitordnungsprinzip“ kann man, wie P. A. WEISS[24] sagt, nur dadurch erkennen, daß man es „kennen lernt“, denn es läßt sich nicht aus dem konstruieren, was man über die Teilstücke weiß.

Als universelles Ordnungsprinzip, nach dem das ganze System gebaut ist und funktioniert, läßt sich das Kontinuum nicht mechanistisch-anschaulich oder mathematisch-abstrakt „fassen“ und nicht aus dem konstruieren, was man über die (mehr oder weniger isolierten) Teilstücke weiß. Vielmehr müssen wir ihr Verhalten in verschiedenartigsten Umgebungen jeweils innerhalb der natürlichen Zusammenhänge untersuchen.

6.5 Anmerkungen und Literaturhinweise

1 Das Verbindende ist durch die Randbedingungen bestimmt, ohne selbst Randbedingung zu sein; es gehört nicht zum Seienden, ist diesem nachgeordnet. (Daher ist die Frage nach den menschlichen Beziehungen, die soziale Frage, derjenigen nachgeordnet, was der Mensch ist (siehe 14. Kapitel)).

2 E. WIGNER, ref. in M. EIGEN und R. WINKLER „Das Spiel", Piper Verlag, München/Zürich, 1975, S. 162.

3 Die schwachen Wechselwirkungskräfte, welche zur Behandlung eines realen Gases auf Grund des idealen Gasgesetzes im Rahmen der „Störungsrechnung" eingeführt wurden, werden VAN DER WALL'sche Kräfte genannt. Obwohl diese *nur* im Rahmen der Störungsrechnung sinnvoll sind, werden andere schwache Wechselwirkungen, z.B. bei der Adsorption von Gasen an Festkörperoberflächen, ebenso bezeichnet, und es wird der Eindruck erweckt, als hätten sie ein „Eigenleben".

4 Sofern in einem Lehrbuch eine Definition überhaupt aufscheint, so ist es meist diejenige von L. PAULING, welche folgendermaßen lautet: „We shall say that there is a chemical bond between two atoms or groups of atoms, in case that the forces acting between them are such as to lead to the formation of an aggregate with sufficient stability to make it convenient for the chemist to consider it as an independent molecular species."

5 C.A. COULSON, „Die chemische Bindung", deutsche Übersetzung von F. WILLE, S. Hirzel Verlag, Stuttgart, 1969.

6 Dieser Gedanke geht auf G.N. LEWIS („Valance and Structures of Atoms and Molecules", Chemical Catalogue, New York, 1923) zurück, der die elektronische Interpretation der chemischen Bindung in die Wege leitete, indem er Vorschlug, den bis dahin dafür üblichen Valenzstrich durch ein den verbundenen Atomen gemeinsames Elektronenpaar zu ersetzen. LEWIS wurde zunächst verlacht, und es wurde z.B. an ihn die Frage gerichtet, woher denn zwei Elektronen (die sich nach der elektrostatischen Theorie abstoßen sollten), die mystische Tendenz hernähmen, sich paarweise in bestimmte Vorzugsrichtungen des Raumes zu begeben. Dementsprechend wurde auch seine Säure-Base-Beschreibung zurückgewiesen, nach der er eine Base als Elektronendonor (gemeint war ein Donor eines Elektronenpaares) und eine Säure als Elektronenacceptor (als Acceptor eines Elektronenpaares) definierte. Dieser Beschrei-

bungsweise standen die Chemiker vor allem deshalb ablehnend gegenüber, weil sie gewöhnt waren, den Säure-Base-Begriff im Bezug auf wässrige Lösungen aufzufassen (eine Säure vermehrt die Wasserstoffionenkonzentration und eine Base die Hydroxidionenkonzentration der Lösung in Wasser). Das Lewis'sche Konzept konnte erst dadurch Eingang in die Komplexchemie (man sagt heute Koordinationschemie) finden, daß an Stelle der Bezeichnungen Säure bzw. Base diejenigen eines *„Elektronenacceptors"* bzw. *„Elektronendonors"* eingeführt wurden. Auch in der organischen Chemie wurde den Grundaussagen von Lewis dadurch entsprochen, daß neue Bezeichnungen eingeführt wurden, nämlich *„Elektrophil"* und *„Nukleophil"*. Mehr als 20 Jahre mußten vergehen, bevor man die ursprünglichen Definitionen von Lewis anerkannte.

7 I. Lindqvist, „Inorganic Adduct Molecules of Oxo-Compounds", Springer Verlag, Berlin, Göttingen, Heidelberg, 1963.

8 V. Gutmann und G. Resch, Zeitschrift für Chemie *19*, 408 (1979).

9 V. Gutmann, „The Donor-Acceptor Approach to Molecular Interactions", Plenum Press, New York, 1978.

10 W.B. Jensen, „The Lewis Acid-Base Concept – an Overview", Wiley & Sons, New York, 1980.

11 Diese Regel läßt sich am Vergleich der Bindungslängen innerhalb des Iodmoleküls I_2 in der Gasphase und im Kristall illustrieren[8]. In der Gasphase sind die mittleren Abstände zwischen den Iodmolekülen so groß, daß die intermolekularen Wechselwirkungen außerordentlich schwach sind; die intramolekularen Bindungsabstände betragen 268 pm (das sind 0,000000000268 m). Hingegen sind im Kristall die intermolekularen Abstände so klein, nämlich 354 pm, daß die Elektronenhüllen der Iodmoleküle einander deutlich beeinflussen. Die Folge der zwischenmolekularen Wechselwirkungen im Kristall ist die Verlängerung der intramolekularen Abstände von 268 und 272 pm. Auch das sogenannte Druck-Abstand-Paradoxon findet eine zwanglose Erklärung. Dieses besagt, daß Bindungsverlängerungen durch Anwendung von Druck hervorgerufen werden, obwohl dabei die Dichte erhöht und damit das den Teilen zur Verfügung stehende Volumen verringert wird. Dieses Verhalten beruht auf den Differenzierungen im festen Zustand und die Beschreibung als Paradoxon darauf, daß man nur die Veränderungen derjenigen Abstände

in Betracht gezogen hat, die der Chemiker als chemische Bindungen bezeichnet. Man findet in den Kristallen die größten Abstände dort, wo der Chemiker nicht von chemischen Bindungen spricht. Da diese schwächer sind als die chemischen Bindungen, wird an diesen der Verkürzung durch Druck nur geringer Widerstand entgegengesetzt (V. GUTMANN und H. MAYER, Structure and Bonding *31,* 49 (1976)). Beispielsweise betragen im Quarz die (intramolekularen) Silicium-Sauerstoff-Bindungsabstände 160,7 pm, die (intermolekularen) Silicium-Silicum-Abstände 301 und die (intermolekularen) Sauerstoff-Sauerstoff-Abstände 263 pm. Wird durch Druck die Umwandlung von Quarz in Coesit vollzogen, so wird dabei die Dichte von 2,65 auf 2,93 g/cm^3 erhöht. Die (intramolekularen) Silicium-Sauerstoff-Bindungsabstände werden von 160,7 auf 161,5 pm verlängert. Die als intermolekular (und nicht als chemische Bindungen) bezeichneten Silicium-Silicium-Abstände und die intermolekularen Sauerstoff-Sauerstoff-Abstände werden in entsprechend stärkerem Ausmaß verkürzt. Die Verkürzungen sind deutlicher ausgeprägt, wenn bei 100 Kilobar und 1200° C die Umwandlung von Quarz in den sogenannten Stichovit vollzogen wird, wobei die Dichte von 2,65 auf 4,28 g/cm^3 und die Zahl der nächsten Sauerstoffatome des Siliciums von vier auf sechs erhöht wird. Dabei werden die (*inter*molekularen) Silicium-Silicium-Abstände von etwa 301 auf 267 pm und die (*inter*molekularen) Sauerstoff-Sauerstoff-Abstände von 263 auf 251 pm verkürzt, während die (*intra*molekularen) Silicium-Sauerstoff-Bindungen von 165 auf 177,8 pm verlängert werden.

Obwohl immer wieder darauf hingewiesen wird, daß an der Oberfläche eines Festkörpers oder einer Flüssigkeit die Bausteine kleinere Koordinationszahlen haben als alle anderen Bausteine, war man lange Zeit nicht bereit, die an der Oberfläche vorliegenden Bindungskontraktionen zu akzeptieren. Erst vor wenigen Jahren konnte überzeugend gezeigt werden, daß z.B. an Silber(111)-Flächen die Mittelwerte der internuklearen Abstände um mehr als 6% kleiner sind als diejenigen innerhalb des Kristallgitters. Immer wieder beobachtete Abstandverlängerungen an einer Festkörperoberfläche sind Folgen von Adsorption, durch welche die Koordinationszahlen der Oberflächenbausteine erhöht und die intranuk klearen Abstände verlängert werden. Auch ihr Ausmaß richtet sich nach der Stärke der jeweiligen Adsorption, d.h. den intermolekularen Wechselwirkungen.

12 H. KIETAIBL, H. VÖLLENKLE und A. WITTMANN, Monatshefte für Chemie *103*, 1360 (1972).

13 G.M. BLIZNAKOV und S.P. DELINESHEV, Kristall und Technik *7*, 793 (1972).

14 H. SINGH und J.M. TEDDER, Journal of the Chemical Society *B*, 603 (1966).

15 D. HANKINS, J.W. MOSKOWITZ, F.E. STILLINGER, Journal of Chemical Physics *53*, 4544 (1970).

16 E. EISENBERG und W. KAUZMANN, „The Structure and Properties of Water", Clarendon Press, Oxford, 1969.

17 J.C. BAILAR, H.J. EMELÉUS, R.S. NYHOLM und A.F. TROTMANN-DICKENSON, Comprehensive Inorganic Chemistry, Vol. 1, p. 137, Pergamon Press, Oxford 1973.

18 W.G. RICHARDS, in „Water, a Comprehensive Treatise", Vol. 6, p. 123. Ed. F. FRANKS, Plenum Press, New York, 1979.

19 H. PRIMAS, Chimia *36*, 293 (1982).

20 J.T. YATES and D.A. KING, Surface Science *30*, 601 (1961).

21 K. PETERS, Mikrochimica Acta *1961*, 550.

22 W.M. ELSASSER, The Chief Abstractions of Biology, North Holland Publ. Co., Amsterdam, 1975.

23 C.H. WADDINGTON, „Die biologischen Grundlagen des Lebens", Vieweg, Braunschweig, 1966.

24 P.A. WEISS, Nova Acta Leopoldina *47* 326 (1978); The Science of Life, New York, Futura Publ. Co., 1973.

7. Kapitel

Molekulare Systemorganisationen

Willst Du das Unendliche begreifen,
schau nur im Endlichen nach allen Seiten
J.W. Goethe

Kurzfassung

Die Erkennbarkeit von Molekülen beruht darauf, daß sie in spezifischer Weise auf Veränderungen der Umgebung ansprechen, ohne dabei ihre Grundcharakteristik zu verlieren. Dazu müssen entsprechende Systemorganisationen vorliegen. Um die jeweilige molekulare Systemorganisation zu erkennen, ist es notwendig, alle Erfahrungen zu Rate zu ziehen, auch diejenigen, welche entweder jeweils im Hinblick auf eine bestimmte Interpretation der Ergebnisse als unwesentlich beiseitegelassen wurden, oder innerhalb des Rahmens bestehender Theorien oder Modellvorstellungen nicht untergebracht und als Kuriositäten oder Anomalien bezeichnet wurden.

Vor kurzem wurde klargestellt, daß in Eisen-Phenantrolin-Komplex-Ionen die Ladungsbereiche um das Eisenatom bei Veränderung der Gesamtelektronenzahl praktisch invariant bleiben. Diesen Ladungsbereichen scheint die Funktion einer Art Ladungsumschlagplatz zuzukommen. Durch diese wird die jeweilige Ladungsverteilung über das gesamte System derart geregelt, daß die elektronischen Veränderungen vor allem an die Außenbereiche des Komplexions geleitet werden.

Um das stufenlose Differenzierte und das dynamisch Wirkende übersichtlich beschreiben zu können, haben wir als Hilfsmittel hierarchische Ebenen eingeführt, die nicht als solche, sondern nur als Teile des Ganzen im Ganzen betrachtet werden können. Das Übergeordnete beherrscht in seiner höheren Dynamik das Untergeordnete, das mit seinen statisch ausgebildeten Strukturaspekten den bestimmenden Rahmen vorgibt. Das bedeutet, daß das hierarchisch Höhere einerseits über jene strukturellen Bedingungen verfügt, die gleichzeitig die Randbedingungen zur Entfaltung seiner Funktionen bieten. Die hierarchisch höheren Bereiche stehen in höherem Maß im Dienst des Ganzen und sind daher an ein strengeres Gesetz gebunden als die hierarchisch niedrigeren.

Für Eisen-Phenantrolin-Komplexe gelangten wir zu folgenden Aussagen: Die Ladungsbereiche um das Eisenatom, welche als tief in den von den Liganden gebildeten Taschen liegend erscheinen, stellen den der Beobachtung zugänglichen hierarchisch höchsten Molekülbereich dar. Diesem sind die übrigen Außenbereiche des Moleküls (das sind die Elektronenbereiche um die peripheren C – H-Gruppen) nachgeordnet. Diesen untergeordnet sind die beweglichen π – Elektronensysteme der aromatischen Ringsysteme, denen eine Art „Pufferfunktion" zukommt, und die so zur weitgehenden Aufrechterhaltung der Molekülstruktur unter veränderten Bedingungen wesentlich beitragen. Den π – Elektronenbereichen sind die die Molekülstruktur tragenden Molekülbereiche, vor allem die Bindungsbereiche innerhalb der Liganden untergeordnet.

Auf die Bedeutung molekularer Systemorganisationen in biologischen Systemen wird an Hand von Hinweisen auf die Systemorganisation des Hämoglobins aufmerksam gemacht.

7.1 Fragen, die innerhalb des Molekülkonzeptes bisher nicht untersucht wurden

Wir haben gesehen, daß Ordnung bleibender Zuordnungen der unterschiedlichen Teile im Hinblick auf das Ganze bedarf. Um diese erkennen zu können, muß man von den erfahrbaren Formen der Materie und ihren Veränderungen ausgehen. Dabei stellt man fest, daß sie trotz der unentwegt erfolgenden Wechselwirkungen häufig weitgehende Formkonstanz zeigen. Formerhaltungsvermögen setzt jeweils eine spezifische Anpassungsfähigkeit an die jeweiligen äußeren Bedingungen voraus. Wäre dem nicht so, würden also unentwegt Umwandlungsprozesse ohne jegliche Bewahrung der Formen erfolgen, so wäre Erkenntnis prinzipiell unmöglich (Einwand des ARISTOTELES gegen HERAKLIT).

Da andererseits ein völlig starres System ebenfalls unerkennbar wäre, setzt jede Wechselwirkung gleichzeitig spezifische Formbarkeit (durch die Umgebung) und spezifisches Formungsvermögen (auf die Umgebung) voraus. Die in Wechselwirkung tretenden Systeme müssen – wenn auch in unterschiedlicher Weise – gleichzeitig über diese beiden Eigenschaften verfügen.

EIGEN und WINKLER[1] nennen die in hochspezifischer Weise auf verschiedenartige Untersuchungsbedingungen reagierenden Moleküle, sofern sie selbst keinen entscheidenden Veränderungen unterliegen, „intelligente Moleküle". Damit wollen sie wohl zum Ausdruck bringen, daß Eigenschaften vorliegen, die mit Hilfe der gebräuchlichen Methoden nicht erfaßt werden können; und so wird auf molekularer Ebene Intelligenz postuliert. Fest steht jedoch nur, daß die Moleküle auf feinste Veränderungen der Umgebung deutlich antworten können, ohne ihre Individualitäten preiszugeben. Man sollte aber nicht von „intelligenten Molekülen" sprechen, denn intelligent kann nur derjenige sein, der den Molekülen jene Organisationsfähigkeit verliehen hat (sei es der „Zufall" oder der „Schöpfer").

Damit die Grundcharakteristik der Systeme unter wechselnden Bedingungen weitgehend aufrechterhalten bleibt, müssen entsprechende Organisationsformen vorliegen. Die Autoren dieses Buches haben vorgeschlagen, für molekulare Systeme die jeweiligen Organisationsformen als *molekulare Systemorganisationen* zu bezeichnen[2].

Damit stehen wir vor einer Frage, die im Rahmen des Molekülkonzeptes längst hätte gestellt werden können. Ihre Bearbeitung erfordert das Hinausgehen über die Beschreibung der statischen Strukturaspekte, über die punktuellen Veränderungen an Teilbereichen der molekularen Systeme und die Erfassung der Veränderungen in allen molekularen Bereichen und der unterschiedlichen Bedeutungen für das Gesamtsystem. Die Untersuchung der Fragen nach den unterschiedlichen Funktionen aller Teilbereiche ist übrigens eine Forderung, die sich aus den Grundaussagen der Quantenmechanik ergibt.

Im Rahmen des Konzeptes der Synergetik[3] wird versucht, das komplexe Verhalten aus den Eigenschaften der Teile und aus ihren Wechselwirkungen, vor allem mit Hilfe nicht-linearer Gleichungen zu beschreiben. Diese in der Naturwissenschaft übliche Methode soll im folgenden gegenüber dem Versuch zurücktreten, von den Erfordernissen des Gesamtsystems auszugehen. Das ist allerdings schwierig, weil (I) die teleologischen Aspekte nicht außer Acht gelassen werden dürfen, und (II) die in der Natur vorliegenden Systemorganisationen nicht vollständig erkannt werden können (siehe Abschnitt 7.6).

Um Zugang zu ihrer Kenntnis zu finden, gehen wir von der Fülle der Beobachtungen und Meßergebnisse aus und suchen diese, da sie – insofern wir sie erkennen – nicht zufällig sein können, im Hinblick auf die ihnen zugrundeliegenden Zusammenhänge zu ordnen. Dabei geht es um die Auffindung der schon in der Natur vorliegenden Relationen, innerhalb welcher die Einzelergebnisse sinnvoll erscheinen.

7.2 Einzelergebnisse an Eisen-Phenantrolin-Komplexen

Wir wollen versuchen, die Vorgangsweise an Hand konkreter Systeme zu illustrieren und zwar an Hand der Eisen-Phenantrolin-Komplexe. In den genannten Komplexen ist das Eisenatom jeweils von drei Phenantrolingruppen umgeben, und zwar so, daß jede Phenantrolingruppe (phen) über je zwei N-Atome und das Fe-Atom gebunden ist (Abb. 7.1, Seite 181).

Das blau gefärbte Ion $Fe(phen)_3^{3+}$ enthält um ein Elektron weniger als das rot gefärbte $Fe(phen)_3^{2+}$. Bisher hat man angenommen, daß am Eisenatom die Elektronendichten verschieden seien. In der blauen Form (man nennt sie auch die oxidierte) erwartet man eine geringere Elektronendichte am Eisen als in der roten (der reduzierten) Form. Das bringt man dadurch zum Ausdruck, daß man dem Eisen in der blauen Form die Oxidationszahl +III und in der roten Form die Oxidationszahl +II erteilt. Die Anzahl der sogenannten

$$[Fe(phen)_3]^{2+} \rightleftharpoons [Fe(phen)_3]^{3+} + e^-$$

rot	blau
reduzierte Form	oxdierte Form
6 d-Elektronen (d^6)	5 d-Elektronen (d^5)
diamagnetisch	paramagnetisch

d-Elektronen ist in der roten Form sechs (d^6) und in der blauen Form fünf (d^5). Damit wird auch das unterschiedliche magnetische Verhalten der beiden Formen beschrieben.

Das diamagnetische Verhalten der roten Form wird auf die paarweise Anordnung der sechs d-Elektronen zurückgeführt und das paramagnetische Verhalten der blauen Form darauf, daß eines der fünf d-Elektronen ungepaart ist. Die für die blaue und für die rote Form zu erwartenden unterschiedlichen Elektronendichten am Eisen ließen vermuten, daß auch die Fe-N-Abstände in den beiden Formen unterschiedlich sein würden. Auf Grund der Röntgenstrukturanalyse[4] ist das aber nicht der Fall: In beiden Formen sind die Bindungsabstände gleich groß.

Ebenso bemerkenswert ist die nicht erkennbare Beeinflussung der Ladungsdichte am Eisen durch Substituenten oder durch Lösungsmittel. Durch Zusatz starker Lewis-Basen werden ebenfalls die Farbübergänge blau – rot ausgelöst[5], wie sie als kennzeichnend für Redoxvorgänge angesehen werden, also für Vorgänge, die mit Änderungen der Ladungsdichte am Eisen in Verbindung gebracht werden.

Die für den oxidierten und den reduzierten Zustand zu erwartenden Unterschiede der Ladungsdichten am Eisenatom müßten sich in entsprechenden Unterschieden in den Mössbauer-Isomerie-Verschiebungen zeigen, und zwar sollte die Isomerieverschiebung in der blauen Form kleiner sein als in der roten. Das ist jedoch nicht der Fall[6]. Die Unterschiede der Mössbauer-Isomerie-Verschiebungen sind sowohl zwischen oxidierten und reduzierten Formen[6] als auch bei verschieden substituierten Komplexen außerordentlich gering. Sie zeigen sogar – entgegen allen bisherigen Erwartungen – daß die Elektronendichte am Eisenkern in der blauen (oxidierten) Form (d^5) sogar ein wenig höher ist als in der roten (reduzierten) (d^6).

Die mit Hilfe von quantenmechanischen *CNDO/2* Berechnungen erzielten Ergebnisse[7] führen zu denselben Resultaten,

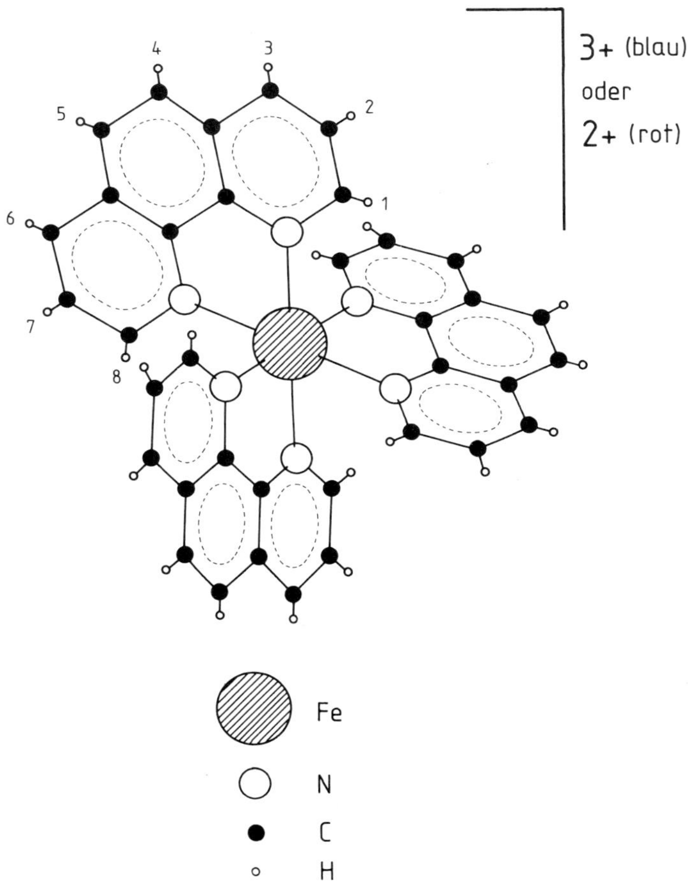

Abb. 7.1 *Struktur von Tris(phenantrolin)eisen*

wie die Mössbauer-Isomerie-Verschiebung: auch auf Grund der Berechnung ist die Teilladung am Eisen in der reduzierten Form etwas größer als Null und in der oxidierten Form etwas kleiner als Null, in glattem Widerspruch zu den den Eisenatomen zugeteilten formalen Oxidationszahlen + II bzw. + III[7].

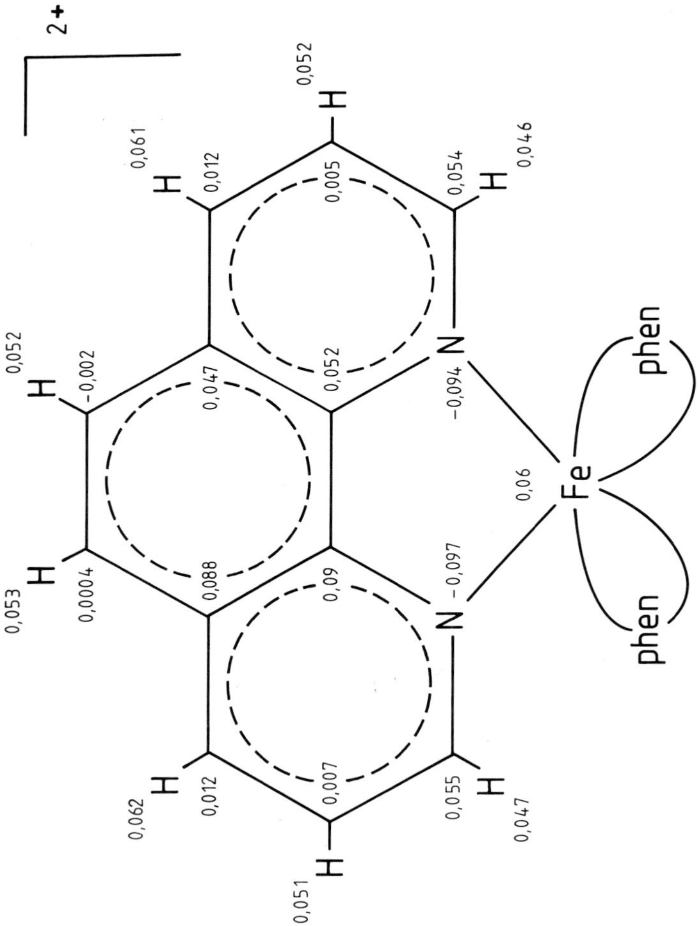

Abb. 7.2 *Ergebnisse der CNDO/2 – Berechnungen für Tris(phenantrolin)eisen (II)*[7]

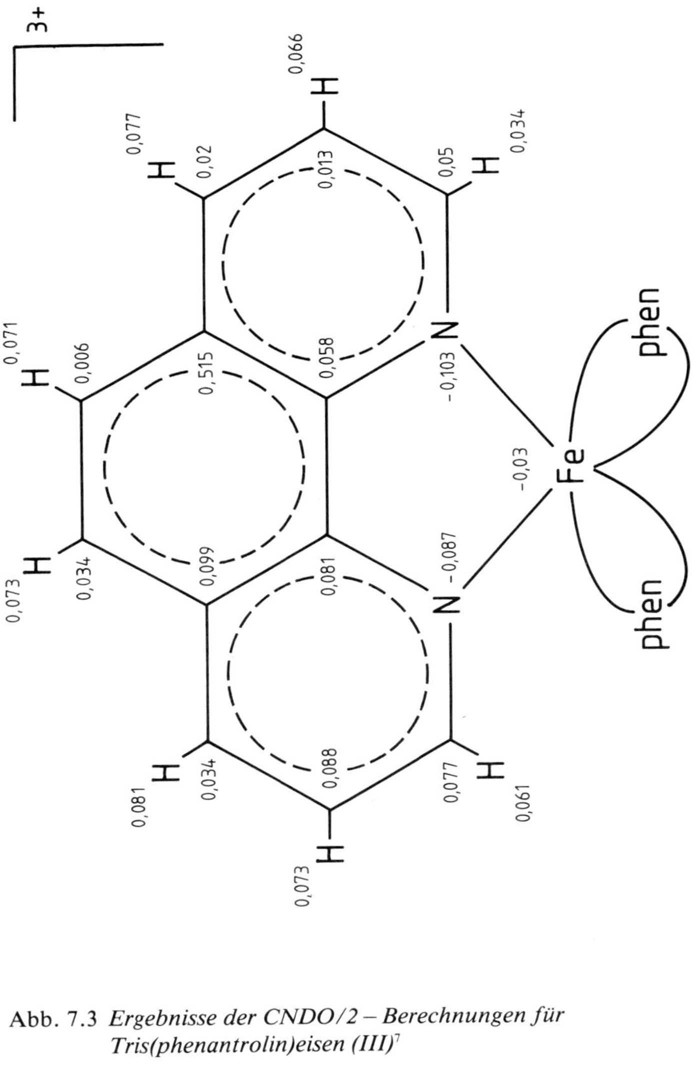

Abb. 7.3 *Ergebnisse der CNDO/2 – Berechnungen für Tris(phenantrolin)eisen (III)*[7]

Die Ergebnisse der Berechnungen sind insofern aufschlußreich, als sie zeigen, daß die unterschiedlichen Ladungen der Komplexe über die Randbereiche der Komplexionen verteilt sind: in der blauen (oxidierten) Form (Abb. 7.3) tragen die peripheren Wasserstoff-Atome höhere positive Teilladungen als in der roten (reduzierten) Form[7] (Abb. 7.2).

Die festgestellten Unterschiede in den Quadrupolaufspaltungen der Mössbauer-Spektren zeigen an, daß die elektrischen Feldgradienten an den Koordinationszentren unterschiedlich sind, und daß bei etwa gleichen Elektronendichten an den Eisenkernen deutliche Unterschiede in der Differenziertheit des Ladungsdichtemusters bestehen. In Übereinstimmung auch mit diesen experimentell festgestellten Befunden stehen die Ergebnisse der quantenmechanischen Berechnungen, die die unterschiedlichen Ladungsdichten in hervorragender Weise illustrieren[7].

Um allen bisher beschriebenen Meßergebnissen gerecht zu werden, mußte die übliche Beschreibung insofern erweitert werden, als die π – Elektronenbereiche der aromatischen Ringsysteme in ihren Wechselwirkungen mit dem Koordinationszentrum nicht nur als π – Elektronendonoren aufzufassen sind, sondern auch als π – Elektronenacceptoren[7]. Die jeweilige Funktionsausübung richtet sich nach den jeweiligen Bedingungen, wie Substituenteneinfluß und Gesamtladung des Komplexions. Das bedeutet, daß sein gesamtes Ladungsdichtemuster auf Veränderungen der genannten Bedingungen derart anpassungsfähig ist, daß der Bereich um den Eisenkern gegenüber Veränderungen am Gesamtsystem nahezu invariant ist.

Daß im Zuge der betrachteten Redoxreaktion am Koordinationszentrum nicht die den Erwartungen entsprechenden Veränderungen stattfinden, dafür aber die äußeren Bereiche verändert werden, zeigt sich auch daran, daß die seinerzeit ausgesprochene Vermutung, es sei die molekulare Umgebung

(Lösungsmedium, Anionen im Kristall) Veränderungen gegenüber unempfindlich, nicht bestätigt werden konnte. Die kinetische Untersuchung der Elektronenübertragungsreaktion zwischen $Fe(phen)_3^{3+}$ und FeL_5^{2+} (wobei L verschiedene Donor-Lösungsmittelmoleküle bezeichnet) ergab das Vorliegen einer sogenannten isokinetischen Beziehung und für L = Dimethylsulfoxid die Unabhängigkeit der Reaktionsgeschwindigkeit von der Temperatur[9]. Das zeigt eine unerwartet hohe Anpassungsfähigkeit des genannten Systems an veränderte energetische Verhältnisse[2].

7.3 Zur Frage der Systemdifferenziertheit

Die jeweiligen Anpassungen erfolgen immer über die Systemgrenzen. Sie bleiben aber nicht an ihnen haften, sondern bewirken Veränderungen in allen Bereichen der beteiligten Systeme. Dabei leisten unterschiedliche Teilbereiche unterschiedlichen Widerstand gegen die verformenden Kräfte[2].

Innerhalb eines Atoms ist die grundsätzliche Verschiedenheit der in ihm „vorhandenen" Elektronen längst bekannt. Das *PAULI*-Prinzip besagt, daß es innerhalb eines Atoms keine gleichartigen Elektronen gibt und drückt die Unterschiede dadurch aus, daß sich die Elektronen in zumindest einer der vier zu ihrer Kennzeichnung eingeführten Quantenzahlen unterscheiden müssen. Das schließt aber nicht aus, daß es noch eine Fülle weiterer Differenzierungen geben kann.

Um die Unterschiede zwischen den „Elektronenzuständen" festzustellen, genügt es nicht, weitgehend als ungestört erachtete Atome zu untersuchen. So hat ein Stickstoffatom drei sogenannte *p*-Elektronen, deren Unterschiede dem Spektrum nicht entnommen werden können. Man sagt auch, die drei Elektronen seinen energetisch äquivalent. Erst in einem starken Magnetfeld zeigen sie ihr unterschiedliches Verhalten, sie nehmen verschiedene „Energiezustände" ein. Die Fähigkeit, unterschiedlich gegenüber dem Magnefeld zu reagieren, bedeutet, daß das unterschiedliche Differenzierungsvermögen schon vorher vorhanden sein muß, aber erst das Magnetfeld ermöglicht es uns, die Differenziertheit zu erkennen.

Auf Grund der Aussagen der Quantenmechanik ist ein Atom nicht eingrenzbar. Die Aufenthaltswahrscheinlichkeit eines seiner Elektronen ist auch in unendlich großer Entfernung vom Atomkern nicht null. Im Hinblick auf diese Aussage gilt das PAULI-Prinzip nicht für ein Atom, sondern allgemein. Auch wenn es sich um ein Elektron an einem anderen Kern handelt, verlangen die inneren spezifischen Beziehungen zwischen Kernen und Elektronen ihre Andersartigkeit auch dann, wenn die Elektronen durch gleiche Quantenzahlen gekennzeichnet werden. Prinzipiell ist jeder Atomkern in andersartiger Umgebung, und damit jedes der ihm zuzuordnenden Elektronen. Was für Elektronen gilt, muß auch für andere Teile gelten, was folgendermaßen formuliert werden könnte: *„Es ist unmöglich, in einem gegebenen Augenblick zwei Teilchen zu finden, die in allen Eigenschaften vollkommen übereinstimmen.*

Wenn diese Aussage stimmt, dann muß in jedem Augenblick jeder Punkt eines gewählten Teilsystems in einem bestimmten Spannungsverhältnis stehen. Dadurch müssen unentwegt Bewegungen ausgelöst werden, durch welche lokale Spannungen abgebaut und an anderer Stelle solche wieder aufgebaut werden. Jede Veränderung in einem gegebenen Bereich muß grundsätzlich zu Veränderungen in allen anderen Bereichen führen, und es müssen – wie schon gesagt wurde – die unterschiedlichen Teile in unterschiedlicher Weise der molekularen Systemorganisation unterliegen.

Da es nur wechselwirkende Systeme gibt und Erfahrbarkeit das Vorhandensein geordneter Wechselwirkungen voraussetzt, *kann es kein erfahrbares System geben, welches nicht über eine Systemorganisation verfügt.* Leider gibt es keine Möglichkeit, um eine molekulare Systemorganisation direkt zu erkennen.

Wenn wir von den Ergebnissen einzelner Beobachtungen und Messungen ausgehen, so müssen wir uns dessen bewußt bleiben, daß diese immer im Gesamtzusammenhang eingebettet sind. Daher haben wir das Einzelergebnis in der Gesamterfahrung zu betrachten, was erst erlaubt, das am jeweiligen Einzelergebnis nicht zum Ausdruck Gekommene herauszuarbeiten. Die Untersuchung am Einzelnen ist lehrreich, jedoch erfordert umfassende Erkenntnis, die Einzelerfahrungen nicht als solche, sondern immer im Gesamtzusammenhang zu sehen.

Die unterschiedlichen Eigenschaften der Atome innerhalb eines Molekülverbandes sind zum Teil schon auf Grund der Betrachtung des Ergebnisses der Strukturuntersuchung evident. Bei den Eisen-Phenantrolin-Komplexen kann man mühelos ein Eisenatom von den sechs Stickstoffatomen unterscheiden. Das Einzelne (Eisenatom) ist für uns maximal differenziert und läßt sich besonders gut beobachten und messen. Bei der Untersuchung der sechs Stickstoffatome kommt das Problem der Multiplizität hinzu. Feststellbar ist ihr Gesamtverhalten. Die gleichen mittleren Bindungsabstände Fe – N sind das Ergebnis der Röntgenstrukturanalyse, die eine Differenzierung der einander sehr ähnlichen Stickstoffatome nicht gestattet. Tatsächlich muß aber jedes Stickstoffatom individuell reagieren. Die Ergebnisse der quantenmechanischen Berechnung zeigen[7], daß selbst unter reduzierten Bedingungen, die für die mathematische Behandlung zur Verfügung stehen, Unterschiede festgestellt werden können[7] (Abb. 7.2 und 7.3).

Auf Grund der Ergebnisse der Strukturanalyse kann man Kohlenstoffatome und Wasserstoffatome, zum Teil in unterschiedlichen Umgebungen erkennen. Auf Grund der Betrachtung des idealisierten Strukturbildes (Abb. 7.2) gelangt man andererseits zur Aussage, daß beispielsweise die Wasserstoffatome $H_{(2)}$ und $H_{(3)}$ fast gleichartige Umgebung haben und daher fast gleichartige Eigenschaften erwarten lassen. Tatsächlich müssen auch diese zufolge der Schwingungen der Phenantrolingruppen innerhalb des Moleküls und der jeweiligen molekularen Umgebung entsprechende Unterschiede zeigen, was ebenfalls den Ergebnissen quantenmechanischer Berechnungen entnommen werden kann. Wenn sich z.B. in der Nähe von $H_{(2)}$ ein Wassermolekül befindet, aber in der Nähe von $H_{(8)}$ ein Alkohol-Molekül (was in einem Wasser-Alkohol-Gemisch durchaus der Fall sein kann), so haben die beiden Wasserstoffatome durch die unterschiedliche Wechselwirkung mit ihren unterschiedlichen Nachbarmolekülen verschiedene Eigenschaften.

Wenn die Moleküle spezifisch auf ihre Umgebungen ansprechen, dann können die jeweiligen Unterschiede ihrer Teile nicht zufällig sein, sondern sie müssen jeweils im Hinblick auf die Gesamtsituation des Moleküls ausgerichtet sein. Das erfordert, daß zwischen den Teilen jeweils bestimmte energetische, lokale und zeitliche Unterschiede bestehen, daß an Energie Reicheres und an Energie Ärmeres vorliegt, Höheres und Niedrigeres, Vorheriges und Nachheriges. Es liegen Über- und Unterordnungen vor, denen die einzelnen Teile unterworfen sind[10], und die für eine hierarchische Ordnung[10] charakteristisch und für jede Systemorganisation erforderlich sind.

Die Schwierigkeit der Erkennbarkeit der Über- und Unterordnungen liegt daran, daß innerhalb der kontinuierlichen Zusammenhänge nur stufenlose Übergänge bestehen. Beobachtbar und meßbar sind hingegen nur diskret erkennbare, also diskontinuierliche Übergänge. Innerhalb eines Moleküls sind zwischen den Atomen keine Grenzen erkennbar und die Eigenschaften einzelner Atome „verschwimmen“ innerhalb eines Moleküls. In anderen Worten: Je größer die Bedeutung eines Teilbereiches für das Gesamtverhalten ist, desto weniger entscheidend und desto weniger interessant sind die Eigenschaften der dem System entnommenen Teilbereiche, desto unbedeutender ist das Ergebnis der Analyse für das Verständnis der Systemorganisation[2].

Je ausgeprägter die Differenziertheit des Moleküls, je höher entwickelt seine Organisationsform, desto schwieriger ist es, Erkenntnis über seine Systemorganisation zu gewinnen. Sie ist nur aus einem kontinuierlichen Zusammenhang zu verstehen. Auf seine Existenz und auf seine Form kann aber nur indirekt geschlossen werden[11].

7.4 Einführung hierarchischer Ebenen

Um ineinander verlaufende Übergänge überhaupt erfassen zu können, führen wir mit Hilfe der Abstraktion Diskontinuierliches ein.

Wir heben auswählend jene Unterschiede heraus, die für die Fragen nach einer hierarchischen Organisation von besonderer Bedeutung sind. Bei diesen Abstraktionen dürfen wir aber nicht stehen bleiben, wollen wir konkrete Fälle beschreiben. Vielmehr soll uns die durch Abstraktion gewonnene Gliederung eine Orientierungshilfe beim Einordnen aller Erfahrungen in die natürlichen Zusammenhänge bieten. Als Kriterium für die Richtigkeit des Einordnens dient nicht die Einfachheit, Übersichtlichkeit und Präzision einer leicht faßlichen Modellvorstellung, sondern die Möglichkeit, die Fülle der nicht reduzierten Erfahrungen unter Einschluß aller sogenannten „Anomalien“ und „ungewöhnlichen Effekte“ einzubeziehen.

Um die Über- und Unterordnungen in natürlichen Objekten darzustellen, ordnen wir das uns unterschiedlich Erscheinende nach gemeinsamen Kriterien und führen das unter einem bestimmten Kriterium Zusammenfaßbare als hierarchische Ebene ein. Dabei darf nicht vergessen werden, daß eine solche immer Teil des ganzen Systems, mit diesem untrennbar verbunden ist, daher weder streng eingrenzbar noch streng definierbar sein kann. Die einzelnen einander durchdringenden und in unterschiedlichem Maße wechselseitig sich beeinflussenden hierarchischen Ebenen werden so gewählt, daß bei stufenlosen Übergängen gleichbleibende Dominanzdifferenzen erkennbar werden.

Um diese festzulegen, müssen zunächst möglichst viele Systemeigenschaften bei unterschiedlichen Bedingungen bekannt sein: strukturelle, spektroskopische, thermodynamische und kinetische Eigenschaften in verschiedenen Lösungen, unter verschiedenen Druck- und Temperaturbedingungen, unter dem Einfluß von Feldern, Strahlungen und mechanischen Einwirkungen, Hystereseerscheinungen usw. Wir stellen Fragen nach der Fähigkeit des Systems, Materie, Energie und Information aufzunehmen, zu bewahren und abzugeben, und nach der Bedeutung der unterschiedlichen Teilbereiche innerhalb des Systems. Dazu ziehen wir alle verfügbaren Meßdaten über die einzelnen Teile heran, wie Teilchenenergie, Schwingungsfrequenz, Schwingungsamplitude, Relaxationszeit usw.

Auf Grund des Ordnens bekannter Eigenschaften von Tris(phenantrolin)eisen-Komplexen halten wir fest: Die größte Invarianz gegenüber unterschiedlichsten Bedingungen zeigt der Ladungsbereich um das Koordinationszentrum. Dieser „verharrt" weitgehend in seinem Ladungszustand, auch dann, wenn die Ladung des Gesamtkomplexes verändert wird. Diese seine „Trägheit" beruht auf seiner Fähigkeit, (I) auf Veränderungen innerhalb jedes beliebigen Molekülbereiches mehr oder weniger empfindlich zu reagieren und (II) jede elektronische Veränderung in geeigneter differenzierter Weise innerhalb des Moleküls umzuverteilen.

Nur so ist z.B. das Auftreten von sechs reversiblen Reduktionswellen im Polarogramm von (4,7-Diphenyl-phenantrolin)eisen erklärlich: die eintretenden Elektronen werden an die Liganden geleitet[12]. Ohne selbst von den Veränderungen der Elektronendichten betroffen zu bleiben, scheint der Bereich um das Koordinationszentrum als eine Art „Ladungsumschlagplatz“ zu fungieren und – wie es sein Name (bisher ungewollt) zum Ausdruck bringt – koordinierende Funktionen für das Gesamtsystem auszuüben. Als Regulierungszentrum für die Umverteilungen innerhalb des gesamten Ladungsdichtemusters ist der Bereich des Koordinationszentrums, welches die 6 N-Atome mit einschließt, also der Bereich FeN_6, die höchste der Erkenntnis zugängliche hierarchische Ebene des Systems[13] (Abb. 7.4).

Im Bezug auf die Wechselwirkungen mit der Umgebung scheint den zwischen den Phenantrolinliganden liegenden „Taschen“ eine besondere Rolle zuzukommen, vor allem dann, wenn sie Wassermoleküle enthalten; denn diese sind zufolge ihrer gut ausgeprägten Donor- und Acceptoreigenschaften ausgezeichnete Mittler zwischen Koordinationszentrum, Liganden und äußerer Umgebung. Die innersten Falten dieser Taschen werden durch das Koordinationszentrum (als hierarchisch höchsten Bereich) gebildet: der innerste Zipfel der Tasche ist das regulierende Koordinationszentrum, das damit zugleich der am höchsten differenzierte und am stärksten dynamische Bereich des Moleküläußeren ist (Abb. 7.1)[2].

Die bei Wechselwirkungen mit der Umgebung erfolgenden Veränderungen werden über Vermittlung des Koordinationszentrums an die übrigen äußeren Randbereiche in bestimmter Weise weitergeleitet. Demnach sind die äußeren Bereiche der Phenantrolinkomplexe dem Bereich um das Koordinationszentrum untergeordnet.

Der Vermittlung der Wechselwirkungen dienen alle übrigen Molekülbereiche, die wir zunächst in der untersten hierarchischen Ebene zusammenfassen[2]. Die unterste Ebene ist dafür

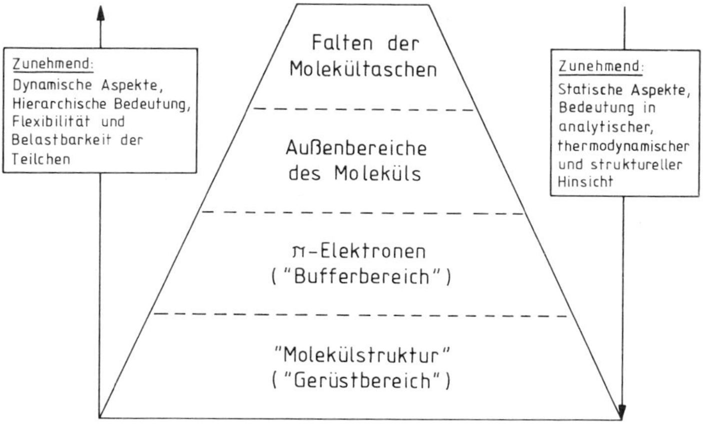

Abb. 7.4 *Illustration der Systemorganisation in Eisen-Phenantrolin-Komplexen*

verantwortlich, daß das Komplexion den strukturellen Rahmen und die jeweiligen thermodynamischen Eigenschaften aufrechterhält. Diesen besonderen Aufgaben wird umso eher entsprochen werden, desto besser die dynamischen Ordnungsaspekte bei optimaler Erhaltung der statischen Ordnungsaspekte entwickelt sind. In den betrachteten Systemen kommt der „Offenheit der π – Elektronensysteme (der aromatischen Ringe) besondere Bedeutung zu. Ihre leichte Ansprechbarkeit ermöglicht die Entfaltung jener *„Puffer-Funktionen“*[7], welche die Aufrechterhaltung der statischen Strukturaspekte unter veränderten Bedingungen ermöglichen[2]. Es mag daher angebracht sein, eine weitere Differenzierung innerhalb der untersten hierarchischen Ebene in die Beschreibung hineinzunehmen: Das leicht bewegliche π – Elektronensystem der Liganden kann als den anderen Eletronenbereichen der Ringsysteme übergeordnet angesehen werden. Letztere dienen quasi der „Abstützung“ der dynamischen Moleküleigenschaften (Abb. 7.4).

7.5 Systemorganisation in Eisen-Phenantrolin-Komplexen

Der hierarchisch höchste Bereich (um das Koordinationszentrum) ist zugleich Teil jener Molekül-Außenbereiche, die die untersten Einfaltungen der Molekültaschen und zugleich die dynamischesten Außenbereiche des Moleküls bilden. Diese Taschen sind nach außen weit geöffnet und vermögen daher in besonderer Weise die Umgebung zu prägen wie auch auf sie anzusprechen. Damit hat das hierarchisch Höchste die Möglichkeit, direkt, sowohl nach außen wie auch nach innen zu wirken. Alle übrigen Bereiche sind dem hierarchisch Höchsten untergeordnet. Diesem unmittelbar untergeordnet sind die Oberflächenbereiche und diesen wiederum die beweglichen Elektronenbereiche der Liganden. Diese halten die ihnen wiederum untergeordneten statischen Strukturaspekte aufrecht und stützen sich selbst an dem Strukturrahmen quasi ab. Die Eigenschaften der untersten hierarchischen Ebene, die Träger der Molekülstruktur ist, bietet den Rahmen für die Systemorganisation, doch werden ihre Eigenschaften durch die auf den übergeordneten Ebenen wirksamen Kräfte mitgeprägt (Abb. 7.4).

Um die wechselseitigen Beziehungen zwischen den verschiedenen hierarchischen Ebenen verstehen zu lernen, muß zunächst anerkannt werden, daß Systemorganisation nur im Hinblick auf die ihr übergeordneten Aufgaben verstanden werden kann. Sofern die Systemorganisation der Erhaltung der Grundeigenschaften des Systems dient, müssen diese vorgegeben sein. Die für das System charakteristischen strukturellen und thermodynamischen Eigenschaften werden vor allem von den Bausteinen der untersten Ebene getragen, die – wie schon gesagt – den zur Ausübung der dynamischen Aspekte verfügbaren Rahmen bietet. In seiner Dynamik bedingt das Übergeordnete das Untergeordnete, dessen Stabilität dem Übergeordneten den bestimmenden Rahmen vorgibt. Das bedeutet, daß das hierarchisch Höhere einerseits über jene strukturellen Bedingungen verfügt und andererseits die Randbedingungen zur Entfaltung seiner Funktionen bietet, denen es sich selbst fügen muß. Vor allem steht das hierarchisch Höhere in höherem Maße im Dienste des Ganzen.

Hohe Invarianz der Ladungsdichte im Bereich des Koordinationszentrums ist gleichbedeutend mit Aufrechterhaltung hoher Symmetrie. Bei gleichartigen Liganden ist diese Forderung gleichbedeutend mit derjenigen nach Symmetrie der geometrischen Anordnung der Atome. Die bisher besprochenen Komplexe sind bei oktaedrischer Anordnung der FeN_6-Gruppierung bei Zimmertemperatur im sogenannten Low-Spin-Zustand, d.h. es sind die d-Elektronen gepaart: Solange die hohe Symmetrie bei gleichartigen Fe – N-Abständen aufrechterhalten wird, bleibt dieser Zustand auch im Verlauf von Redoxreaktionen, der Einführung oder Veränderung von Substituenten beibehalten. Eine Verzerrung der symmetrischen Anordnung innerhalb der FeN_6-Gruppierung wird jedoch hervorgerufen, wenn eine Substitution an den Phenantrolinliganden in unsymmetrischer Weise, z.B. in der sogenannten 2-Stellung (Abb. 7.1) erfolgt[14]. Dabei wird die Ladungsdichte des dem Substituenten am nächsten gelegenen N-Atoms stärker verändert als diejenige des ferner gelegenen. Wenn die Fe-N-Abstände so unterschiedlich geworden sind, daß ihre Angleichung durch die Systemorganisation nicht mehr möglich ist, und die Ladungssymmetrie um das Eisen verzerrt, so kann der Low-Spin-Zustand nicht mehr aufrechterhalten werden. Das System beugt sich der erhöhten strukturellen Differenziertheit und der damit verbundenen erhöhten dynamischen Ordnungsaspekte dadurch, daß der diesen entsprechende, stärker belastbare Rahmen erreicht wird, und geht in den High-Spin-Zustand über.

Wie noch an anderer Stelle näher auszuführen sein wird, ist für den Übergang vom Low-Spin-Zustand in den High-Spin-Zustand besonders hohe Systemdynamik erforderlich. Die

Systemdifferenzierung nimmt zu, und es kommt zur gegenseitigen Durchdringung der beiden unterschiedlichen Formen; die Wärmekapazität und die Entropie nehmen vorübergehend sprunghaft zu. Im Zuge der Umwandlung wird ein *Bereich optimaler Systemorganisation (OSO)* durchlaufen, worauf wir in Abschnitt 10.2 ausführlicher zurückkommen werden.

7.6 Grenzen der Erkennbarkeit von Systemorganisationen

Systemdenken erfordert das Hinausgehen über das vor uns Liegende und Fragestellungen nach übergeordneten Zusammenhängen und kann somit nicht unter Ausschluß teleologischer Fragestellungen erfolgen. Denn Systemverhalten erfordert Einstellungsmöglichkeiten, welche nicht zufällig sein können. Wir denken an das Prinzip von LE CHATELIER-BRAUN oder an das LENZ'sche Gesetz der elektromagnetischen Induktion, dessen prinzipielle Aussage schon deshalb auf molekulare Systeme anwendbar sein sollte, da alle molekularen Wechselwirkungskräfte als elektromagnetische (im Sinne der Quantenmechanik) aufgefaßt werden. Das LENZ'-sche Gesetz sagt aus, daß der durch ein äußeres Magnetfeld induzierte Strom in jene Richtung fließt, durch welche das den elektrischen Strom hervorrufende Feld geschwächt wird. Übrigens ist dieses Gesetz eine Folge aus dem Energieprinzip.

Sicherlich ist es nicht leicht, dem Verständnis des unterschiedlichen „Verhaltens" der einzelnen Systembereiche, ihrer unterschiedlichen Aufgabenverteilung im Hinblick auf die der direkten Beobachtung nicht zugänglichen molekularen Systemorganisation näherzukommen. Vor allem muß zur Kenntnis genommen werden, daß eine molekulare Systemorganisation grundsätzlich nicht bis ins Letzte erkannt werden kann. Ihre vollständige Erkenntnis würde erfordern, daß unter voller Aufrechterhaltung der Systemfunktionen die einzelnen Systemelemente erkannt werden können. Da diese zu untersuchenden Eigenschaften nur unter Zerlegung des Systems zu erfahren wären und dabei aber die Systemorganisation verloren ginge, haben wir grundsätzlich die *„Unschärfe" der Erkenntnis der molekularen Systemorganisationen natürlicher Systeme* anzuerkennen.

Nicht vollständig erfahrbar sind im gegenständlichen Fall:

1. Die vielfältigen Möglichkeiten der Differenziertheit am Koordinationszentrum, auf welche auch bei annähernd gleicher π – Elektronendichte auf Grund der unterschiedlichen Mössbauer-Quadrupolaufspaltungen geschlossen werden muß. Ihre Einzelheiten können nicht vollständig erkannt werden, wiewohl sie auch durch die Ergebnisse der quantenchemischen Berechnungen illustriert werden, ohne daß damit die Differenziertheiten des Realen erreicht werden könnten.

2. Die vielfältigen Möglichkeiten der Differenziertheiten und der Schwingungen der Randbereiche, auf die auf Grund der unterschiedlichen Reaktivitäten geschlossen werden muß und die ebenfalls mit Hilfe der Ergebnisse der quantenchemischen Berechnungen illustriert werden.

3. Ebenfalls auf indirektem Wege muß geschlossen werden, daß innerhalb der π – Elektronensysteme eine Unzahl von Differenzierungsmöglichkeiten realisiert werden können.

4. Im besonderen sei auf die sich auf Grund der Systemorganisation ergebende Vielfalt der Prägungsmöglichkeiten auf und durch die molekulare Umgebung – z.B. die Lösung – hingewiesen, die ebenfalls der direkten Erfahrbarkeit entzogen sind. Das bedeutet zugleich, daß wir unser Augenmerk auch auf die hierarchischen Systemorganisationen der Lösungen wenden sollten (siehe 12. und 13. Kapitel).

Die Betrachtungen an Phenantrolin-Eisen-Komplexen können nur die für diese spezielle molekulare Systemorganisation illustrieren. Sie sollten dazu dienen, den Blick auf das Wesentliche zu schärfen, der Vielfalt der Problematik angesichts der verwirrend erscheinenden Fülle von Organisationsformen gegenüberzutreten und zu lernen, wie an einem konkreten Fall die wesentlichen Punkte klar herausgearbeitet werden können.

Die so übersichtlich dargestellten Gesichtspunkte bei den Eisen-Phenantrolin-Komplexen scheinen für zahlreiche biologische Systeme von Bedeutung zu sein, worauf wir im folgenden an Hand des Hämoglobins kurz hinzuweisen versuchen werden.

7.7 Zur molekularen Systemorganistion von Hämoglobin

Wie sehr ein molekulares System von äußeren Bedingungen abhängig ist, und daß seine Differenziertheit und Spezifität übergeordneten Zwecken dient, mag an Hand des Verhaltens der Hämoglobinmoleküle illustriert werden. Den grundlegenden Untersuchungen von MAX F. PERUTZ[15] verdanken wir weitgehende Kenntnisse darüber, welche Funktionen die unterschiedlichen Teilbereiche zur sinnvollen Erfüllung der Aufgaben innerhalb des Organismus übernehmen.

Bei den Säugetieren erfolgt der Transport des Sauerstoffes von der Lunge zu den Körpergeweben mit Hilfe der roten Blutkörperchen, der Erythrozyten, die auch für den Abtransport des Kohlendioxids aus dem Körpergewebe sorgen. Die hohe Dynamik in den Erythrozyten zeigt sich schon daran, daß sie keine Zellkerne enthalten. Ihre Dynamik kann sich nicht im Inneren, sondern nur an den konservativen Randbedingungen der Zellmembran abstützen. Wegen des Mangels an konservativen Randbedingungen ist ihre Lebensdauer begrenzt (je dynamischer ein System, desto leichter ist seine Form auflöslich). Ein erwachsener Mensch hat etwa

$2{,}5 \cdot 10^{13}$ Erythrozyten, die eine mittlere Lebensdauer von 3 bis 4 Monaten haben.

Im Inneren der Erythrozyten befinden sich Hämoglobinmoleküle. Jedes Hämoglobin-Molekül enthält vier Polypeptid-Ketten, die lineare Sequenzen von Aminosäureresten sind. Man unterscheidet die beiden Alpha-Ketten, die je 141 Aminosäurereste enthalten, und die beiden Beta-Ketten, die je 146 Aminosäurereste enthalten. An jeder Kette befindet sich je eine Häm-Gruppe. Diesen verdankt das Blut seine rote Farbe. Untereinander sind die Häm-Gruppen in besonderer Weise verbunden, und zwar sind jeweils die beiden Alpha-Ketten α_1 und α_2 und die beiden Beta-Ketten, β_1 und β_2 über sogenannte Salzbrücken untereinander stärker verbunden als α und β-Gruppen.

Jede dieser Häm-Gruppen enthält ein Eisenatom, das aus der Mitte der von den vier Stickstoffatomen des Porphyringerüstes gebildeten Ebene „gleich einem Edelstein" herausragt[18], und das von einer Histidingruppe quasi „getragen" wird (Abb. 7.5). Nach oben zu ist das Eisenatom frei, allerdings ist es in einer engen Einstülpung des Großmoleküls gleichsam „eingesackt". Die beweglichen Wände der sackartigen Vertiefung werden zum Teil von der sorgsam in Form einer sogenannten α-Helix gefalteten Proteinkette gebildet: man sagt auch, daß sich das Eisenatom tief in der Falte einer Molekültasche befindet.

Das Hämoglobin-Molekül ist paramagnetisch, d.h. es wird in ein Magnetfeld „hineingezogen". Das paramagnetische Moment entspricht etwa vier Elektronen mit gleichem Spin. Einen solchen Zustand bezeichnet man als High-Spin (HS)-Zustand. Im *HS*-Zustand ist das Molekül energiereicher als im sogenannten Low Spin *(LS)*-Zustand, das ist jener, in dem die Elektronenspins einander kompensieren.

Die genannten Eigenschaften (Eisenatom oberhalb der Ebene der Stickstoffatome, paarweise Anordnung der Häm-Gruppen, High-Spin-Zustand) zeigen, daß das Molekül sich

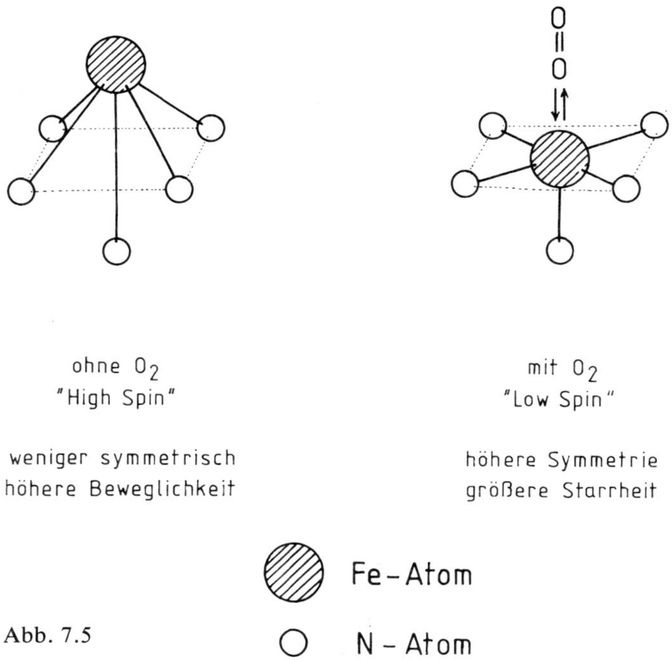

Abb. 7.5

in einer Art Spannungszustand (High Tension) befindet. Wird durch die Zellmembranen den Hämoglobin-Molekülen Sauerstoff zugeführt und dringt ein Sauerstoffmolekül durch einen der schlauchartigen Kanäle zu einem der Eisenatome vor, so werden dadurch tiefgreifende Veränderungen des Gesamtsystems ausgelöst.

Zunächst betrachten wir die Veränderungen im unmittelbaren Wirkungsbereich des Eisenatoms, die von PERUTZ[15,18] ausführlich untersucht wurden. Mit zunehmender Annäherung des Sauerstoffmoleküls an das Eisenatom kommt es zu einer komplizierten Donor-Acceptor-Wechselwirkung. Vom Sauerstoffmolekül an das Eisenatom abfließende Elektronenladung führt zu so weitgehender Mobilisierung der am Eisenatom nur locker gebundenen d-Elektronen, daß mehr Elektronenladung vom Eisenatom an das Sauerstoffmolekül fließt, als von diesem an das Eisenatom abgegeben wurde. Man sollte daher erwarten, daß es zu einer Verminderung der Elektronendichte am Eisenatom kommt, da der in Abschnitt 6.3 dargelegte „Ausspüleffekt" in diejenige Richtung weist, aus der die auslösende Ladungsverschiebung erfolgte. Man spricht auch von einer „Back-Donation". Tatsächlich dürfte dem Abfluß negativer Ladung vom Eisenatom zum Sauerstoffatom ein Zufluß negativer Ladung aus anderen Molekülbereichen in den Bereich des Eisenatoms folgen.

Die Zunahme der Elektronendichte am Sauerstoffmolekül erreicht vor allem das Endatom, und die O – O-Bindung wird länger. Gleichzeitig fällt das Eisenatom in die Mitte der von den Pyrrol-Stickstoffatomen gebildeten Ebene hinein. Die Fe – N (Pyrrol)-Abstände werden verkürzt[16,17] und gleichzeitig sein Spannungszustand „gelockert": es kommt zu einem Umklappen aus dem energiereicheren *HS*-Zustand in den energieärmeren *LS*-Zustand. Damit aber ein solcher Übergang erfolgen kann (siehe Abschnitte 10.2 und 10.3), bedarf es einer drastischen Steigerung der dynamischen Aspekte innerhalb der Moleküle. Tatsächlich steigen dabei die spezifische Wärme und die Entropie stark an.

Von dieser erhöhten Dynamik wird das gesamte Riesenmolekül in mehrfacher Weise erfaßt: es werden die Bindungen zwischen den einander ähnlichen $\alpha_1 - \alpha_2$ und $\beta_1 - \beta_2$ Haem-Gruppen gelockert und die bisher nur schwachen Bindungen zwischen den $\alpha_1 - \beta_1$ bzw. $\alpha_2 - \beta_2$ Haem-Gruppen verstärkt. Der Erhöhung der Mobilität der Proteinketten an allen Haem-Gruppen dürfte es vor allem zuzuschreiben sein, daß nach der Bindung eines Sauerstoffmoleküls in einer Molekültasche die Sauerstoffaufnahme an den anderen Taschen deutlich erhöht wurde. Man könnte daran denken, daß die verstärkten Bewegungen der Proteinketten im Bereich der Molekültaschen eine Art erhöhte Peristaltik der „Schläuche" bewirken, durch die die Sauerstoffmoleküle an die Eisenatome „herangepumpt" werden. Auch PERUTZ[18] erinnert an die

Aussage der Bibel: „Denn wer da hat, dem wird gegeben werden, und er wird die Fülle haben; wer aber nicht hat, dem wird auch was er hat genommen werden“[19].

Ist die Sauerstoffaufnahme an einem zweiten Eisenatom erfolgt, so wird die schon eingeleitete Reorganisation weiter vorangetrieben. Die $\alpha_1 - \alpha_2$ und die $\beta_1 - \beta_2$-Verknüpfungen werden weiter geschwächt, die $\alpha_1 - \beta_1$ und die $\alpha_2 - \beta_2$-Wechselwirkungen weiter verstärkt, und die Sauerstoffaufnahme am dritten Eisenatom erfolgt noch leichter. Sind alle vier Eisenatome an Sauerstoff gebunden, so ist es zu einer Lockerung zwischen den ähnlichen Häm-Gruppen gekommen. Die neuen Paare $\alpha_1 - \beta_1$ und $\alpha_2 - \beta_2$ schieben sich teilweise übereinander. In diesem entspannten R-(relaxed)-Zustand dienen sie dem Transport des Sauerstoffs. PERUTZ[18] vergleicht den Übergang zwischen den beiden Strukturen mit einer „Rock and Roll“-Bewegung des Dimeren $\alpha_1 - \beta_1$ im Hinblick auf das Dimere $\alpha_2 - \beta_2$. Wie sehr dazu alle Teile aufeinander abgestimmt sein müssen, zeigen die Ergebnisse der Untersuchung an Hämoglobin S, welches sich nur an einer funktionellen Stelle vom Hämoglobin unterscheidet[20] und nicht mehr die Sauerstoffübertragung vollziehen kann. Menschen mit Hämoglobin S zeigen die schweren Krankheitserscheinungen der sogenannten Sichelzell-Anämie. (Man erkennt nämlich das Vorhandensein von Hämoglobin S in den Erythrozyten daran, daß diese nicht kugelähnlich, sondern mondsichelartig sind.)

Den Bereichen um die Eisenatome, als den untereinander koordinierten Steuerungszentren, kommt hohe hierarchische Bedeutung für das Gesamtsystem zu. PERUTZ[18] vergleicht sie mit Fliegen, die einen Elefanten zum Springen veranlassen. Wir erinnern daran, daß sich die Eisenatome in den Molekültaschen befinden, und daß in diesen Bereichen die Systemdynamik besonders gut entwickelt ist (Abschnitt 7.4, Abb. 7.1). Die weitgehende Invarianz der Elektronendichten an den Eisenkernen gegenüber Veränderungen der Umgebung löst jene dynamischen Veränderungen innerhalb des Moleküls aus, wie sie für die jeweiligen Funktionen erforderlich sind. Besonders hoch entwickelt ist die Systemdynamik während der Aufnahme und während der Abgabe von Sauerstoff, wie sich das aus den Übergängen zwischen zwei Spinzuständen ergibt. Wir werden darauf im Abschnitt 10.2 zurückkommen. Dieser Bereich besonders hoch entwickelter Systemorganisation kann über einen größeren Temperaturbereich aufrechterhalten werden, um die Aufnahme bzw. Abgabe von Sauerstoff im Bereich von 35° bis 42° C von der Temperatur weitgehend unabhängig zu gewährleisten. Die dazu erforderliche optimale Systemorganisation erlaubt die Ausübung der vielseitigen Funktionen unter weitgehender Erhaltung der eigenen „Individualität“ und weitestgehender Unabhängigkeit von wechselnden Randbedingungen.

Wir müssen es den Fachleuten überlassen, die Einzelheiten der Systemorganisation zu erforschen. Dazu müssen alle Beobachtungen und Messungen aus übergeordneter Sicht gewertet werden. Wir schlagen vor, zuerst nach dem Wozu des Ganzen zu fragen. Sodann fragen wir nach den Wirkungen, nach den speziellen Aufgaben und Mechanismen. Erst wenn diese bekannt sind, fragen wir nach den Formen, und ob diese den speziellen Aufgaben entsprechen. Erst zuletzt fragen wir nach dem Material, das die Form trägt, nach den materiellen Trägern. Strukturen und ihre Veränderungen richten sich nach ihren jeweiligen Aufgaben, die jeweils erforderliche Form zu finden und zu erhalten. Die Materie ermöglicht die Form, die Form die Effizienz, und diese erst ermöglicht es, dem Zweck des Ganzen zu entsprechen. Die Kenntnis des Materials allein führt nicht zur Form, diejenige der Form nicht zur Effizienz, und diese enthält nicht den Sinn des Ganzen.

7.8 Anmerkungen und Literaturhinweise

1 M. Eigen und R. Winkler, „Das Spiel“, Piper Verlag, München, Zürich, 1975, S. 43.

2 V. Gutmann und G. Resch, Monatshefte für Chemie, *116*, 1107 (1985).

3 H. Haken, „Synergetics, an Introduction“, 3rd Edition, Springer-Verlag, Berlin, Heidelberg, New York, 1983.

4 F. Baker, M. Engelhardt, B.N. Figgs und A.H. White, Journal of the Chemical Society, Dalton Transactions, 1975, s. 530.

5 R. Schmid, R.W. Soukup und V.N. Sapunov, Journal of Chemical Research, 1985, 78.

6 N.N. Greenwood und T.C. Gibbs, Mössbauer Spectroscopy, Chapman and Hall Ltd., London, 1971.

7 W. Linert, V. Gutmann, G. Wiesinger und P.G. Perkins, Zeitschrift für Physikalische Chemie (neue Folge), *142* , 221 (1985).

8 M.H. Koepp, H. Wendt und H.S. Strehlow, Zeitschrift für Elektrochemie *64*, 483 (1960). Die Reaktionsgeschwindigkeiten der Redoxreaktionen von Trisphenantrolin-Eisen-Komplexen werden von den Eigenschaften des Lösungsmittels beeinflußt. Bei der Reaktion von Tris(tetramethylphenantrolin)eisen(II) mit FeL_6^{3+} (L = Trimethylphosphat, Dimethylformamid, Diethylformamid, Acetamid oder Dimethylsulfoxid) wurden Zwischenstufen $(FeL_5 . Fe(phen)_3)^{5+}$ für das Eintreten der Elektronenübertragungsreaktionen kinetisch festgestellt. Die Geschwindigkeitskoeffizienten derselben hängen vom Liganden L ab, die Aktivierungsenergien nehmen mit steigender Donorstärke von L ab. Die Untersuchung ergab das Vorliegen einer „isokinetischen Beziehung“. Die Variation der Liganden übt bei der isokinetischen Temperatur keinen (nennenswerten) Einfluß auf den Geschwindigkeitskoeffizienten der Elektronenübertragungsreaktion aus.

9 R. Schmid, R.W. Soukup, M.K. Arasteh und V. Gutmann, Inorganica Chimica Acta *73*, 21 (1983).

10 Dies sei an folgendem Beispiel illustriert: Ein junger Mann wird auf Grund seiner Ausbildung und seiner Fähigkeiten in einem Betrieb eingestellt. Seine Einsatzmöglichkeiten hängen davon ab, in welchem Bereich er arbeitet und welche Aufgaben ihm gestellt werden. Dabei wird er Fähigkeiten entdecken und ent-

falten, die ihm bisher nicht bekannt waren, und er wird andere Fähigkeiten nicht nützen können und muß auch seine Neigungen zurückstellen gegenüber der Zielsetzung des Gesamtbetriebes. Wenn er seine Stellung wechselt, wird er sich in einem anderen Betrieb den dortigen Bedingungen und Zielsetzungen fügen. Andererseits ist es nicht möglich, auf Grund der Kenntnis aller seiner Tätigkeiten auf die Ziele des Betriebes oder auf seine Organisation zu schließen.
Wie wir in Abschnitt 8.2 noch näher erörtern werden, steht man dem Begriff „Hierarchie" vielfach mißtrauisch gegenüber. Dabei vergißt man, daß jede Ordnung hierarchische Strukturen in sich hat, auch wenn es nicht ausdrücklich ausgesprochen wird (5. Kapitel).

11 Im Blick auf GALILEIS Anweisung „Messen, was meßbar ist, und meßbar machen, was nicht meßbar ist" handelt es sich hier um das Nicht-Meßbare. Wir suchen eine Lücke zu füllen, indem wir das untersuchen, was nicht meßbar gemacht werden kann (Abschnitt 5.3). Wir verweisen auf die Aussage von L. L. WHITE (Essay on Atomism, Westeyan University Press. Middletown/Conn. 1961): „An unseen universe is necessary to explain the seen".

12 T. SAJI, T. FUKAI und S. AOYAGUI, Journal of Electroanalytical Chemistry *66*, 81 (1975).

13 Das hierarchisch Höchste scheint insofern nicht faßbar zu sein, als es nicht in den Teilen selbst, sondern in den Korrelationen der Teile zueinander zu suchen sein wird.

14 J. FLEISCH, P. GÜTLICH, K.M. HASSELBACH und W. MÜLLER, Journal de Physique, Colloque C6, supplément en no. 12, Teine 35, December 1974, page C6-659.

15 M.F. PERUTZ, Scientific American, November 1964; Nature *228*, 726 (1970).

16 J.P. COLLMAN, R.R. GAGNE, T.R. HALBERT, J.C. MARCHON und C.A. REED, Journal of the American Chemical Society *95*, 7868 (1973).

17 J.P. COLLMAN, R.R. GAGNE, C.A. REED, W.T. ROBINSON und G. RODLEY, Proceechings of the National Academy of Science U.S. *71*, 1326 (1974).

18 M.F. PERUTZ, Scientific American, December 1978, 92.

19 Evangelium nach Matthäus, Kapitel 25, Vers 29.

20 C. WALSH, in „Encymatic Reaction Mechanismus", chapter 15, Freeman & Co., San Francisco, 1979.

21 E. KÖNIG et al., Inorganica Chimica Acta *35,* 239 (1979).

8. Kapitel

Struktur und Information

Und hier, bei der Bestimmung
des Zwecks beginnt die Betrachtung
der Körper und des Materials
Johannes Kepler (1611)

Kurzfassung

Man unterscheidet konservative und dissipative Strukturen. Erstere beschreiben Systeme, welche nahe dem thermodynamischen Gleichgewichtszustand, und letztere solche, die von diesem weit entfernt sind. Zwischen ihnen gibt es fließende Übergänge, ja es spielen sich die materiellen Aspekte der Realität ausschließlich im Spannungsfeld zwischen konservativen und dissipativen Kräften ab. Jede Struktur bedarf zur Existenz, zur Beobachtung und zur Messung sowohl konservativer als auch dissipativer Aspekte. Die konservativen Aspekte bieten den dissipativen Aspekten die Randbedingungen, die ihrerseits nur mit Hilfe dissipativer Aspekte (dynamisch) aufrechterhalten werden.

Ähnlich wie von Ordnung, kann auch von Information nur im Hinblick auf die sinnhafte Verfaßtheit der beteiligten Systeme die Rede sein: Information muß sinnvoll sein und verstanden werden. Dazu bedarf es geordneter Abläufe innerhalb der untersuchten Systeme und zwischen ihnen.

Information kann weder auf einzelne Moleküle, noch auf bestimmte konservative Strukturen allein zurückgeführt werden. „Abbildungsgesetze“ beruhen auf der Dynamik mehrdimensionaler Schwingungssysteme, was an Hand der Holographie illustriert wird.

8.1 „Konservative“ Strukturen

Eine im tiefsten Punkt einer Mulde befindliche Kugel kann ihren Platz nicht verlassen, ohne daß ihr Energie zugeführt wird. Reicht diese Energie nicht aus, um den Rand der Mulde zu überschreiten, so wird sie wieder in den tiefsten Punkt der Mulde zurückrollen. In diesem Zustand befindet sich das System im Gleichgewichtszustand.

Allgemein spricht man von einem Gleichgewichtszustand, wenn die auf das System von außen wirkenden und die innerhalb des Systems wirksamen Kräfte einander derart kompensieren, daß die makroskopischen Eigenschaften des Systems nicht verändert werden. Eis und flüssiges Wasser sind bei 0° C und Atmosphärendruck so lange im Gleichgewicht, als keine Veränderung ihrer Mengenverhältnisse eintritt.

Zur Festlegung und Charakterisierung des Gleichgewichtszustandes für ein System gegebener Zusammensetzung dient die Angabe der sogenannten thermodynamischen Zustandsgrößen, wie Druck, Temperatur, Volumen, Konzentration. Durch Angabe dieser Parameter für ein gegebenes System gilt sein Gleichgewichtszustand als festgelegt. Fast alle anderen das System beeinflussenden Faktoren wie seine „Vorgeschichte“, die Einwirkungen von Feldern oder Strahlen, seine mechanische oder thermische Vorbehandlung finden keine Berücksichtigung. Der in der Thermodynamik definierte Gleichgewichtszustand ist daher in Wirklichkeit nur angenähert, aber nicht vollkommen erreichbar.

Die mathematische Behandlung des Gleichgewichtes erfordert nämlich die Einführung von Idealisierungen, des abgeschlossenen Systems und des reversiblen Prozesses. Jedoch wäre ein streng abgeschlossenes System prinzipiell unerkennbar und ein vollständig reversibler Prozeß undurchführbar.

Bringt man beispielsweise zwei Körper mit verschiedener Temperatur zusammen und überläßt diese „sich selbst“, so tritt schließlich Temperaturausgleich ein. Auf dem Weg dazu fließt Wärme vom wärmeren zum kälteren Körper und nicht umgekehrt. Von selbst stellt sich der ursprüngliche Zustand nicht ein. Sucht man diesen zu erreichen, so ist das nur dann möglich, wenn andere Bereiche dabei Veränderungen erfahren. Ohne diese kann der vorher gewesene Zustand für die betrachteten Systeme nicht erreicht werden. Ein Zustand, der der Vergangenheit angehört, läßt sich grundsätzlich nie wieder in der gleichen Weise herstellen. Man sagt auch, daß es in der Natur keine völlig umkehrbaren (reversiblen) Prozesse gibt. Alle Vorgänge in der Natur sind irreversibel, was sich besonders deutlich bei lebenden Systemen zeigt.

Gäbe es einen völlig umkehrbaren Prozeß, so wäre es möglich, ein Perpetuum Mobile zu bauen, also eine Maschine, die, einmal in Gang gesetzt, beliebig lange Zeit Arbeit leisten könnte. Die Idee des Perpetuum Mobile hat ihren Ursprung in Indien. In der indischen Philosophie spielt der ewige Kreislauf eine große Rolle. Symbol der Gottheit ist das Rad. Die Idee des sich beständig drehenden Rades gelangte um 1200 in die islamische Welt, und von dort ins Abendland. Vor allem im 16., 17. und 18. Jahrhundert wurden immer wieder Versuche zur Konstruktion eines Perpetuum Mobile unternommen.

Der Drang zur Realisierung eines Perpetuum Mobile machte selbst vor Betrug nicht halt. So wird berichtet, daß im Jahr 1715 in Merseburg KARL ELIAS BESSLER sein „Perpetuum Mobile“ öffentlich vorführte[1]. In Gegenwart des Landgrafen von Hessen-Kassel und seiner Minister setzte er das große Rad seiner Maschine in Bewegung. Das Rad bewegte sich weiter, ohne daß sich seine Umdrehungsgeschwindigkeit verminderte. Beeindruckt verließ man den Raum und versiegelte ihn. Sobald man ihn öffnete, fand man das Rad in unveränderter Bewegung. Die Echtheit der Erfindung wurde bestätigt. Selbst LEIBNIZ war davon beeindruckt, obwohl er der Überzeugung war, daß „lebendige Kräfte“ (Energien) nicht beliebig hervorgebracht werden können. Eines Tages gab die Dienstmagd BESSLERS das Geheimnis preis: die Maschine war vom angrenzenden Zimmer jeweils von Menschenhand in Gang gehalten worden!

Innerhalb der Bewegtheit des Kontinuums sind bleibende Strukturen nur dadurch möglich, daß diese Energie an die Umgebung abgeben können, d.h. daß es kein Perpetuum Mobile geben kann. Die für ein Perpetuum Mobile notwendigen energetischen Voraussetzungen wären nur im Chaos anzutreffen, wo es allerdings wieder keine Möglichkeiten für bleibende Strukturen gibt (Abschnitt 5.4).

Die von einer Wärmekraftmaschine abgegebene Wärmemenge ist immer kleiner als die aufgenommene. Es ist nicht möglich, eine Maschine zu bauen, die periodisch Wärme in Arbeit verwandelt, ohne eine andere Veränderung des Systems zu bewirken, als daß ein einziges Wärmereservoir abgekühlt würde. Die unumstößliche Erfahrungstatsache der Unmöglichkeit eines Perpetuum Mobile erregte damals unter Physikern eher Mißtrauen als Anerkennung. RUDOLPH CLAUSIUS (1822-1888) formulierte die Unmöglichkeit eines vollkommen umkehrbaren (reversiblen) Prozesses in Form des *2. Hauptsatzes* der Wärmelehre (Thermodynamik) und führte als Maß der Irreversibilität die „Entropie" (siehe auch Abschnitt 5.4) ein (er hatte ursprünglich die Bezeichnung „Verwandlungsinhalt" gewählt).

Wie schon gesagt wurde, kann man einem Gleichgewichtszustand, wie er durch die Thermodynamik definiert ist, nur nahekommen. Man nennt Strukturen in der Nähe des thermodynamischen Gleichgewichtes auch *konservative Strukturen*. Jeder räumlichen Lage ist eine zeitunabhängige potentielle Energie zugeordnet.

Die hochentwickelte Experimentalwissenschaft ermöglicht die Ausführung von Experimenten unter solchen Bedingungen, die den Erfordernissen der Thermodynamik möglichst nahekommen: Die von der Thermodynamik nicht behandelten Einflüsse werden weitgehend eliminiert, und die Ergebnisse mit Hilfe linearer Systemgleichungen mathematisch erfaßt.

Die meisten in der unbelebten Natur beobachteten Strukturen liegen mehr oder weniger *nahe* dem thermodynamischen Gleichgewicht. Selbst in diesem Naturbereich, vor allem aber in jenem des Lebenden, findet man Erscheinungen, die der Bedingung der Nähe zum thermodynamischen Gleichgewicht nicht entsprechen: sie werden (nach einem Vorschlag PRIGOGINES[2]), als *dissipative Strukturen* bezeichnet.

8.2 „Dissipative" Strukturen

Je weiter ein System vom thermodynamischen Gleichgewichtszustand entfernt ist, desto offener ist es gegenüber den in der Thermodynamik nicht berücksichtigten Faktoren. Man spricht von *offenen Systemen*, deren mathematische Behandlung nur mit Hilfe *nicht-linearer* Ansätze möglich ist und daher von nicht-linearen Systemen[2,3].

Durch *Gradienten* der Temperatur, des Druckes, der Dichte, der Konzentration, der Oberflächenspannung, von elektrischen und magnetischen Feldern, der lokalen chemischen Potentiale, kurzum durch Energiegradienten werden Stoff- und Energieströme verursacht, die zur Bildung neuartiger Strukturen führen.

Die Bildung dieser neuen Strukturen kann nicht mit Hilfe der BOLTZMANN-Statistik beschrieben werden[4]. Nach dieser würde ihrer Bildung eine Wahrscheinlichkeit von nahe null zukommen. Zur mathematischen Behandlung wurde die sogenannte *irreversible* Thermodynamik entwickelt[2–4].

Dissipative Strukturen sind (ohne so benannt worden zu sein) schon vor über 150 Jahren beschrieben worden[5]. 1828 wurde über oszillierende Effekte bei der Elektrolyse berichtet und 1850 über ein Experiment, bei dem Schellack, in Petroleum aufgelöst, nach dem Verdunsten wabenartige Strukturierungen bildet. Diese bezeichnet man heute als BENARD-Zellen.

Unter dem BENARD-Effekt[6] versteht man die Bildung von charakteristischen Strömungsstrukturen in Flüssigkeiten, die Temperaturgradienten ausgesetzt sind. Wird eine ruhende Flüssigkeitsschicht von unten erwärmt, so setzt bei einem bestimmten Temperaturgradienten die Bildung einer Strömungsstruktur ein, die angesichts ihres zellartigen Aussehens als Zellularkonvektion bezeichnet wird. Die jeweilige Form der Strömungsstruktur wird von den Randbedingungen, vor allem der Temperaturabhängigkeit der Oberflächenspannung mitgestaltet[5]. In seinen klassischen Experimenten untersuchte BENARD eine weniger als 1 mm dicke Flüssigkeitsschicht mit freier Oberfläche. Er stellte fest, daß beim Erwärmen von unten die Strömung in der Zellmitte auf-und an den Zellrändern absteigt. Eine beim Erwärmen einer Walölschicht von unten entstandene hexagonale Strömungsstruktur ist in Abb. 8.1 wiedergegeben[7].

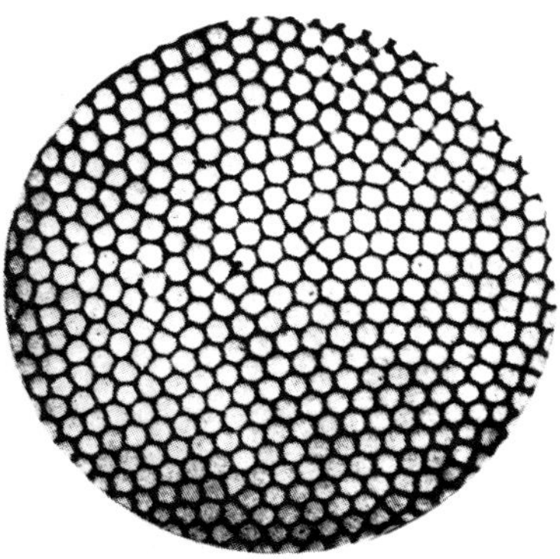

Abb. 8.1
Von Benard beobachtete hexagonale Strömungsstrukturen bei Erwärmung einer Walölschicht von unten[5-7]

Die von TIPPELSKIRCH[8] beobachteten Konvektionszellen in flüssigem Schwefel zeigen oberhalb und unterhalb von 153° C unterschiedliches Verhalten. Die Temperaturabhängigkeit der Zähigkeit entspricht unterhalb 153°C derjenigen einer Flüssigkeit, oberhalb 153° C derjenigen eines Gases. Dementsprechend verhalten sich die bei der Bildung der Konvektionszellen beobachteten Strömungen.

Wird eine Flüssigkeit zwischen zwei Glasplatten einem Temperaturgradienten ausgesetzt, so werden die Muster auch durch die Form der seitlichen Begrenzungen bestimmt. Bei runden Glasplatten entstehen konzentrisch kreisförmig angeordnete Zellen, bei rechteckigen Begrenzungen dagegen rechteckige[5]. Die Muster werden auch von der Schichtdicke der Flüssigkeit maßgeblich beeinflußt.

Zellularkonvektionen dürften Ursache der polygonalen Steinanhäufungen sein, wie sie auf Spitzbergen beobachtet werden. Der im Winter fest gefrorene Boden wird im Sommer nur auf etwa +4°C erwärmt. Zwischen dem Schmelzwasser und dem Grundeis bestehen nicht nur Temperaturgradienten, sondern auch Dichtegradienten, und zwar derart, daß die Dichte von unten nach oben zunimmt (da Wasser bei +4°C die größte Dichte hat). Das zirkulierende Schmelzwasser führt die Steine mit sich, deren Anordnungsmuster als „konservative" Strukturen beschreibbar sind, deren Bildung aber auf dissipativem Weg erfolgt.

In offenen Systemen wird die zeitliche Konstanz, die durch geordnete Wechselwirkungen mit anderen Systemen erreicht wird, als „steady state" bezeichnet.

Zu den dissipativen Strukturen gehören die sogenannten LIESEGANG'schen Ringe, wie z.B. die periodischen Fällungen von Bleiiodid, die bei der Diffusion von Bleinitrat in Kaliumiodid enthaltender Gelatine auftreten[9].

Immer scheint die Bildung dissipativer Strukturen Phasengrenzflächen zu erfordern. Jedenfalls können sie innerhalb von Phasengrenzflächen zustandekommen: die Ausbildung sogenannter *Marangoni*-Instabilitäten[5] wird auf das Vorhandensein lokaler Gradienten innerhalb der Phasengrenzflächen zurückgeführt.

Ein klassisches Beispiel für die rhythmische Abfolge bewegter räumlicher Muster bietet die sogenannte „oszillierende" *ZHABOTINSKY-Reaktion*[10]. Die Bromierung von Malonsäure erfolgt durch ein Gemisch von Bromat und Bromid, wobei die entstehende Brommalonsäure in Gegenwart von Cer(IV) unter Bildung von Cer(III), Kohlendioxid und Bromid zerfällt. Bei der nun abermals einsetzenden Bromierung entsteht wieder Cer(IV), und dieses geht beim Zerfall der Brommalonsäure wieder in Cer(III) über, das die zuerst genannte Reaktion wieder auslöst usw. Da Cer(III) farblos und Cer(IV) gelb ist, kommt es in rhythmischer Folge zum Farbwechsel gelb-farblos-gelb.

Nach Zusatz von Ferroin (Trisphenantrolineisenperchlorat, siehe 7. Kapitel) zu diesem System erfolgt der Farbwechsel zwischen blau und rot. Bei Überschuß von Cer(IV) ist die Lösung blau (oxidierte Form) und bei Überschuß von Cer(III) rot (reduzierte Form).

Vermeidet man die Vermischung während der Reaktion, so bilden sich alternierend rote und blaue Ringe. Man stellt fest, daß Wellen an bestimmten Zentren entstehen, sich mit Geschwindigkeiten von etlichen Millimetern pro Minute ausbreiten, wobei aufeinanderfolgende Wellen einander überholen, aber beim Zusammenstoß aus verschiedenen Richtungen einander nicht löschen, sondern derart „abstützen", daß das Gesamtmuster erhalten bleibt. Die Muster bleiben so lange bestehen, als die Energie liefernden Prozesse zur Erhaltung des sogenannten „steady state" stattfinden.

Von besonderem Interesse sind die Beobachtungen, daß die Art des jeweiligen Musters von den äußeren Randbedingungen abhängt, an denen sich die Muster abzustützen scheinen, wie der Vergleich der Abbildungen 8.2, 8.4 und 8.6 zeigt.

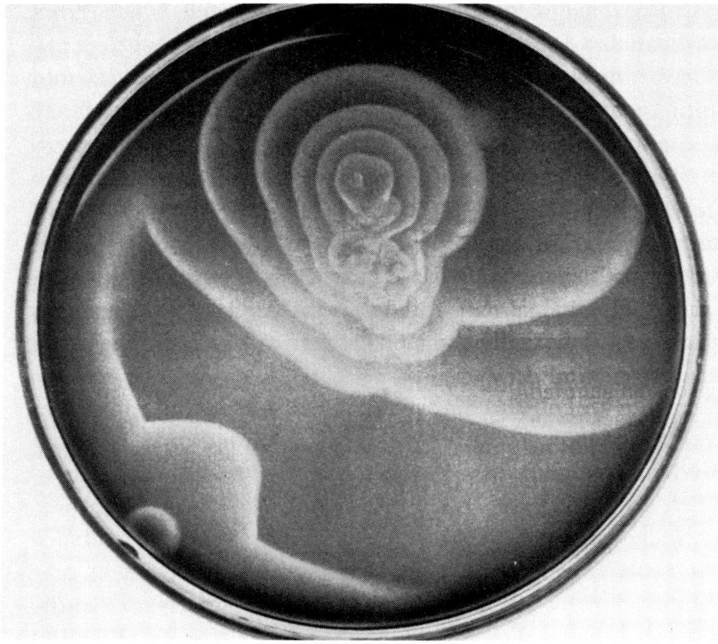

Abb. 8.2 *Oberflächenmuster bei der Zhabotinsky-Reaktion in runder Schale (8 cm Durchmesser), ohne Zusatz eines Netzmittels (der weiße Streifen oben ist das Ergebnis einer Lichtspiegelung)*

Vor allem spielen auch die Randbedingungen an der Grenzfläche Flüssigkeit-Gas eine entscheidende Rolle: es entstehen hochdifferenzierte Muster nach Zugabe oberflächenaktiver Stoffe[11], wie die Abb. 8.3, 8.5 und 8.7 zeigen. Alle diese Erscheinungen zeigen den entscheidenden Einfluß konservativer Randbedingungen auf die Entwicklung dissipativer Strukturen. Die Vielfalt der Differenziertheiten der Muster, wie sie auch unter weitgehender Konstanthaltung der konservativen Randbedingungen beobachtet wird, ist Ausdruck ausgeprägter Systemdiffe-

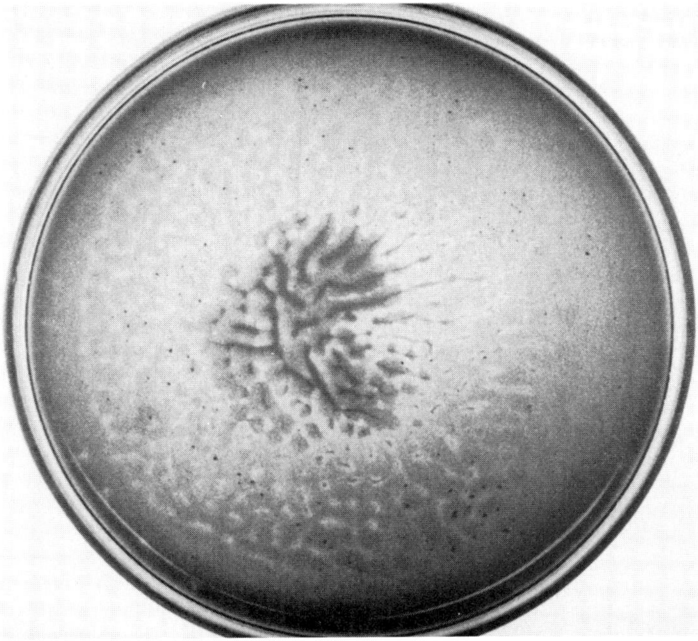

Abb. 8.3 *Oberflächenmuster bei der Zhabotinsky-Reaktion in runder Schale, nach Zusatz eines Netzmittels*

renziertheit innerhalb homogen erscheinender Flüssigkeiten.

Ähnlichkeiten zwischen dissipativen Strukturen sind, Folgen ähnlicher Ausgangsbedingungen und ähnlicher Randbedingungen. Im 14. und 15. Kapitel werden wir darauf zurückkommen, daß dissipative Merkmale der Krankheit die konservativen Merkmale im Organismus verändern, und daß die Heilung die Wiederherstellung der konservativen Randbedingungen des Organismus (entsprechend seiner Sinnhaftigkeit) zur Voraussetzung hat.

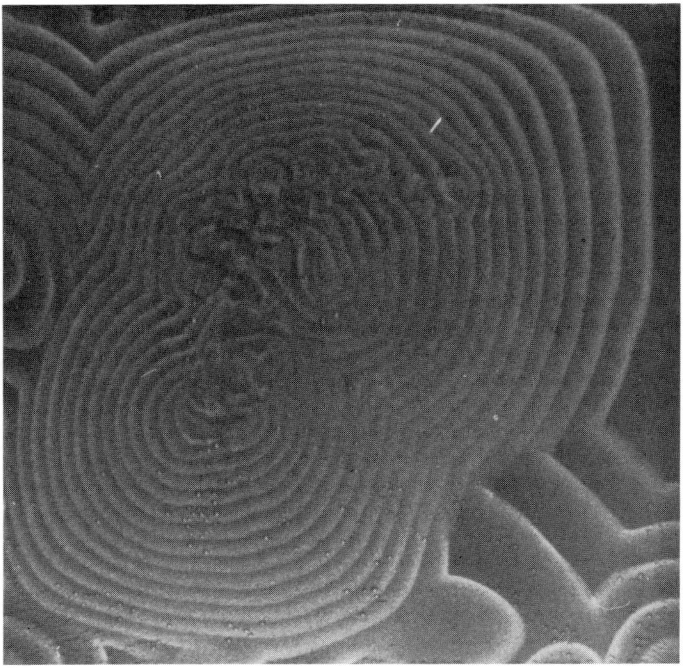

Abb. 8.4 *Oberflächenmuster bei der Zhabotinsky-Reaktion in viereckiger Schale (Kantenlänge 8 cm), ohne Zusatz eines Netzmittels*

Innerhalb des Schwingungsmusters dissipativer Strukturen kommt es auf bestimmte rhythmische Abfolgen an. Das Rhythmische zeigt sich in der Stetigkeit der Wiederkehr von Ähnlichkeiten, und nicht, wie das Metrische als Ergebnis eines monoton sich Wiederholenden, also Wiederholung von Gleichem.

Rhythmische Vorgänge sind von besonderer Bedeutung in lebenden Systemen. Besonders gut untersucht wurde die Stoffwechseloszillation bei der Glykolyse[12]. Die Glykolyse ist für den Energiehaushalt lebender Zellen von entscheidender

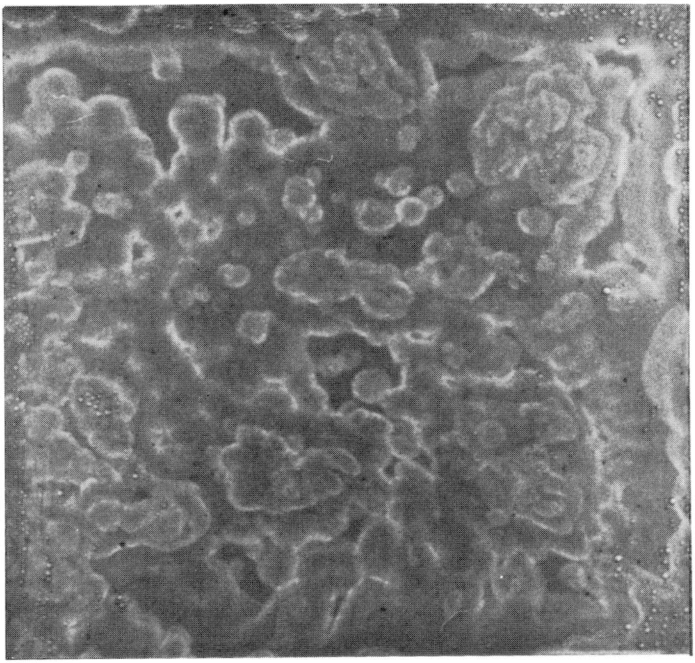

Abb. 8.5 *Oberflächenmuster bei der Zhabotinsky-Reaktion in viereckiger Schale, nach Zusatz eines Netzmittels*

Bedeutung (durch den Abbau von Glukose entsteht das Adenosintriphosphat (ATP).

Wie sich aus dem Weiteren ergeben wird, können dissipative Vorgänge nicht ziel- oder zwecklos sein. Sie erfolgen im Hinblick auf die sinnhafte Verfaßtheit des Gesamtsystems und haben entscheidende Funktionen innerhalb einer Systemorganisation (7., 9. und 11. Kapitel).

Im Gegensatz zu den konservativen Strukturen sind die dissipativen im Materiellen weniger verankert, und dementsprechend leichter veränderlich, vulnerabler. In der konser-

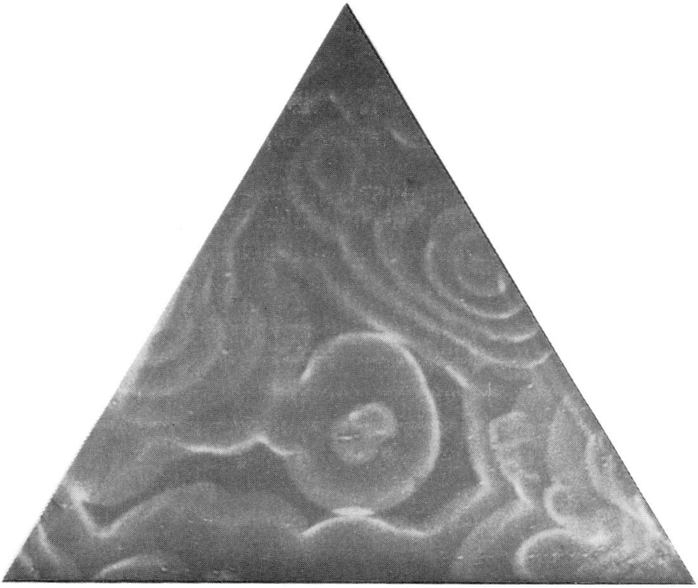

Abb. 8.6 *Oberflächenmuster bei der Zhabotinsky-Reaktion in dreieckiger Schale (Kantenlänge 8 cm), ohne Zusatz eines Netzmittels*

vativen Struktur behält die Form ihre Träger, während in der dissipativen Struktur die Träger der jeweiligen Form wechseln. Wie wir sehen werden, bieten die konservativen Strukturen den dissipativen Strukturen die jeweiligen Randbedingungen, welche ihrerseits durch die dissipativen Strukturen mitgeprägt werden. Das bedeutet, daß konservative und dissipative Strukturen in Wechselwirkungen stehen und einander bedingen. Daher ist in der Natur eine strenge Trennung zwischen beiden grundsätzlich nicht möglich. Daher wollen wir von konservativen und dissipativen Strukturaspekten sprechen.

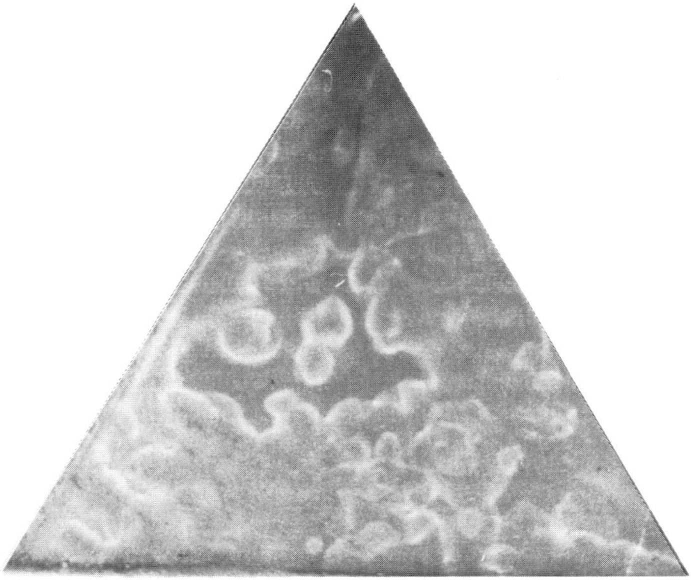

Abb. 8.7 *Oberflächenmuster bei der Zhabotinsky-Reaktion in dreieckiger Schale, nach Zusatz eines Netzmittels*

8.3 Konservative und dissipative Strukturaspekte

Wir haben gesehen, daß jedes System sowohl statischer als auch dynamischer Ordnungsaspekte bedarf (5. Kapitel). Ein rein statisches System (Idealkristall, Abschnitte 5.3 und 9.1) ist ebenso eine Fiktion wie ein rein dynamisches (Idealgas, Abschnitt 12.1). Allen Strukturen ist es gemeinsam, daß sie zur Beobachtung und Messung statischer und zu ihrer Existenz und Aufrechterhaltung dynamischer Aspekte bedürfen.

Da jedes System mit seiner Umgebung in kontinuierlichen Wechselwirkungen steht, ein geschlossenes System nicht möglich ist, gibt es auch keine natürliche Grenze zwischen konservativen und dissipativen Strukturen. Die in der Naturwissenschaft übliche Unterscheidung betrifft vor allem die unterschiedliche mathematische Behandlung von Systemen, nämlich von solchen, die „nahe" dem Gleichgewicht und von solchen, die „ferne" davon sind. Jedoch trägt jedes Ding konservative und dissipative Merkmale in unterschiedlichem Ausmaß in sich.

Eine sogenannte konservative Struktur kann sich nämlich nur über dissipative Funktionen mitteilen: Sie besitzt eine bestimmte Anpassungsfähigkeit an die Umgebung, und auch ihre konservativen Merkmale sind nicht unveränderlich.

Werden neu erkennbare, dissipative Strukturen gebildet, so sind für diese neue konservative Randbedingungen nötig.

Das Neue *entsteht* jedoch nicht aus sich selbst, sondern *aus den vorhandenen Möglichkeiten:* Das Vorherige schafft das Folgende nach einem Bauplan, und es muß außerdem auch die Fähigkeit zur Durchführung desselben haben. Kein System könnte aber den Bauplan selbst erstellen. Daher handelt es sich um *Selbstdurchführung* nach einem Plan und nicht um Selbstorganisation aus sich selbst heraus.

Das Wort *„Selbstorganisation"* täuscht ein zufälliges Entstehen vor, denn der Gebrauch des Wortes „selbst" setzt bereits ein „Selbst" als Seiendes voraus, das in sich die Vollständigkeit eines Programmes bereits repräsentiert. Selbstorganisation ist daher von einem „Selbst" geleitete Organisation der Materie zu einem bestimmten Zweck, nämlich dem „Selbst-Zweck". Nur ein Seiendes kann organisieren. Auch das Wort „Selbstreproduktion" täuscht denselben falschen Sachverhalt vor, nämlich den eines zufälligen Vorganges. Wäre dieser, die Selbstreproduktion, aber zufällig, so müßte jede Organisation der Selbstreproduktion aus statistischen Gründen unterschiedlich ausfallen. Das „Selbst" in der Organisation zwingt eben die Teile, sich in bestimmter Weise zu organisieren. Das

„Selbst“ ist nicht Folge, sondern Voraussetzung der Organisation.

Jedoch wäre ein völlig offenes System insofern nicht möglich, als jedes Teilsystem zu seiner Existenz konservativ dominierter Randbedingungen bedarf, an denen sich dissipative Vorgänge quasi „abstützen“. Die zwischen konservativen Randbedingungen und dissipativem Fließgleichgewicht unentwegt erfolgenden Veränderungen mögen am Beispiel eines fließendes Gewässers illustriert werden: Als konservative Randbedingungen dienen dem fließenden Wasser das Flußbett mit den Ufern und die Schwerkraft. Das Flußbett wird dann nur annähernd beibehalten, wenn die in der Zeiteinheit fließende Wassermenge gleichbleibt. Wird diese stark vermindert, so kommt es zur Versandung oder Verschlammung des Flußbettes. Wird sie erhöht, so kann Überflutung eintreten, die Ufer können verändert und das Flußbett vertieft werden. In beiden Fällen werden sowohl die konservativen Randbedingungen als auch die dissipativen Aspekte verändert. Strudel und Wellen werden bei verschiedenen Strömungsgeschwindigkeiten unterschiedlich sein, denn sie werden jeweils durch die konservativen Randbedingungen (z.B. das Gefälle) mitbestimmt. Es bestehen daher wechselseitige Abhängigkeiten zwischen konservativen und dissipativen Aspekten. Letztere folgen in ihren Bewegungen den konservativen Randbedingungen, auf die sie gleichzeitig formgebend einwirken.

Für die dissipativen Aspekte ist es kennzeichnend, daß sie deutliche Fließrichtung haben und daß sie dabei selbst von den konservativen Randbedingungen abhängig sind (Flußbettregulierung, Staustufen, Eliminierung von Wasserfällen etc.) und von diesen „gesteuert“ werden. Selbst innerhalb der dissipativen Strukturen sind konservative Elemente vorhanden (im Fluß werden Sand und Steine mitgeführt, und das fließende Wasser steht in ständigem Austausch mit dem Grundwasser der Umgebung).

Konservative Strukturen können sich nur über die dissipativen Aspekte mitteilen, die ihnen erst Anpassungsfähigkeit an die Umgebung ermöglichen. Damit sind aber auch ihre konservativen Aspekte nicht völlig unveränderlich. Dissipative Strukturen werden durch konservative Randbedingungen bestimmt, sind aber selbst nicht konservativ.

Demnach sprechen wir von konservativen Strukturen dann, wenn die dissipativen Aspekte weit zurücktreten, und von dissipativen Strukturen, wenn die konservativen Aspekte weit zurücktreten. Je mehr die dynamischen Aspekte zurücktreten, desto starrer wird das System, und je mehr die statischen Aspekte zurücktreten, desto bewegter wird das System in sich. Je mehr eine der beiden Seiten dominiert, desto entscheidender wird die Kenntnis der Rolle der anderen Seite zum Verständnis des Gesamtsystems. Bei den konservativen Strukturen sind die dissipativen Aspekte unauffällig, zur Kenntnis der Wechselwirkungen mit der Umgebung aber entscheidend. Daher muß man beim Studium konservativer Strukturen besonders auf die geringfügig scheinenden dissipativen Aspekte achten. Hingegen sind bei den vorwiegend dissipativen Strukturen die konservativen Aspekte meist schwer auszumachen. Diese spielen als Randbedingungen der dynamischen Aspekte aber eine entscheidende Rolle.

Die materiellen Aspekte konkreter Systeme spielen sich also ausschließlich im Spannungsfeld zwischen „konservativen" und „dissipativen" Kräften ab. Das für die dissipativen Aspekte „Stoffwechselhafte" bringt es mit sich, daß die Positionen der Teilchen fließend sind. Ein vorwiegend dissipatives Muster ist exponierter, verletzlicher, aber auch adaptionsfähiger, es hat aktivere Qualitäten als ein konservatives Muster. Daher sind vorwiegend dissipative Systeme nur dadurch imstande, Systeme höherer Ordnung zu schaffen, daß sie zusammen mit vorwiegend konservativen Elementen einen übergeordneten Ordnungszustand erreichen und aufrechterhalten.

Bei den sogenannten konservativen Mustern überwiegen die statischen Ordnungsaspekte. Das Bewahrende zeigt sich in größerer Widerstandsfähigkeit, die nicht auf Gesamtmobilität beruht. Diese Merkmale sind im kristallisierten Zustand am besten ausgeprägt und umso deutlicher, je tiefer die Temperatur und je reiner der Kristall ist. Dann sind seine Bausteine gut konkretisierbar, sie zeigen untereinander kaum Unterschiede, sie sind im kollektiven Rahmen weniger individuell und eher passiv. Ein Kristall ist ziemlich starr, vor allem im Inneren, und zeigt an der Oberfläche die relativ größte Beweglichkeit.

Demgegenüber sind im gasförmigen Zustand die dissipativen Aspekte stark ausgeprägt. Die Formbarkeit eines Gases scheint fast unbegrenzt, indem die stabilen Außengrenzen an das Gas erst herangetragen werden müssen. Getragen von innerer Dynamik, übt es einen Druck auf die äußeren konservativen Randbedingungen aus. Die Moleküle zeigen untereinander deutlichere Unterschiede.

Wie in Abschnitt 12.1 noch näher erörtert werden wird, liegt der flüssige Aggregatzustand „zwischen" dem festen und dem gasförmigen. In einer Flüssigkeit herrscht größere Beweglichkeit, und es sind die dissipativen Aspekte deutlich stärker ausgeprägt als in einem Festkörper. Andererseits sind die konservativen Randbedingungen der Flüssigkeit wesentlich stärker ausgebildet, als diejenigen des gasförmigen Zustandes (die Oberfläche der Flüssigkeit ermöglicht die Abgrenzung gegenüber der Gasphase). Ihre äußere Dynamik macht in Verbindung mit innerer Stabilität jene geordneten Bewegungen und Aktionen möglich, die für das Lebendige charakteristisch sind.

Wie im folgenden noch gezeigt wird, besitzt beim Zusammentreffen von zwei verschieden verfaßten Systemen das stärker konservative eine höhere Bewahrungstendenz als das stärker dissipative, das eine stärkere Entwicklungstendenz und höhere Anpassungsfähigkeit hat. Ein mehr „einseitiges" System ist gegenüber einem besser „ausgewogenen" System in einer schwächeren Position. Das stärker Dissipative kann bis zu einem gewissen Grad auf ihm dargebotene konservative Randbedingungen „eingehen", wobei gewisse Aspekte des Dissipativen in den Rahmen des Konservativen integriert werden. Durch diese Einstimmung werden einerseits die konservativen Randbedingungen verändert und andererseits Aspekte der dissipativen Struktur. Die gegenseitigen Beeinflussungen führen dazu, daß die konservativen Randbedingungen und die dissipativen Prozesse einander unterschiedlich wechselseitig prägen. EIGEN und WINKLER[13] weisen darauf hin, daß die dissipativen Prozesse die Abberufung der in konservativen Strukturelementen gespeicherten Information steuern, synchronisieren und ihre funktionelle Wirksamkeit garantieren.

8.4 Information

Das führt zur Frage, was gegenseitige Beeinflussung, also Wechselwirkung (6. Kapitel) mit Information zu tun hat, und was die beiden voneinander unterscheidet. Auch hier treffen wir wieder auf das Phänomen, daß ein ständig verwendeter Begriff in einschlägigen Publikationen kaum oder gar nicht definiert wird. Im Sinne des in Abschnitt 4.1 wiedergegebenen Zitates von C.F.v. WEIZSÄCKER könnte man sagen, „daß es für die Informatik charakteristisch ist, daß sie nicht wirklich fragt, was Information ist".

Das Wort Information stammt aus dem Lateinischen. „Informare" heißt „Hineinformen", von außen nach innen wirken. Obwohl es, wie soeben gesagt wurde, keine befriedigende Definition des Begriffes Information in umfassendem Sinn gibt, ist man sich darüber einig, daß *Information sinnvoll sein und verstanden werden muß*[14].

Mit dieser Aussage ist zugleich dem Zurücknehmen des finalen Denkens in Philosophie und Naturwissenschaft eine klare Absage erteilt. Allerdings fragt z.B. die mathematische Informationstheorie nicht nach dem Wesen der Information, sondern setzt vielmehr dieses Wissen voraus. Sie beschäftigt sich mit den Fragen nach zahlenmäßigen Festlegungen an Information vor allem, um die Signalübertragung mit modernen Methoden perfektionieren zu können.

Die Arbeiten SHANNONS[15] haben gezeigt, daß an den Informationen die quantitativen Aspekte aus Wahrscheinlichkeitsfeldern berechenbar sind. SHANNON bezieht seine Definition auf die syntaktische Ebene, die sich nicht mit Qualitäten von Informationen auseinandersetzt, sondern den quantitativen Rahmen der Information erfaßt. Die Reduktion der Definition auf mathematische Ansätze bringt es mit sich, daß sie der Vollständigkeit der einzelnen Information selbst nicht gerecht wird und auch der Vielfalt der möglichen Informationsmuster immer nur im Hinblick auf ihre quantitativen Aspekte entspricht.

Damit liegt auch die Frage, was eine Wechselwirkung zur Information macht, d.h. was eine Wechselwirkung von Information unterscheidet, außerhalb ihres Ansatzes. Jedoch können mit Hilfe des mathematisch formalisierten Informationsbegriffes bestimmte Aspekte möglicher Informationen erfaßt werden, indem die stochastisch auftretenden Signale unterschieden und übertragen werden[16]. Das Wesen der Information, nämlich dasjenige, das den Empfänger zu einem bestimmten Verhalten veranlaßt, bleibt hierbei unberücksichtigt. Daher kann die stochastische Informationstheorie Fragen nach dem Wesen der Information nicht beantworten.

Unter *Stochastik* versteht man eine an der Wahrscheinlichkeit orientierte Betrachtungsweise in der Naturwissenschaft und in der Statistik, die besagt, daß bei Massenerscheinungen Aussagen nicht exakt gemacht werden können, sondern nur unter Berücksichtigung gewisser zufälliger Abweichungen vom empirisch ermittelten Mittelwert. Die zeitliche Entwicklung einer Zufallsgröße nennt man eine Zufallsfunktion oder einen stochastischen Prozeß.

Betrachtet man Information als Wechselwirkung stochastisch, weil man die Bedingungen aus Kausalursachen niemals vollständig fassen kann, so zeigt sich, daß Information nur insofern erfaßt wird, als sie Wechselwirkungscharakter hat, nicht aber insofern sie für das jeweilige System eine bestimmte Veränderung auszulösen imstande ist. Diese Veränderung hängt nicht von Zufallseigenschaften ab, sondern von der jeweiligen Situation des Gesamtsystems, und ist nur final erklärbar. Das Wesen der Information liegt nicht in den Wahrscheinlichkeitsaspekten seiner materiellen Träger, sondern bedeutet etwas darüber Hinausreichendes und Bestimmendes.

Stochastische Modelle werden benutzt, wenn die Werte einiger Parameter nicht genau bekannt sind, sondern nur ihre Wahrscheinlichkeitsverteilungen oder Schätzwerte auf Grund statistischer Erhebungen. Ein stochastischer Prozeß ist die kontinuierliche, in aufeinanderfolgenden Schritten eintretende Wiederholung eines Zufallsexperiments. Dabei ist das Ergebnis jeder Wiederholung von einer endlichen Anzahl der vorhergehenden Wiederholungen abhängig.

Wäre Information eine rein stochastische Größe, dann wäre sie von Wechselwirkung nicht unterscheidbar, und jede Wechselwirkung wäre schon Information. Von Wechselwirkung sprechen wir dann, wenn die Einwirkung von Teilen in einem Ganzen rein kausal betrachtet wird.

So wie Ordnung sich von einer bestimmten Anordnung von Teilen durch Sinn und Zweckhaftigkeit unterscheidet, so unterscheidet sich Information von Wechselwirkung dadurch, daß sie eine bestimmte Wechselwirkung im finalen Zusammenhang darstellt. Die Wechselwirkung trägt die Information, ohne als Wechselwirkung selbst Information zu sein. Information bewirkt eine bleibende, über bloße Wechselwirkung hinausgehende Veränderung. Daher kann ein System, das Information aufgenommen hat, nicht mehr dasselbe sein wie vor der Informationsaufnahme.

Information setzt Wechselwirkungen zwischen „Sender" und „Empfänger" voraus. Wenn wir nur Aspekte der Wechselwirkungen feststellen und diese nicht als Hinweise zum Verständnis nehmen, dann bleiben diese Wechselwirkungen und bieten keine Information. Wechselwirkung wird zur Information, wenn diese „verstehend" begleitet wird. Dazu muß die teleologische Verfaßtheit der Systeme vorgegeben sein, weil sonst die Frage nach ihrer Sinnhaftigkeit nicht einmal gestellt werden könnte. Die Erkenntnis von Information erfordert daher auch die teleologische Verfaßtheit des Menschen, der selbst Teil der Natur und Teilhaber am Erkenntnisakt ist. Nur unter Ausklammerung des Menschen und seiner teleologischen Verfaßtheit könnte die Sinnfrage ausgeklammert werden, wodurch freilich Erkenntnis nicht mehr möglich wäre. Information setzt Sender (Informierenden) und Empfänger (Informierbaren) voraus, die in einem sinnvollen Zusammenhang stehen müssen.

Indem Information sinnvoll sein und verstanden werden muß, handelt es sich um mehr als um einen physikalisch-chemischen Begriff im klassischen Sinn. Jede derartige Einschränkung würde bedeuten, daß der Charakter der Information nicht berücksichtigt wurde. Daher können chemisch-physikalische Fragestellungen allein nicht ausreichend sein, um Information verstehen zu können. Will man Information wissenschaftlich untersuchen, so muß man die eng gesetzten Grenzen der modernen Wissenschaftstheorien überschreiten, um Fragen nach dem Sinn und dem Verstehen des Untersuchungsobjektes Information überhaupt behandeln zu können.

8.5 Information und ihre materiellen Träger

Der gegenwärtigen Meinung folgend, sollten alle Fragen nach den Eigenschaften materieller Systeme, also auch diejenigen nach der Arzneimittelinformation, auf dem Boden des heute anerkannten Molekularkonzeptes zu lösen sein. Dabei denkt man kaum daran, daß noch lange nicht alle Fragen gestellt wurden, die sich im Rahmen dieses bewährten Konzeptes beantworten ließen. Wohl mag man sich mitunter dessen bewußt werden, daß nicht alle Beziehungen zwischen makroskopischen Eigenschaften und molekularem Verhalten im Rahmen der bisherigen Vorgangsweise geklärt wurden. Man ist sich aber weit weniger dessen bewußt, daß ihrer Klärung so lange grundsätzliche Schwierigkeiten entgegenstehen, als Fragen nach der teleologischen Verfaßtheit der Dinge und damit Fragen nach den molekularen Systemorganisationen von der wissenschaftlichen Untersuchung ausgeschlossen bleiben.

Grundsätzlich muß festgehalten werden, daß sich die materiellen Träger einer gegebenen Information nach den jeweiligen Bedingungen richten. Die Information „Bitte eintreten" kann mit Hilfe verschiedener materieller Träger auf verschiedenen materiellen Unterlagen sichtbar gemacht werden, z.B. mit Kreide auf einer Tafel, mit Bleistift auf einem Papier oder in Form einer Leuchtschrift. In jedem Fall bedient sie sich anderer materieller Träger. Dieselbe Information kann auch gesprochen, auf einem Tonband gespeichert und von diesem über einen Lautsprecher abberufen werden. Im Tonband bedarf sie wieder anderer materieller Träger als im Zuge der Schallübertragung. Dabei werden die Gasmoleküle dazu veranlaßt, sich in spezifischer Weise einem hochdifferenzierten Schwingungsmuster einzuordnen. Trifft dieses auf eine schwingende Membran – z.B. das Trommelfell – auf, so wird dieses Schwingungsmuster dem Vermögen seiner materiellen Träger entsprechend modifiziert. Die Information bleibt erhalten, obwohl weder die materiellen Träger noch das charakteristische Schwingungsmuster die gleichen geblieben sein müssen. Über das Trommelfell erfolgt abermals die Weitergabe an andere „Moleküle“ und daher in einer ihrem Vermögen entsprechenden Veränderung des Schwingungsmusters in einer hochspezifischen, im einzelnen nicht genügend verstandenen Art und Weise über das Zentralnervensystem.

Wir halten fest, daß Information unabhängig ist von bestimmten materiellen Trägern, wie Molekülen oder von einem bestimmten Schwingungsmuster, daß aber beide zusammen jeweils eine Einheit bilden, wie sie zur Bewahrung und Übertragung der Information jeweils erforderlich ist. Die physikalische Charakteristik des hochdifferenzierten Schwingungsmusters richtet sich nicht nur nach der Information, sondern auch nach den jeweils zur Verfügung stehenden Trägern. Information bedarf somit der materiellen Träger, ist aber keinesfalls an bestimmte materielle Träger gebunden; vielmehr richten sich die zur Verfügung stehenden materiellen Träger entsprechend ihrem Vermögen innerhalb des Gesamtsystems nach dessen jeweiligen Erfordernissen, ohne daß sie selbst diese bestimmen könnten.

Information ist also invariant gegenüber dem Wechsel materieller Träger, sie kann von verschiedenen Trägern in verschiedenen Schwingungsmustern gespeichert und weitergegeben werden[17]. *Invariant* bleiben die uns direkt nicht zugänglichen *Abbildungsgesetze, die aber sinnvoll aufeinander wirkende Systeme zur Voraussetzung haben.*

Eine der wesentlichsten Aufgaben der Informationslehre ist die Beherrschung der Verschlüsselung (Codierung) und der Entschlüsselung von Information. Die Codierung dreidimensionaler Abbilder kann an Hand der *Holographie*[18] illustriert werden.

Bei der normalen Photographie entsteht ein zweidimensionales Bild, d.h. ein Teil der Information, der in der vom Objekt abgestrahlten Lichtwelle enthalten ist, geht verloren. Die-

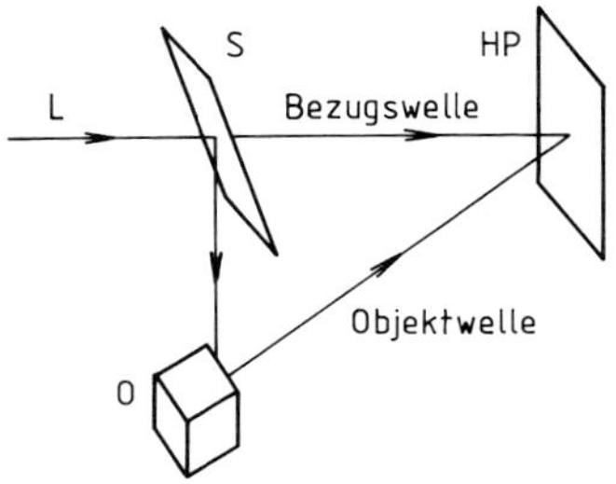

Abb. 8.8 *Schematische Darstellung der Aufnahme eines Hologramms*[18]

ser Teil der Information kann dann festgehalten werden, wenn das Objekt nicht mit normalem Licht bestrahlt wird, sondern mit sogenanntem kohärenten Licht, also mit Licht von einer einzigen Wellenlänge. Trifft eine vom Objekt zurückgeworfene ungleichmäßige Welle mit einer direkt von der Lichtquelle ausgestrahlten Welle zusammen, so kommt es zu charakteristischen Überlagerungen, zu Verstärkungen und Verringerungen der Lichtintensität. Man bezeichnet diese Erscheinung als Interferenz und das unter den beschriebenen Bedingungen erhaltene Interferenzmuster als Hologramm. Es enthält alle Informationen der vom Objekt abgestrahlten Lichtwelle, allerdings in verschlüsselter Form.

Abb. 8.8 zeigt schematisch, wie ein Hologramm aufgenommen wird. Ein Laserstrahl L trifft auf einen halbdurchlässigen Spiegel S. Der reflektierte Anteil trifft auf das Objekt O und von diesem als Objektwelle auf die photographische Platte, die Hologrammplatte HP, wo er mit dem nicht reflektierten Anteil des Laserstrahles der Bezugswelle zur Interferenz gelangt. Auf HP entsteht das verschlüsselte Interferenzmuster, das Hologramm, als komplexes Bild von Streifen und Knoten (helle und dunkle Bereiche in charakteristischer Anordnung), das keinerlei Ähnlichkeit mit dem zur Abbildung gelangten Objekt erkennen läßt. Die hellen Bereiche sind dort

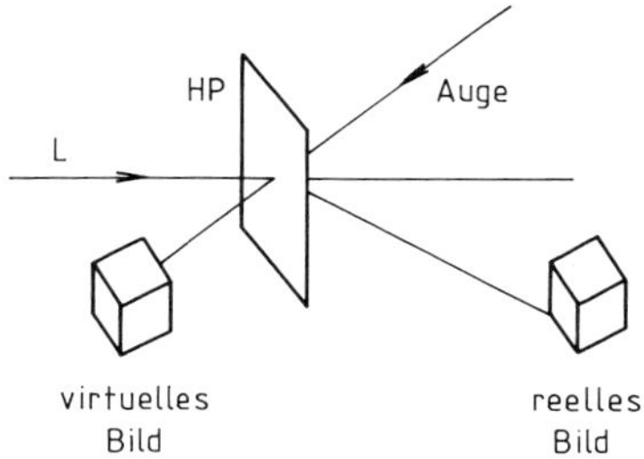

Abb. 8.9 *Schematische Darstellung der Wiedergabe des Hologramms*[18]

entstanden, wo Licht in Phase auftrifft, die dunkeln dort, wo Licht bei gleicher Amplitude, aber entgegengesetzter Phase, ankommt. Aus diesem Hologramm können keinerlei Rückschlüsse auf das Objekt gezogen werden, obwohl in diesem alle optischen Informationen des photographierten Objektes enthalten sind.

Die Entschlüsselung gelingt folgendermaßen: Man läßt kohärente Laserstrahlen auf das Hologramm auffallen. Das Hologramm wirkt als Beugungsgitter für die Laserstrahlen, und es entsteht ein virtuelles Bild des Objektes, das dem Auge sichtbar ist. Auf der anderen Seite kann das reelle Bild des ursprünglichen Objektes photographiert werden (Abb. 8.9). *Zur Wiedergabe eines Bildes genügt ein Bruchstück des ganzen Hologrammes, weil jeder Teil desselben von allen Punkten des Objektes beleuchtet wurde. Wesentlich ist dabei, daß kleine Fehler in der Platte oder Staub die Bildwiedergabe nicht wesentlich beeinträchtigen.*

Man unterscheidet Flächenhologramme und Volumenhologramme. Bei ersteren pflanzt sich das „Strichmuster" durch die ganze Schichtdicke fort und ist vom Einfallswinkel unabhängig. Bei letzterem muß die Wiedergabewelle die Hologrammplatte unter dem gleichen Winkel wie die Bezugswelle treffen. Diese Richtungsabhängigkeit erlaubt die Speicherung mehrerer Aufnahmen in einer Schichte. Vor jeder neuen Belichtung wird die Platte etwas gedreht. Zur Wiedergabe muß das Hologramm relativ zur Wiedergabewelle in die Aufnahmelage für das entsprechende Bild gebracht werden.

Es gibt Bildplatten mit einer Speicherkapazität von 54 000 Videobildern, welche in beliebiger Reihenfolge als Einzelbilder oder als Bildsequenz (Film) mit Zugriffszeiten von nur wenigen Sekunden abberufen werden können.

Wir sehen also, daß *Information* – ähnlich wie Licht und Materie – *unteilbar und nicht auf einzelne Punkte oder Bereiche eingegrenzt ist. Sie kann nicht in bestimmten Teilen, wie bestimmten Molekülen oder eingrenzbaren Bereichen, lokalisiert sein.*

Zur Informationsübertragung bedarf es geordneter dynamischer Abläufe innerhalb der Systeme und zwischen den in Wechselwirkung tretenden Systemen. Die dabei hervorgerufenen strukturellen Veränderungen sind sekundär. Daher ist es nicht möglich, den Informationsgehalt eines Systems auf seine Struktur allein zurückzuführen und, wie gesagt, schon gar nicht auf bestimmte Moleküle.

Wenn Information weder auf Moleküle noch auf die Struktur allein rückführbar ist, ergibt sich die Frage, welche zusätzlichen Aspekte berücksichtigt werden müssen. Dazu bedienen wir uns der Erfahrungen aus der Elektrotechnik: Wenn die wechselwirkenden Systeme in einer Art Sender-Empfänger-Verhältnis stehen, so müssen zwischen diesen bestimmte dynamische Übereinstimmungen vorliegen, die uns als *Schwingungsmuster* entgegentreten. Sie setzen *Ähnlichkeiten in Struktur und Vermögen auf beiden Seiten* voraus, d.h. *grundsätzliche Ähnlichkeiten zwischen Sender und Empfänger.*

Der mittels elektromagnetischer Wellen übertragbare Informationsgehalt ist proportional der Trägerfrequenz. Der in der Zeiteinheit übertragene Informationsgehalt mittels Klopfzeichen oder durch Morsen ist umso größer, je dichter die Zeichenfolge ist, je schneller geklopft oder gemorst wird. Die übertragbare Informationsfülle nimmt auch mit steigender Frequenzbandbreite zu. Eine Nachricht, die in einem schmalen Frequenzband enthalten ist, kann sich umso besser „ausbreiten", je größer die Breite des zur Verfügung gestellten Frequenzbandes ist. Dabei wird – ähnlich wie im Hologramm – die Information unerkennbar, und es bedarf des geeigneten Schlüssels, um diese wieder erkennbar zu machen.

Die Präzision, mit der eine Nachrichtenübermittlung erfolgt, ist umso größer, je starrer das Übertragungsmedium ist. Die sogenannten MOS-Transistoren (Metal Oxide Semiconductor) bestehen aus hochgereinigtem Trägermaterial eines Halbleiters, auf dem eine möglichst fehlerfreie Oxidschichte derart aufgetragen wurde, daß die Diffusion, also die Dynamik an der Grenzfläche, auf ein Minimum reduziert ist. Es handelt sich um wenig anpassungsfähige Systeme niedriger Systemorganisation (siehe die folgenden Kapitel), die durch Temperaturerhöhung leicht zerstört werden. Sie haben den Vorteil hohen Aufnahmevermögens für Information und sind so lange leicht steuerbar, als unter bestimmten Bedingungen ihre Systemdynamik nicht wesentlich erhöht wird. Wir werden auf diese Fakten im 11. und im 13. Kapitel zurückkommen.

Abschließend seien die wesentlichen Merkmale der Information zusammengefaßt:

1. Information setzt grundsätzliche Übereinstimmung zwischen Sender und Empfänger voraus, die Teile eines übergeordneten Systems sein und in einem sinnvollen Zusammenhang stehen müssen.
2. Information bedarf materieller Träger (z.B. Nervenaktionsimpulsen, Schallwellen), ist aber invariant gegen Änderung ihrer materiellen Träger.

3. Diese Invarianz beruht auf gleichbleibenden Abbildungsgesetzen, denen sich die betreffenden Teile unterordnen.
4. Information wird dynamisch aufrechterhalten, sie hat einen bestimmten Bewegungsablauf.
5. Information muß beim Empfänger eine bestimmte sinnvolle Reaktion auslösen, die erkannt, verstanden und verwertet werden kann.
6. Informationsübertragung muß zu „bleibenden" Veränderungen führen.

8.6 Anmerkungen und Literaturhinweise

1 A. HERMANN, „Weltreich der Physik – von Galilei bis Heisenberg", p. 72, Ullstein Sachbuch, Frankfurt/Berlin/Wien, 1983.

2 I. PRIGOGINE, in „Theoretical Physics and Biology", Herausgeber: M. MAROIS, Amsterdam, 1969.

3 Da es für nicht-lineare Systeme keine geschlossene Theorie gibt und die Mannigfaltigkeit der Nichtlinearitäten unüberschaubar groß ist, wurden wesentliche Züge der Theorie dissipativer Strukturen an Hand vereinfachter Modellsysteme ausgearbeitet (siehe P. GLANSDORFF und I. PRIGOGINE, „Structure, Stability and Fluctuations", Wiley Interscience, New York 1971).

4 I. PRIGOGINE, Nova Acta Leopoldina *37,* 139 (1971).

5 E. KAHRING und H. BESSERDICH, „Dissipative Strukturen", in „Fortschritte der experimentellen und theoretischen Biophysik", Herausgeber: W. BEIER, Band 21, VEB Verlag Thieme, Leipzig, 1977.

6 H. BENARD, „Les tourbillons cellulaires dans une nappe liquide", Revue Generale de Science Pures et Appliqué *11*, 1261 (1900), Annales de Chimie et de Physique *23,* 62 (1901).

7 S. CHANDRASEKHAR, „Hydrodynamic and Hydromagnetic Stability", Clarendon Press, Oxford, 1961.

8 H.V. TIPPELSKIRCH, „Über Konzentrationszellen, insbesondere in flüssigem Schwefel", Beiträge zur Physik und Atomphysik *29*, 37 (1956).

9 S. MUELLER, S. KAI und J. ROSS, Science *216*, 635 (1982).

10 M. ZHABOTINSKY, in „Schwingungsprozesse in biologischen und chemischen Systemen" (in russ. Sprache), Moskau, 1974,

referiert in: W. EBELING, „Strukturbildung bei irreversiblen Prozessen“, Teubner Verlagsgesellschaft, Leipzig, 1976.

11 S.C. MÜLLER, T. PLESSER, B. HESS, Berichte der Bunsengesellschaft für Physikalische Chemie *89*, 654 (1985).

12 B. HESS und M. MARKUS, Berichte der Bunsengesellschaft für Physikalische Chemie *89*, 642 (1985).

13 M. EIGEN und R. WINKLER, „Das Spiel – Naturgesetze steuern den Zufall“, p. 120, Piper Verlag, München, Zürich, 1975.

14 C.F.v. WEIZSÄCKER, Acta Nova Leopoldina *87*, 5050 (1971).

15 C.E. SHANNON, „The Mathematical Theory of Communication“, in Bell Syst. Technical Journal *27*, 3, 379, 623, (1948).

16 H. THIELE, Acta Nova Leopoldina *37,* 474 (1971).

17 K. STEINBUCH, Acta Nova Leopoldina *37,* 458 (1971).

18 Eine kurze, leicht lesbare Übersicht entnehmen wir den „Funktechnischen Arbeitsblättern“ Ot 91, Dk 77,061:621.375.826. 778.41.

9. Kapitel

Systemorganisation in Festkörpern

Das physikalische Weltbild
hat nicht unrecht mit dem,
was es behauptet,
sondern mit dem, was es verschweigt
C.F.v. Weizsäcker

Kurzfassung

Nachdem im 7. Kapitel die unterschiedlichen Bedeutungen der differenzierten Ladungsbereiche innerhalb der Moleküle im Bild der molekularen Systemorganisation herausgearbeitet wurden, wenden wir uns nun den unterschiedlichen Bedeutungen der „Gitterbausteine" eines Festkörpers im Bezug auf den gegebenen Festkörper zu. Die dazu notwendigen Kenntnisse können nicht den statistischen Ergebnissen der Kristallstrukturaufklärung entnommen werden. Um das für die Systemorganisation Charakteristische herauszuarbeiten, gehen wir von den individuellen Eigenschaften aus, die im Bezug auf die Idealstruktur als Gitterbaufehler oder Defekte bezeichnet werden.

Abermals führen wir als Hilfsmittel hierarchische Ebenen als diskontinuierlich Gedachtes ein. Wir bedenken, daß eine hierarchische Ebene nicht für sich allein, sondern nur als Teil des Ganzen verstanden werden kann. In einem Festkörper sind die kraterartigen Einstülpungen der Oberfläche das hierarchisch Höchste. Diese Stellen sind zugleich die Einmündungsbereiche der Versetzungen. Diesen untergeordnet sind die flacheren Oberflächenbereiche und die Versetzungsknoten. Die diesen untergeordnete Ebene ist diejenige der Versetzungslinien, und dieser wiederum ist diejenige der Punktdefekte untergeordnet. Die unterste Ebene umfaßt die sogenannten „normalen" Gitterbausteine als Träger vor allem der strukturellen und der thermodynamischen Eigenschaften.

Die allgemeinen Gesichtspunkte der Systemorganisation von Festkörpern werden an Hand eines Schnittes durch einen Pyramidenstumpf illustriert. Je größer seine Steilheit, desto höher ist das betreffende System hierarchisch geordnet. Auf Grund von Thermolumineszenzuntersuchungen wird gefolgert, daß das hierarchisch Höhere das hierarchisch Niedrigere nicht „ausbeutet" oder „versklavt", sondern diesem jeweils jene Bedingungen bietet, die es ihm ermöglichen seinen Funktionen am besten gerecht zu werden.

9.1 Beschreibung der „Kristallstruktur“

Im 7. Kapitel haben wir zum Verständnis von Systemorganisationen innerhalb von Molekülen stillschweigend angenommen, die Moleküle einer „Molekülsorte“ seien im gelösten Zustand einander weitgehend gleich. Innerhalb eines Festkörpers stehen die Moleküle (allgemeiner gesagt, die sogenannten „Gitterbausteine“, die auch Atome oder Ionen sein können) in unentwegten, unmittelbaren Wechselwirkungen. Sie können daher einander nicht völlig gleichen (Abschnitt 7.3).

Um Fragen nach der Systemorganisation behandeln zu können, müssen die Unterschiede zwischen den Bausteinen möglichst klar herausgearbeitet werden. Obwohl ihre Unterschiede im Verband eines Festkörpers teilweise erkennbar sind, kommen sie in der Beschreibung der gittergeometrischen Aspekte der Kristallstruktur nicht zum Ausdruck[1], zu deren Ermittlung ja die Unterschiedlichkeiten eliminiert werden (Abschnitte 3.4 und 5.3).

Die Kristallstrukturbestimmung endet also in einer Abstraktion. Dadurch werden die gittergeometrischen Aspekte überaus anschaulich und übersichtlich illustriert, denn es werden die über den gesamten Kristall gemittelten Werte der sogenannten Gitterparameter[2] *allein* herausgehoben. Man denkt sich den Kristall aus lauter gleichartigen „Elementarzellen“ zusammengesetzt. Die auf gleichartig gedachte Bauelemente reduzierte Kristallstruktur gilt durch die präzise Angabe der (gemittelten) Gitterparameter als vollkommen aufgeklärt und erschöpfend beschrieben. Diese Aussage ist im Bezug auf den gedachten Idealkristall tatsächlich richtig (denn für diesen gibt es keine darüber hinausgehende Kennzeichnungsmöglichkeit), nicht aber im Bezug auf den wirklichen Festkörper.

Die so vereinfachte und eben dadurch übersichtlich gewordene Strukturbeschreibung sei an Hand von Wolfram-Metall

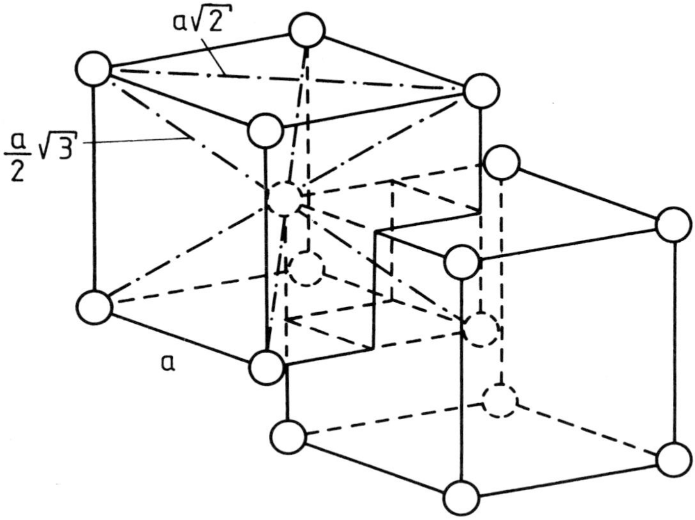

Abb. 9.1 *Kristallstruktur von Wolframmetall*

erläutert. Die Elementarzelle wird als regulärer Würfel mit Kantenlänge a = 3 165·10^{-10} m beschrieben (Abb. 9.1). An jedem Eckpunkt des Würfes befindet sich ein Wolframatom, das zugleich Eckpunkt von sieben anderen Würfeln ist, also insgesamt acht Elementarzellen „angehört". Im Mittelpunkt jeder Elementarzelle, also im Schnittpunkt der Raumdiagonalen jedes Würfels befindet sich ein weiteres Wolframatom, welches zugleich Eckpunkt eines anderen, gleichartigen Würfels ist. Die Kristallstruktur wird als das Ergebnis der Ineinanderverschachtelung von zueinander jeweils um die halbe Raumdiagonale versetzten gleichartigen Würfeln beschrieben.

Die Strukturaufklärung ist vollständig, sobald die Mittelwerte der Gitterparameter (das sind die Kantenlängen des Würfels) feststehen, weil sich im Hinblick auf den hypothetischen Idealkristall gar keine weiteren Fragen stellen lassen.

Die Bedeutung, die dieser Vorgangsweise beigemessen wird, zeigt sich an der Zahl von Nobelpreisen, die für vollständige Strukturaufklärungen bisher verliehen worden sind. Der Nobelpreis für Physik erging im Jahr 1914 an MAX VON LAUE für seine Entdeckung der Diffraktion der Röntgenstrahlen in Kristallen, an W.H. und W.L. BRAGG im Jahr 1915 für ihre Verdienste um die Erforschung von Kristallstrukturen mit Röntgenstrahlen, der Nobelpreis für Chemie an P. DEBYE im Jahr 1936 für die Beiträge zur Kenntnis der Molekülstrukturen, an J.C. KENDREW und M.F. PERUTZ im Jahr 1962 für ihre Untersuchungen über den Bau globulärer Proteine, an D.C. HODGKIN im Jahr 1964 für ihre mit Röntgenmethoden ausgeführten Bestimmungen des Aufbaues biochemisch wichtiger Stoffe, an O. HASSEL im Jahr 1969 auf Grund seiner Röntgenstrukturuntersuchungen an Molekülverbindungen, an W.N. LIPSCOMB im Jahr 1976 für seine Studien über die Strukturen von Borwasserstoffverbindungen und an H. HAUPTMANN und F. KAREL im Jahre 1985 für die Entwicklung statistischer Methoden zur Kristallstrukturbestimmung.

So einfach und übersichtlich sich die gittergeometrischen Aspekte durch Rückführung auf den gedachten Idealkristall illustrieren lassen, so muß doch offen ausgesprochen werden, daß das tatsächliche Verhalten eines gegebenen Realkristalles auf diese Weise *überhaupt nicht* erklärt werden kann. Die Starrheit des gedachten Idealkristalles würde letztlich weder seine Existenz noch seine Erkennbarkeit gestatten: er könnte auf keinen Stimulus „reagieren", ohne dabei seine strenge Periodizität aufzugeben. Ein aus lauter gleichartigen Teilen aufgebautes, also nicht differenziertes Objekt könnte nicht existieren und nicht erkennbar sein (Abschnitt 5.3).

Daher ist das Bild des Idealkristalls überhaupt nicht geeignet, die an realen Festkörpern erfahrbaren Eigenschaften, z.B. Härte, Farbe, Brechungsindex, Dampfdruck, Schmelzpunkt, Leitfähigkeit, Dehnbarkeit, Festigkeit, elastische Nachwirkung, Ermüdung, Erholung, Hysterese oder bleibende Deformation zu beschreiben[3].

Den Autoren dieses Buches erscheint es bemerkenswert, daß die Schwierigkeiten, die sich der wissenschaftlichen Untersuchung von realen Festkörpern zu Beginn dieses Jahrhunderts entgegenstellten, ähnliche waren, wie sie sich heute bei der Beantwortung von Fragen nach der Systemorganisation ergeben. Ebenso wie man damals genötigt war, auf indirektem Weg aus der Fülle der Beobachtungen Schlüsse auf Gitterebenen und Kristallgitterpunkte zu ziehen, so stehen wir heute vor der Aufgabe, indirekt auf die Systemorganistion zu schließen (siehe die Abschnitte 7.3, 7.4, 12.2, 12.5 und 14.4).

9.2 Beschreibung des Verhaltens von Realkristallen

Schon vor den Erfolgen der Röntgenstrukturanalyse hatte der Werkstofftechnologe ROBERTS-AUSTEN darauf hingewiesen, daß auf Grund der Annahme von Idealstrukturen die Ergebnisse über das Diffusionsverhalten in Metallen nicht erklärt werden können. Abweichungen von der Idealstruktur bezeichnet er im Blick auf diese als Fehler oder Defekte. Damit hat er jene Beschreibungsgrundlage geschaffen, wie sie auch heute üblich ist.

Zum weiteren Verständnis waren die im Jahr 1934 von POLANYI[4] gezogenen Schlüsse von besonderer Bedeutung. Um das plastische Verhalten von Festkörpern beschreiben zu können, nahm er an, daß die einzelnen Gitterebenen innerhalb des Kristalls aneinander abgleiten und dabei zueinander „versetzt“ werden. Solche Versetzungen von Gitterebenen müßten sich vorzugsweise von der Oberfläche der Kristalle her bilden, da ihre Entstehung dort durch den freien Spielraum, den die Kristalloberfläche gewährt, energetisch stark bevorzugt ist[4].

Gleichzeitig hatte OROWAN[5] die Kristallplastizität auf das Zusammenwirken von „Materialfehlern“ und thermischen Spannungsschwankungen zurückgeführt und betont, daß die damalige statische Auffassung der Kristallplastizität außerstande ist, die Fließerscheinungen und die sonstigen Zeiteffekte der plastischen Verformung widerspruchsfrei darzustellen. Er hatte die Bedeutung der Berücksichtigung dynamischer Aspekte erkannt und wörtlich gesagt: „Um eine lokale Gleitstelle herum bildet sich eine Versetzungszone, die den Gleitvorgang in der eigenen Gleitebene und nach den Nachbarebenen zu ausbreitet ... Die Kerbwirkung der im Lauf des Gleitvorganges entstehenden Versetzungen und damit die Gleitgeschwindigkeit scheint von der Temperatur und von der Schubspannung (und eventuell von der Verfestigung) abzuhängen“. Daraus folgerte er die Existenz einer „Fließfunktion“.

Im selben Jahr war die Arbeit von TAYLOR[6] über „The Mechanism of Plastic Deformation of Crystals“ erschienen, in der die Festigkeitserhöhung durch plastische Deformation auf ein System von Kristallfehlern (auch in einem weitgehend perfekten Kristall) zurückgeführt wird. Er bezeichnet diese Fehler als „dislocations“ und erkennt die Bedeutung gerichteter dynamischer Vorgänge, wenn er schreibt: „Each jump alters the field of force in its neighbourhood ... The whole macroscopic phenomenon of glidings must be regarded as the integrated effect of individual jumps ... In the neighbourhood of a centre of dislocation the stresses become very large“.

Ihre glänzende Bestätigung erfuhr die damals auf indirektem Wege erarbeitete Versetzungstheorie erst Jahrzehnte später dadurch, daß Versetzungen mit Hilfe der Elektronenmikroskopie „sichtbar gemacht“ werden konnten[7]. Die Bilder[8] zeugen selbst in regelmäßig ausgebildeten Kristallen von einer verwirrend scheinenden Vielfalt von Anordnungsmustern, die durch geringfügigste Veränderungen der Umgebung verändert werden.

Abb. 9.2 zeigt einen Ausschnitt aus dem Versetzungsmuster von sogenannten Mikrozwillingen von einer 0,8 μ dicken Silicum-Einkristall-Schicht, welche durch Abscheidung aus der Gasphase auf Saphir aufgebracht wurde und für Hochfrequenz-Transistoren Anwendung findet. In diesem System ist die Diffferenziertheit weniger ausgebildet, als in weniger gut kristallisierten Systemen. Abb. 9.3 zeigt einen Ausschnitt aus dem Versetzungsmuster einer aus Aluminium, Kupfer und Zink bestehenden Legierung[8].

Die dynamischen Aspekte gehen aus den Bildern nicht hervor. Man hat jedoch erkannt, daß die weitreichenden elastischen Wechselwirkungen der wandernden Versetzungen mit steckengebliebenen Versetzungen des Hauptgleitsystems den entscheidenden Beitrag zur Verfestigung[9] liefern.

Im Jahre 1930 hatten in einer grundlegenden Arbeit über die statistische Thermodynamik realer Kristalle SCHOTTKY und WAGNER[10] indirekt geschlossen, daß in jedem Kristall lokale „Gitterbaufehler“ vorhanden sein müssen, wofür sie mangels direkter Beobachtbarkeiten folgende Möglichkeiten darlegten:

(I) Das Vorhandensein von Gitterbausteinen an Plätzen, die zwischen regulären Gitterpositionen liegen und als „Zwischengitterplätze“ bezeichnet werden.

(II) Die Nichtbesetzung regulärer Gitterpositionen, also das Vorhandensein von „Leerstellen“ innerhalb des Kristallgitters. Wenn man z.B. das Kristallgitter des Natriumchlorids gedanklich zerlegt, nämlich in ein nur aus Natriumionen bestehendes Kationenteilgitter und ein nur aus Chloridionen bestehendes Anionenteilgitter, werden die Abweichungen von der stöchiometrischen Zusammensetzung dadurch erklärt, daß in den Teilgittern unbesetzte Gitterplätze, also „Leerstellen“ vorliegen.

(III) Die Besetzung einzelner Plätze des einen Teilgitters durch Bausteine des anderen Teilgitters. Selbst bei streng stö-

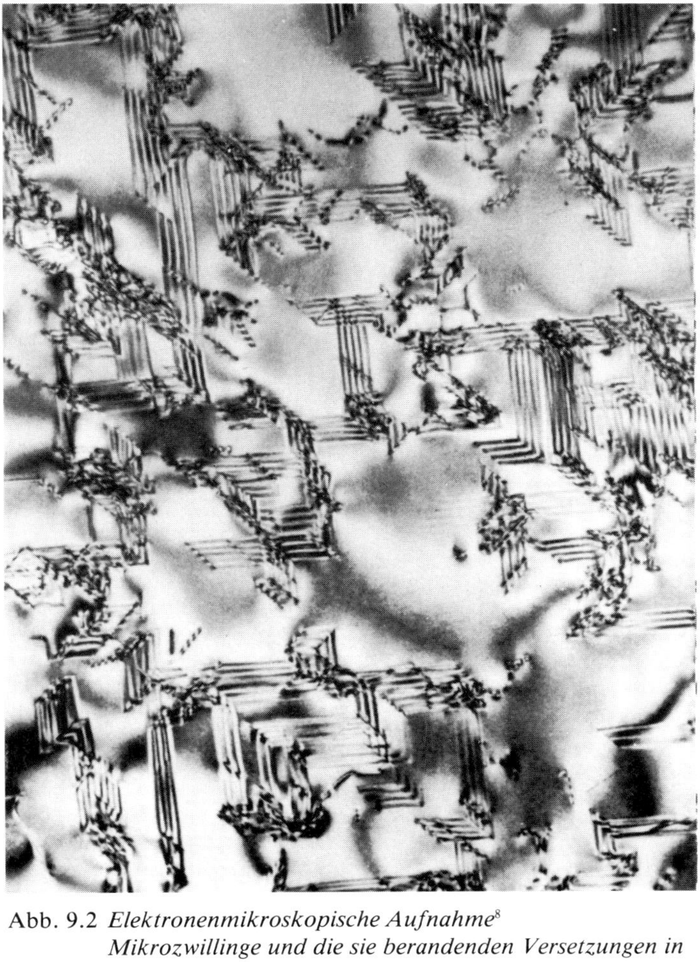

Abb. 9.2 *Elektronenmikroskopische Aufnahme*[8]
Mikrozwillinge und die sie berandenden Versetzungen in einer 0,8 μm *dicken Si-Einkristallschicht, die durch CVD (Chemical Vapour Deposition) auf Saphir aufgebracht wurde (für Hochfrequenztransistoranwendungen). Der Streifenkontrast rührt von den dünnen Zwillingslamellen her (wenige Gitterabstände dick), die eine Folge der Fehlanpassung des Epitaxiesystems Silizium-Saphir sind. Vergrößerung 70 000-fach.*

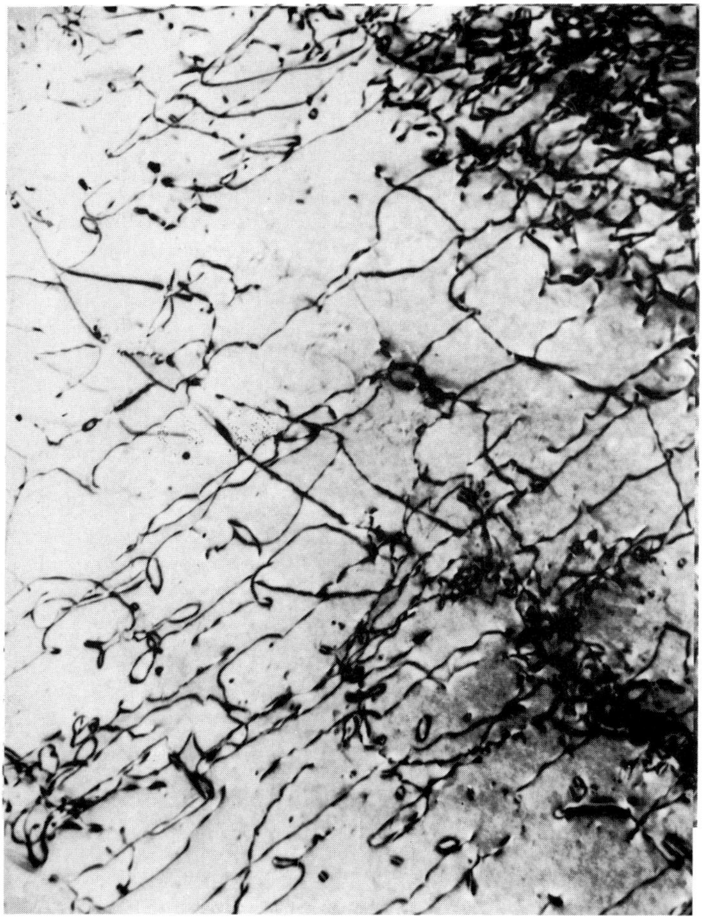

Abb. 9.3 *Elektronenmikroskopische Aufnahme*[9]:
Al-Cu-Zn Legierung vor der Wärmebehandlung, die zu Ausscheidungen führt. Man sieht ein Netzwerk von Versetzungen, die durch ihre Wechselwirkungen aneinander „hängenbleiben".
Vergrößerung 70 000-fach

chiometrischer Zusammensetzung (was prinzipiell gar nicht möglich ist) müßten bei endlicher Temperatur Fehlstellen vorhanden sein. Wenn nämlich Bausteine nicht an „regulären Gitterpositionen“, sondern an sogenannten Zwischengitterplätzen sitzen, müssen durch das Abwandern aus regulären Gitterpositionen „Leerstellen“ entstanden sein. In Kristallgittern, die auf Teilgitter zurückgeführt werden können, ist es möglich, daß Bausteine zwischen den Teilgittern vertauscht sind.

In weiteren Arbeiten wird dargelegt, daß auch in gut gewachsenen Kristallen die Anzahl der Fehlstellen ungemein groß ist und bis zu 10^{17} (das sind 100 Billiarden = 100 000 000 000 000 000) Defektpaare pro Kubikzentimeter betragen kann, die keinesfalls fixiert sind, sondern innerhalb des Kristalles unentwegt die „Plätze tauschen“. Die Ausarbeitung der Kinetik der Platzwechselreaktionen und der sogenannten „Punktdefekt-Thermodynamik“ verdanken wir WAGNER[11].

Zur Wiedergabe der Reaktionen innerhalb der Kristalle im Bilde chemischer Reaktionsgleichungen wurden Symbole für Punktdefekte eingeführt, z.B. □ für eine *Leerstelle*[12], und diese damit als *Träger chemischer Eigenschaften* anerkannt[13].

9.3 Wechselwirkungen zwischen „Kristallgitter“ und „Gitterstörungen“

Jeder Punktdefekt gibt zu Veränderungen der strukturellen Anordnung Anlaß. In Abb. 9.4 sind die durch das Eintreten eines Bausteins auf einen sogenannten Zwischengitterplatz im Hinblick auf das Idealgitter erfolgten Veränderungen illustriert, welche sich über zahlreiche Gitterebenen erstrecken. Der am Zwischengitterplatz (in Abb. 9.4 in der Mitte dargestellte) befindliche Baustein hat zu seinen Nachbarn kürzere

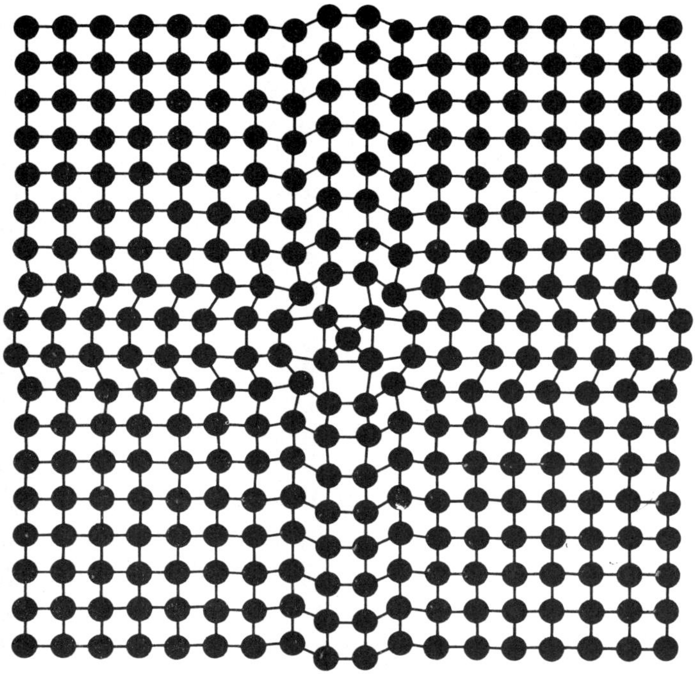

Abb. 9.4 *Zweidimensinale Illustration der Strukturmodifizierung eines Idealgitterbereiches durch einen sogenannten „Zwischengitterplatz“.*

Abstände als diese untereinander haben; er steht unter erhöhter Spannung. Die um eine Leerstelle angeordneten Gitterbausteine sorgen ebenfalls für weitreichende strukturelle Veränderungen, wie in Abb. 9.5 auf Grund der Regeln des Donor-Acceptor-Konzeptes (Abschnitt 6.3) illustriert ist: die Leerstelle bietet eine innere Oberfläche, und diese kann nur dadurch aufrechterhalten werden, daß die Bausteine um eine Leerstelle unter Spannungen stehen[14,15].

Tritt ein Baustein von einem Zwischengitterplatz auf eine Leerstelle, so kommt es in beiden Bereichen zu Veränderungen. Die an ihnen vorhanden gewesenen Spannungszustände

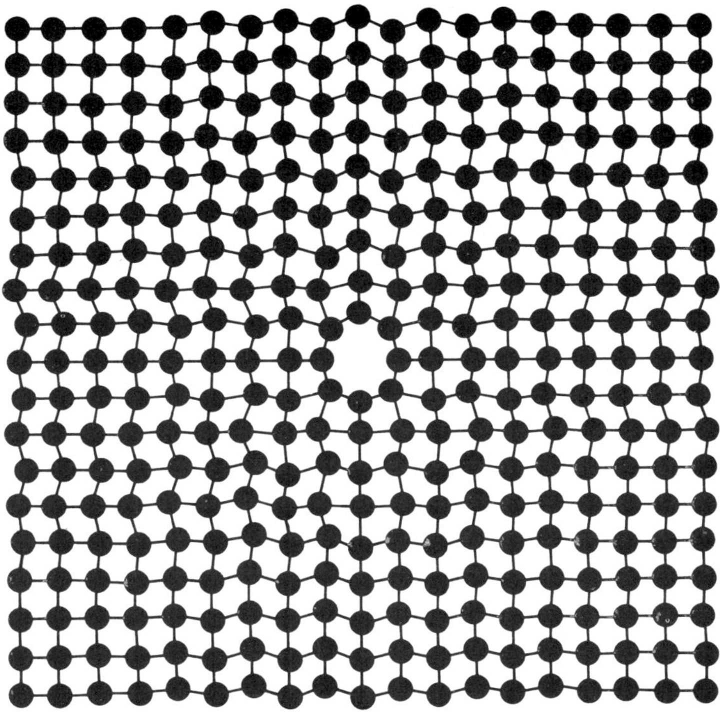

Abb. 9.5 *Zweidimensionale Illustration der Strukturmodifizierung eines Idealgitterbereiches durch eine Leerstelle*

werden abgebaut, die Gitterbereiche „relaxieren“. Umgekehrt werden bei der Bildung der genannten Punktdefekte die in Abb. 9.4 und 9.5 illustrierten „Gitterverspannungen“ auftreten. Dabei löst jede Veränderung weitere Veränderungen aus, die sich prinzipiell über das ganze System erstrecken und in der Phasengrenzfläche ihren Niederschlag finden müssen. In mikroskopischen Bereichen eines Festkörpers bestehen somit Inhomogenitäten und Gradienten der chemischen Potentiale, die die treibenden Kräfte für die Platzwechselvorgänge sind.

Jede „Störstelle“ trägt daher zur Feinstruktur und zur Differenziertheit des Festkörpers bei, und zwar sowohl betreffs der statischen als auch betreffs der dynamischen Aspekte.

Die einzelnen Platzwechselvorgänge können nicht beobachtet oder vorausgesagt werden; sie scheinen daher chaotisch (Abschnitt 5.4). Bei Betrachtung des Gesamtsystems erkennt man jedoch, daß sie Gesetzmäßigkeiten folgen. Das Muster der strukturellen Inhomogenitäten und das der Gradienten der chemischen Potentiale kann dabei nicht verlorengehen, denn die „Fluktuationen“ um die Gleichgewichtslage gehen unentwegt in geordneter Folge vor sich (siehe Abschnitt 9.3).

Dadurch, daß jeder Punktdefekt Struktur und Eigenschaften seiner Umgebung verändert, muß er selbst durch die Umgebung verändert werden. Die Autoren dieses Buches haben vorgeschlagen[14], an Stelle von „Punktdefekt“ *„SMM-Zentrum“* zu sagen, als Abkürzung der Aussage, daß er ein die *S*truktur *m*odifizierendes und durch die Struktur *m*odifiziertes Zentrum ist.

Wie schon gesagt wurde, versteht man unter den Versetzungslinien die Randlinien der im Inneren des Kristalles aufhörenden Gitterebenen. Diese durchziehen in charakteristischer Weise den Realkristall und treten an den sogenannten Versetzungsknoten in unmittelbare Verbindung. Jeder Kristall ist netzwerkartig von einem „Versetzungsmuster“ durchzogen (Abb. 9.3). Die Eigenart des Versetzungsmusters hängt unter anderem von seiner Vorgeschichte und von seiner jeweiligen äußeren Umgebung ab. Wird z.B. ein Kristall plastisch verformt, so kommt es zur Vermehrung der Versetzungslinien und zu einer durchgreifenden Umstrukturierung des Versetzungsmusters.

Versetzungslinien können nicht irgendwo im Kristall enden. Entweder sie erreichen an beiden Enden die Oberfläche, oder sie bilden innerhalb des Kristalls geschlossene Schleifen. Von besonderer Bedeutung ist ihre Fähigkeit, die Punktdefektdichte zu verändern. Indem sie Punktdefekte (*SMM*-Zentren) „erzeugen“ oder „vernichten“, üben sie eine regulierende Wirkung auf Zahl und damit auf die Eigenschaften der Punktdefekte aus.

Die Bausteine an den Versetzungslinien stehen unter starker Spannung und ermöglichen auf diese Weise die Aufrechterhaltung des verwirrend erscheinenden Bildes individuell ausgeprägter Strukturdifferenziertheit (Gliederung) innerhalb jedes einzelnen Realkristalles.

Noch unübersichtlicher sind die Verhältnisse an Festkörperoberflächen. Die Oberflächenbausteine sind die energiereichsten und am stärksten unter Spannung stehenden Bausteine des Festkörpers[15]. Die mittleren Abstände zwischen ihnen sind kürzer als in allen anderen Bereichen des Festkörpers. Die „Gitterkontraktion“ im Oberflächenbereich wurde schon im Jahre 1928 vorausgesagt[16], aber erst vor wenigen Jahren mit der Methode der Low Energy Electron Diffraction (LEED) eindeutig bestätigt.

Jede Festkörperoberfläche stellt einen Grenzbereich dar, der auch Anteil an der Umgebung hat. Wie schon in Abschnitt 4.2 ausgeführt wurde, kann eine Grenze nicht starr, sondern immer nur fließend sein. Sie hat nicht nur trennende, sondern auch verbindende Funktionen. Um das Verbindende in der Bezeichnungsweise zum Ausdruck zu bringen, spricht man von einem Phasengrenzbereich oder von einer Phasengrenzfläche. Die über den Phasengrenzbereich erhaltenen Kenntnisse hängen von der Sicht des Untersuchenden ab, wie aus folgenden Überlegungen hervorgeht[15]:

(I) Der unmittelbaren Sinneswahrnehmung erscheinen zwei verschiedene makroskopische Phasen als voneinander abgegrenzt. Der diese zugleich verbindende Grenzbereich dient dem Austausch von Materie und von Energie entsprechend der Thermodynamik und der Kinetik. Man weiß, daß sich die Teile im Grenzbereich selbst *nicht* im thermodynamischen Gleichgewicht befinden, wovon noch die Rede sein wird.

(II) Bei der mikroskopischen Untersuchung bietet sich eine weniger klare Grenze zwischen den beiden Phasen. Man erkennt Inhomogenitäten, und zwar betreffs der Morphologie, der lokalen analytischen Zusammensetzung, der lokal unterschiedlichen Reaktivitäten und des lokalen Schwingungsverhaltens. Strukturelle Informationen verdanken wir vor allem den Ergebnissen der sogenannten LEED-Methode (Low Energy Electron Diffraction), die statistische Ergebnisse über größere Grenzflächenbereiche liefert. Die Oberflächenstruktur ist der Kristallstruktur (im Inneren) umso ähnlicher, je größer die Reinheit des Kristalles und je geringer die Wechselwirkungen mit der Umgebung sind. Weniger gut gewachsene, vor allem stark zerkleinerte Kristalle zeigen deutliche Unterschiede zwischen Oberflächenstruktur und Kristallstruktur. Die Unterschiede sind umso größer, je ausgeprägter die Defektstruktur, je differenzierter der Festkörper ist. Das beruht wohl darauf, daß die gesamte Strukturinformation der festen Phase an der Oberfläche in reduziert-zweidimensionaler, also in „verschlüsselter" Form enthalten sein muß.

(III) Submikroskopisch, also in atomaren Größenordnungen, obliegt es der Betrachtungsweise des Beobachtenden, wo die Grenze gezogen wird. Um das zu illustrieren, stellen wir uns ein geschlossenes Gefäß vor, das ein Gas enthält. Die Oberfläche der Gefäßinnenwand wird als zur festen Phase gehörig erachtet. Dies schon deshalb, weil unsere Beobachtungen über die Gasphase erfolgen. Wäre es dem Beobachter möglich, von einem Punkt nahe genug der Oberfläche, aber innerhalb der festen Phase, zur Gasphase zu blicken, und könnte er das Verhalten einzelner Moleküle studieren, so würde er beobachten, daß (a) Gasmoleküle an der Oberfläche auftreffen und von dieser entweder zurückgeworfen oder festgehalten werden, und (b), daß festgehaltene Gasmoleküle, aber auch Bestandteile der festen Phase in die Gasphase überwechseln. Vielleicht könnte er sogar unmittelbar an der Grenzfläche örtlich gewisse Verdichtungen der Gasphase feststellen, oder eine Art engmaschiges und sehr bewegliches Netzwerk von Gasmolekülen sehen, das sich aus seiner Sicht als „Oberfläche der Gasphase" bezeichnen ließe.

(IV) Würde der Beobachter schließlich auf die Kontinuumsaspekte der Materie (4. Kapitel) schließen wollen, so würde er durch die unentwegt erfolgenden Wechselwirkungen derart verwirrt werden, daß er nicht mehr imstande wäre, überhaupt eine Grenze zwischen den beiden Phasen anzugeben.

Daher können die Eigenschaften des Phasengrenzbereiches nur dann verstanden werden, wenn dieser als beiden aneinandergrenzenden Phasen angehörig aufgefaßt wird.

Sucht man nach allgemeinem Verständnis, so müssen alle Aspekte, ihrer Bedeutung entsprechend, behandelt werden. Es müssen nicht nur Fragen nach den bewahrenden Funktionen, sondern auch diejenigen nach dem Eingehen auf die Umgebung, der „Öffnung" des Festkörpers über die Phasengrenzfläche gestellt werden. Dabei wird uns bald klar, daß die vielseitigen Aufgaben des Phasengrenzbereiches nur dadurch bewältigt werden können, daß ihre Bausteine Eigenschaften haben, die bei anderen Bausteinen nicht angetroffen werden. Die Bausteine an den Phasengrenzbereichen müssen besonders flexibel sein, um den Festkörper unter wechselnden Umweltbedingungen zu erhalten[17]. Befindet sich der Festkörper mit seiner Umgebung im thermodynamischen Gleichgewicht, so kann dieses im Hinblick auf die unentwegt erfolgenden Wechselwirkungen mit der Umgebung und den damit hervorgerufenen lokalen Veränderungen nur dann aufrechterhalten werden, wenn sich die Bausteine am Grenzbereich selbst *nicht* im thermodynamischen Gleichgewicht befinden. Diese in der Festkörperphysik bekannte Tatsache ist unter anderem von entscheidender Bedeutung für das Verständnis des mitunter beachtlichen Einflusses der Vorbehandlung auf die Eigenschaften des Festkörpers, ja für die Erhaltung „metastabiler Zustände" unter wechselnden Anforderungen und damit für das sogenannte „Erinnerungsvermögen" an seine Vorgeschichte und für die sogenannten Hysterese-Erscheinungen. Das bedeutet, daß Informationen in den Oberflächenbereichen enthalten sein müssen, die auch mit den modernsten Mitteln der Oberflächenanalyse nicht registriert werden können.

Um *bewahrende Funktionen* ausüben zu können, ist es notwendig, daß die Bausteine am Phasengrenzbereich Spannungszuständen unterworfen sind, innerhalb desselben aber bestimmte „Freiräume" vorfinden. Das Bestehen eines Spannungszustandes an einer Phasengrenzfläche läßt sich an Hand des Donor-Acceptor-Konzeptes illustrieren[18]. Da die aneinandergrenzenden Phasen grundsätzlich voneinander verschieden sein müssen, erfolgen zwischen den ungleichen Bereichen ununterbrochen Wechselwirkungen. Bei diesen erhalten die Donoratome jeweils noch höhere negative Partialladungen (Aufstaueffekt) und die Acceptoratome jeweils noch höhere positive Partialladungen (Ausspüleffekt, Abschnitt 6.3). Dadurch entsteht an jeder Phasengrenzfläche (und nicht nur bei Vorhandensein von Ionen) eine sogenannte elektrische Doppelschichte[15]. Diese wird umso stärker ausgeprägt sein, je stärker die Donor-Acceptor-Wechselwirkungen sind.

Jede Oberfläche ist mit Kratern übersät, welche als Ätzgrübchen sichtbar gemacht werden können und Ausmündungen von Versetzungslinien an der Oberfläche bilden. An solchen Kratern befinden sich die stärksten Krümmungen der Oberfläche. In ihrer Umgebung ist die Zahl von Punktdefekten besonders groß.

Mit zunehmender Zahl der Punktdefekte steigt die Häufigkeit der zwischen ihnen ständig erfolgenden sogenannten

„Platzwechselvorgänge". Durch diese werden die lokalen Strukturmuster laufend verändert, wobei unter Gleichgewichtsbedingungen alle makroskopisch beobachtbaren und meßbaren Eigenschaften aufrechterhalten bleiben, also auch die Kristallstruktur. Es ist z.B. bekannt, daß nach Neutronenbestrahlung vom kubisch-raumzentrierten Molybdän die hierdurch vermehrten Leerstellen eine kubisch-raumzentrierte „Überstruktur" bilden, deren kristallographische Achsen mit denjenigen der Kristallstruktur des Molybdäns übereinstimmen (siehe Abschnitt 11.3).

Konstant bleibt weder die lokale analytische Zusammensetzung noch die lokale statische Anordnung der Gitterbausteine. Konstant bleibt hingegen die geordnete Dynamik des Systems, indem die einzelnen Bewegungsvorgänge nach einer Art „Bewegungsvorschrift" in geordneter Abfolge ablaufen.

Die entscheidende Rolle der Vorschrift für die geordnete Abfolge von Teilchenbewegungen zur Aufrechterhaltung statischer Strukturaspekte möge an Hand eines sogenannten Rubikwürfels illustriert werden[18]. Der guten Übersicht halber sei von einem Rubikwürfel mit 6 farbgleichen Flächen ausgegangen (Abb. 9.6, siehe Farbtafeln Seite 257 und 258). Dieser stellt nur eine von $5 \cdot 10^{19}$ möglichen Anordnungen dar. Hätte bei der Entstehung der Erde, was nach der gegenwärtigen Schätzung vor etwa $1{,}6 \cdot 10^{17}$ Sekunden erfolgt sein soll, jemand damit begonnen, pro Sekunde drei neue Muster regellos durchzuspielen, so hätte er bis heute, ohne sich zu wiederholen, nur 1% der möglichen Anordnungen durchspielen können.

Zur Illustration der dynamischen Ordnung wollen wir eine beliebige, einfache Vorschrift für die Drehoperationen einführen. Wir erfassen nach Abb. 9.6a die rechte Fläche mit der rechten Hand und führen zwei Vierteldrehungen aus, so daß wir zu Anordnung B gelangen. Sodann führen wir zwei Vierteldrehungen mit der untersten Fläche aus und erreichen das Muster C. Wir wiederholen diese beiden Drehoperationen und gelangen über Muster D zu Muster E. Durch abermalige Wiederholung erreichen wir über Muster F das Muster G, das große Ähnlichkeit mit dem Ausgangsmuster zeigt: es besitzt vier farbgleiche Flächen und unterscheidet sich in den beiden übrigen Flächen vom Ausgangszustand A nur durch Vertauschung von je zwei Positionen. Nach insgesamt sechs weiteren Drehungen in der festgelegten Reihenfolge wird der Anfangszustand wieder erreicht. In der Abfolge aller Muster, die bei den insgesamt 12 Drehungen auftreten, bleiben die Farben von 26 der insgesamt 54 Teilflächen unverändert, obwohl einige Flächenelemente dabei vertauscht werden. 16 Teilflächen verändern nur in 4 der insgesamt 12 Anordnungen ihre Farben, die somit in 8 der insgesamt 12 Muster erhalten bleiben. Vier Teilflächen behalten die uspründliche Farbe in 6 der insgesamt 12 Anordnungen und nur 8 Teilflächen in vier der innerhalb des Zyklus auftretenden Muster. Durch alle Drehoperationen bleiben wesentliche Elemente der Ausgangsstruktur erhalten. Abweichungen vom ursprünglichen Muster sind *streng determiniert* und nur aus statistischer Sicht „Streuungen“ oder gar „Ergebnisse des Zufalls“, Schlüsse also, die für das Verhalten der einzelnen Teilchen irrelevant sind.

Bei jeder (physikalischen, chemischen oder gedanklichen) Zerlegung des Systems in Teile geht die geordnete Dynamik unwiderruflich verloren. Daher kann es nicht gelingen, aus der noch so genauen Kenntnis mehr oder weniger isolierter Teile eines Systems das System vollständig aufzubauen oder zu verstehen. Das dynamisch aufrechterhaltene Strukturmuster bedarf der Teile, ist aber selbst Träger der bleibenden Qualitäten, die in ihrer Charakteristik nicht in den dem System entnommenen Teilen gefunden und daher weder statistisch noch meßtechnisch erfaßt werden können.

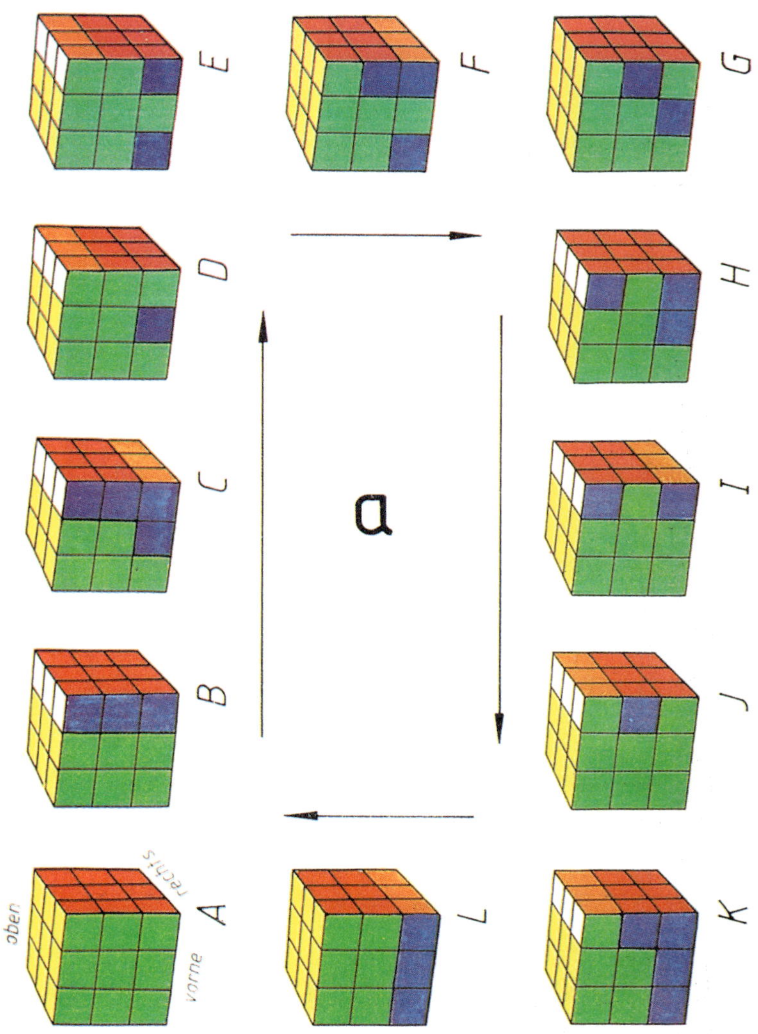

Abb. 9.6a

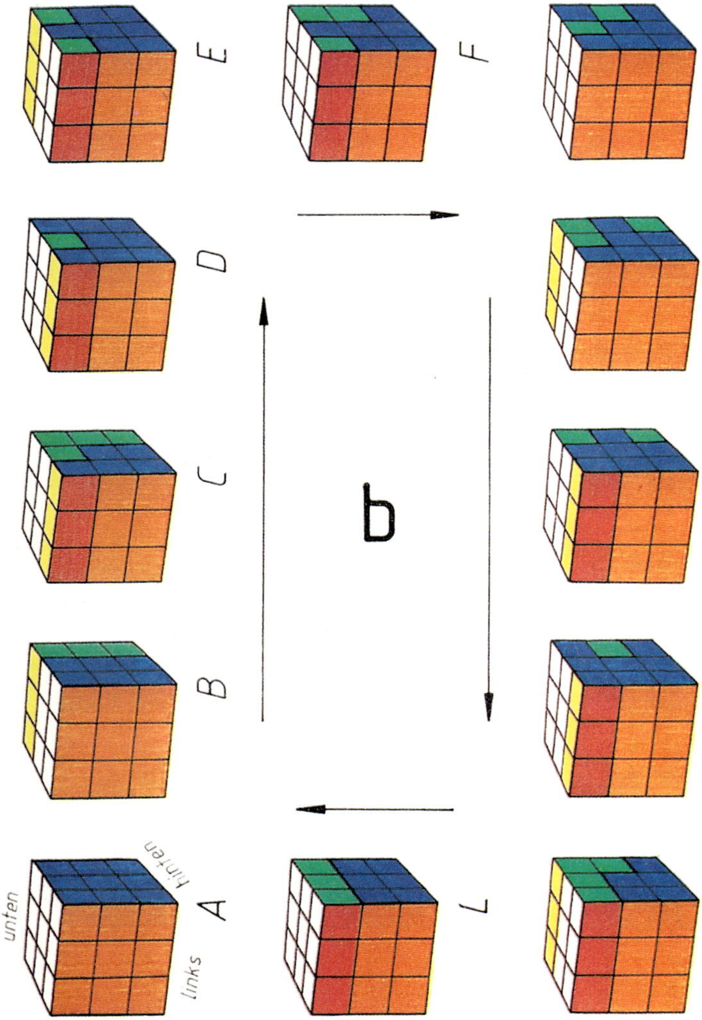

Abb. 9.6b

9.4 Einführung hierarchischer Ebenen

Wir haben schon gesehen, daß die „Bausteine“ eines Festkörpers unterschiedlich und jeweils im Gesamtzusammenhang desselben „eingebettet“, sind. Um Fragen nach ihren unterschiedlichen Funktionen innerhalb des Gesamtsystems behandeln zu können, wollen wir das bisher Gesagte nochmals zusammenfassen:

Jeder Festkörper bietet ein buntes Bild von Differenziertheit und innerer Dynamik. Er ist umhüllt von einem besonders dichten und in sich besonders beweglichen „Mantel“, von dem nach innen ein Netzwerk von untereinander verknüpften Kanälen ausgeht. Diese, die Versetzungslinien, werden durch die konservativen Randbedingungen ihrer Umgebung (höhere lokale Dichte) umhüllt. Das in sich bewegliche und vernetzte „Kanalsystem“ verleiht dem Festkörper u.a. Flexibilität und Festigkeit und dient dem Transport von Masse und Energie, der als Diffusion statistisch beschrieben wird. Die Versetzungen dienen der Regulierung der Zahl der Punktdefekte, die selbst weite Gitterbereiche statisch und dynamisch beeinflussen. Wir stellen schließlich fest, daß kein Kristall einem anderen völlig gleicht, und daß ein gegebener Kristall z.B. durch Bestrahlung oder mechanische Einwirkungen bleibende Veränderungen erfährt.

Dem Gesagten kann entnommen werden, daß den Bausteinen unterschiedliche Aufgaben zukommen, und daß sie demnach unterschiedliche Bedeutungen innerhalb des Festkörpers und für ihn haben. Prinzipiell ist es nicht möglich, daß alle Teile eines Systems dieselben Aufgaben übernehmen, oder daß alle Teile dieselbe Umgebung hätten.

Wenn wir versuchen, die unterschiedlichen Teile und ihre unterschiedlichen Aufgaben für das System kennenzulernen, so müssen wir uns dessen bewußt sein, daß die unterschiedlichen Dinge im kontinuierlichen Zusammenhang nicht vollständig erfahren werden können (siehe Abschnitt 7.6).

Unterschiedliches ist nur an Hand beobachtbarer Abstufungen erkennbar. Stufenlos ineinander verwobene Zusammenhänge entziehen sich sowohl der Beobachtung als auch der Messung. Um dennoch die Übergänge kennenzulernen, müssen wir abstrahieren und Diskontinuierliches einführen, also künstlich Gestuftes in die Untersuchung hineinbringen. Durch das gedankliche Herausnehmen der Teile aus dem Gesamtzusammenhang gehen einerseits einige ihrer Eigenschaften verloren, doch können andererseits bestimmte Abstufungen herausgearbeitet werden.

Das diskontinuierlich Gedachte, uns unterschiedlich Erscheinende ordnen wir nach bestimmten Kriterien und führen das unter einem bestimmten Kriterium Zusammenfaßbare als hierarchische Ebene ein. Eine solche kann nicht für sich allein, sondern nur als Teil des Ganzen im Ganzen verstanden werden. Sie ist daher als solche nicht streng definierbar. Als diskontinuierlich Gedachtes beschreibt sie nur einen Aspekt am Realen und muß als Hilfsmittel zur Erkenntnis wieder in die kontinuierlichen, natürlichen Zusammenhänge „zurückgebracht“ werden.

Die hierarchisch höchste Ebene[14], die der Untersuchung zugänglich ist, umfaßt die Oberflächenbereiche, die im Bezug auf den Idealkristall auch als zweidimensionale Störungen des periodischen Aufbaues des Kristallgitters bezeichnet werden. Dieser Ebene untergeordnet ist diejenige der Bausteine an den Versetzungen, die im Bezug auf den Idealkristall als eindimensionale Defekte beschrieben werden können[18]. Dieser Ebene wieder ist die Ebene der *SMM*-Zentren (Punktdefekte) untergeordnet, die als nulldimensionale Defekte bezeichnet werden. Die unterste hierarchische Ebene ist diejenige der sogenannten „normalen“ Gitterbausteine: Eine hierarchische Ebene ist umso höher, je mehr sie zu den charakteristischen Eigenschaften des realen Festkörpers beiträgt und je stärker die in ihr wirkenden Kräfte auf die niedrigeren Ebenen Ein-

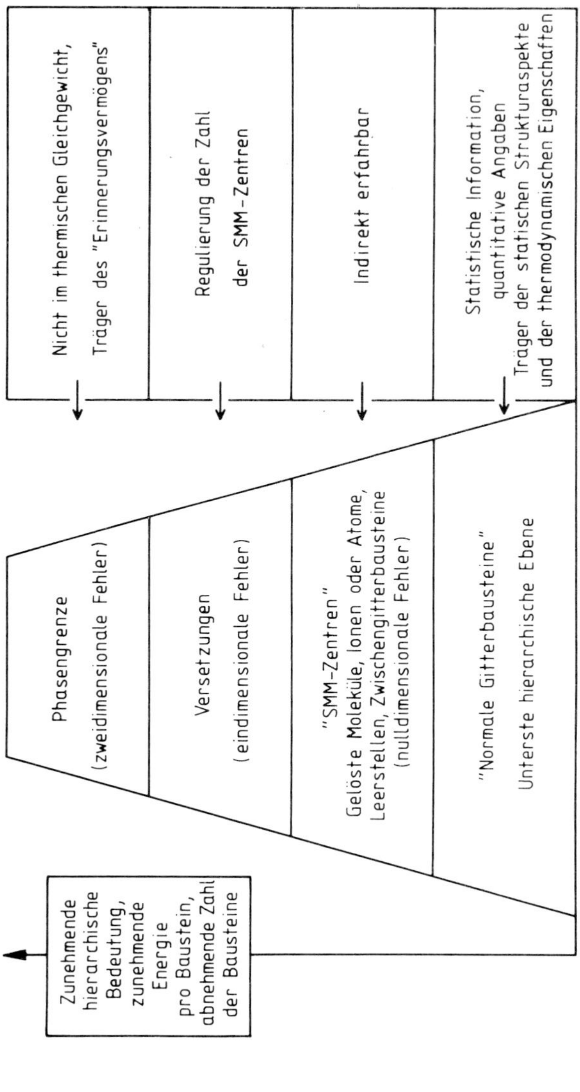

Abb. 9.7 *Illustration der hierarchischen Ebenen in einem Festkörper*[14]

fluß nehmen, diese regulieren und kontrollieren[14,18]. Die unterschiedlichen Eigenschaften der Teile in den verschiedenen hierarchischen Ebenen gehen aus Abb. 9.7 hervor.

Vielleicht mag es manchem Festkörperphysiker sogar scheinen, als sei ihm eine solche Systemorganisation längst vertraut gewesen, obgleich er bisher nicht nach allen Funktionen der einzelnen Defekte gefragt haben mag. Das Entscheidende der neuen Betrachtungsweise besteht jedoch darin, daß nicht die einzelnen Bereiche als solche (und losgelöst voneinander) zur Interpretation der Eigenschaften und ihrer Veränderungen herangezogen werden, sondern daß immer ihre wechselseitigen Beziehungen und kontinuierlichen Zusammenhänge berücksichtigt werden.

Sowohl das Gemeinsame als auch das Unterschiedliche der einzelnen Ebenen sei im Bilde eines Schnittes durch einen Pyramidenstumpf veranschaulicht, in dem das hierarchisch Höhere oberhalb des hierarchisch Niedrigeren angeordnet ist. In Abb. 9.8 ist die Zahl der in jeder Ebene vorhandenen Teilchenzahlen im logaritmischen Maßstab auf der Abszisse eingetragen und die mittleren Teilchenenergien innerhalb jeder Ebene auf der Ordinate. Denkt man sich den treppenartigen Charakter dieses Diagrammes weg und verbindet die äußere obere Kante der höchsten Ebene mit der äußeren oberen Kante der untersten Ebene, so erhält man den Ausschnitt eines Pyramidenstumpfes, dessen Steilheit umso größer ist, je regelmäßiger der Kristall aufgebaut, und je weniger seine „Defektstruktur" entwickelt ist. Da mit zunehmender Defektstruktur die Zahl der Bausteine in den hierarchisch höheren Ebenen zunimmt, ist die Steilheit des Pyramidenstumpfes größer, je amorpher der Stoff ist. Daraus ergibt sich, daß zwischen kristallisierten und amorphen Körpern deutlich graduelle Unterschiede betreffs der inneren Differenziertheit bestehen, nicht aber prinzipielle. Die höhere Differenziertheit amorpher Körper bedeutet erhöhte innere Beweglichkeit, größere Anpassungsfähigkeit an die Umgebung unter Bewahrung

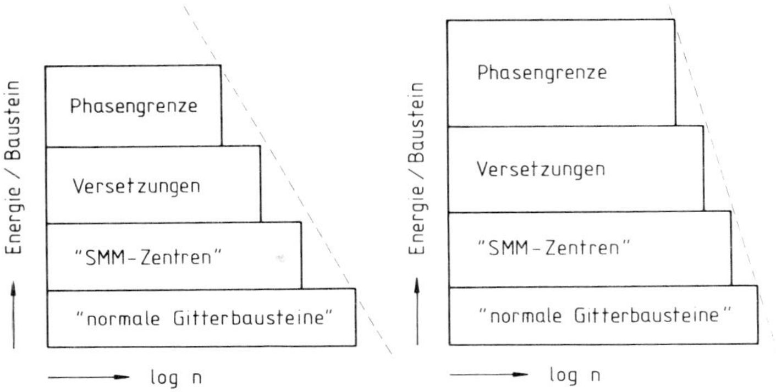

Abb. 9.8 *Bildhafte Darstellung der Bausteine in den verschiedenen hierarchischen Ebenen eines Festkörpers, links in einem Einkristall, rechts in einem amorphen Körper*

seiner Grundstruktur und höheren Informationsgehalt. Der amorphe Körper ist besser organisiert als der kristallisierte.

Die Steilheit des Pyramidenstumpfes ist Ausdruck der Differenziertheit und damit ein Hinweis auf die Systemorganisation.

Der Schnitt durch den idealisierten Pyramidenstumpf zeigt das Bild einer der Spitze beraubten Pyramide. An ihrer (gedachten) Spitze wäre der hierarchisch höchste Bereich zu denken, durch den alle anderen Bereiche dominiert und kontrolliert werden. Ein solcher ist der Beobachtung grundsätzlich nicht zugänglich.

Jeder Versuch, zu diesen „vorzudringen", wäre mit entscheidenden Veränderungen des zu untersuchenden Systems, also auch mit einer empfindlichen Störung der zu untersuchenden hierarchischen Ordnung verbunden. Daher muß – wie schon in Abschnitt 7.6 betont wurde – auf vollständige Erkenntnis der hierarchischen Ordnung verzichtet werden. Durch diese Feststellung, welche enttäuschend sein mag, mögen wir jedoch nicht entmutigt werden. Wir können ja alles untersuchen, was der Beobachtung zugänglich ist, also alles, was der höchsten, uns unzugänglichen Ebene untergeordnet ist.

Die in Abb. 9.8 dargestellten Schnitte durch die Pyramidenstümpfe zeigen in ihren bildhaften Darstellungen die Phasengrenzfläche als höchste erkennbare hierarchische Ebene. Diese läßt, wie schon gesagt wurde, in sich hierarchische Gliederung erkennen, indem die stark zerklüfteten Bereiche den eher flachen Oberflächenbereichen hierarchisch übergeordnet erscheinen. Nach unten abfallend ist diesen zunächst das Versetzungsmuster untergeordnet, diesem die *SMM*-Zentren (Punktdefekte) und schließlich als unterste Ebene diejenige der „regulären" Gitterbausteine. Die unterste Ebene, die in erster Linie die statischen Ordnungsaspekte trägt, bildet eine Art „tragendes Gerüst" der vor allem auf den übergeordneten Ebenen wirkenden dynamischen Ordnungsaspekte. Man könnte sagen, daß das auf den höheren hierarchischen Ebenen Wirkende des Rückens des auf der niedrigsten Ebene „Tragenden" bedarf.

Für die hierarchische Ordnung sind alle Ebenen wichtig, da jeder derselben unterschiedliche, aber unentbehrliche Funktionen für das Gesamtsystem zukommen. Bei veränderten äußeren Einflüssen wird das hierarchisch Höchste zur Entscheidung darüber „aufgerufen", in welcher Weise das System auf diese „antwortet". Das erfordert, daß die einzelnen Ebenen aufeinander „abgestimmt" sein müssen, damit die zwischen ihnen erfolgenden Wechselwirkungen in optimaler Weise der Systemerhaltung dienen können. Das hierarchisch Höchste kann aber die ihm untergeordneten Bereiche nur dann optimal heranziehen, wenn diese die hierzu erforderlichen Voraussetzungen besitzen.

Nochmals sei betont, daß für die hierarchische Ordnung eines Systems alle Ebenen wichtig sind, denn jede von ihnen hat entscheidende, wenn auch unterschiedliche Funktionen innerhalb des Systems. Die höchste Ebene scheint eher formend, aktiv, dynamisch, resistent gegen Druck und Belastung zu sein und ist daher für die individuelle Prägung des gegebenen Festkörpers verantwortlich. Die unterste Ebene erscheint eher tragend, passiv, abstützend, wenig dynamisch und ist gerade deshalb für den Grundcharakter der hierarchischen Ordnung des gegebenen Festkörpers ausschlaggebend.

9.5 Energieverteilung auf die einzelnen Ebenen

Um Aufschlüsse über energetische Veränderungen in der höchsten hierarchischen Ebene zu erhalten, haben wir Metalle mit Hilfe der Methode der Thermolumineszenz untersucht[19].

Die ersten ausführlichen Beschreibungen der Aussendung von Licht beim Erhitzen von Diamant oder Flußspat stammen aus dem 17. Jahrhundert. ROBERT BOYLE beschrieb 1663 in einem Bericht an die Royal Society in London, daß er ein glimmendes Licht beobachtet habe, als er Diamant in der Dunkelheit erwärmte. 1889 entdeckte ALEXANDER HERSCHEL ähnliche Erscheinungen an Meteoriten. HENRI BECQUEREL, der Entdecker der radioaktiven Strahlungen, sah die Ursache des Thermolumineszenzverhaltens in der Aufspeicherung von Energie in Festkörpern im Lauf geologischer Zeiträume. MARIA SKLODOWSKA dissertierte unter Anleitung von PIERRE CURIE, ihrem späteren Gatten, über Thermolumineszenzerscheinungen. Erst ab 1950 begann man damit, die Anwendungsmöglichkeiten zu untersuchen. Unter Dosimetrie versteht man die Methode zur Feststellung der Strahlenbelastung unter Verwendung vor allem von (besonders hergestelltem) Calciumfluorid oder Lithiumfluorid, da deren Thermolumineszenzenergie von der vorher aufgenommenen Strahlungsenergie außerordentlich beeinflußt wird. Die Thermolumineszenzmethode wird u.a. auch zur Altersbestimmung z.B. von Ziegeln und Tonscherben aus frühgeschichtlichen Zeiten herangezogen.

Zur Messung des Thermolumineszenzverhaltens wird die Probe mit großer Aufheizgeschwindigkeit (etwa 10°C bis 20°C pro Sekunde) erwärmt. Die ausgesendete Strahlung wird mit Hilfe einer photo-elektrischen Zelle aufgenommen und die über einen Photomultiplier verstärkte Strommenge registiert.

Auf Grund der theoretischen Vorstellungen werden durch Energieaufnahme des Systems Elektronen von sogenannten Aktivatortermen auf sogenannte Haftterme, also auf Zustände höherer Energie „angehoben". Beim Erwärmen fallen sie auf die Aktivatorterme zurück und senden dabei Lichtenergie aus.

Auf Grund der Theorie war für Metalle kein Thermolumineszenzverhalten zu erwarten, da in Metallen die von der Theorie geforderten Haft- und Aktivatorterme nicht zwischen Valenz- und Leitfähigkeitsband untergebracht werden könnten.

An Metalloberflächen liegen aber hochspezifische, Sauerstoff enthaltende „Überstrukturen" vor, die der Metalloberfläche Halbleitereigenschaften verleihen, so daß in diesen Bereichen den Erfordernissen der Theorie sehr wohl entsprochen wäre. Die Thermolumineszenz an Metallen dürfte nur im unmittelbaren Oberflächenbereich ausgelöst werden und die Untersuchung des Thermolumineszenzverhaltens von Metallen eine hochspezifische Methode zur energetischen Untersuchung ihrer Oberflächenbereiche bieten[20]. Allerdings kommt es dabei während der Messung auch zu chemischen Veränderungen im Oberflächenbereich, nämlich zur Oxidation mit Luftsauerstoff unter Abgabe von Energie (Chemolumineszenz). Gemessen wird daher nicht nur die thermisch stimulierte Lumineszenz, sondern auch die thermisch ausgelöste Chemolumineszenz. Daher sollten wir besser vom *„Thermochemolumineszenzverhalten"* der Metalle sprechen.

Untersucht man ein gegebenes Metallpulver, z.B. Kupfer gegebener Herstellungsart und Korngröße einmal nach jahrelanger Lagerung bei Raumtemperatur, ein anderes Mal nach vorhergegangener Kühlung auf −190° C und nachfolgender Lagerung bei Raumtemperatur über zwei Wochen, und ein anderes Mal nach vorherigem Erhitzen im Vakuum auf 500° C und nachfolgender Lagerung bei Zimmertemperatur über zwei Wochen, stellt man bei den Thermochemolumineszenzversuchen deutliche Unterschiede fest[20].

Bei vorher gekühlt gewesenen Proben ist das Maximum niedriger, sein Bereich breiter und bei niedrigerer Temperatur als beim jahrelang bei Zimmertemperatur gelagertem Metallpulver. Nach dem Erhitzen im Vakuum bei 500° C findet man ein höheres und schmäleres Maximum bei höherer Temperatur. Das bedeutet, daß nach vorhergegangener Kühlung weniger Energie abberufen wird, diese aber schon bei tieferer Temperatur, und daß nach dem Glühen mehr Energie abgegeben wird, und diese erst bei höherer Temperatur und innerhalb eines schmäleren Temperaturbereiches als bei vergleichbaren unbehandelten Proben[20]. Selbst 6 Monate nach den besagten Vorbehandlungen blieben die gesamten Eigenschaften zu etwa 90% erhalten.

Demnach behält die hierarchisch höchste Ebene nach dem Erwärmen weniger Energie und nach dem Abkühlen mehr Energie als für die Gleichgewichtslage charakteristisch ist und zu deren Charakteristik die Oberfläche kaum beiträgt. Die beim Erwärmen auf das System einfließende Energie scheint vor allem an die untergeordneten Ebenen weitergeleitet zu werden. Die höchste Ebene bleibt – in größerer Trägheit verharrend – nach dem Erwärmen „kälter" und nach dem Abkühlen „heißer". Diese Eigenschaft entspricht der Charakterisierung des hierarchisch Höheren nach PRIMAS[21]: „A higher level in a hierarchy has always a much longer reaction time than a level classified as lower. This condition is necessary in order that a lower level is controlled by the dynamical variables of the higher level and that the lower level variables adapt themselves immediately."

Das soeben beschriebene Verhalten weist darauf hin, daß die hierarchisch höchsten Bereiche von Metallpulvern von den Energieveränderungen des Gesamtsystems am wenigsten betroffen werden. Damit verleiht das hierarchisch Höhere

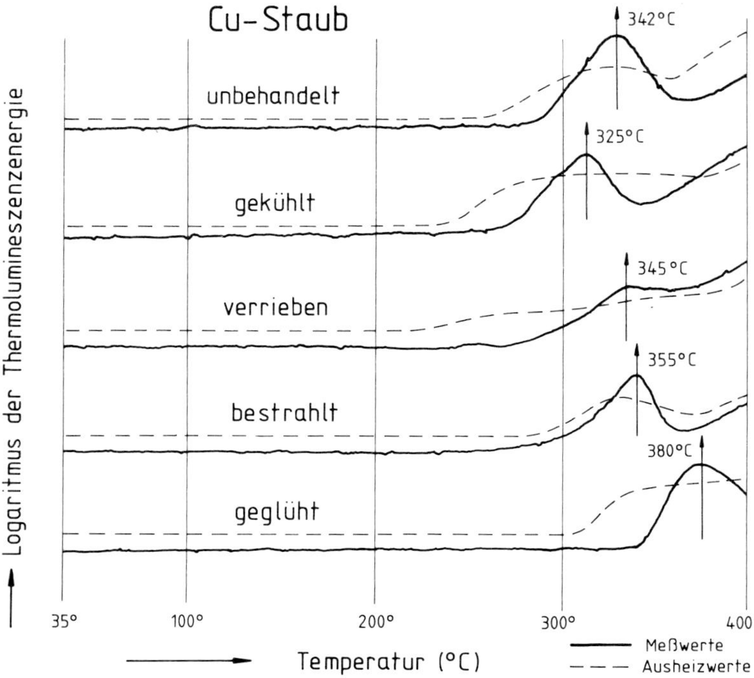

Abb. 9.9 *Glühkurven (Thermolumineszenz) von Cu-Pulver in Abhängigkeit von der Vorbehandlung*[20]

dem Gesamtsystem jene Widerstandsfähigkeit, mit deren Hilfe es vor größeren Veränderungen bewahrt wird. Die Widerstandsfähigkeit findet ihre „Abstützung" an der Basis der hierarchischen Ordnung, der untersten hierarchischen Ebene. Dabei geht es nicht darum, daß das hierarchisch Übergeordnete das ihm Untergeordnete „ausnützt" oder „versklavt", sondern vielmehr darum, daß den Bausteinen in den verschiedenen Ebenen jeweils jene optimalen Bedingungen gegeben werden, die zur Erfüllung ihrer Aufgaben innerhalb des Ganzen notwendig sind.

Auch das Verreiben eines gegebenen Festkörpers führt zur Veränderung seines Thermochemolumineszenzverhaltens: die

Thermochemolumineszenzenergie wird durch Verreiben erhöht. Darauf werden wir im 10. Kapitel ausführlicher zurückkommen.

Im Verlauf der Thermochemolumineszenzversuche war es überraschend, festzustellen, daß nach dem Entfernen der Untersuchungssubstanz vom Probenträger des Gerätes beim darauffolgenden „Ausheizen“ des Gerätes im „Leerlauf“ Thermolumineszenzenergien gemessen wurden, die denjenigen der vorher gemessenen Untersuchungssubstanz proportional sind. Selbst die Lage der durch die jeweilige Vorbehandlung gegebenen Maxima ist einigermaßen zu erkennen. Die Gesamtenergien, die bei „Ausheizversuchen“ gemessen werden, sind sogar höher als diejenigen des untersuchten Metalles und diesen proportional[19].

Man könnte daran denken, daß beim Meßversuch Kupferteilchen vom Probenhalter aufgenommen und in diesem als Fehlstellen wirksam werden. Allerdings wäre dann nicht zu erwarten, daß die Effekte schon beim ersten Ausheizversuch größtenteils wieder verlorengehen, wie es auf Grund der Versuchsergebnisse der Fall ist. Wir sehen uns veranlaßt anzunehmen, daß die bei der Messung der Untersuchungssubstanz abgegebene Energie zum Teil vom Metall des Probenträgers „aufgenommen“ und erst beim darauf folgenden „Ausheizen“ wieder abgegeben wird. Diese Erscheinung haben wir als „Kontaktgedächtnis“ bezeichnet[19]. Einen Hinweis darauf, daß die Ähnlichkeiten zwischen Probe und Probenträger für das Ausmaß der Energieübertragung eine Rolle spielen, bietet der vergleichsweise geringfügige Effekt bei Natriumchlorid auf Silber oder Monelmetall.

Obwohl wir eine Systemorganisation als solche niemals vollkommen erkennen können (Abschnitt 7.6), so können wir auf ihre Veränderungen schließen, denn es muß jede Veränderung der Eigenschaften und des Verhaltens des gegebenen Festkörpers auf Veränderungen der Systemorganisation beruhen. Wir stehen vor der Aufgabe, auf Grund festgestellter

Veränderungen makroskopischer Eigenschaften auf Veränderungen der diesen zugrundeliegenden hierarchischen Organisationsformen zu schließen. Je deutlicher die Veränderungen von Eigenschaften sind, desto leichter können wir Einblick in die Systemorganisation gewinnen.

Da innerhalb eines Festkörpers die Veränderungen makroskopischer Eigenschaften im Zuge sogenannter Phasenumwandlungen besonders auffallend sind, wollen wir uns diesen im folgenden Kapitel widmen.

9.6 Anmerkungen und Literaturhinweise

1 Die Röntgenstrukturanalyse beruht auf der Beugung von Röntgenstrahlen. Um diskrete und scharfe Röntgeninterferenzen zu erhalten, müssen gitterartige Atomordnungen in Bereichen mit Abmessungen von mindestens 0,0001 mm in den drei Raumrichtungen vorliegen. Aus der Anordnung der Röntgenreflexe kann die Größe und Symmetrie der sogenannten Elementarzelle (siehe auch Anmerkung 2) ermittelt werden, während die Intensitätsmessung die Grundlage zur Ermittlung der mittleren Anordnung der Atome in der Zelle bietet. Auf Grund der über den ganzen Kristall gemittelten Werte gelangt man zur Beschreibung eines aus lauter gleichartigen Elementarzellen und streng periodisch aufgebaut gedachten Kristalls.

2 Als Gitterparameter bezeichnet man die Abstände und die Winkel zwischen den Bausteinen der sogenannten Elementarzelle. Unter einer Elementarzelle versteht man jene Einheit, durch deren lückenlose periodische und räumliche Aneinanderreihung das idealisierte Gitter „aufgespannt“ werden kann. Die Bestrebungen, den Kristall auf lauter gleichartig aufgebaute Teile zurückzuführen, sind nicht neu. Im Jahr 1767 hatte CHRISTIAN WESTFIELD die Vermutung ausgesprochen, daß jeder Calcitkristall aus lauter kleinen Rhomboedern aufgebaut sein könnte. Sechs Jahre später hatte TORBERN BERGMANN diesen Gedanken verallgemeinert und sich jeden Kristall aus lauter „primitiven Formen“, den sogenannten „Spaltkörperchen“ aufgebaut gedacht. RENÉ JUST HAÜY (1743 – 1822) hatte nach quantitativer Kennzeichnung der idealisierten Primitivformen gesucht

und war der Ansicht, daß mathematische Methoden unter Ausschluß jeder willkürlichen Annahme angewendet werden könnten. In diesem Sinn hatte er versucht, das Studium der Natur zu „vereinfachen“ und „festen Grundsätzen zu unterwerfen“. Für den gedachten Fall vollkommen regelmäßiger Kristallisation hatte er das Verschwinden jeglicher Unregelmäßigkeiten in kleinsten Bereichen gefordert. Um das zu erreichen, hatte er ähnliche Winkel als identisch erachtet und diejenigen Meßergebnisse für falsch erklärt, die Werte ergaben, die mit den Berechnungen der mathematischen Theorie nicht übereinstimmten.

LUDWIG A. SEEBER (ein Schüler von CARL FRIEDRICH GAUSS) hatte im Jahr 1824 darauf hingewiesen, daß der Aufbau von Kristallen aus lauter gleichartigen Primitivformen im Widerspruch zum Elastizitätsverhalten und zum Wärmeverhalten der Kristalle steht. Nichtsdestoweniger entwickelte auch er den Gedanken der Primitivformen weiter und gelangte zum sogenannten Raumgittergedanken. Nach diesem wird ein Kristallgitter als Ergebnis der dreidimensionalen Aneinanderreihung gleichartiger Zellen gedacht. 1850 forderte AUGUSTE BRAVAIS 14 grundlegende Raumgitterformen. Die Kombination aller kristallographisch möglichen Symmetrieelemente führte 1890 zur Ableitung der 230 Raumgruppen, in welchen die Symmetrieelemente sämtlicher 32 Symmetrieklassen der Kristalle und keine anderen enthalten sind. Durch die Entdeckung der Beugung von Röntgenstrahlen an Kristallen durch MAX VON LAUE im Jahr 1912 und die Ausarbeitung der Methodik zur Kenntnis der Gitterstrukturen von Kristallen schienen zunächst die letzten Zweifel über das Vorliegen einer so vereinfachten Kristallgeometrie beseitigt worden zu sein.

3 Eine ausgezeichnete Beschreibung der Kristallelastizität, Kristallplastizität, Festigkeit, Verhalten bei Kaltverformung und Wechselbeanspruchung verdanken wir E. SCHMID und W. BOAS (Kristallplastizität, Springer Verlag, Berlin, 1935). Nachdem BECKER thermische Inhomogenitäten innerhalb des Kristallgitters vermutet hatte, wurde der Begriff der Gitterstörungen von L. PRANDTL (Zeitschrift für Angewandte Mathematik und Mechanik *8*, 85 (1928)) vorgeschlagen, während U. DEHLINGER (Annalen der Physik *2*, 749, (1929)) „Verhakungen von Gleitebenen“ zur Erklärung der Rekristallisation angenommen hatte.

4 M. POLANYI, Zeitschrift für Physik *89*, 660 (1934) – Auf Grund der Untersuchungen von A. JOFFÉ, M.W. KIRPITSCHEWA, M.A. LEWITZKY, Zeitschrift für Physik *22, 286 (1924), ist ein „Kochsalzkristall in heißem Wasser biegsam, nicht aber in einer gesättigten Kochsalzlösung oder heißem Öl derselben Temperatur.*

5 E. OROWAN, Zeitschrift für Physik *89,* 605 (1934).

6 G.I. TAYLOR, Proceedings of the Royal Society, *A 145,* 362, (1934).

7 Siehe z.B. S. AMELINCKX „The Direct Observation of Dislocations", Academic Press, New York, London, 1964.

8 Abb. 9.2. und Abb. 9.3. wurden freundlicherweise von Professor Dr. PETER SKALICKY, Institut für Allgemeine und Technische Physik der Technischen Universtität Wien, zur Verfügung gestellt.

9 K. SEEGER, Moderne Probleme der Metallphysik, Vol. 1, 106, Springer Verlag, 1965-

10 W. SCHOTTKY und C. WAGNER, Zeitschrift für physikalische Chemie (B) *11*, 163 (1930).

11 C. WAGNER, Zeitschrift für physikalische Chemie (B) *21,* 25 (1933).

12 A.L.G. REES, „Chemistry of the Defect Solid State", Methuen Verlag, London 1954.

13 Zur selben Zeit, als die Existenz von Versetzungen dargelegt wurde, hatte J. SMEKAL (Handbuch der Physik, 2. Auflage, herausgegeben von H. GEIGER und K. SCHEEL, Band XXIV, Seite 795, Springer Verlag, 1934) darauf hingewiesen, daß die sogenannten Kristallbaufehler mit makroskopischen Eigenschaften in Beziehung stehen. Er bezeichnete diejenigen Eigenschaften, die durch äußere Einwirkungen wie z.B. der Temperatur, des Druckes, der molekularen Umgebung oder durch das Wirken mechanischer Kräfte nur wenig verändert werden, als „strukturunempfindliche" Eigenschaften: Zu diesen gehören z.B. Gittergeometrie, Wärmeleitfähigkeit und thermodynamische Eigenschaften. Diejenigen Eigenschaften, die durch Einwirkung von außen maßgeblich verändert werden, bezeichnete er als „strukturempfindliche" Eigenschaften, z.B. Diffusion, Festigkeit, Sprödigkeit, Elastizität, spezifischer Widerstand.

14 G. RESCH und V. GUTMANN, Zeitschrift für physikalische Chemie (neue Folge) *121,* 211 (1980). Die Meßbarkeiten der Reichweiten der durch gegebene *SMM*-Zentren ausgelösten Strukturveränderungen richten sich nach der Deformierbarkeit des Git-

ters und nach der Empfindlichkeit der verwendeten Methode. Auf Grund der Beobachtung des Effektes der Fluoreszenzlöschung sind Effekte bis zu etwa 20 000 Gitterebenen noch nachweisbar. In reinen Metallkristallen kommt eine Leerstelle auf etwa 1 000 000 Gitterbausteine; das heißt, daß im Mittel 100 Gitterebenen zwischen den Leerstellen liegen. In der Nähe des Schmelzpunktes steigt die Zahl der Punktdefekte stark an, und es liegen im Mittel nur etwa zehn Gitterebenen zwischen den Leerstellen.

15 G. RESCH und V. GUTMANN, Zeitschrift für Physikalische Chemie (neue Folge, Frankfurt/M.) *126*, 223 (1981).

16 E.J. LENNARD-JONES, Proceedings of the Royal Society *A 121,* 247 (1928).

17 V. GUTMANN und G. RESCH, Acta Chimica Academiae Scientiarum Hungaricae *106*, 115 (1981).

18 V. GUTMANN und G. RESCH, in „Im Anfang war die Information“, Ed. W. GITT, Technischer Verlag Resch KG, Gräfeling, München, 1982.

19 V. GUTMANN, G. RESCH, R. KRATZ und H. SCHAUER, Zeitschrift für Anorganische und Allgemeine Chemie *491,* 95 (1982).

20 V. GUTMANN, G. RESCH, R. KRATZ und H. SCHAUER, Monatshefte für Chemie *115,* 559 (1984).

21 H. PRIMAS, „Chemistry, Quantum Mechanics and Reductionism“, p. 318, Springer Verlag, Berlin, Heidelberg, New York, Tokio, 1983.

10 Kapitel

Veränderungen der Systemorganisation von Festkörpern, vor allem beim Verreiben

Meiner Meinung nach ist die gegenwärtige, prinzipiell statistische Beschreibung nur ein Durchgangsstadium

A. Einstein

Kurzfassung

Die im festen Zustand erfolgenden Phasenumwandlungen zeigen, je nach der vorhergehenden mechanischen Bearbeitung, vor allem durch Verreiben, unterschiedliche Charakteristik. Zur Untersuchung des unterschiedlichen Verhaltens gehen wir von experimentellen Ergebnissen an Systemen aus, bei denen Phasenumwandlungen an Hand der magnetischen Eigenschaften und der Mössbauer-Spektren deutlich verfolgt werden können.

Im Zuge jeder Umwandlung wird ein Bereich durchlaufen, in dem die beiden Phasen einander optimal durchdringen. In diesem Bereich höchster Differenziertheit sind die Werte der Wärmekapazität und der Entropieänderungen besonders hoch. Wir bezeichnen diesen Bereich als denjenigen der optimalen Systemorganisation (*OSO*). In diesem scheint eine besondere „Ausgewogenheit“ zwischen den dynamischen und den statischen Ordnungsaspekten des betreffenden Systems realisiert zu sein.

Die in diesem Bereich beobachteten Eigenschaften werden zur Feststellung der jeweiligen Systemorganisation herangezogen. Die sogenannten „Umwandlungskurven“ sind umso gleitender, je höher die Systemorganisation entwickelt ist.

Durch Verreiben der Untersuchungssubstanz wird unter Bewahrung seiner Grundcharakteristik die Differenziertheit und damit die innere Beweglichkeit sowie seine Anpassungsfähigkeit an die Umgebung in mitunter erstaunlichem Ausmaß gesteigert.

10.1 Phasenumwandlungen im festen Zustand

Festkörper entstehen beim Abkühlen aus der Gasphase, aus Schmelzen oder aus Lösungen. Die Eigenschaften hängen in hohem Maße von den jeweiligen Erstarrungsbedingungen ab. Man beachte, daß keine Schneeflocke der anderen völlig gleicht, und denke an die besonderen Bedingungen, die im Laboratorium oder in der Technik zur Herstellung eines Festkörpers mit bestimmten makroskopischen Eigenschaften eingehalten werden müssen. Während des Erstarrungsprozesses ist nämlich der Aufbau der Kristallstruktur und damit die Rahmenbedingung für die Grundcharakteristik der hierarchischen Ordnung des Festkörpers im Werden und nicht abgeschlossen. Daher spielen die molekulare Umgebung (Gas, Schmelze, Lösungsmittel, Konzentration), aber auch z.B. Abkühlungs-und Rührbedingungen eine Rolle.

Ein im Aufbau begriffener Festkörper ist in besonderer Weise „offen“, auf die Umgebung ansprechbar, von dieser beeinflußbar, durch die jeweiligen Bedingungen „formbar“. Die Ausformung sowohl der statischen als auch der dynamischen Strukturaspekte durch die Umgebung hängt auch davon ab, in welcher Art und Weise der offene Zustand durchlaufen wird. Man könnte vielleicht sagen, daß die Ordnungsaspekte in umso bleibenderem Maße in den entstehenden Festkörper integriert und von diesem festgehalten werden, desto rascher der Aufbau, die Kristallisation erfolgt.

Beispielsweise erhält man metallische Gläser, wenn Metallschmelzen in dünnem Strahl auf scharf gekühlte, rasch rotierende Scheiben gerichtet werden. Die Festigkeit metallischer Gläser ist bedeutend höher als diejenige der kristallisierten Metalle gleicher Zusammensetzung (Abschnitt 11.4).

Ein anderes Beispiel ist die Herstellung besonders dünner Metallfilme durch rasches Abkühlen aus der Gasphase. Ihre mechanischen und elektrischen Eigenschaften werden von den Abschreckungsbedingungen maßgeblich beeinflußt:

Man sagt auch, durch rasches Abkühlen wird ein „metastabiler“ Zustand „eingefroren“. Damit will man zum Ausdruck bringen, daß ein Teil der dynamischen Ordnungsaspekte der Gasphase nicht verlorengegangen ist und daß der betreffende Festkörper sich daher *nicht* im thermodynamischen Gleichgewichtszustand befindet.

Unter bestimmten Umständen werden an Festkörpern drastische Veränderungen beobachtet. Erhitzt man beispielsweise gelben Phosphor unter Luftabschluß, so entsteht roter Phosphor, der im Gegensatz zu gelbem Phosphor ungiftig, nicht selbstentzündlich und in Tetrachlorkohlenstoff nicht löslich ist. Da beim Übergang auch Struktur und thermodynamische Eigenschaften verändert werden, spricht man von einem Phasenübergang im festen Zustand.

In zahlreichen Bereichen der Technologie, z.B. bei der Stahlerzeugung spielen solche Phasenübergänge eine Rolle. Unterhalb 903°C ist α-Eisen *(Ferrit)* stabil. Seine Löslichkeit für Kohlenstoff ist sehr gering. Bei etwa 903°C erfolgt die Umwandlung in das sogenannte γ-Eisen *(Austenit),* welches etwa 2% Kohlenstoff in fester Lösung aufnehmen kann. Beim langsamen Abkühlen entsteht wieder α-Eisen, und in γ-Eisen gelöst gewesener Kohlenstoff wird ausgeschieden. Der an Kohlenstoff arme *Ferrit* hat geringere Festigkeit, Zähigkeit und Härte als der kohlenstoffhältige *Austenit*. Um auch nach dem Abkühlen ein Material hoher Festigkeit zu erhalten, wird Kohlenstoff enthaltendes γ-Eisen *(Austenit)* besonders rasch abgekühlt, man sagt auch „abgeschreckt“. Dadurch, daß der Temperaturbereich, in dem die Umwandlung erfolgt, sehr rasch durchlaufen wird, bleiben Merkmale der bei hoher Temperatur stabilen Form teilweise erhalten. Es entsteht nicht *Ferrit*, sondern sogenannter *Martensit*, eine an Kohlstoff reiche, hochdifferenzierte Phase, deren Kristallstruktur von der des *Ferrits* deutlich verschieden ist. Der im *Martensit* gelöste Kohlenstoff bedingt jene strukturelle Differenziertheit, die für die hohe Härte und Festigkeit erforderlich ist, wie sie z.B. für Messer- und Federstähle erwünscht wird.

Das bedeutet, daß beim raschen Durcheilen des Temperaturbereiches, in welchem die Umwandlung erfolgt, nicht den thermodynamischen Erfordernissen entsprochen wird, sondern daß neue strukturelle Formen „geschaffen" werden. Wir können sagen, daß die bei hoher Temperatur höhere Differenziertheit und die stärker entwickelten dynamischen Ordnungsaspekte zumindestens teilweise in die Bereiche niedriger Temperatur hinübergenommen werden, indem sie in bestimmter Weise in der entstehenden Struktur quasi „eingeschrieben" werden.

Vor allem im Hinblick auf die Herstellung von Hochpotenzen in fester Form wollen wir physikalisch-chemisch die Veränderungen der Eigenschaften untersuchen, die durch das Verreiben von Festkörpern hervorgerufen werden. Diese Fragen wurden bisher viel zu wenig untersucht, obwohl seit längerem bekannt ist, daß im Zuge des Verreibens oder Vermahlens, ja allgemein jeglicher mechanischer Bearbeitung von Festkörpern, wesentliche Veränderungen der Eigenschaften hervorgerufen werden.

Nach dem Vermahlen von Feststoffen erfolgen chemische Reaktionen bei viel tieferen Temperaturen als an nicht vermahlenen Proben. Man spricht auch von *mechanochemischen Reaktionen*[1]. Die durch Vermahlen erreichten, mitunter tiefgreifenden Veränderungen verschiedener Eigenschaften spielen z.B. bei der Reduktion von Erzen, bei der Zementfabrikation, in der Pulvermetallurgie oder bei der Herstellung feuerfester Materialien eine beachtliche Rolle.

Der Großteil der zum Verreiben aufgewendeten Energie wird in Wärme umgewandelt und nur ein kleiner Teil vom Festkörper aufgenommen. Die Vergrößerung der Oberfläche im Zuge der Zerkleinerung führt zur Erhöhung der Oberflächenenergie, d.h. es wird ein Teil der vom System aufgenommenen Energie zur Stabilisierung der vergrößerten Oberfläche verwendet, also in den (hierarchisch höchsten) Oberflächenbereichen festgehalten. Wenn wir sagen, daß die Oberfläche eine höhere Temperatur habe als die anderen Kristallbereiche, so mögen nicht alle Physiker dem ohne weiteres beipflichten.

Vor kurzem wurde von STÜWE und Mitarbeitern[2] am Erich Schmid-Institut für Festkörperphysik in Leoben gezeigt, daß im Verlauf der Bildung eines Ermüdungsbruches eines austenitischen, stickstofflegierten Mangan-Chrom-Stahles rund um die Rißspitze eine deutliche Temperaturerhöhung auftritt. Mit Hilfe der Farbänderungen von Flüssigkristallen wurde die Änderung des Temperaturfeld rund um einen Ermüdungsriß festgestellt (Abb. 10.1, siehe S. 284).

Bemerkenswert ist es, daß unmittelbar nach Dehnungsbeginn (im sogenannten elastischen Dehnungsbereich) im Bereich der künftigen Rißspitze des Ermüdungsbruches eine Temperaturerniedrigung eintritt. Das kann nur bedeuten, daß bei Dehnungsbeginn die unteren hierarchischen Ebenen mehr Energie benötigen (zur sprunghaften Vermehrung der Punktdefekte), als durch die Dehnung an Energie zur Verfügung gestellt wird. Diese Energiedifferenz stellt der hierarchisch höchste Bereich der Oberfläche zur Verfügung. Erst im sogenannten plastischen Dehnungsbereich wird mehr Energie geliefert, als zur Erhöhung der Systemdifferenziertheit erforderlich ist. Nun wird die zusätzliche Energie vom hierarchisch höchsten Bereich (der Zone um den künftigen Ermüdungsriß) aufgenommen (Temperaturerhöhung).

Im Zuge der plastischen Verformung kommt es zu einer deutlichen Verfestigung des Festkörpers, welche auf eine Behinderung der Versetzungsbewegungen nach der Theorie der Mischkristallverfestigung zurückgeführt wird. Die Festigkeitserhöhung wie auch die Veränderungen anderer makroskopischer Eigenschaften beweisen das Vorhandensein einer durch das ganze System hindurchgehenden Gesamtwirkung.

Dabei muß es zu energetischen Umschichtungen innerhalb des Festkörpers kommen, und zwar so, daß dadurch seine Differenziertheit erhöht wird. Im Zuge des Aufbaus der durch Verreiben neu geprägten hierarchischen Gesamtstruktur werden die Kommunikationsmöglichkeiten sowohl innerhalb des Festkörpers als auch im Hinblick auf ihre Wechselwirkungen mit der Umgebung erhöht.

Die Tatsache, daß Festkörper auf äußere Reize empfindlich und gezielt reagieren, zeigt erneut, daß die Eigenschaften der „Bausteine“ auf innige und dynamische Weise zusammenhängen müssen. Das heißt, sie verhalten sich nicht wie klassisch definierbare Partikel (mit unveränderlichen Eigenschaften), sondern verändern ihre Eigenschaften je nach den Erfordernissen des Gesamtsystems in seiner jeweiligen Umgebung. Dabei scheint das Stabilere sich zu Lasten des weniger Stabilen durchzusetzen, wobei Veränderungen „eingearbeitet“ und „bewahrt“ werden (Abschnitte 11.4 und 13.5).

Aufnahme und Bewahrung neuer Informationen scheinen sich – wie wir noch sehen werden – auch danach zu richten, in welcher Weise der Bereich höchster Differenziertheit durcheilt wird (Abschnitt 10.3 und 10.4). Weiters werden wir sehen, daß ein solcher Zustand, den wir als denjenigen optimaler Systemorganisaton bezeichnen, im Verlauf jeder Phasenumwandlung durchschritten wird. Die Art des Durchschreitens eines solchen Bereiches hängt für einen Festkörper gegebener Zusammensetzung und gegebener Struktur in hohem Maße von der vorhergegangenen mechanischen Bearbeitung, z.B. von den Vermahlungsbedingungen ab. Beispielsweise erfolgt die Umwandlung der in der Vibrationskugelmühle gemahlenen Zinkblende in Wurtzit schon bei 1023 K, also etwa 200° C unterhalb der für kristallisierte Zinkblende bekannten Umwandlungstemperatur[3].

Durch das Mahlen wird nicht nur die Oberfläche vergrößert (und damit die Zahl der Bausteine in der hierarchisch höchsten Ebene), sondern es kommt *in allen Bereichen* zu unterschiedlichen Veränderungen. Die Zahl der Versetzungen und der Punktdefekte wird ebenfalls vermehrt. Man kann alle diese Veränderungen im Bilde des die hierarchische Organisation illustrierenden Pyramidenstumpfes[4] darstellen: durch das Mahlen nimmt die Steilheit des Pyramidenstumpfes zu (Abb. 9.8), d.h. es wird die innere Differenziertheit als Ausdruck der hierarchischen Organisation gesteigert.

10.2 Änderungen der Systemorganisation durch Verreiben von Festkörpern

Im 7. Kapitel haben wir gesehen, daß Tris-phenantrolinkomplexe in sich hierarchisch hoch organisiert sind und auf Veränderungen äußerer Bedingungen relativ „gelassen" reagieren. Die hohe Symmetrie um das Koordinationszentrum ist gegenüber deutlichen Veränderungen des Elektronenbestandes des Komplexions nahezu invariant. Ersetzt man in diesen Komplexionen einen Phenantrolinliganden durch zwei NCS-Gruppen, so hat man ein weniger symmetrisches Komplexion vor sich (siehe Formelbild).

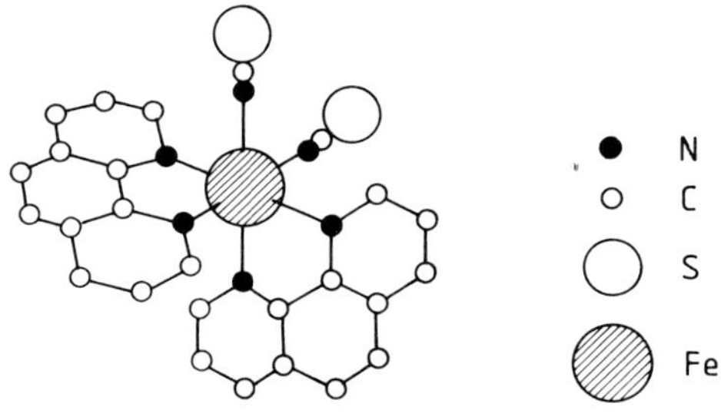

Innerhalb des Festkörpers hat jeder „Baustein" unterschiedliche Umgebung und damit unterschiedliche Bedeutung für das Gesamtsystem. Im 9. Kapitel haben wir gesehen, wie

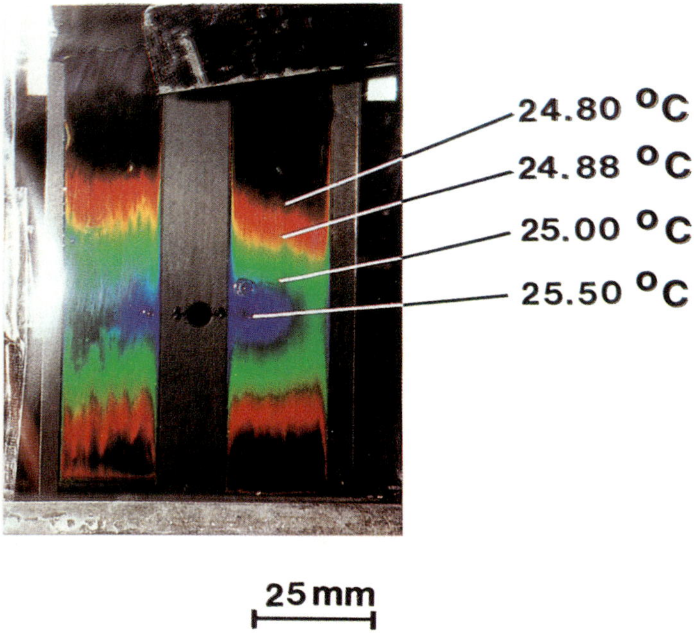

Abb. 10.1 *Messung des Temperaturfeldes um einen Ermüdungsriß mit Hilfe von Flüssigkristallen*[2] *(siehe Seite 280).*

diese Unterschiede im Rahmen des Konzeptes der hierarchischen Systemorganisation in Festkörpern interpretiert werden[4].

Wir wollen nun untersuchen, in welcher Weise die Systemorganisation in Festkörpern des Bisphenantrolineisen(II)-dithiocynates (siehe Formelbild) durch Mahlen verändert wird. Dazu benützen wir die Tatsache, daß die Kristalle bei tiefer Temperatur in der energieärmeren, diamagnetischen Form (Low Spin = *LS*-Zustand) vorliegen und beim Erwärmen auf 176 Grad Kelvin (etwa $-97\,^{\circ}C$) innerhalb eines sehr schmalen Temperaturbereiches in die energiereichere, paramagnetische Form (High Spin = *HS*-Zustand) umgewandelt werden[5].

Es zeigt sich, daß – im Sinne der eingangs gemachten Feststellung – eine vollständige Umwandlung eine Idealisierung ist, und daß auch bei sehr tiefer Temperatur ein Rest-Paramagnetismus vorhanden ist, der Anteile der *HS*-Spezies anzeigt. Umgekehrt sind auch bei hoher Temperatur immer Restanteile der *LS*-Spezies vorhanden[5].

Für die *LS* → *HS*-Umwandlung von $Fe(phen)_2\ (NCS)_2$ werden, je nach der Herstellungsart, verschiedene Umwandlungskurven gefunden. Im Gegensatz zu einem aus Methanol gefällten Produkt erfolgt die Umwandlung gleitender für ein Produkt, das in Aceton durch Abspaltung eines Phenantrolinringes aus $Fe(phen)_3\ (NCS)_2$ gewonnen wurde[5] (Abb. 10.2).

Die vielfach vertretene Meinung, daß beim Verreiben Verunreinigungen aufgenommen werden, die für das nach dem Reiben veränderte Verhalten verantwortlich sein könnten, wurde auf Grund des folgenden Experimentes ausgeschlossen[5]: eine verriebene Probe wurde in Methanol gelöst und letzteres abgedampft. Wären beim Verreiben Verunreinigungen aufgenommen worden, so hätten diese eine Veränderung des Übergangsverhaltens hervorrufen müssen. Tatsächlich zeigt aber dieses feinkristallisierte Material dasselbe Übergangsverhalten wie eine unverriebene Probe.

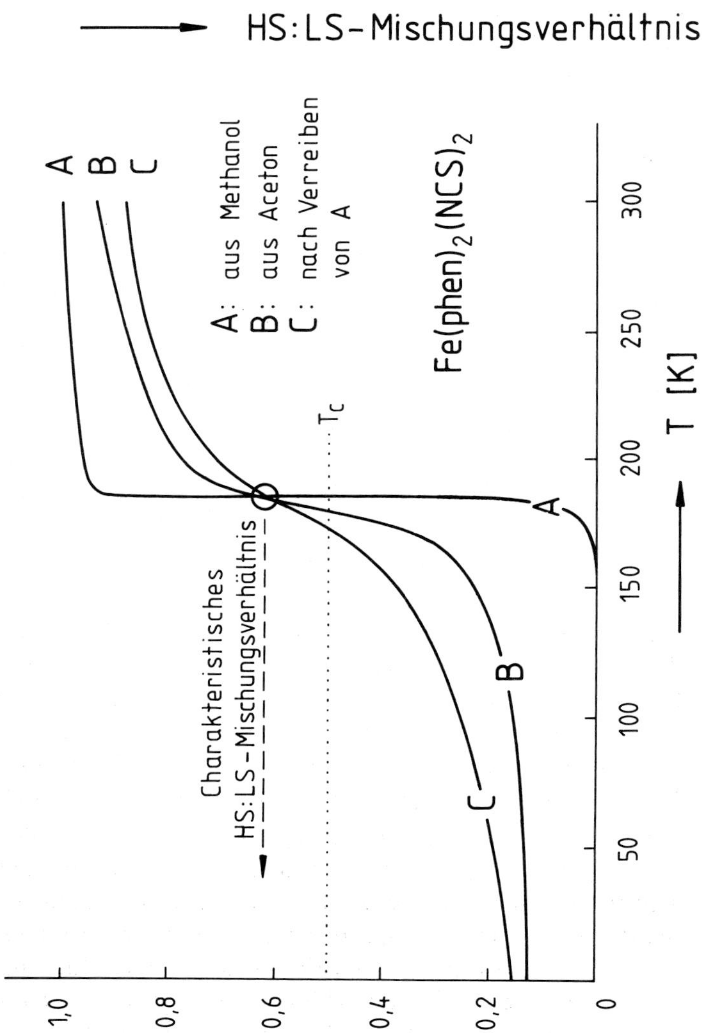

Abb. 10.2 *Low Spin → High Spin Übergangsverhalten von Bisphenantrolineisenthiocyanat*

Das durch Mahlen deutlich veränderte Übergangsverhalten von Festkörpern muß daher auf entscheidenden Veränderungen innerhalb derselben beruhen.

Die Bereiche maximaler Ausprägung der dynamischen Ordnungsaspekte im Verlaufe der Umwandlung erkennt man an den maximalen Werten der Ausdehnungskoeffizienten, der spezifischen Wärme und der Entropieänderungen[6]. Für $Fe(phen)_2(NCS)_2$ beträgt die Wärmekapazität bei 174,9 K (also unmittelbar vor dem Erreichen des Maximums) 657 $J{\cdot}K^{-1}{\cdot}mol^{-1}$ und bei 176,3 K (bei der der Übergang in die energiereichere Form ziemlich schlagartig erfolgt) 7165 $J{\cdot}K^{-1}{\cdot}mol^{-1}$, und fällt bei weiterer Temperaturerhöhung wieder stark ab (Abb. 10.3).

Innerhalb der genannten schmalen Temperaturbereiche zeigen sich die besonders gut entwickelten dynamischen Ordnungsaspekte auch in ungewöhnlich hohen chemischen Reaktivitäten, was auch als *Hedvall*-Effekt[7] bezeichnet wird. Beispielsweise erfolgen die Umsetzungen der Oxide von Erdalkalimetallen mit Silbernitrat überhaupt erst in den Umwandlungsbereichen. Den Technologen sind die hohen Geschwindigkeiten pulvermetallurgischer Reaktionen in Rekristallisations-und Umwandlungsbereichen bekannt.

Trägt man das jeweilige Mischungsverhältnis als Funktion der Temperatur auf, so findet man einen Wendepunkt. In diesem schneiden sich die Umwandlungskurven auf verschiedene Weise hergestellter und unter verschiedenen Bedingungen verriebener Proben der Untersuchungssubstanz (Abb. 10.2). Das in diesem Bereich angetroffene Mischungsverhältnis der beiden Phasen haben wir in Abb. 10.2 als *charakteristisches HS:LS-Mischungsverhältnis* ausgewiesen. Die Temperatur, bei welcher dieses „durchlaufen“ wird, entspricht derjenigen, bei der die Spitzenwerte der spezifischen Wärmen (Abb. 10.3) und der Entropieänderungen, sowie höchste Reaktivität gefunden werden. Das be-

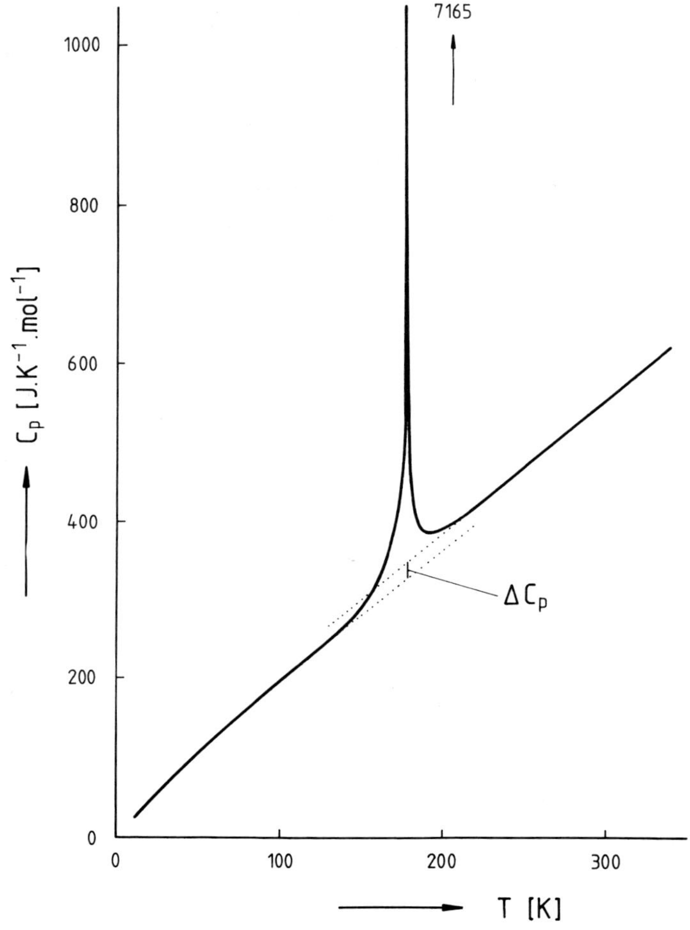

Abb. 10.3 *Verlauf der spezifischen Wärme* C_p *beim Erwärmen von Bisphenantrolineisenthiocyanat. Das scharfe Maximum zeigt den Übergang vom Low Spin-Zustand in den High Spin-Zustand an*[6]

deutet, daß in diesem Bereich die Systemdifferenziertheit und die dynamischen Ordnungsaspekte maximal entwickelt sind.

Einen weiteren Hinweis auf die im Lauf der Phasenumwandlung besonders erhöhten dynamischen Ordnungsaspekte bietet das Verhalten von Titanhydrid (annähernde Zusammensetzung TiH_2). Die paramagnetische Suszeptibilität erreicht bei der Umwandlung der kubisch-flächenzentrierten Tieftemperaturphase in die flächenzentriert-tetragonale Hochtemperaturphase ein Maximum[8].

Ähnliche Verhältnisse findet man auf Grund der Untersuchung des LS → HS-Übergangsverhaltens von Proben verschiedener Vorbehandlungen von $[Fe(X\text{-}\cdot SalEen)_2]\ PF_6$, wobei X-SalEen das Kondensationsprodukt von X-substituiertem Salicylaldehyd mit N-Ethylethylendiamin ist[9].

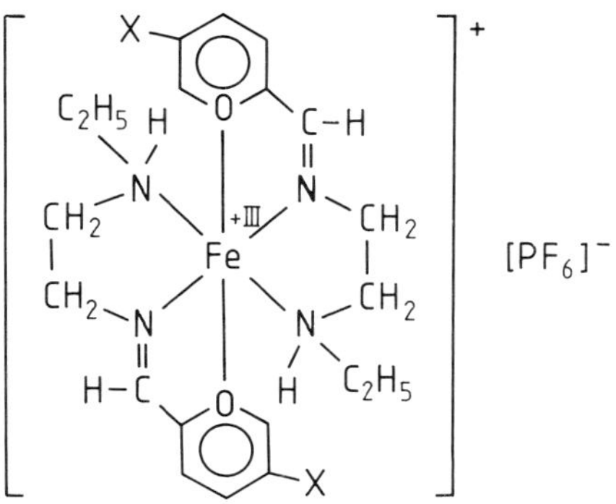

Die in Abb. 10.4 wiedergegebenen Umwandlungskurven sind umso gleitender je besser die Kristalle verrieben (Kurven B und D in Abb. 10.4) und je mehr die Proben mit Chrom dotiert wurden (Kurve C in Abb. 10.4). Wird eine mit Chrom hochdotierte Probe kräftig verrieben, so findet man das für den Übergang charakteristische Mischungsverhältnis über einen weiten Temperaturbereich ausgedehnt (Kurve E). Dieses Verhalten bedeutet, daß die höchste Systemdifferenziertheit

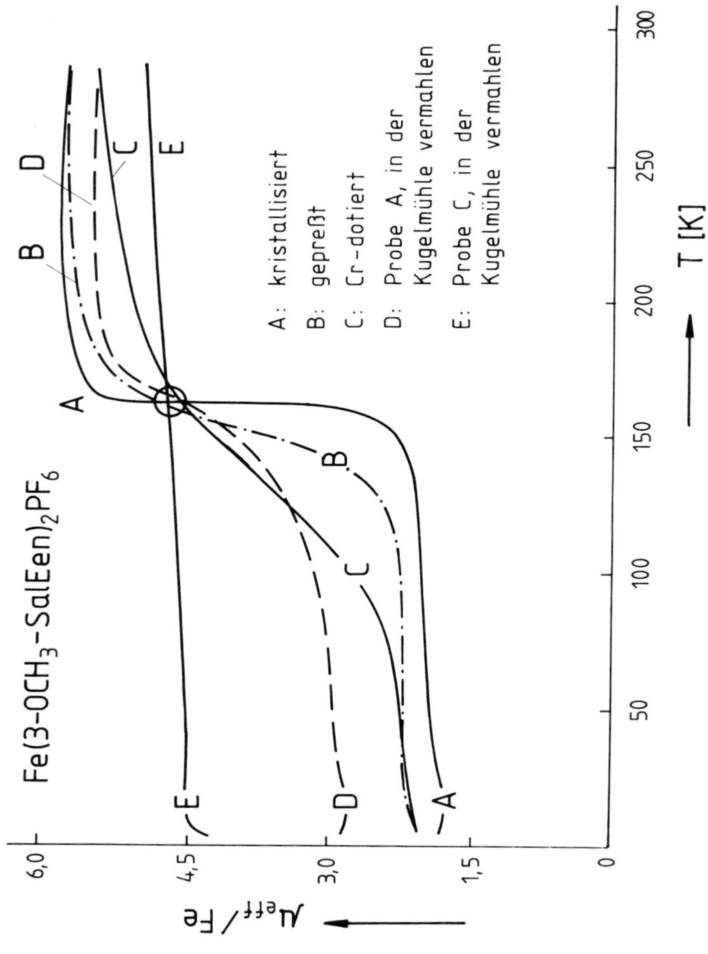

Abb. 10.4 *Low Spin → High Spin Übergangsverhalten von* $[Fe\,(X\text{-}SalEen)_2]PF_6$[9]

weitgehend bleibend „verankert“ wurde und das die Änderungen der Gesamtenergie des Systems (durch Temperaturänderungen) innerhalb desselben in besonderer Weise verteilt wird, um die Invarianz des charakteristischen Mischungsverhältnisses weitgehend zu erhalten. Daß dies nur für das im Bereich höchster Dynamik vorhandene Mischungsverhältnis möglich ist, zeigt zugleich, daß eine höhere Dynamik innerhalb des Systems nicht erzielbar ist. Das durch die „Umwandlungskurve“ E in Abb. 10.4 charakterisierte System hat maximale Anpassungsfähigkeit an wechselnde äußere Bedingungen. Würde es sich dabei um ein lebendiges System handeln, so könnte man von einem gesunden System (hervorragender Konstitution) sprechen (Abschnitt 15.2).

10.3 Zur Kennzeichnung der Systemorganisation

Wie schon gezeigt wurde, zeigt das für die Umwandlung charakteristische Mischungsverhältnis jene Zusammensetzung an, bei der die Systemdifferenziertheit und die Systemdynamik am besten entwickelt sind[10].

Wenn man von dem durch Kurve E in Abb. 10.4 dargestellten Übergangsverhalten absieht, so findet man, daß jede äußere Veränderung, wie Temperaturveränderung, zu Zuständen weniger ausgeprägter Differenziertheit und weniger gut entwickelter Systemdynamik führt.

Die Autoren dieses Buches haben vorgeschlagen, den Bereich des charakteristischen Mischungsverhältnisses der beiden Phasen als denjenigen optimaler Systemorganisation zu bezeichnen[10] und hierfür die Abkürzung *OSO* verwendet. Durch diesem erscheinen die weniger differenzierten Bereiche einerseits voneinander getrennt, andererseits miteinander verbunden. Innerhalb des Bereiches der *OSO* und *nur* in diesem scheinen die Eigenschaften des Systems am unabhängigsten von den äußeren Bedingungen und unabhängig von der Vorgeschichte und damit von der jeweiligen Defektstruktur zu sein. Der Bereich der *OSO* ist folglich ein solcher der „inneren Ruhe“ des Systems, in dem dieses größtes Anpassungsvermögen bei optimaler Bewahrung seiner charakteristischen Eigenschaften besitzt; es zeigt also eine gewisse „Trägheit“ gegenüber Veränderungen.

Damit sind in diesem Bereich die Eigenschaften des Systems durch analytische Zusammensetzung und Zustandsvariablen, also unabhängig von Vorgeschichte und „Fehlordnung“ charakterisierbar. Den Forderungen der thermodynamischen Beschreibung ist nur in diesem Bereich voll Rechnung getragen. Das bedeutet, daß im Bereich der *OSO* die Terme ΔH und $T\,\Delta S$ für den Übergang dieselben numerischen Werte aufweisen, einander kompensieren. Da unter den genannten Bedingungen die Eigenschaften des Systems von der Defektstruktur weitgehend unabhängig sind, die Entropie ΔS von dieser aber mitbestimmt wird, ist auch ΔS im Bereich der *OSO* von der Defektstruktur unabhängig.

Man kann sagen, daß das System im Bereich der *OSO* hohe innere Flexibilität und weitgehende Unabhängigkeit von den Randbedingungen besitzt; das System entfaltet eine gewisse „Trägheit“ in weitgehender „Bewahrung“ seiner Eigenschaften, die dem System auch nach dem Verlassen des Bereiches der *OSO* teilweise eingeprägt zu bleiben scheinen.

Die Bewahrung der Eigenschaften über einen gewissen Temperaturbereich ist umso ausgeprägter, je stärker die Probe vermahlen wurde. Die im Zuge der Phasenumwandlung erfolgende gegenseitige Durchdringung der Phasen ist über weite Bereiche der Temperatur und anderer Umwelteinflüsse „ausgebreitet“. Damit wird die Bewahrung der dynamischen Ordnungsaspekte durch Verreiben begünstigt und kann bei Veränderung der Gesamtenergie des Systems mehr oder weniger gehalten werden. Von anderer Seite wurde gezeigt, daß es sich *nicht um Anomalien* handelt, sondern um *Folgen unterschiedlicher Systemdifferenziertheiten, wie sie durch Verreiben hervorgerufen werden*[11].

Die stärkere Differenzierung der Bausteine in den hierarchisch höheren Ebenen verleiht dem System höhere Flexibilität im Hinblick auf die Energieverteilung bei Änderung der Temperatur. Die zunehmende Energie kann von diesen „abgefangen" werden, und die stärker ausgeprägte Energiedifferenzierung der Bausteine der unteren Ebene wird aufrechterhalten. Da im Zustand der *OSO* die Eigenschaften weitgehend unabhängig von den statischen Ordnungsaspekten der Defektstruktur sind, ist es unmöglich, eine Aussage über die hierarchische Ordnung im Bereich der *OSO* selbst zu machen[10]. In diesem werden die Eigenschaften vor allem durch die der direkten Beobachtung unzugänglichen dynamischen Ordnungsaspekte geprägt. Das darf uns jedoch nicht entmutigen, ist doch diese Situation prinzipiell unvermeidlich. Wir denken daran, daß z.B. das Einzelpotential der Normalwasserstoff-Elektrode der Messung unzugänglich ist, und daß sich nichtsdestoweniger diese Elektrode als Bezugssystem zur vergleichenden quantitativen Kennzeichnung von Redoxsystemen bewährt.

Zur Charakterisierung der hierarchischen Ordnung bietet sich der Vergleich der sogenannten „Umwandlungskurven" an[10]. Für ein idealisiertes System niedrigster hierarchischer Ordnung wären die beiden (idealisierten) Phasen praktisch unmischbar, also durch eine hohe Energiebarriere voneinander getrennt und könnten den Bereich der *OSO* überhaupt nicht „halten". Dies käme in Abb. 10.5 in der Idealisierung der niedrigsten hierarchischen Ordnung zum Ausdruck, wo ein Wendepunkt nicht erkennbar wäre. Andererseits ist für das (ebenfalls idealisierte) System höchster hierarchischer Ordnung die Aufrechterhaltung des für die *OSO* charakteristischen Mischungsverhältnises über den gesamten Temperaturbereich zu fordern: Es gäbe nur dieses eine Mischungsverhältnis, das im Idealfall temperaturinvariant wäre und durch die durch den „Punkt“ der *OSO* gelegte, zur Abszisse parallel verlaufende Gerade zum Ausdruck kommen würde.

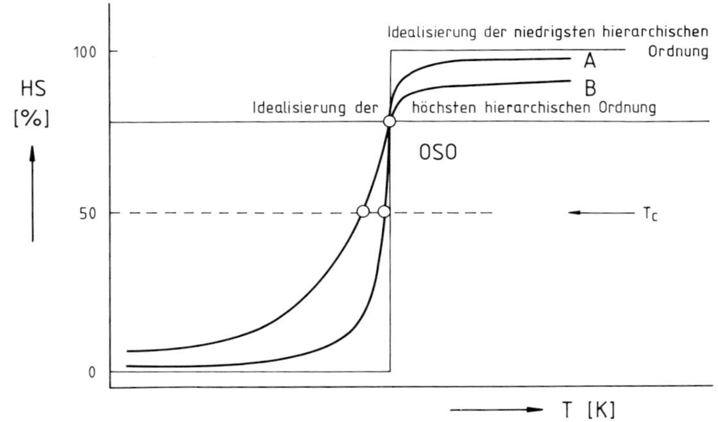

Abb. 10.5 *Illustration von Übergangskurven in Systemen gleicher Zusammensetzung, aber unterschiedlicher Systemorganisation (Kurven A und B) und denjenigen idealisierter Systeme. Die Steigung der Übergangskurven im Wendepunkt (Punkt optimaler Systemorganisation) ist Ausdruck der Systemorganisation: je kleiner die Steigung, desto höher ist die Systemorganisation entwickelt. Demnach hat System B höher entwickelte Systemorganisation als System A*[10].

Für jedes reale System muß die Umwandlungskurve zwischen den für die Idealsysteme geforderten Linien liegen. Zur Illustration sind Abb. 10.4 zwei willkürliche Übergangskurven eingetragen, die mit A und B bezeichnet wurden. Kurve B kommt der für (idealisiert) höchste hierarchische Ordnung geforderten Kurve näher als Kurve A. Das System B ist hierarchisch höher geordnet als das System A.

Im Wendepunkt (Bereich der *OSO*) ist die Steigung der Kurve B kleiner als diejenige der Kurve A. Es bietet sich die Möglichkeit, die Steigung einer Umwandlungskurve am Wendepunkt als Maß der hierarchischen Ordnung des untersuchten Festkörpers heranzuziehen: je *kleiner die Steigung* im Wendepunkt der Umwandlungskurve, *desto höher ist die hierarchische Ordnung des betreffenden Systems*[10]. Dementsprechend ist die Steigung des hierarchisch hoch geordneten Systems der mit Chrom dotierten und stark verriebenen Probe der Zusammensetzung $[Fe(3\text{-}OCH_3\text{-}Sal\text{-}Een_2]PF_6$ außerordentlich gering[9] und der Kurvenverlauf nur geringfügig abweichend von dem in Abb. 10.5 für die Idealisierung höchster hierarchischer Ordnung geforderten.

10.4 Bewahrungs- und Prägungsvermögen

Der Bereich der *OSO* ist derjenige der „Öffnung des Systems", hoher Aufnahmebereitschaft und Beeinflußbarkeit durch die Umgebung, also auch entsprechender Abstimmbarkeit mit ihr. Soll die durch die Umgebung im Bereich der *OSO* erfolgende Prägung möglichst erhalten bleiben, so muß das System rasch aus dem Bereich seiner „Öffnung" herausgebracht werden. Je rascher der Bereich gut entwickelter statischer Ordnungsaspekte wieder erreicht wird, desto leichter bleibt die „Erinnerung" an den Zustand besonders gut entwickelter dynamischer Aspekte in den hierarchisch höchsten Bereichen quasi „eingeschrieben". Im einzelnen werden die jeweils beobachteten Eigenschaften von allen äußeren Bedingungen beeinflußt: vom Material und der Konstruktion der Kugelmühle, der Mahldauer, des Vorhandenseins von Luft oder Wasserdampf, oder durch Strahlungen und Felder.

Ein eindrucksvolles Beispiel für die beim Durcheilen des Bereiches der *OSO* angenommenen und nach dem Verlassen derselben bewahrten dynamischen „Prägung“ bieten sogenannte *Formgedächtniseffekte* wie sie z.B. an einer 50%-Titan-50%-Nickel-Legierung gefunden wurden[12]. Dreht man z.B. einen solchen Draht bei höherer Temperatur in der Hochtemperaturphase in eine Spirale, so wird die Spiralgestalt bei dem durch Abkühlen hervorgerufenen Übergang in die Tieftemperaturmodifikation, also beim Durchlaufen des Zustandes der *OSO*, beibehalten. Wird nun der abgekühlte Draht gestreckt und sodann erhitzt, so nimmt er beim Übergang in die Hochtemperaturmodifikation – wie es scheint – von selbst die äußere Form der Spirale an. Obwohl in der Tieftemperaturform die Bewegungsmöglichkeiten gegenüber der Hochtemperaturform vermindert sind, scheinen dynamische Ordnungsaspekte der Hochtemperaturmodifikation in der Tieftemperaturmodifikation derart eingeprägt zu bleiben, daß das System nach dem Strecken in einen Spannungszustand gerät, welcher nur nach Übergang in die ursprüngliche äußere Form abgebaut werden kann. In der Tieftemperaturform sind die statischen Strukturaspekte zu sehr ausgeprägt und die dynamischen zu schwach entwickelt, um den Abbau des Spannungszustandes herbeizuführen.

Noch unerwarteter ist auf Grund unserer Vorstellungen das Verhalten der Formgedächtnislegierung CuAlNi[13], das die entscheidende Bedeutung des Wirkens äußerer Kräfte auf das System beim Durchlaufen des Bereiches der *OSO* zeigt. Wird der plastisch verformte Streifen durch Abkühlen, aber unter Beibehaltung der verformenden Kraft, der martensitischen Phasenumwandlung unterworfen und erst in der Tieftemperaturphase von dieser entlastet, so springt dieser nicht nur nicht zurück, sondern erreicht sogar einen etwas kleineren Krümmungsradius als derjenige, welcher unter Spannung aufrechterhalten worden war. Ein Metallstreifen, welcher der beim Abkühlen eintretenden Phasenumwandlung unter Dehnung unterworfen worden war, federt nach der Entlastung nicht zurück, sondern dehnt sich noch weiter.

Ein Beispiel für eine besonders gleitende Phasenumwandlung bietet das Umwandlungsverhalten von Hexakisdimethylformamid-Eisen(II)-Perchlorat $[Fe(DMF)_6]$ $[(ClO_4)_2]$. Auf Grund der Ergebnisse der Röntgenstrukturanalyse nehmen die Rotationsbeweglichkeiten der Perchloratgruppen mit steigender Temperatur zu. Daß die Verhältnisse einem sehr gleitenden Phasenübergang entsprechen, entnimmt man den Ergebnissen der Mössbauer-Spektren, deren Doublette von der Temperatur stark abhängige Intensitätsverhältnisse zeigen[14].

Schließlich verweisen wir auf einige unerwartete Verreibungseffekte. Beim Brennen von Kalk, bei der Reduktion von Eisenoxid mit Wasserstoff oder beim Sintern von Dolomit werden mit zunehmender Mahldauer die Festkörper abwechselnd aktiviert und passiviert[15]. Auf Grund der Änderung der Lösungswärme von Natriumchlorid in Abhängigkeit von der Mahldauer stellt man fest, daß abwechselnd Energie aufgenommen und wieder abgegeben wird[16], was sich auch aus dem Thermolumineszenzverhalten in Abhängigkeit von der Mahldauer ergibt[18]. Auch die Oxidationsgeschwindigkeit des Kupfers nimmt in Abhängigkeit von der Verreibungszeit einen wellenartigen Verlauf[17].

Die Thermolumineszenzuntersuchungen zeigen, daß Natriumchlorid und Milchzucker sich beim Verreiben verschiedenartig verhalten (Abb. 10.6). Während beim Natriumchlorid durch Verreiben die Thermolumineszenzenergie höher wird, wird sie beim Milchzucker niedriger. (Ein ähnliches Verhalten zeigt übrigens Seesalz, nicht aber das in Österreich erhältliche Steinsalz[18]). Wir schließen daraus, daß die beim Verreiben aufgenommene Energie vom Milchzucker stärker festgehalten wird, als von Natriumchlorid und weiter, daß Milchzucker über eine höher entwickelte Systemorganisation verfügt[18].

In jedem Fall wird durch Verreiben eines Festkörpers die Systemorganisation erhöht. Ein in der Systemorganisation gestärktes System vermag seine Grundcharakteristik auch un-

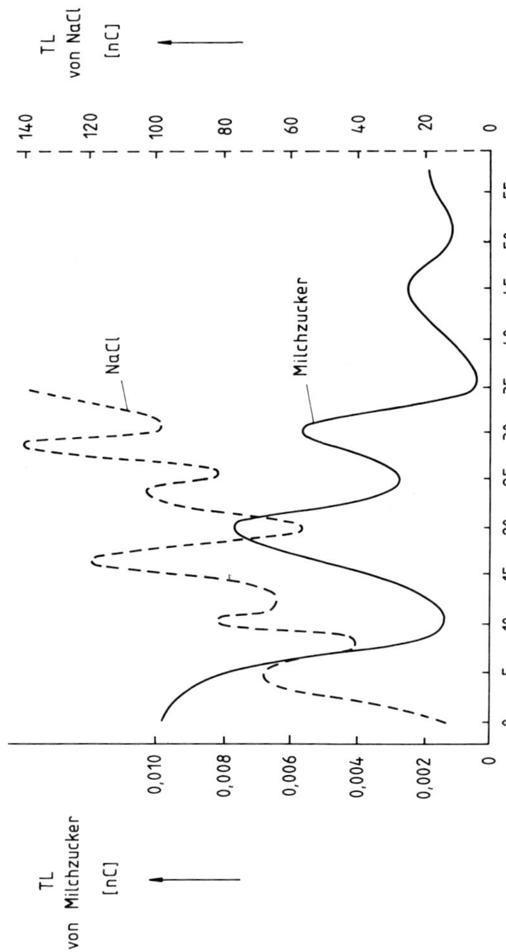

Abb. 10.6 *Thermolumineszenzverhalten von Natriumchlorid und von Milchzucker in abhängigkeit von der Verreibungsdauer.*

ter wechselnden äußeren und inneren Bedingungen weitgehender zu bewahren. Seine stark differenzierten statischen Randbedingungen werden durch die diese mitgestaltende Systemdynamik auch unter veränderlichen Randbedingungen aufrechterhalten. So vermag das verriebene Material einerseits, Einflüsse der Umgebung in den eigenen statischen Rahmen zu integrieren, und andererseits selbst auf die Umgebung prägend zu wirken.

10.5 Anmerkungen und Literaturhinweise

1 Zur Geschichte mechanochemischer Reaktionen, siehe K. PETERS, Sonderdruck, Symposium Zerkleinern, Verlag Chemie, Weinheim, 1962.

2 H.P. STÜWE, Tätigkeitsbericht der Österr. Akademie der Wissenschaften, 1982/83, p. 117; R. PIPPAN und H.P. STÜWE, Zeitschrift für Metallkunde *74*, 699 (1983).

3 K. IMAMURA und M. SENNA, Journal of the Chemical Society, Faraday Transactions, I. *78*, 1131 (1982).

4 G. RESCH und V. GUTMANN, Zeitschrift für physikalische Chemie (neue Folge) *121*, 211 (1980).

5 P. GÜTLICH, Structure and Bonding *44*, 84 (1981).

6 M. SORAI und S. SEKI, Journal of Physical Chemistry of Solids *35*, 555 (1974).
Journal of the Physical Society of Japan *33*, 575 (1972).

7 J.A. HEDVALL, „Reaktionsfähigkeit fester Stoffe“, Verlag Johann Ambrosius Barth, Leipzig, 1934.

8 W. TRZEBIATOWSKI und B. STALINSKI, Bulletin der Polnischen Akademie der Wissenschaften *1*, 131 (1953).
F. DUCASTELLE, R. CHAUDRON und P. COSTA, Journal de Physique *31*, 57 (1970).

9 M.S. HADDAD, M.W. LYNCH, W.D. FEDDERER und D.N. HENDRICKSON, Inorganic Chemistry *20*, 123, 131 (1981).

10 V. GUTMANN und G. RESCH, Inorganica Chimica Acta *72*, 269 (1983).

11 siehe auch: G. NAESER und W. SCHOLZ, Kolloid Zeitschrift *156*, 1 (1958).

12 W.J. BUEHLER, J.V. GILFRICH und R.C. WHILEY, Journal of Applied Physics *34*, 1475 (1963).

Die beschriebenen Eigenschaften werden z.B. zum Aufbau von Antennen für künstliche Satelliten verwendet. Man baut die Antenne, die aus der Formgedächtnislegierung gefertigt wird, in einem Heißluft-Laboratium auf. Sodann kühlt man ab und faltet die Antenne derart zusammen, daß sie gut im Raketenkopf untergebracht werden kann. Zum Ausfahren der Antenne muß diese so weit erhitzt werden, daß die Umwandlung in die Hochtemperaturform erfolgt, wobei sich die Antenne in der ursprünglichen Form aufspannt.

13 T.W. Duering und F. Albrecht, Acta Metallographica *31*, 1013 (1983).

14 W. Linert, V. Gutmann, O. Baumgartner, G. Wiesinger und H. Kirchmayr, Inorganica Chimica Acta *74*, 123 (1983).

15 G. Naeser und W. Scholz, Berichte der deutschen keramischen Gesellschaft *59*, 106 (1962).

16 G. Naeser, W. Scholz und A. Fiedler, Kolloid Zeitschrift und Zeitschrift für Polymere, *188*, 147 (1963).

17 G. Naeser, W. Scholz und A. Fiedler, Archiv für das Eisenhüttenwesen *34*, 871 (1963).

18 V. Gutmann, G. Resch und H. Schauer, Unveröffentlicht.

11. Kapitel

Veränderungen der Systemorganisation bei der Potenzierung mit Milchzucker

Die Lehrvorträge aber pflegen nach den Gewohnheiten der Zuhörer eingerichtet zu werden.
Denn, wie wir es gewohnt sind, wollen wir gesprochen haben, und was entgegengesetzter Art ist, erscheint uns nicht vertraut, sondern wegen der Ungewohntheit schwerer verständlich und fremder, denn das Gewohnte ist leichter zu verstehen.

Aristoteles

Kurzfassung

Milchzucker (Lactose-Monohydrat) kristallisiert in Form eines flexiblen, zahllose Wasserstoffbrückenbindungen enthaltenden, dreidimensionalen Netzwerks. Seine hohe Festigkeit und seine hohe Formbarkeit zeigen, daß die dynamischen Ordnungsaspekte hoch entwickelt sind. Die Lactose-Moleküle sind durch Wassermoleküle untereinander verknüpft, die die durch gelöste Stoffe erfolgenden Strukturprägungen dynamisch aufrechterhalten.

Beim Verdünnen einer festen Lösung in Milchzucker mit reinem Milchzucker trifft das höher differenzierte System der festen Lösung auf das weniger differenzierte des reinen Milchzuckers.

Dabei fügt sich das weniger differenzierte System (reiner Milchzucker) den statischen Randbedingungen des stärker differenzierten Systems (der festen Lösung), und es werden die charakteristischen Merkmale der festen Lösung über das verdünnte System quasi „ausgebreitet".

Die „existentielle Auseinandersetzung" zwischen den beiden Systemen wird im Zuge des Verreibens verschärft und dadurch überwunden, daß ein neues System entsteht. Die dabei angenommene Energie wird vor allem in den hierarchisch höheren Ebenen festgehalten, die Systemorganisation gestärkt, die ursprünglich vorhanden gewesene Strukturinformation von der Dynamik und der Statik des neuen Systems aufgenommen.

Durch die Vergrößerung der Oberfläche und die Verdichtung des Versetzungsmusters wird die Zahl der Träger in den hierarchisch höchsten Ebenen vermehrt. Die mit zunehmender Potenzierung wachsende Bedeutung der Leerstellen für die Strukturerhaltung wird an Hand des Phänomens des sogenannten Leerstellengitters illustriert.

Durch alternierendes Verdünnen und Verreiben werden sowohl die statischen Randbedingungen als auch die dynamischen Ordnungsaspekte einheitlicher. Die Systemorganisation wird gestärkt, das System besser abwehrbereit und gleichzeitig vermehrt befähigt, unter entsprechenden Bedingungen seine Ordnungsaspekte anderen Systemen aufzuprägen.

11.1 Systemorganisation in Milchzucker

HAHNEMANN hat zur Zubereitung fester Arzneimittel Milchzucker als Potenzierungsmittel vorgeschlagen. Milchzucker ist ein Naturprodukt, der dem höchsten Lebewesen entsprechende Zucker. Die Kristalle zeigen keine bevorzugte Spaltbarkeit, aber außerordentlich hohe Formbarkeit, besonders hohe Festigkeit und hohes Formbewahrungsvermögen. Die Kombination dieser Eigenschaften läßt darauf schließen, daß sowohl die dynamischen als auch die statischen Ordnungsaspekte stark ausgeprägt sind und einander in einem ausgewogenen Ausmaß gegenüberstehen, wie wir dies als kennzeichnend für eine hochentwickelte Systemorganisation in einem Festkörper kennengelernt haben (Abschnitte 10.2 und 10.4).

Die statischen Ordnungsaspekte, die für die unterste hierarchische Ebene des kristallisierten Milchzuckers kennzeichnend sind, entnehmen wir den Ergebnissen der Röntgenstrukturanalyse[1] (Abb. 11.1). Milchzucker ist Lactose-Monohydrat ($C_{12}H_{22}O_{11} \cdot H_2O$). Die Lactose-Moleküle enthalten je einen Galactose- und einen Glucose-Ring, welche ringartig untereinander verbunden sind, und zwar einerseits über ein Sauerstoffatom, andererseits über eine lockere „Wasserstoffbrückenbindung". Untereinander sind die Lactose-Moleküle zu einem lockeren, dreidimensionalen Netzwerk verknüpft. Einerseits liegen zwischen je zwei Lactose-Molekülen sechzehn flexible Wasserstoffbrückenbindungen variabler Bindungslängen vor[1], und andererseits sind die Endgruppen der Lactose-Moleküle untereinander über Wassermoleküle verbunden.

Ähnlich wie in flüssigem Wasser jedes Wassermolekül über Wasserstoffbrückenbindungen mit vier Wassermolekülen verknüpft ist, so verbindet im Lactose-Monohydrat jedes Wassermolekül über Wasserstoffbrückenbindungen vier Lactosemoleküle (Abb. 11.1). Die Bindungslängen liegen zwischen 272 und 345 pm und sind damit größer als in Wasser. Das bedeutet, daß jedem Wassermolekül viel Bewegungsfreiheit gewährt ist. Beachtlich groß ist der Spielraum für die H-O-H-Bindungswinkel, die zwischen 82° und 126° variieren (im Wasserdampf beträgt der Bindungswinkel etwa 104,5°).

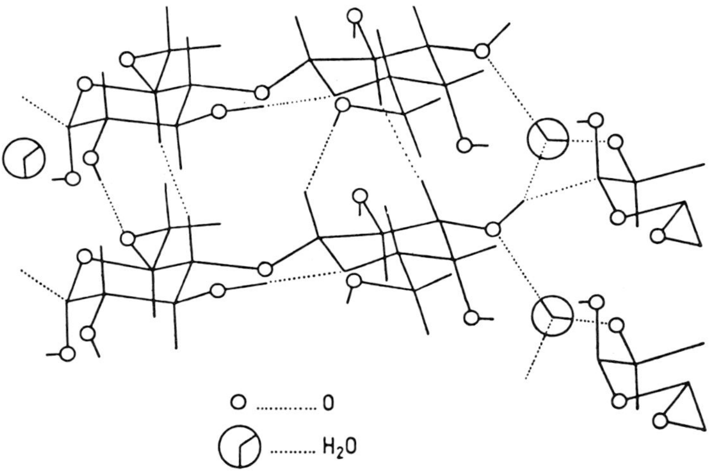

Abb. 11.1 *Ansicht der molekularen Anordnung in Lactose entlang der a-Achse*[1].

Die zwischen den Lactose-Molekülen bestehenden flexiblen Wasserstoffbrückenbindungen zeigen Ähnlichkeit mit denjenigen in flüssigem Wasser: Dadurch zeigt das Netzwerk des Kristallgitters des Milchzuckers eine außerordentlich hohe innere Beweglichkeit, welche durch das im Laufe der Potenzierung erfolgende Verreiben noch weiter erhöht wird. Im Gegensatz zu flüssigem Wasser sind die statischen Strukturaspekte im festen Milchzucker stärker herausgearbeitet und bieten daher der physikalisch-chemischen Untersuchung leichteren Zugang.

Innerhalb des Strukturrahmens des Kristallgitters scheinen die Wassermoleküle ungleich beweglicher zu sein als die durch sie verbundenen Lactosegruppen. Die Wassermoleküle führen eingeschränkte Drehschwingungen, sogenannte Librationen, aus und bilden damit energetisch bevorzugte Bereiche. Die erhöhte Dynamik der Wassermoleküle muß sich auf die Dynamik der Lactosegruppen und die sie verbindenden Wasserstoffbrückenbindungen auswirken, so daß sich innerhalb des Strukturrahmens des Milchzuckers eine Vielzahl von Möglichkeiten der Differenzierung, der Vernetzung und der Schwingungsmöglichkeiten ergibt[2].

Das bedeutet, daß innerhalb der untersten hierarchischen Ebene eine deutliche Gliederung zwischen Wassermolekülen und den Lactose-Molekülen in alternierenden Sequenzen von hierarchisch Höherem (Wassermoleküle) und hierarchisch Niedrigerem (Lactose-Moleküle) vorliegt. Im Zuge energetischer und struktureller Veränderungen kommt den Wassermolekülen eine den Strukturrahmen dynamisch stärker bewahrende Rolle zu. Sie üben ausgleichende, regulierende Funktionen aus und können innerhalb des schwingenden Netzwerkes als *„Synchronisationsknoten“* aufgefaßt werden.

Innerhalb des lockeren und flexiblen Rahmens gibt es *„Strukturlücken“*, und damit dreidimensional alternierende Sequenzen höherer und niedrigerer Dichte sowie höherer und niedrigerer Dynamik. Die Strukturlücken sind zur Aufnahme gelöster Teilchen besonders geeignet, die bei ihrem Eintreten – wie wir schon gesehen haben – den Strukturrahmen prägend modifizieren und dabei selbst modifiziert werden (*SMM*-Zentren, Abschnitt 9.3).

Die in Lösung gehenden Moleküle[3] treten in erster Linie in die Strukturlücken ein, die sich den gelösten Molekülen mehr oder weniger weitgehend anpassen. Dabei übernehmen sie Strukturinformation von den gelösten Molekülen und leiten diese auf andere Bereiche weiter. Innerhalb des schwingenden

Festkörpers kommt es zu Wechselwirkungen zwischen den gelösten Molekülen und damit zu lokalen Verstärkungen und zu lokalen Schwächungen, so daß die ursprüngliche Strukturinformation der gelösten Teile nicht ungestört erhalten bleibt.

Grundsätzlich werden alle feststellbaren Eigenschaften des Festkörpers – wenn auch in unterschiedlicher Weise – verändert. Alle Eigenschaften der festen Lösung, sei es die Leitfähigkeit oder der Dampfdruck, die Härte oder der Schmelzpunkt, oder seien es die physiologischen Wirkungen, sind Systemeigenschaften. Die lokal unterschiedlichen Bereiche scheinen fließend ineinander überzugehen, ohne daß Abgrenzungen zwischen ihnen erkennbar wären, denn die gelösten Teile sind innerhalb des durch sie selbst modifizierten Kristallgitters integriert. Grundsätzlich ist es nicht möglich, Eigenschaften der festen Lösung aus denjenigen des gelösten Stoffes und den als Lösungsmittel herangezogenen Kristallen herzuleiten oder gar zu verstehen[4].

Über die unterschiedlichen Eigenschaften fester Lösungen im Milchzucker liegen keine systematischen Untersuchungen vor. Wenn wir die für Festkörper allgemein beschriebenen Grundzüge der Systemorganisation berücksichtigen (Abschnitt 9.4), so kommen wir zu folgenden Schlüssen: Den strukturellen Rahmen der Milchzuckerkristalle bilden die statischen Strukturaspekte der über die beweglichen Wassermoleküle untereinander verbundenen Lactose-Einheiten. Für Milchzucker ist die ausgeprägte Differenziertheit und die damit verbundene Formbarkeit der die Systemorganisation „tragenden" untersten hierarchischen Ebene charakteristisch. Dieser Ebene übergeordnet sind die Bereiche der Strukturlükken und der gelösten Teile als *SMM*-Zentren. Diesen übergeordnet sind – wie in allen Festkörpern (Abschnitt 9.4) – die Versetzungsbereiche, und diesen wiederum übergeordnet die Grenzflächenbereiche.

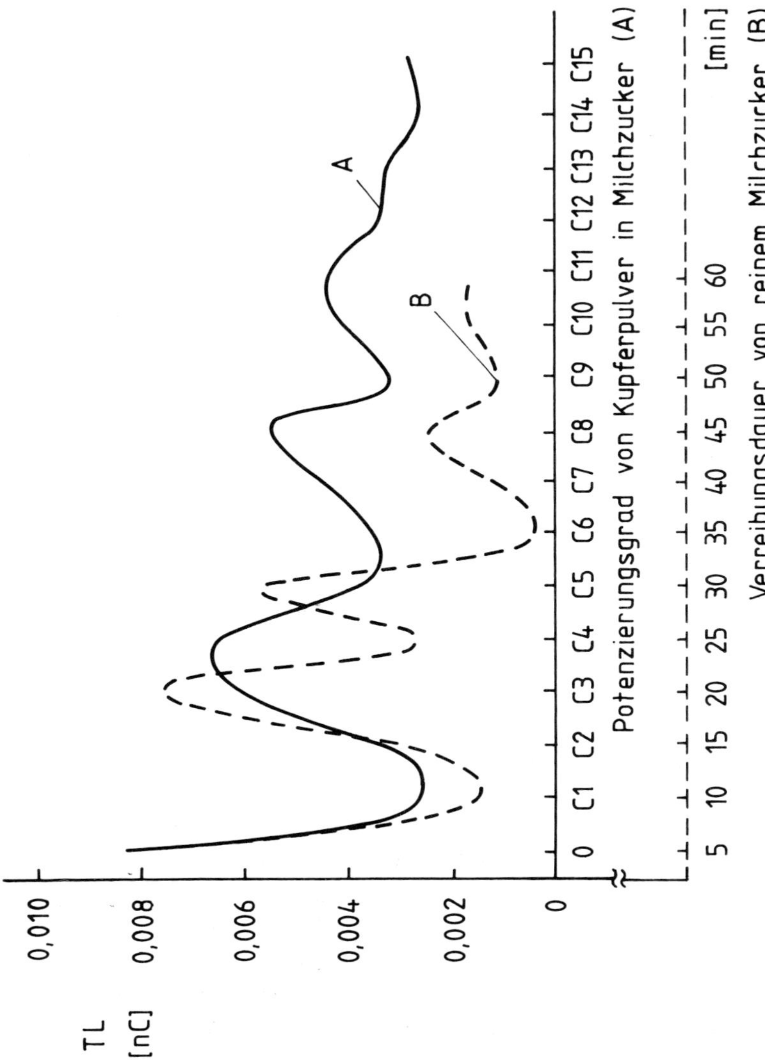

Abb. 11.2 *Thermolumineszenzenergien von Milchzucker in Abhängigkeit von der Verreibungsdauer (B) und von Kupfer in Milchzucker als Funktion des Potenzierungsgrades (A).*

Im Zuge des alternierenden Verdünnens und Verreibens (der Potenzierung) kommt es zu unterschiedlichen Veränderungen in allen Bereichen des Gesamtsystems und zu Veränderungen der Systemorganisation. Die Untersuchung des Thermolumineszenzverhaltens von in Milchzucker potenzierten Kupfers hat gezeigt, daß selbst bei C 15 die Thermolumineszenzenergie etwa doppelt so groß ist als diejenige des unter gleichen Bedingungen vermahlenen reinen Milchzuckers. Demnach hat das potenzierte System nicht dasselbe Verhalten wie der reine (gleich lang) verriebene Milchzucker. Das unterschiedliche Verhalten zeigt Abb. 11.2.

Meist läßt sich das unterschiedliche Verhalten der Qualitäten nicht direkt mit quantitativen Größen in Beziehung setzen. Daher soll es nicht Ziel unserer Untersuchung sein, eine (neue) Theorie der Hochpotenzen vorzulegen oder konkrete Voraussagen auf Einzelnes anzustreben. Vielmehr erblicken wir unsere Aufgabe darin, ein umfassendes Verständnis zu gewinnen und verstehen zu lernen, wie das *Quale* im Verlauf der Potenzierung bewahrt bleibt.

11.2 Veränderungen der Systemeigenschaften beim Verdünnen

Als Verdünnung bezeichnet man die Zugabe des Lösungsmittels zu einer Lösung, zu deren Herstellung dasselbe Lösungsmittel verwendet worden war. In diesem Kapitel betrachten wir vor allem die Wechselwirkungen beim Vermischen einer festen Lösung eines Stoffes (welcher im Hinblick auf die Potenzierung auch als „Urstoff" bezeichnet wird) in Milchzucker mit reinem Milchzucker. Um die feste Lösung des Urstoffes in Milchzucker herzustellen, muß der Urstoff mit dem Milchzucker kräftig verrieben werden. Wie wir schon gesehen haben, kommt es dabei zu einer Art Amorphisierung und zur Stärkung der Systemorganisation (Abschnitte 10.2 und 10.4).

Auch nach jedem Verdünnungsschritt muß kräftig verrieben werden, um die innige Durchdringung der Systeme zu ermöglichen. Daher ist eine getrennte Untersuchung von Verdünnungseffekten und Verreibungseffekten in Wirklichkeit grundsätzlich nicht möglich. Um aber bestimmte Aspekte besonders klar herauszuarbeiten, mag es statthaft sein, dennoch eine gedankliche Unterscheidung zwischen ihnen künstlich einzuführen, wobei wir uns der Willkürlichkeit dieser Vorgangsweise bewußt bleiben.

Beim Vermischen der festen Lösung in Milchzucker mit reinem Milchzucker treffen zwei Systemorganisationen aufeinander, die (strukturelle) Ähnlichkeiten besitzen. Es besteht also eine Art „Verwandtschaft" zwischen ihnen. Die Lösung ist aber differenzierter als das reine Lösungsmittel. Da das stärker Differenzierte weniger formbar ist, aber stärker formend wirkt (Abschnitt 10.4) kommt es zur maßgeblichen Veränderung des Lösungsmittels durch die Lösung. Das stärker differenzierte System prägt dem weniger differenzierten System wesentliche Aspekte seines Strukturrahmens auf, sofern das die Form Empfangende dieses annehmen und dynamisch bewahren kann.

Durch das Vermischen von einander strukturell ähnlichen Festkörpern kommt es zur Reorganisation in allen Bereichen und zur Errichtung einer *neuen Systemorganisation.* Das höher differenzierte (die Lösung) mit den dynamisch besser entwickelten statischen Ordnungsaspekten bietet dem weniger differenzierten Teilsystem (dem Lösungsmittel) seine statischen Randbedingungen, denen sich das zuletzt genannte mehr oder weniger weitgehend, wenn auch nicht vollständig fügen muß.

Das bedeutet die Übernahme und die Integration statischer Ordnungsaspekte durch das neue System, d.h. es werden charakteristische Merkmale der festen Lösung über das neue System „ausgebreitet" und die dynamischen Aspekte den neuen statischen Randbedingungen angepaßt.

Man kann sagen, daß bei der Ausbreitung der wesentlichen Strukturinformationen die zur Verdünnung gelangende feste Milchzuckerlösung auf die strukturelle Eigenart des zur Verdünnung herangezogenen Milchzuckers als „Störfaktor“ einwirkt: Das im Hinblick auf die Prägung hierarchisch Höhere (die feste Lösung) „stört“ das hierarchisch Niedrigere (den reinen Milchzucker). Die jeweilige Ausbreitung des hierarchisch Höheren hängt davon ab, in welcher Weise seine Aufnahme vom hierarchisch Niedrigeren innerhalb seines statischen Rahmens zugelassen wird. Je flexibler dieser Rahmen, desto besser können die dynamischen Aspekte in diesen „eingearbeitet“ werden.

Die statischen Randbedingungen werden von den dynamischen Aspekten behutsam mitgeformt, bis sie der einheitlichen Dynamik des neuen Systems entsprechen. Bei jedem Verdünnungsschritt kommt es zu erneuten Anpassungen zwischen statischen Randbedingungen und den zur Erhaltung der Ordnung erforderlichen dynamischen Strukturaspekten.

Wie wir schon gesehen haben, ist die Systemorganisation des Milchzuckers zur Aufnahme dynamischer Aspekte besonders gut geeignet, ohne daß der in sich besonders bewegliche Strukturrahmen dadurch „durchbrochen“ wird. Dies wird meist dahingehend interpretiert, daß keine wesentlichen Veränderungen erfolgen! So werden beispielsweise die deutlichen Veränderungen in den Infrarotspektren von Lactose-Kasein-Gemischen nach Gefriertrocknung lediglich auf als unbedeutend erachtete Unterschiede in der Kristallinität zurückgeführt[6]. Wir sollten uns aber bemühen, für jede der Erscheinungen die ihr zukommende Bedeutung im Rahmen des Gesamtgeschehens zu finden.

Man weiß z.B., daß bei jeder Verdünnung die Dichte der gelösten Urstoff-Moleküle verringert wird, während die Dichte der Hohlräume sowie diejenige der dynamisch die Struktur unterhaltenden Wassermoleküle unverändert bleibt.

Mit zunehmender Verdünnung kommt demnach dem Einfluß der Moleküle des Urstoffes (des Arzneimittels) immer geringere Bedeutung für das Gesamtsystem zu. Die im Urstoff enthalten gewesenen Strukturinformationen können schon deshalb nicht ganz verlorengehen, weil bei jedem Verdünnungsschritt das jeweils entstehende neue Gesamtsystem durch das Gelöste in seiner Gesamtheit erfaßt wird, wobei die beweglicheren Bereiche (Versetzungen, Hohlräume und Wassermoleküle) die ursprünglich mehr statischen Strukturaspekte in mehr dynamischer, d.h. für uns aber „verschlüsselter" Form übernehmen (siehe Abschnitt 8.5).

Da durch die Verdünnung grundsätzlich alle Lösungsbereiche von der Information des Urstoffes erfaßt werden, müssen auch die neu hinzukommenden Moleküle des Verdünnungsmittels – wenn auch in unterschiedlicher Weise – zu Mitträgern der Gesamtinformation des Systems werden.

Mit zunehmender Verdünnung wird das gesamte Schwingungsmuster einheitlicher, da durch die geringer werdende Dichte der gelösten Teile ihre Wechselwirkungen untereinander immer mehr zurücktreten. Die qualitative Ausformung (Arzneimittelinformation) wird umso präziser, desto verdünnter das System ist.

Um aber zu verstehen, warum die Arzneimittelinformation auch dann nicht verlorengeht, wenn keine für das Arzneimittel charakteristischen Moleküle mehr vorhanden sind, haben wir vor allem die Verreibungseffekte zu berücksichtigen.

11.3 Veränderungen der Systemorganisation beim Verreiben

Wir haben schon darauf hingewiesen, daß die vollständige Reorganisation im Zuge der Verdünnung erst durch inniges Verreiben erfolgen kann, und daß diesen Vorgängen in Physik und Chemie meist keine besondere Beachtung geschenkt wird.

Im vorhergehenden Kapitel wurde betont, daß durch Verreiben grundsätzlich die Systemdifferenziertheit erhöht und die Systemorganisation gestärkt wird. Die Kristallinität des Milchzuckers geht dabei weitgehend verloren, seine Oberfläche wird beträchtlich vergrößert, die Versetzungsdichte und die Zahl der *SMM*-Zentren erhöht, das System wird erheblich differenzierter und dynamisierter. Vor allem die in den hierarchisch höheren Bereichen erfolgenden Veränderungen bedingen entsprechende Veränderungen in *allen* Systembereichen.

Die zum Verreiben aufgewendete Energie wird zum größten Teil in Form von Wärme oder von Licht (Tribolumineszenz[7]) an die Umgebung wieder abgegeben. Nur ein Teil der Energie wird vom System behalten, und zwar – wie wir schon in Abschnitt 9.5 gesehen haben – vor allem in den hierarchisch höchsten Bereichen. Da die Oberfläche vergrößert wird, muß die Oberflächenenergie (und die Oberflächendynamik) zunehmen. Es nimmt dabei nicht nur die Energie der Oberflächenbausteine, sondern diejenige aller hierarchisch höheren Teile stärker zu als diejenige der Lactosegruppen.

Dadurch wird das System stärker differenziert und vor allem wegen der unterschiedlichen Bedeutungen von Wassermolekülen und Lactose-Ringen auch in der untersten hierarchischen Ebene deutlich differenzierter und selbst die unterste (strukturelle) Ebene dynamisiert. Da eine zu starke Belastung derselben zur Zerstörung des Festkörpers führen würde, werden die beim Verreiben erfolgenden „Erschütterungen“ von den hierarchisch höheren Bereichen in entsprechender Weise „gepuffert.“

Grundsätzlich wird beim Verreiben die gesamte Systemorganisation beansprucht. In der Fähigkeit, darauf zu reagieren, wird die Systemdifferenziertheit und die Systemdynamik erhöht. Die zusätzliche Energie führt zur Entwicklung dissipativer Strukturen, die – wie in Abschnitt 8.3 gesagt wurde – zu neuen konservativen Randbedingungen führen muß. Die neuen konservativen Randbedingungen bleiben nach dem Nachlassen des Energiezuflusses im wesentlichen weiterbestehen und zwingen den dynamischen Aspekten ein bestimmtes Verhalten auf.

Die besonders beweglichen Bereiche könnte man als Knotenpunkte innerhalb des schwingenden Beziehungsmusters auffassen. Im vorliegenden Fall denken wir an die die Lactose-Gruppen vernetzenden Wassermoleküle, deren Zahl in einem gegebenen Volumen im Verlauf der Potenzierung gleichbleibt, und an die Strukturlücken, deren Zahl im Verlauf des Verreibens sogar erhöht wird.

Auf die Bedeutung der beweglichen Strukturlücken, welche im Hinblick auf die ideale Gitterstruktur auch „Leerstellen“ genannt werden, für die Strukturerhaltung sei an Hand des sogenannten „Leerstellengitters“ hingewiesen.

EVANS[9] hat gefunden, daß die im kubisch-raumzentrierten Molybdän durch Neutronenbestrahlung vermehrten Leerstellen eine kubisch-raumzentrierte Überstruktur bilden, deren kristallographische Achsen denen des Molybdängitters genau entsprechen. Da die Leerstellen unentwegt ihre lokalen Positionen (durch sogenannte Platzwechselvorgänge) verändern, können die mittleren Positionen der Leerstellen dieser auch als Leerstellengitter bezeichneten Überstruktur nur Mittelwerte in Zeit und Raum sein, d.h. es werden die statistisch ermittelten Positionen der Leerstellen dynamisch aufrechterhalten. Da, wie schon gesagt wurde, die Leerstellen hierarchisch höher sind als die Molybdänatome des Metallgitters, werden die statistischen Positionen der Gitterbausteine durch die geordneten dynamischen und statischen Aspekte des (statistisch beschriebenen) Leerstellengitters, also des geordneten „Leerstellenmusters" aufrechterhalten.

Wir weisen besonders darauf hin, daß große Ähnlichkeiten zwischen dem (übergeordneten) Leerstellengitter und dem diesem offensichtlich untergeordneten Kristallgitter (betreffs der Symmetrieverhältnisse der Anordnungen) bestehen. Das dynamisch aufrechterhaltene Leerstellenmuster nimmt also quasi die primitivere Kristallstruktur (in die übergeordneten Bereiche) auf. Die Überstruktur hat größeren Einfluß auf das Gesamtverhalten, als der ihm untergeordnete Strukturrahmen. Man könnte auch sagen, daß die inneren Oberflächen der Leerstellen und ihre laufenden Veränderungen (durch die Platzwechselvorgänge) Knotenpunkte innerhalb eines hochdifferenzierten Schwingungsmusters bilden.

Das dynamisch aufrechterhaltene Schwingungsmuster ist Träger bleibender Qualitäten und Informationen, die in ihrer Charakteristik weder statistisch noch meßtechnisch erkannt und auf dem Boden des Teilchenbildes allein nicht verstanden werden können.

Ähnlich wie durch Bestrahlung eines Festkörpers, wird die Leerstellenkonzentration innerhalb des Festkörpers auch beim Verreiben erhöht. Die beim Potenzieren erfolgenden Modifizierungen des Kristallgitters erscheinen oft minimal und sind mitunter überhaupt nicht feststellbar. Trotzdem können die Veränderungen der hierarchischen Organisation beträchtlich sein[10]. Je weiter die Potenzierung fortgeschritten ist, desto entscheidender wird die Funktion des (durch die ursprünglich vorhandenen Wirkstoffmoleküle schon geprägten) „Leerstellengitters" für die Erhaltung der Grundcharakteristik der Strukturinformation. Durch das innige Verreiben kommt es zur Verdichtung und energetischen Höherstellung der Knotenpunkte des „Beziehungsnetzes“ und zur ungestörten Durchdringung der einzelnen Teilbereiche untereinander. Die Beeinflussungen der Wirkstoffmoleküle untereinander treten zurück, das System wird in sich einheitlicher. Erst in der Hochpotenz – nach völliger Entfernung der Urstoffmoleküle – können ihre Grundeigenschaften weitgehend klar und ungestört zum Ausdruck kommen. Man könnte dies vielleicht so ausdrücken, daß im Bezug auf die Arzneimittelinformation eine Homogenisierung erfolgt. Nochmals sei betont: *Entscheidend sind nicht einzelne (gelöste) Moleküle (Arzneimittel-Moleküle), sondern die charakteristisch geprägten qualitativen Eigenschaften des Gesamtsystems*[4].

11.4 Veränderungen im Verlauf der Potenzierung

Wir stellen uns vor, daß nach bevorzugter Aufnahme von Energie an diesen Knotenpunkten die Strukturinformation dynamisch bewahrt wird. Je höher das Bewahrungsvermögen, desto weniger ist das System „verletzbar“.

Andererseits wird im Verlauf der Potenzierung die Zahl der Urstoffmoleküle ständig verringert, so daß die zwischen ihnen erfolgenden Wechselwirkungen laufend zurücktreten. Durch die dynamische Übernahme ihrer Strukturinformation durch die „Knotenpunkte“ und ihre wechselseitigen Abstimmungen kommt es dazu, daß die ursprüngliche Arzneimittelinformation im Lauf der Potenzierung erst richtig „herausgearbeitet“ wird[8].

Alle Bereiche werden auf die Grundstruktur des ursprünglichen Wirkstoffes „eingestimmt“ (siehe Abschnitt 13.5) und die zentrale Einzelinformation „herausgearbeitet“, die Qualität der Information wird nicht mehr durch die Quantität der ursprünglichen Träger „gestört“. Damit sind auch die Voraussetzungen zu leichter „Erkennbarkeit“ gegeben, nämlich der Erkennbarkeit vor allem der konservativen Strukturaspekte der Hochpotenz durch den Organismus.

In Abschnitt 17.1 wird ausführlicher dargelegt, daß der menschliche Organismus nicht nur ein besonders empfindlich auf die Fülle qualitativer Merkmale ansprechendes Meßinstrument ist, sondern auch im Hinblick auf die vorliegende Fragestellung der Erkennbarkeit von Arzneimittelinformation durch den Menschen auch das sinnvollste ist.

Bevor wir uns diesen Fragen zuwenden, wollen wir zunächst klären, welche physikalisch-chemischen Aspekte zum Verständnis der Potenzierung von Flüssigkeiten in Betracht gezogen werden müssen und wollen uns im folgenden Kapitel den Fragen nach der Systemorganisation in Flüssigkeiten, vor allem in Wasser und in Wasser-Alkohol-Gemischen zuwenden.

11.5 Anmerkungen und Literaturhinweise

1 D.C. Fries, S.T. Rao und M. Sundaralingham, Acta Crystallographica *B 27*, 994 (1971) – C.A. Bevers und H.N. Hansen, Acta Crystallographica *B 27*, 1323 (1971).

2 Die in allen Naturbereichen besondere Rolle des Wassers beruht auf seiner Fähigkeit, verschiedenartigste Informationen aufzunehmen und zu bewahren. Alle biologischen Systeme verrichten ihre wesentlichen Funktionen nicht ohne Mitwirkung des Wassers (siehe Abschnitt 12.1).

3 Immer besteht ein Spannungsverhältnis zwischen gelöstem Stoff und Lösungsmittel, deren Ausmaß von ihren Grundeigenschaften, ihren Konzentrationen und den individuellen Systemprägungen abhängt, welche z.B. durch Verreiben oder Bestrahlen hervorgerufen sein können.

4 Der Quantenchemiker Ulrich Müller-Herold (Chimia *39*, 3 (1985)) weist darauf hin, daß in den letzten hundert Jahren in der Chemie die Vorstellung überwog, ein chemisches System werde durch die Angabe seiner molekularen Komponenten zutreffend beschrieben. Chemie ist aber nicht die Wissenschaft von den Molekülen, sondern von den Stoffen! Stoffe und Mo-

leküle werden aber nicht durch dieselben Eigenschaften charakterisiert. Stoffe haben zum Beispiel eine Temperatur, Moleküle aber nicht. Wörtlich sagt MÜLLER-HEROLD: „Viele offene Probleme weisen darauf hin, daß wir von einem allgemeinen Verständnis chemischer Phänomene noch weit entfernt sind ... Wie zügig wir auf diesem Weg vorwärtskommen, hängt nur wenig von den Mitteln ab, die der theoretischen Forschung zugewendet werden."

5 G. RESCH, H. SCHAUER und V. GUTMANN, unveröffentlicht.

6 J.D.S. GOULDEN und J.W. WHITE jun., Nature *181,* 266 (1958).

7 J.I. ZINK, Naturwissenschaften *68*, 507 (1981).

8 O. LEESER, „Lehrbuch der Homöopathie", Allgemeiner Teil, 3. Auflage, pp. 553 und 554, Karl F. Haug Verlag, Ulm/Donau.

9 J.M. EVANS, Nature *229,* 403 (1971).

10 Schrift und Sprache sind Beispiele dafür, daß durch nur geringfügige Veränderung von Zeichen bzw. der Mund- und Zungenstellungen, entscheidende Veränderungen der Information zustandegebracht werden können. Selbst geringe Verschiebungen der Anordnung kann z.B. in Halbleitermaterialien charakteristische Veränderungen ihrer Eigenschaften hervorrufen.

12. Kapitel

Systemorganisation in Flüssigkeiten

Ich komme mir vor wie ein am Strand spielendes Kind.
Es freut sich über jede an den Strand gespülte Muschel,
während die Weite und die Tiefe des Meeres ihm verborgen bleibt.
Isaac Newton

Kurzfassung

Nach Besprechung der grundsätzlichen Schwierigkeiten, den flüssigen Zustand modellhaft zu beschreiben, wird versucht, die zur Existenz einer Flüssigkeit und für ihr jeweiliges Verhalten erforderlichen Voraussetzungen kennenzulernen. Dazu gehen wir davon aus, daß der Flüssigkeit sowohl vom phänomenologischen als auch vom molekularen Standpunkt eine Art Mittelstellung zwischen dem festen und dem gasförmigen Zustand zukommt. In einer Flüssigkeit sind die statischen Aspekte schwächer und die dynamischen Aspekte stärker ausgeprägt als in einem Festkörper.

Wie schon im 10. Kapitel gezeigt wurde, wird im festen Zustand der Bereich optimaler Systemorganisation durch Vermehrung der dynamischen Ordnungsaspekte erreicht. Um im flüssigen Zustand eine Ausgewogenheit von dynamischen und von statischen Aspekten zu erreichen, müssen die dynamischen zurückgenommen werden. Dementsprechend werden im Verlauf von Phasenumwandlungen im flüssigen Zustand Minimalwerte der Wärmekapazitäten und der Entropieänderungen durchlaufen.

Die Untersuchung der Systemorganisation in flüssigem Wasser, in Wasser-Alkohol-Gemischen und in ihren Lösungen führte zu folgenden Ergebnissen: Unter den der Erkenntnis zugänglichen hierarchischen Ebenen kommt der Phasengrenzfläche die höchste Bedeutung zu. Sie kann ihren Funktionen nur dann gerecht werden, wenn sie die ihr untergeordneten Ebenen in Anspruch nehmen kann. Unmittelbar untergeordnet sind die Bereiche, die durch die inneren Oberflächen der Hohlräume gebildet werden, und zum Teil Gasmoleküle gelöst enthalten. Die gelösten Gasmoleküle werden auch als „Strukturmacher“ bezeichnet. Durch ihren mit dem System abgestimmten Schwingungsrhythmus erhalten sie das Schwingungsmuster der Lösung. Daher kommt ihnen eine tragende Rolle für die Erhaltung der Lösungsstruktur zu. Die als „Strukturbrecher“ bezeichneten gelösten Teilchen spielen eine dominierende Rolle bei der Prägung der Lösungsstruktur (*SMM*-Zentren).

Die durch die *SMM*-Zentren mitgestalteten Lösungsstrukturen erfassen die gesamte Lösung und bewirken besondere Ausformungen an den inneren Oberflächen. Auf diese werden die in den Hohlräumen schwingenden Gasmoleküle „eingestimmt“, die als eine Art „Synchronisationsknoten“ innerhalb des Schwingungsmusters der jeweiligen Lösungsstruktur fungieren.

Es wird betont, daß zur Existenz einer flüssigen Phase sowohl Strukturbrecher als auch Strukturmacher notwendig sind, und daß die Untersuchung ihrer gegenseitigen Beeinflussungen und Abhängigkeiten nicht nur im Hinblick auf die Frage nach der Wirkung der Hochpotenzen erforderlich ist.

12.1 Allgemeine Betrachtungen über Flüssigkeiten

Der flüssige Aggregatzustand wird gewöhnlich durch Erwärmen eines Festkörpers oder durch Abkühlen eines Gases erreicht. Die Ähnlichkeit zum festen Zustand zeigt sich beispielsweise in der geringen Kompressibilität und diejenige zum gasförmigen Zustand im Anpassungsvermögen an jede äußere Form. Wenn man von sehr kleinen Flüssigkeitströpfchen absieht, so bedarf eine Flüssigkeit, wie ein Gas, einer äußeren Fassung, an der sie sich quasi „abstützen" kann.

Da es innerhalb des Kontinuums keine klaren und keine starren Grenzen gibt, muß die „Oberfläche" einer an einen Festkörper grenzenden Flüssigkeit auch Aspekte des festen Zustandes, wie auch umgekehrt die Oberfläche des Festkörpers gewisse Züge des Flüssigkeitscharakters zeigen. Analog weist die Oberfläche einer Flüssigkeit gegenüber der Gasphase auch Aspekte des gasförmigen Zustandes und die Abgrenzung der Gasphase gegenüber einer Flüssigkeit gewisse Aspekte des flüssigen Zustandes auf.

Unentwegt erfolgt materieller Austausch zwischen der flüssigen und der gasförmigen Phase in beiden Richtungen: zwischen den verschiedenen Aggregatzuständen bestehen nur fließende Übergänge[1]. Im gasförmigen Zustand erscheint ein materielles System dem nicht differenzierbaren Kontinuum (4. Kapitel) am nächsten zu sein. Hingegen scheint ein Festkörper am deutlichsten aus dem nicht differenzierbaren Kontinuum konkret „herausgehoben" und durch die deutlich differenzierten statischen Ordnungsaspekte charakterisierbar. Den in einem Festkörper stärker entwickelten statischen Strukturaspekten stehen in einer Flüssigkeit die stärker entwickelten dynamischen Ordnungsaspekte gegenüber. In einem Festkörper entziehen sich die nur schwach ausgeprägten dynamischen Ordnungsaspekte der direkten Beobachtung, ebenso wie im flüssigen Aggregatzustand die statischen Strukturaspekte nicht direkt beobachtet werden können. Fast scheint es so zu sein, als ob die Natur die entscheidendsten Akzente dort gesetzt habe, wo sie vor unserem Zutritt und Zugriff am sichersten sind.

Die Versuche der molekularen Beschreibung der Aggregatzustände materieller Systeme sind folgender Art: Im gasförmigen Zustand sind die Moleküle ungleich beweglicher als im flüssigen und in diesem wiederum beweglicher als im festen. Sowohl im flüssigen wie im festen Zustand sind die Moleküle viel dichter beisammen als im gasförmigen Zustand. In Gasen gibt es keine Richtungsbeschränkung für die Moleküle, hingegen im Festkörper fast punktförmige Beschränkung, nämlich auf die Schwingungen der Gitterbausteine um die Ruhelagen, wenn man von den Platzwechselvorgängen absieht, welche jeweils nur in einer Dimension erfolgen. Die Bewegungsmöglichkeiten der Moleküle in einer Flüssigkeit liegen etwa zwischen denjenigen in Gasen und in Flüssigkeiten. Auch die Wärmekapazitäten und die Entropien von Flüssigkeiten liegen zwischen denjenigen der Festkörper und der Gase.

Demnach scheint einer Flüssigkeit sowohl vom phänomenologischen als auch vom molekularen Standpunkt eine Art Mittelstellung zwischen dem festen und dem gasförmigen Aggregatzustand zuzukommen. Allerdings scheinen viele Eigenschaften einer Flüssigkeit auf größere Ähnlichkeiten zum festen Aggregatzustand als zum gasförmigen hinzuweisen. Beispielsweise zeigen die Ergebnisse der Röntgenstrukturanalyse, daß in Metallschmelzen in der Nähe des Schmelzpunktes die charakteristischen Strukturmerkmale der kristallinen Phase noch erkennbar sind. Auch in molekularen Flüssigkeiten, wie Wasser, wird auf Grund der Röntgenspektren im Hinblick auf die statischen Strukturaspekte von Nahordnung gesprochen.

Auf Grund der statistischen Thermodynamik wäre überhaupt nicht zu erwarten, daß es sowohl den festen als auch den flüssigen Aggregatzustand gibt. Beim Schmelzpunkt, bei dem die beiden genannten Phasen (welche auch als kondensierte Phasen bezeichnet werden) im Gleichgewicht stehen, sind für einen gegebenen Stoff nicht nur die Bausteine dieselben, sondern auch ihre mittlere Zahl pro Volumeneinheit und ihre mittleren Teilchenenergien gleich groß. Demnach wären auch gleichartige Wechselwirkungskräfte zu erwarten, und es könnten sich keinerlei Hinweise für die Existenz von zwei grundlegend verschiedenartigen Zustandsformen ergeben.

Zur Beschreibung des festen Aggregatzustandes verwendet man das Modell des Idealkristalles, den man sich ohne dynamische Aspekte denkt. Zur Beschreibung des gasförmigen Zustandes dient das Modell des Idealgases, bei dem alle statischen Aspekte realer Gase nicht berücksichtigt werden. Die Reduktion auf den Idealkristall führt zu einem Bild von starren Punkten mit perfekter Fixierung unter Negation der dynamischen Aspekte. Die Reduktion auf ein Idealgas führt zur Negation der statischen Aspekte, aller Wechselwirkungen, jeglicher Randbedingungen und Fixierungsmöglichkeiten. Wir sehen, daß jedes der beiden Modelle, deren Nützlichkeiten zur Illustration und Interpretation zahlreicher Eigenschaften unbestritten bleiben, letztlich nicht realisierbare Extremfälle betreffen.

Welches Extrem sollte – im Versuch ein Modell einer idealen Flüssigkeit zu erfinden – angesteuert werden, wenn die Flüssigkeit zwischen den schon genannten Extremen steht? Die grundsätzliche Unmöglichkeit, ein brauchbares Modell einer idealen Flüssigkeit zu erdenken[2], wird auch dahingehend kommentiert, daß man von allen Aggregatzuständen am wenigsten über den flüssigen weiß, oder – wie dies ein theoretischer Physiker formulierte – daß man auf Grund unseres theoretischen Wissens sowohl den festen als auch den gasförmigen Aggregatzustand „erfinden“ könnte, nicht aber den flüssigen.

Daher erfordert die theoretische Beschreibung von Flüssigkeiten[3] die Heranziehung jenes Hilfsmittels, das sich bei der Beschreibung sowohl des festen als auch des gasförmigen Zustandes – wenn auch nur innerhalb bestimmter Fragestellungen – bewährt hat: die Statistik. Wie schon gesagt wurde (Abschnitt 3.3) ist die statistische Methode insofern inkonsequent, als sie zu der ihr zugrundeliegenden Voraussetzung, der Differenziertheit der Teile, nicht zurückfinden kann. Der Untersuchung liegen unterschiedliche Teilchen zugrunde. Aber die Statistik sucht nicht nach ihren Unterschieden, sondern abstrahiert diese und endet in der Abstraktion, nämlich der Zuteilung gleicher Quantitäten an unterschiedliche Teile. In allen statistischen Aussagen bleiben die individuellen Eigenschaften der Teile verdeckt. Je stärker diese ausgeprägt sind, desto mehr wird durch die Statistik verschleiert. Das bedeutet, daß die Statistik von der Eigenart des gasförmigen Zustandes, in dem die individuellen Teilcheneigenschaften stark ausgeprägt sind, noch mehr verhüllt als von derjenigen des festen Aggregatzustandes.

Seit über 150 Jahren gehen die Physiker von der Annahme aus, daß in einem Fluid die Bewegungen der Moleküle völlig ungeordnet verlaufen. Vor kurzer Zeit durchgeführte Laser-Untersuchungen haben gezeigt, daß dies – zumindest innerhalb begrenzter Volumina – nicht der Fall ist[4]. Daraus ergibt sich die Folgerung, daß im Bereich der kinetischen und hydrostatischen Theorien wesentliche Veränderungen unumgänglich sind[4].

Nicht zuletzt auf Grund dieser Ergebnisse, sondern auch auf Grund der Überlegungen über die grundsätzliche Notwendigkeit der Differenziertheit realer Systeme sehen wir uns gezwungen, auch in scheinbar homogenen, nicht differenziert erscheinenden Systemen nach Differenzierungen zu suchen.

Wie wir schon den vergangenen Kapiteln entnommen haben, ist es dazu notwendig, gewisse Grenzziehungen innerhalb der optisch homogen erscheinenden Systeme vorzunehmen, was einen nicht unbedenklichen Akt der Willkür darstellt. Um sinnvoll zu sein, müssen diese Grenzziehungen derart getroffen werden, daß sie den natürlichen Zusammenhängen so weit wie möglich entsprechen (siehe 7. und 9. Kapitel). Nur so können wir versuchen, die natürlichen Differenzierungen herauszuarbeiten.

12.2 Einführung hierarchischer Ebenen

Im Versuch der Einführung derartiger Grenzen, also der Festlegung hierarchischer Ebenen innerhalb einer Flüssigkeit, wollen wir von den für den festen Aggregatzustand gemachten Festlegungen ausgehen (9. und 10. Kapitel). Wir betrachten die Veränderungen von makroskopischen Eigenschaften beim Übergang vom festen in den flüssigen Aggregatzustand, also im Verlauf des Schmelzprozesses. Das Schmelzen eines Festkörpers findet jeweils an seiner Oberfläche, also an jenen Bereichen statt, die am beweglichsten sind. Für den Festkörper haben wir die Phasengrenzfläche als die der Erkennbarkeit zugänglichste höchste hierarchische Ebene bezeichnet.

Während des Schmelzens erfolgen Veränderungen auch unterhalb der schmelzenden Oberfläche. Dort nimmt die Zahl der Versetzungen und der Punktdefekte, und damit ihre Beweglichkeiten stärker zu[5] als in den mehr innen gelegenen Systembereichen. Gleichzeitig nehmen in der untersten Ebene des schmelzenden Festkörpers die Energien und Beweglichkeiten der Bausteine derart zu, daß sie nicht mehr an den Gitterplätzen des Kristallgitters bleiben, sondern Eigenschaften annehmen, die etwa denjenigen der Teile der *SMM*-Ebene in einem Festkörper entsprechen. Das Kristallgitter bricht zusammen, und zwar – wie schon gesagt – von außen nach innen fortschreitend, bis schließlich alle Bausteine der untersten hierarchischen Ebene des Festkörpers Energiezustände und

Beweglichkeiten angenommen haben, die etwa denjenigen der *SMM*-Ebene in einem Festkörper entsprechen. Die Basis der für den Festkörper erforderlichen hierarchischen Ordnung, nämlich der starre strukturelle Rahmen, ist verlorengegangen.

Die Systemorganisation der Flüssigkeit erfordert ebenfalls das Vorhandensein einer untersten hierarchischen Ebene. Dieser dienen (nach dem Schmelzen des Festkörpers) in erster Linie jene Bausteine, die schon vorher im Festkörper den starren strukturellen Rahmen getragen haben. In der Flüssigkeit haben sie aber höhere Energie und höhere Beweglichkeit, als im Festkörper.

Noch höhere Teilchenenergien haben die gelösten Teilchen. Daß diese die Eigenschaften einer Flüssigkeit sehr maßgeblich beeinflussen, zeigt sich z.B. an den Verschiedenheiten der Wasserqualität, die oft schon durch geringfügige Mengen gelöster Stoffe verändert wird.

Destilliertes Wasser ist als Trinkwasser nicht geeignet, es schmeckt fade, da es keine Salze gelöst enthält. Fügt man nur eine kleine Menge Natriumchlorid hinzu, so schmeckt es salzig, und auch seine physikalischen Eigenschaften haben sich verändert. Es ist offensichtlich, daß den gelösten Stoffen eine die Eigenschaften der Lösung entscheidend mitbestimmende Rolle zukommt. Man stellt z.B. fest, daß in einem gegebenen Lösungsmittel die Leitfähigkeit durch geringe Mengen eines gelösten Stoffes maßgeblich erhöht wird, und daß die Reaktionsgeschwindigkeit der zwischen gelösten Teilen erfolgenden Wechselwirkungen mit zunehmender Verdünnung abnimmt.

Wenn auf Grund von Meßergebnissen in erster Linie auf die Eigenschaften der gelösten Teile geschlossen wird, so darf dabei nicht übersehen werden, daß grundsätzlich von jeder Veränderung das gesamte System erfaßt wird. Wenn man das Lösungsmittel in erster Linie als Verdünnungsmittel oder als

Medium für eine bestimmte Reaktion ansieht, so hat man damit schon zum Ausdruck gebracht, daß das Lösungsmittel dem Gelösten nachgeordnet ist.

Weiteres ist bekannt, daß die Lösungsstrukturen vor allem in der unmittelbaren Umgebung der gelösten Teilchen durch diese deutlich modifiziert werden („Solvathülle"). Schließlich ist bekannt, daß die Eigenschaften der gelösten Stoffe nicht nur von der Natur des Lösungsmittels abhängen, sondern auch von der Konzentration des gelösten Stoffes.

Schon bei hoher Verdünnung erfahren die gelösten Stoffe deutliche Modifizierungen ihrer Eigenschaften durch die Lösung, wie man vor allem auf Grund des Studiums sogenannter nicht-wässriger Lösungen weiß. Wir bezeichnen daher die gelösten Teilchen als *SMM*-Zentren (Abschnitt 9.3) und wollen damit zum Ausdruck bringen, daß den gelösten Teilchen höhere hierarchische Bedeutung in einer Lösung zukommt als den sogenannten Lösungsmittelmolekülen. Allerdings werden wir noch sehen, daß innerhalb der *SMM*-Ebene einer gegebenen Lösung weitere hierarchische Unterscheidungen getroffen werden können: Für die dynamische Bewahrung der jeweiligen Lösungsstruktur dürfte nämlich den beweglichen Hohlräumen innerhalb einer flüssigen Phase erhöhte Bedeutung zukommen.

Bevor wir uns (in Abschnitt 12.5) der Besprechung dieser Aspekte zuwenden – und zwar vor allem im Hinblick auf jene Lösungen, die für die in diesem Buch behandelten Fragestellungen von unmittelbarem Interesse sind, nämlich Lösungen in Wasser und in Wasser-Alkohol-Gemischen – wollen wir untersuchen, unter welchen Einflüssen die *SMM*-Zentren stehen.

Jede Flüssigkeit steht über ihre Oberfläche in unentwegter Wechselwirkung mit einer anderen Phase, die fest, flüssig oder gasförmig sein kann. Die Oberfläche der untersuchten Flüssigkeit grenzt einerseits an diejenige einer anders organisierten Phase und verbindet andererseits beide Phasen miteinander. Wenn man von einer Oberfläche einer gegebenen Flüssigkeit spricht, so hat man bereits einen Standpunkt eingenommen, indem man eine der beiden Phasen als wesentlich erachtet und den anderen Teil wegläßt. Damit hat man bereits idealisiert. Man spricht daher besser von einer „Phasengrenzfläche“ und sucht diese nicht nur im Hinblick auf eine der beiden Phasen allein zu beurteilen.

An jeder Phasengrenzfläche befinden sich die Moleküle in höheren Energiezuständen, und sie sind fester gebunden als in den anderen Bereichen jeder der durch sie verbundenen Phasen. Wegen der Unterschiedlichkeit der beiden Phasen muß an jeder Phasengrenzfläche ein besonderes Spannungsverhältnis bestehen. Dieser Spannungszustand kann gemessen werden. Die Oberflächenspannung ist eine meßbare physikalische Größe, die das jeweilige Spannungsverhältnis zwischen der betrachteten flüssigen Phase und der Umgebung zum Ausdruck bringt. Da die sich ständig ändernden Bedingungen der Umgebung ein flexibles Verhalten der Oberfläche erfordern, ist der Wert der Oberflächenspannung einer realen Flüssigkeit niemals streng konstant. Die Meßwerte der Oberflächenspannung können daher nicht streng reproduzierbar sein[6].

Der großen Bedeutung der Grenzfläche für die Systemerhaltung und für die Systemregulierung entspricht es, daß die in ihr wirkenden Kräfte entscheidenden Einfluß auf das Verhalten der Teile in allen anderen Bereichen der jeweiligen Flüssigkeit haben. Der Einfluß der Phasengrenzfläche auf die *SMM*-Ebene zeigt sich z.B. in der Reaktivitätssteigerung gelöster Teile durch Strahleneinfluß oder durch Verringerung der Tröpfchengröße.

Daraus schließen wir, daß auch die Phasengrenzfläche einer Flüssigkeit als die der Beobachtbarkeit zugänglich hierarchisch höchste Ebene aufzufassen ist.

In Analogie zu der für Festkörper vorgelegten Illustration der hierarchischen Organisation (Abschnitt 9.4, Abb. 9.7) möge Abb. 12.1 der ersten Orientierung über die Systemorganisation in Flüssigkeiten das Bild eines Schnittes durch einen Pyramidenstumpf dienen. In diesem ist die bisher noch nicht besprochene Aufgliederung der *SMM*-Ebene in diejenige der Bereiche um die „Strukturmacher" und diejenige um die „Strukturbrecher" vorweggenommen worden, die wir erst in Abschnitt 12.5 näher erläutern werden.

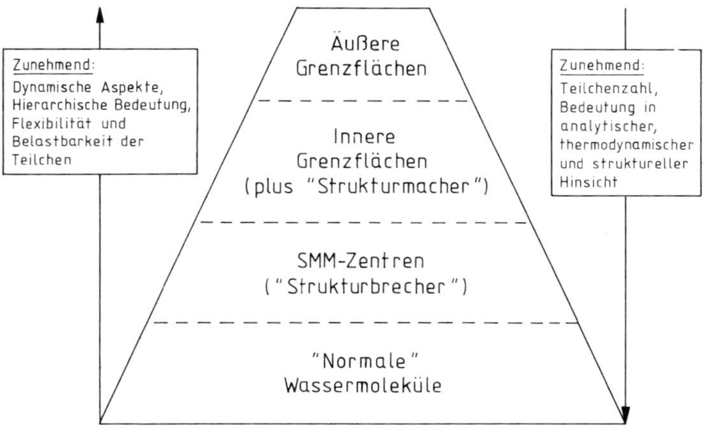

Abb. 12.1 *Illustration der Systemorganisation von flüssigem Wasser und seinen Lösungen*

Je größer die Anzahl der Teile in den hierarchisch höheren Ebenen und je kleiner die Zahl in der hierarchisch untersten Ebene ist, desto stärker machen sich die Veränderungen der auf der höchsten Ebene wirksamen Kräfte in Veränderungen makroskopischer Eigenschaften bemerkbar. Die Folgen der drastischen Vergrößerung der Flüssigkeitsoberfläche sind mehrfach belegt.

Wir denken an die Bildung der von DERYAGIN ursprünglich für Polywasser gehaltenen konzentrierten Lösung von Kieselsäure in Wasser, die in Quarzkapillaren mit einem Durchmesser von weniger als 4 μm entsteht, also in Systemen, in denen die Phasengrenzfläche als hierarchisch höchste Ebene besonders ausgebreitet ist. Was die ursprünglich verfehlte Interpretation des Ergebnisses als Polywasser anbelangt, so ist es gerechtfertigt, von der „Legende" des Polywassers zu sprechen. Nicht Legende ist es hingegen, sondern Tatsache, daß Wasser in sehr dünnen Kapillaren unerwartet reaktionsfähig ist.

Wenn bei 20° C und unter einem Druck, welcher knapp unterhalb des zugehörigen Sättigungsdampfdruckes von Wasser liegt, Wasserdampf mit der Oberfläche einer frisch gezogenen engen Kapillare aus Quarz oder Pyrexglas mit einem Durchmesser von weniger als 4 μm in Kontakt kommt, so bildet sich in der Kapillare ein Meniskus einer Flüssigkeit, die schließlich das gesamte Lumen der Kapillare ausfüllt. PRIGOGINE und FRIPIAT[7] führen die Bildung der vor allem an Kieselsäure reichhaltigen Lösung darauf zurück, daß an der Phasengrenzfläche eine solche „Orientierung" der Wassermoleküle erfolgt, daß sie stärker sauer sind und somit Bestandteile des Quarzes und Glases (und verschiedene andere Stoffe) lösen. Dabei entstehen Lösungen höherer Konzentration, als sie auf Grund thermodynamischer Befunde zu erwarten wären. Diese Befunde sind deutliche Hinweise für entscheidende Veränderungen makroskopischer Eigenschaften des Gesamtsystems, die durch Vergrößerung der Phasengrenzfläche, der hierarchisch höchsten Ebene ausgelöst werden.

Die erhöhte Acidität des Wassers an Grenzflächen ist auf Grund der Regeln des Donor-Acceptor-Konzeptes (6. Kapitel) zu erwarten. Solange die Zahl der reaktiven Oberflächenmoleküle sehr klein ist (im Vergleich zur Zahl aller anderen Wassermoleküle des Systems), können die an der hierarchisch höchsten Ebene ausgelösten elektronischen Effekte unter den Molekülen in die untergeordneten Ebenen „abgeleitet" werden. In den genannten Kapillaren kommen auf 7400 Wasserschichten je eine unmittelbar an der Phasengrenzfläche liegende Wasserschichte. Wenn in so dünnen Schichten flüssiges Wasser andere Eigenschaften hat, so müssen sich die an der Phasengrenzfläche erfolgenden Veränderungen über bis zu 7400 Wasserschichten hin erstrecken.

Die starke Ausprägung der dynamischen Ordnungsaspekte in der hierarchisch höchsten Ebene (an der Phasengrenzfläche) zeigt sich in den höheren Wärmekapazitäten. An dünnen Wasserfilmen auf Festkörperoberflächen werden bis zu 20% höhere Werte der spezifischen Wärme gemessen[8]. Darüber hinaus wurde gefunden, daß Wasserfilme in engen Kapillaren bei −35° C noch flüssig sind. (Man spricht daher von „unterkühltem" Wasser[9]). Auch in Form kleinster Tröpfchen, z.B. in Emulsion von Heptan, ist Wasser bei −41° C noch immer flüssig, und seine spezifische Wärme ist bei dieser Temperatur sogar höher als diejenige größerer Tropfen bei 0° C: ein Zeichen unerwartet hoher Dynamisierung der Flüssigkeit bei drastisch erhöhter Oberfläche (im Vergleich zum Volumen).

12.3 Phasenumwandlungen im flüssigen Zustand

Wie schon ausführlich besprochen wurde, herrschen im festen Zustand in der untersten hierarchischen Ebene die statischen Ordnungsaspekte vor. Sie bieten den strukturellen Rahmen, innerhalb dessen sich die dynamischen Aspekte der Ordnung entfalten können. Im flüssigen Zustand herrschen jedoch schon in der untersten hierarchischen Ebene die dynamischen Aspekte vor; die statischen Ordnungsaspekte sind schwach ausgeprägt und der direkten Meßbarkeit kaum zugänglich. Keinesfalls sollte jedoch daraus geschlossen werden, daß die statischen Ordnungsaspekte zur Erhaltung des flüssigen Zustandes ohne Bedeutung wären.

Im festen Zustand kommt es im Zuge einer Phasenumwandlung zur dramatischen Erhöhung der dynamischen Ordnungsaspekte, die sich in den Maximalwerten der spezifischen Wärme und der Entropieänderungen zeigen (10. Kapitel). Ohne diese wäre der Umbau des Strukturrahmens nicht möglich. Der Untersuchung der Phasenübergänge liegen die Beobachtungen und die Messungen, vor allem der Veränderungen der strukturellen Aspekte zugrunde. Derartige Beobachtungen und Messungen können im flüssigen Zustand nicht erfolgen. Beim Studium von Phasenumwandlungen im flüssigen Zustand ist man darauf angewiesen, auf Grund von Beobachtungen und Messungen der Veränderungen makroskopisch meßbarer Eigenschaften indirekt zuerst auf die Veränderungen der dynamischen Aspekte, und dann über diese auf Veränderungen der statischen Ordnungsaspekte zu schließen.

Beim Studium der Thermodynamik von Legierungsschmelzen wurden Anomalien aufgefunden, die auf das Vorhandensein sogenannter „Clusters“, also auf erhebliche Differenziertheiten innerhalb der homogen erscheinenden Schmelzen schließen ließen[10]. Ferner wurde gefunden, daß im flüssigen Zustand die gleitend erfolgenden Phasenübergänge damit verbunden sind, daß Minimalwerte der spezifischen Wärme[10,11] und Minima der Entropieänderungen durchlaufen werden[10].

Dieses auf Grund der Erfahrungen bei Phasenumwandlungen im festen Zustand unerwartete Verhalten wird nur im Hinblick auf die in Flüssigkeiten andersgeartete Systemorganisation verständlich. Wenn die in Abschnitt 10.2 gemachte Aussage allgemein gilt, daß im Zuge einer jeden Phasenumwandlung der Bereich optimaler Systemorganisation durch-

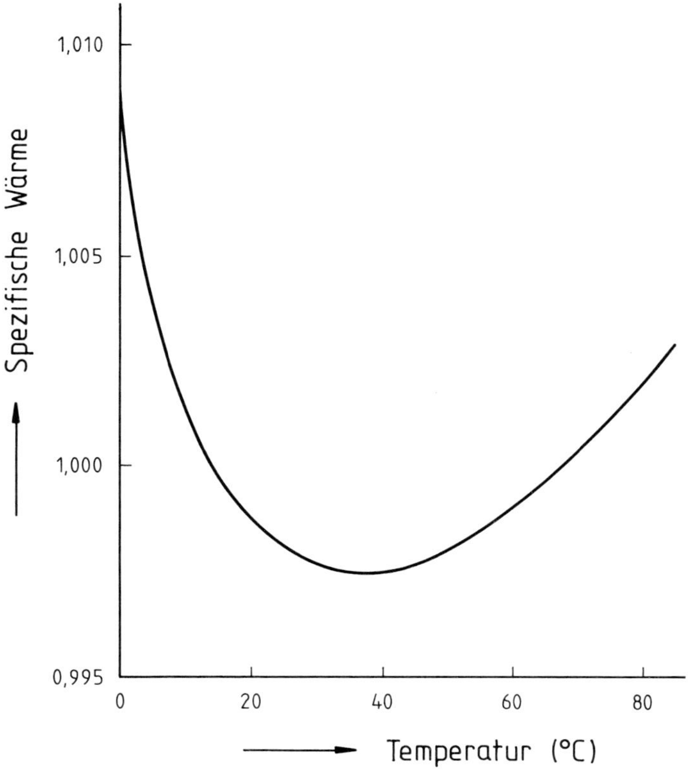

Abb. 12.2 *Die spezifische Wärme des Wassers zeigt bei 37,5° C ein Minimum*[12].

schritten wird, in dem das Verhältnis von statischen und dynamischen Ordnungsaspekten weitgehend „ausgewogen" ist, dann kann im flüssigen Zustand ein solcher ausgewogener Zustand nur dann erreicht werden, wenn die überwiegend dynamischen Ordnungsaspekte entsprechend zurückgenommen werden.

Da im festen Zustand die statischen Ordnungsaspekte überwiegen, und diese im Zuge einer Phasenumwandlung grundlegend verändert werden, so muß dabei eine entsprechende Erhöhung der dynamischen Ordnungsaspekte erfolgen.

Hingegen überwiegen im flüssigen Zustand die dynamischen Ordnungsaspekte. Um eine Phasenumwandlung zu ermöglichen, müssen entsprechende statische Randbedingungen geschaffen werden, die der Abstützung der geordneten Umwandlungsdynamik dienen, und eine vorübergehende Zurücknahme der dynamischen Ordnungsaspekte erfordern. Ausdruck dieser Zurücknahme sind die im Verlauf von Phasenumwandlungen in der flüssigen Phase festgestellten Minima der spezifischen Wärme und der Entropieänderungen.

Man kann sagen, daß im Festkörper der Umbau des statischen Rahmens mit Hilfe erhöhter Systemdynamik und in der Flüssigkeit die Änderung der Systemdynamik unter Inanspruchnahme erhöhter statischer Aspekte erfolgt. Es sei besonders darauf hingewiesen, daß in flüssigem Wasser bei 37,5° C die spezifische Wärme einen Minimalwert durchläuft, was Hinweis für einen Phasenübergang ist (Abb. 12.2)[12]. In der Temperaturnische des Lebens der Warmblüter sind die statischen Ordnungsaspekte des flüssigen Wassers besonders stark ausgeprägt, was eine entsprechende Vielfalt an Strukturmöglichkeiten schafft.

12.4 Der Lösungsvorgang

Durch den Lösungsvorgang erfolgt die Aufnahme und Integration des in Lösung gehenden Stoffes in einen übergeordneten Zusammenhang. Der gelöste Stoff fügt sich weitgehend den Randbedingungen des Lösungsmittels, das selbst von der Dynamik der gelösten Stoffe „erfaßt“ wird.

Im Zuge der grundlegenden Veränderungen der Systemorganisationen kommt es entweder zur Abgabe oder zur Aufnahme von Energie. Man spricht von einem exothermen Lösungsvorgang, wenn Energie (z.B. in Form von Wärme) frei wird. Bedarf die Auflösung eines Stoffes in einem Lösungsmittel der Zufuhr von Energie, so bezeichnet man den Lösungsvorgang als endotherm[13].

Ein Stoff scheint umso besser löslich zu sein, desto stärker er auf die Lösungsmittelstruktur differenzierend wirkt, und umso schwerer löslich, desto weniger die Lösungsstruktur durch ihn beeinflußt wird (desto größer die erforderliche Lösungsmittelmenge ist, um den Stoff in Lösung zu halten).

Wenn es auf die gegenseitigen Abstimmbarkeiten zwischen Lösungsmittel und Gelöstem ankommt, so werden diese dann erfolgen können, wenn zwischen Gelöstem und Lösungsmittel in ihrer Grundcharakteristik entsprechende Ähnlichkeiten vorliegen.

Dieser Sachverhalt kommt in einer seit langem bekannten Regel für die Löslichkeiten zum Ausdruck. Nach dieser Regel werden polare Stoffe vor allem in polaren, unpolare Stoffe in unpolaren und Metalle in metallischen Lösungsmitteln gelöst. Zu den polaren Lösungsmitteln zählen vor allem das Wasser und die Alkohole, denn sie zeigen im elektrischen Feld ein elektrisches Dipolmoment. In diesen Lösungsmitteln sind vor allem Salze, z.B. Natriumchlorid, sowie Säuren und Basen gut löslich. Da in ihren Lösungen sowohl positiv als auch negativ geladene Ionen (positive und negative Pole) vorliegen, bezeichnet man die genannten Stoffe als polar. Ihre Wechselwirkungen mit den „dipolaren“ Lösungsmitteln werden im Bilde der elektrostatischen Theorie der Ion-Dipol-Wechselwirkungen beschrieben. Unpolare Stoffe (wie Kohlenwasserstoffe oder Fette) sind im Wasser kaum löslich, aber in „unpolaren“ Lösungsmitteln wie Benzol oder Tetrachlorkohlenstoff gut löslich. In metallischen Lösungsmitteln (z.B. flüssiges Quecksilber) sind weder polare noch unpolare Stoffe löslich, wohl aber metallische. Lösungen in Quecksilber werden als Amalgame bezeichnet. Legierungen sind meist feste Lösungen von Metallen.

12.5 Systemorganisation in flüssigem Wasser

Wasser ist die einzige Flüssigkeit, die in der Natur einem ständigen Kreislauf unterliegt. Ohne Wasser wäre kein Leben möglich. Wasser ist die am stärksten strukturierte und am vielseitigsten reagierende Flüssigkeit. Das Wassermolekül H_2O ist nach allen Seiten offen. Es kann über sein Sauerstoffatom als starker Elektronendonor fungieren und über seine Wasserstoffatome als starker Elektronenakzeptor. Die jeweilige Funktionsausübung und ihr Ausmaß scheint sich nach den jeweiligen Erfordernissen und Bedingungen zu richten. Donor-Acceptor-Wechselwirkungen zwischen den Wassermolekülen bedingen die Aufrechterhaltung des für flüssiges Wasser charakteristischen und außerordentlich flexiblen Netzwerkes, in dem jedes Sauerstoffatom über je ein Wasserstoffatom mit jeweils vier anderen Sauerstoffatomen elastisch verbunden ist. Die Leichtigkeit der Öffnung und der Schließung der genannten Bindungen – man nennt sie Wasserstoffbrückenbindungen – in alle Richtungen des Raumes und ihre Beeinflußbarkeit durch die jeweilige molekulare Umgebung (innerhalb und außerhalb der Flüssigkeit) ermöglicht eine unvorstellbar große Vielfalt struktureller Differenziertheiten.

Wasser zeigt eine Reihe sogenannter Anomalien. Wir denken daran, daß es im festen Zustand (als Eis) eine geringere Dichte hat als im flüssigen Zustand, daß das Erstarren der Flüssigkeit mit Ausdehnung verbunden ist und das Dichtemaximum bei $+4^\circ$ C liegt. Man mag geneigt sein, das Dichtemaximum dadurch zu erklären, daß bei dieser Temperatur eine Phasenumwandlung zwischen einer mehr kristallinen (dem Eis ähnlicheren) und einer mehr Dynamik zeigenden Phase erfolgt[12, 13].

Es wurde schon darauf hingewiesen, daß eine weitere Anomalie die spezifische Wärme betrifft, welche bei 37,5° C ein flaches Minimum zeigt (Abb. 12.2). Im Hinblick auf die Darlegungen in Abschnitt 12.3 denkt man einen gleitenden Übergang zwischen zwei verschiedenen Phasen, nach TRINCHER[12] zwischen einer „quasi-kristallinen" und einer mehr flüssigen (F-Komponente). Das Minimum der spezifischen Wärme bei 37,5° C bedeutet, daß bei Körpertemperatur die statischen Ordnungsaspekte des Wassers besonders gut ausgeprägt sind und die hierachische Ordnung des Wassers optimal entwickelt ist.

Es ist schon gesagt worden, daß in einem Bereich einer optimalen Systemorganisation *(OSO)* die statischen und die dynamischen Ordnungsaspekte (10. Kapitel) einander in besonderer Weise ergänzen und für hohe „Ausgewogenheit" Sorge tragen. Vielleicht könnte man im Hinblick auf die östlichen Philosophien die hochentwickelten gegensätzlichen und einander ergänzenden Eigenschaften des Wassers in ihren aufeinander abgestimmten Ausgewogenheiten an die Manifestation eines optimalen *„Yin-Yang"*-Verhältnisses denken, was zugleich maximale Differenziertheit bedeutet.

Die besondere Offenheit des Wassers zeigt sich auch in der großen Vielfalt seiner Umstrukturierungsmöglichkeiten durch gelöste Stoffe[14]. Die Umstrukturierung des Wassers durch gelöste Teilchen ist umso weitgehender, desto mehr sich das flüssige Wasser den Forderungen der gelösten Teilchen anpaßt[15]. Die strukturellen Veränderungen können so auffallend sein, daß man förmlich von einem „Brechen" der Wasserstruktur spricht. Obwohl es sich um mehr oder weniger weitgehende Modifizierungen handelt und der grundlegende Strukturrahmen (nicht völlig) gebrochen wird, hat sich für die die Struktur derart modifizierenden Teilchen die Bezeichnung „Strukturbrecher" eingebürgert[16]. Zu diesen zählt man vor allem Salze, Säuren und Basen, aber auch die meisten in Wasser löslichen organischen Verbindungen, wie Harnstoff oder Zucker. Da diese Stoffe die Wassermoleküle an sich ziehen, spricht man auch von „hydrophilen" Stoffen zum Unterschied von den wasserabweisenden oder hydrophoben Stoffen.

Die beim Lösen erfolgenden Veränderungen der Bindungslängen stehen im Einklang mit den in Abschnitt 6.3 beschriebenen Regeln des Donor-Acceptor-Konzeptes[17]. Vor allem in der unmittelbaren Umgebung der gelösten Moleküle sind die strukturellen Veränderungen mitunter beträchtlich, wie z.B. den Ergebnissen der Röntgenstrukturanalysen kristallisierter Säurehydrate zu entnehmen ist[18,19].

Die unterschiedlichen strukurellen Prägungen in der Umgebung eines Kations sind in Abb. 12.3 illustriert. Die Abbildung zeigt, daß sich die durch den Strukturbrecher hervorgerufene Differenzierung der Wasserstruktur über weite Bereiche erstreckt. Sie muß grundsätzlich die ganze Lösung erfassen[20]. Die zwischenmolekularen 0...0-Bindungsabstände sind umso kürzer, je näher sie dem Kation sind. Entsprechend den Regeln des Donor-Acceptor-Konzeptes[17] (Abschnitt 6.3) werden mit zunehmender Annäherung an das Kation die intramolekularen O – H-Bindungen länger und die Wasserstoffbrücken symmetrischer. Auch die Bindungswinkel sind von der Entfernung der Wassermoleküle vom modifizierenden Kation abhängig. Demnach bestehen in der Umgebung eines Strukturbrechers deutliche Strukturgradienten und Dichtegradienten.

In einem Gemisch von Wasser und Alkohol kommt noch eine zusätzliche Differenzierung hinzu, nämlich diejenige der lokalen analytischen Zusammensetzung[15]. Da Wassermolekü-

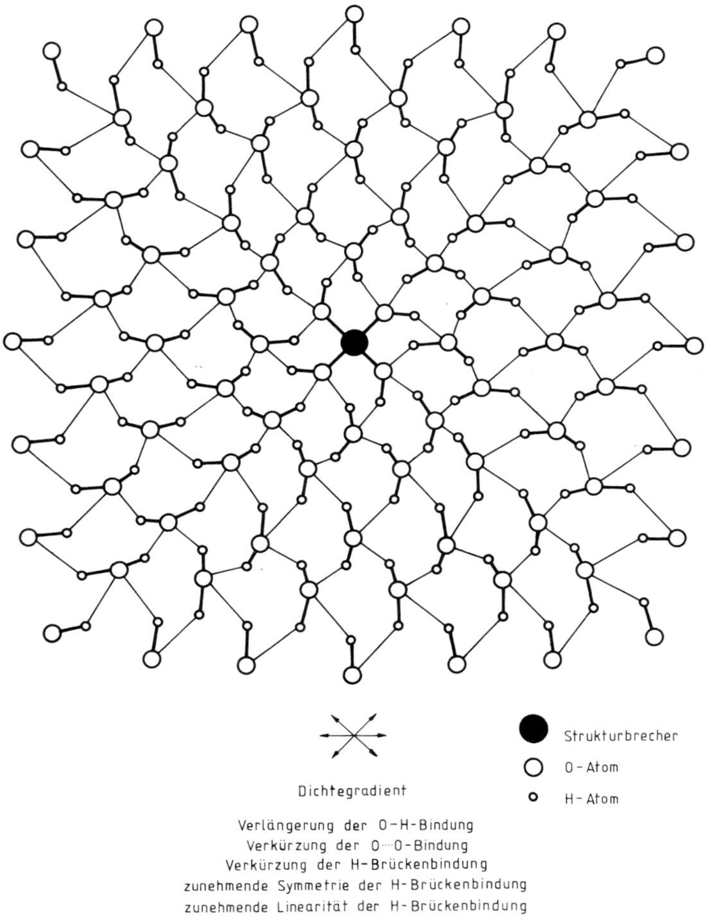

Abb. 12.3 *Idealisierte Illustration der statischen Ordnungsaspekte der Wasserstruktur in der Umgebung eines sogenannten Strukturbrechers.*

le mit den meisten Kationen in stärkere Wechselwirkungen treten als Alkoholmoleküle, sind in unmittelbarer Umgebung des Kations die Wassermoleküle angereichert. Das bedeutet zugleich, daß es innerhalb der Lösung Bereiche geben muß, in denen Alkoholmoleküle angereichert sind[17].

Die mitunter beachtlichen Veränderungen der Lösungsstruktur, also ihre Modifizierung durch die gelösten Moleküle, bewirken gleichzeitig Veränderungen (Modifizierungen) der gelösten Moleküle durch die Lösungsstruktur. Diese Veränderungen sind auf Grund zahlloser Messungen reichlich dokumentiert. Wir halten also fest, daß die gelösten Moleküle modifizierend wirken *und* selbst modifiziert werden und haben sie ebenfalls als *SMM-Zentren* bezeichnet (siehe die Abschnitte 9.3 und 12.2).

Der Abb. 12.3 haben wir entnommen, daß die aktiv prägenden Wirkungen von Strukturbrechern lokal zu mehr oder weniger stark verdichteten Lösungsstrukturen führen. An solchen Lösungen entsprechen die spektroskopischen Ergebnisse etwa denjenigen von reinem Wasser bei tieferer Temperatur. Das bedeutet, daß die bei tiefer Temperatur stärker entwickelten statischen Strukturaspekte der Wasserstruktur durch Strukturbrecher schon bei höherer Temperatur hervorgerufen werden. Der Erhöhung der statischen Ordnungsaspekte der Wasserstruktur entspricht auch die bekannte Dampfdruckerniedrigung nach dem Einbringen von Strukturbrechern. Andererseits verursachen die Strukturbrecher durch ihre hohe Beweglichkeit innerhalb der Flüssigkeit ständige Umorientierungen der Wasserstrukturen und ständige Relaxationen in ihren jeweiligen unmittelbaren Umgebungen. Daher werden nicht nur die statischen, sondern auch die dynamischen Aspekte des Gesamtsystems der Lösung erhöht.

Nicht alle gelösten Moleküle verhalten sich in der soeben beschriebenen Weise. Es gibt Moleküle, welche nicht zur Verdichtung der Wasserstruktur führen, sondern zu ihrer Auflockerung, da von ihnen die Wassermoleküle nicht angezogen, sondern eher abgestoßen werden; man sagt auch, sie werden nicht hydratisiert. Man nennt sie daher auch wasserabweisend (hydrophob). Unter diesen Stoffen findet man nur wenige Ionenverbindungen, nämlich nur diejenigen, deren Ionen mit wasserabweisenden organischen Gruppen ausgestattet sind, z.B. Tetraalkylammoniumionen oder Tetraphenylborationen. Von den neutralen Verbindungen sind vor allem Gase zu nennen, wie Methan, Kohlendioxid, Sauerstoff und Stickstoff[21]. Obwohl vor allem die zuletzt genannten Gase niemals vollkommen aus der Flüssigkeit entfernt werden können und daher in Lösungen von Wasser immer vorliegen, hat man den Wirkungen gelöster Gase bei der Beurteilung des Gesamtverhaltens des Wassers und seiner Lösungen bisher keine entsprechende Beachtung geschenkt.

Die soeben genannten Stoffe werden auch als *„Strukturmacher"* bezeichnet, weil auf Grund spektroskopischer Befunde die Wasserstrukturen ihrer Lösungen denjenigen ähnlich sind, wie man sie in reinem Wasser bei höherer Temperatur findet. Man hat dieses Ergebnis dahingehend interpretiert, daß sie zum richtigen „Herauskommen" einer weitgehend ungestörten Wasserstruktur beitragen, also die Struktur „machen", und bezeichnet sie als „Strukturmacher". Obwohl uns diese Bezeichnung nicht glücklich scheint, wollen wir uns dieser nicht widersetzen und nochmals darauf hinweisen, daß es sich um Wasser zurückweisende Stoffe handelt.

Vor allem auf Grund der Ergebnisse röntgenographischer Untersuchungen an kristallisierten „Gashydraten" sind wir über die strukturellen Aspekte in der Umgebung gelöster Gase gut unterrichtet. In Gashydraten finden sich Hohlräume, welche zum Teil Gasmoleküle enthalten und zum Teil auch leer sind[22]. An den inneren Oberflächen der Hohlräume sind die O – O-Abstände zwischen den Wasser-

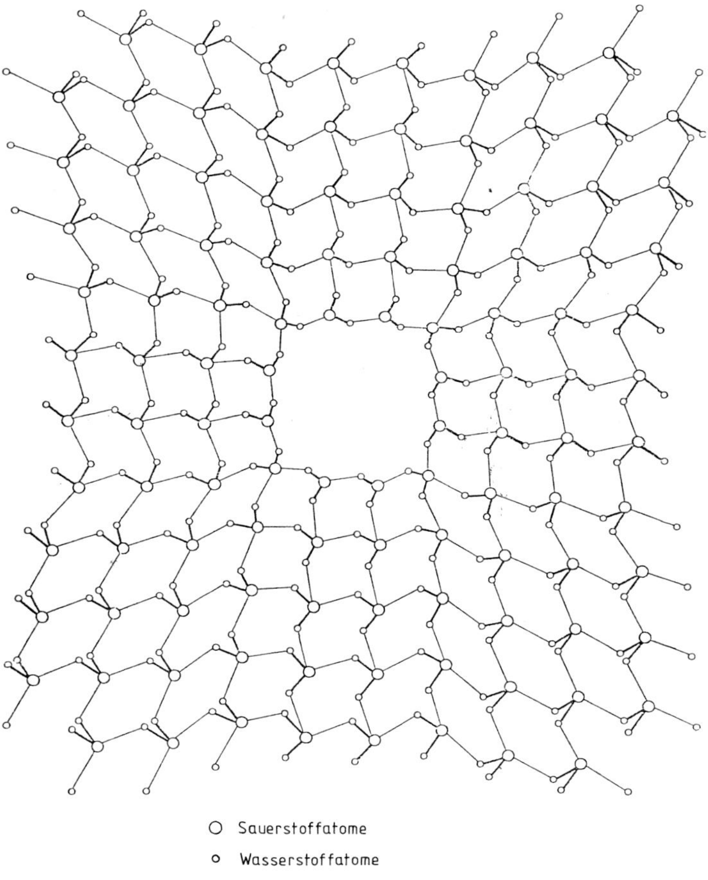

Abb. 12.4 *Idealisierte Illustration der statischen Strukturaspekte der Wasserstruktur in der Umgebung einer Strukturlücke, deren Größe der in kristallisierten Säurehydraten experimentell aufgefundenen entspricht.*

molekülen kürzer als in den angrenzenden Bereichen[23], und es müssen innere Oberflächenspannungen vorliegen. Die von der inneren Oberfläche eines gasfreien Hohlraumes ausgehende Differenziertheit des Strukturmusters ist in idealisierter Form in Abb. 12.4 illustriert[24], wobei die gewählte Hohlraumdimension derjenigen entspricht, wie sie auf Grund der Röntgenstrukturanalyse in kristallisierten Gashydraten[25] aufgefunden wurde. Die stabilisierende Wirkung der Gasmoleküle zeigt sich in der Zunahme der Schmelzpunkte bei zunehmender Gasbeladung[25]. Ihr dynamisierender Einfluß auf die Lösungsstruktur ergibt sich daraus, daß mit zunehmendem Gasgehalt die Schwingungsspektren der Lösung jene Veränderungen aufweisen, wie sie in gasarmem Wasser erst durch höhere Temperatur hervorgerufen werden.

Die Hohlräume sind erheblich größer, als es zur Unterbringung der in ihnen enthaltenden Gasmoleküle erforderlich wäre. Daher haben die Gasmoleküle innerhalb der Löcher erhebliche Bewegungsspielräume[26]. Die von ihnen innerhalb der Hohlräume ausgeführten Bewegungen zeigen sich in den hohen Wärmekapazitäten (der gelösten Gase), die als anomal bezeichnet wurden: sie entsprechen etwa denjenigen in der Gasphase, wenn auch bei tieferer Temperatur. Das zeigt, daß die dynamischen Aspekte der gelösten Gase wohl kleiner sind als in der Gasphase (bei gegebener Temperatur), aber zu einem nicht unerheblichen Teil aus der Gasphase in die Lösung „eingebracht" wurden und in ihr aufrechterhalten werden.

Die Bewegungen der Gasmoleküle innerhalb der Hohlräume der Flüssigkeit wurden entweder als Rotationen[26] oder als eingeschränkte Drehschwingungen, sogenannte Librationen aufgefaßt, also als eine Art von Pendelschwingungen, die auf bestimmte Frequenzen „abstimmbar" sind. Ihre Amplituden sind durch die flexiblen, aber doch festen inneren Hohlräume der Flüssigkeit begrenzt, auf die sie in rhythmischer Weise ansprechen. Dadurch wird ihr Schwingungsverhalten demjenigen der Lösung mitgeteilt und umgekehrt. Dem geordneten

Schwingungsverhalten der Gasmoleküle bieten die inneren Oberflächen statische Randbedingungen, eine Art flexible Abstützung, die selbst sowohl durch die Flüssigkeitsstruktur als auch durch das Verhalten der Gasmoleküle geprägt ist. Indem die Gasmoleküle mit ihren Schwingungen unentwegt an die mehr statischen Randbedingungen „anstoßen“, müssen die inneren Oberflächenbereiche in ihrem Schwingungsverhalten mit demjenigen der Gase „synchronisiert“ werden.

Dabei denken wir weniger an die Abstimmung auf eine strenge Metrik bestimmter Frequenz, sondern an dejenige auf den Rhythmus eines bestimmten Frequenzmusters, an eine Art Melodie, die für das jeweilige System und seinen Informationsgehalt charakteristisch ist. Das bedeutet, daß die gelösten Gase als entscheidende Teile des Schwingungssystems der Lösung die Informationen der Lösung enthalten und in ihrer höheren Dynamik für ihre Aufrechterhaltung sorgen. Sie haben die Fähigkeit, in besonderem Maße Strukturenergie der Lösungsstruktur in Form von Bewegungsenergie aufzunehmen. Damit kommt ihnen eine entscheidende Rolle in der dynamischen Aufrechterhaltung der Lösungsstruktur zu, und zwar als eine Art Synchronisationsknoten innerhalb des gesamten Schwingungsmusters.

Dieser Aufgabe können sie umso eher gerecht werden, je besser die inneren Oberflächen die wechselseitigen Beziehungen zwischen Lösungsstruktur und gelösten Gasmolekülen vermitteln. Die jeweilige Ausformung der Gasmoleküle wird davon beeinflußt werden, in welcher Weise die Gasmoleküle dem energetischen „Druck“, der über die innere Oberfläche auf sie einwirkt, nachgeben und den neuen, erhöhten Energiezustand dynamisch aufrechterhalten können.

Indem die Gasmoleküle Strukturinformationen der Lösung in entsprechender Dynamik (ihren Drehschwingungen) bewahren, kommt ihnen hohe hierarchische Bedeutung in der jeweiligen Lösung zu.

Damit stehen wir vor einer, unseres Wissens bisher nicht untersuchten Frage, nämlich derjenigen, in welcher Weise die durch die Strukturbrecher geprägten Lösungsstrukturen die inneren und die äußeren Oberflächen erreichen und von diesen durch die Gasmoleküle „abgenommen“ werden können.

Wir denken uns an einem windstillen Tag auf eine Insel im Meer versetzt. Der Sandstrand der Küste kann als innere Oberfläche des Meeres angesehen werden. Trotz der Windstille kann am Strand mitunter hoher Wellengang beobachtet werden. Wenn wir unsere Blicke weiter auf das Meer hinauswandern lassen, dann erkennen wir kaum eine Bewegung der Wasseroberfläche. Die Ursache des Wellengangs am Strand liegt daran, daß in weit entfernten Bereichen Turbulenzen bestehen, die mit zunehmender Entfernung vom Turbulenzzentrum verflachen, aber stärker in Erscheinung treten, sobald sie die Randbedingungen der Insel erreichen.

Aus der physikalischen Chemie wässriger Lösungen weiß man, daß bei den Wechselwirkungen von Strukturbrechern untereinander – z.B. den sogenannten Ion-Ion-Wechselwirkungen – den zwischen diesen liegenden Bereichen der Lösung die Vermittlerrolle zukommt. Dieser Vermittlerrolle wird die Lösungsstruktur auch bei den Wechselwirkungen zwischen Strukturbrechern und Strukturmachern nachkommen müssen, so daß die durch Strukturbrecher erfolgten Prägungen („Turbulenzen“) der Lösungsstruktur die inneren Oberflächen der Hohlräume erreichen.

Da es keine einseitigen Wechselwirkungen gibt, müssen die Eigenschaften der in den Hohlräumen gelösten Gase von denen der Strukturbrecher abhängig sein und umgekehrt. Die Löslichkeit von Gasen ist vom Vorhandensein von Salzen oder anderen Strukturbrechern abhängig und die Lösungswärmen der Strukturbrecher vom Gasgehalt der Lösungen[27].

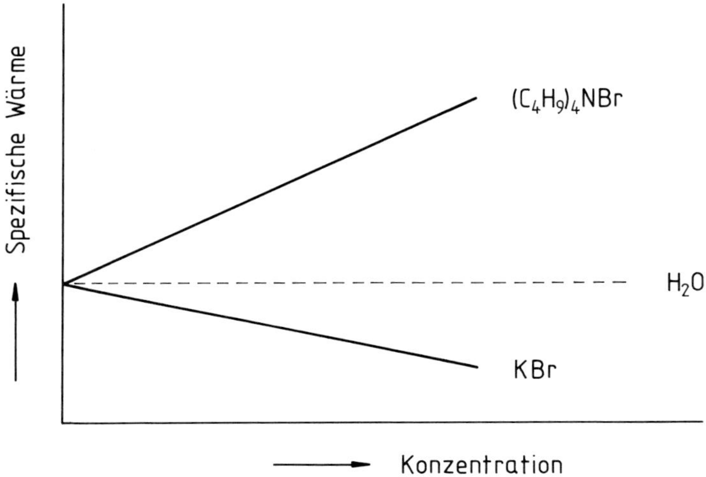

Abb. 12.5 *Mit zunehmender Konzentration nimmt die spezifische Wärme des Strukturmachers* $(C_4H_9)_4NBr$ *zu, während diejenige des Strukturbrechers KBr abnimmt*[12].

Die unterschiedlichen Veränderungen, die Strukturbrecher und Strukturmacher einander auferlegen, erfassen grundsätzlich alle Bereiche der Lösung. Bei Zusatz von Strukturmachern nimmt die spezifische Wärme zu[12] und damit auch die Dynamisierung der Lösungsstruktur. Die durch Zusatz von Strukturbrechern erfolgende Verringerung der spezifischen Wärme (Abb. 12.5) zeigt eine Verminderung der dynamischen Strukturaspekte an. Zu denselben Aussagen gelangt man auch auf Grund der beobachtbaren Veränderungen der Dichte, des Dampfdruckes, der Oberflächenspannung und der Vibrationsspektren.

Die in einer Lösung von Strukturbrechern einerseits und von Strukturmachern andererseits hervorgerufenen charakteristischen Veränderungen mögen Tab. 12.1 entnommen werden.

Tabelle 12.1

Eigenschaft	Strukturbrecher	Strukturmacher
Oberflächenspannung	Erhöhung	Erniedrigung
Dampfdruck	Erniedrigung	Erhöhung
Dichte	Erhöhung	Erniedrigung
Spezifische Wärme	Erniedrigung	Erhöhung
Wasserstruktur	Verdichtung	Auflockerung
Teilchenbewegung	eindimensional	Rotation
Vibrationsspektren entsprechen dem von Wasser bei	tieferer Temperatur	höherer Temperatur
Charakteristische Wirkung: auf die „Wasserstruktur“	prägend	bewahrend
auf ihre statischen Aspekte	erhöhend	erniedrigend
auf ihre dynamischen Aspekte	erniedrigend	erhöhend
Wirkung auf die dynamischen Aspekte des Gesamtsystems	erhöhend (im Sinn der Wirkung)	erhöhend (im Sinn der Bewahrung)

Andererseits ist beiden, den Strukturbrechern und den Strukturmachern, gemeinsam, daß sie die Differenziertheit des Gesamtsystems der Lösung, damit auch seine dynamischen Aspekte erhöhen und die Systemorganisation verbessern. Der scheinbare Widerspruch zu der z.B. aus Abb. 12.5 gewonnenen Aussage liegt darin, daß bei Strukturbrechern die Effekte der erhöhten eindimensionalen Beweglichkeit gelöster Teilchen in der Lösung nicht zum Ausdruck kommen. Berücksichtigt man auch diese, so gelangt man zur Aussage, daß in jeder Lösung die dynamischen Aspekte des Gesamtsystems höher sind als im Lösungsmittel. Die unterschiedlichen Wirkungen, welche von Strukturbrechern und von Strukturmachern auf die Lösungsstruktur ausgeübt werden, zeigen jedoch, daß ihre Bedeutung für das Gesamtsystem nicht gleichartig sein kann (Tab. 12.1).

Im Hinblick auf die Strukturprägung kommt den Strukturbrechern eine hierarchisch höhere Bedeutung zu als den Strukturmachern.Im Hinblick auf die Bewahrung der Strukturinformation kommt jedoch den Strukturmachern die hierarchisch höhere Bedeutung zu, was in der in Abb. 12.1 gezeigten Illustration der Systemorganisation wässriger Lösungen zum Ausdruck gebracht wurde. Wir werden im folgenden Kapitel sehen, daß durch geeignete Maßnahmen die Strukturmacher die Strukturinformationen, wie sie von den Strukturbrechern auf die Lösung ausgebreitet werden, dynamisch derart aufrechterhalten werden, daß schließlich die Strukturbrecher überhaupt nicht mehr erforderlich sind (siehe 13. Kapitel).

Im Hinblick auf das in Abb. 12.2 dargestellte Minimum der spezifischen Wärme des Wassers bei 37,5° C halten wir fest, daß diesem ein Maximum an Strukturmöglichkeiten entspricht. Das bedeutet ein Maximum der möglichen Schwingungsmuster und ein Maximum an Aufnahmefähigkeit und Bewahrungsvermögen (siehe Abschnitt 13.4).

Im 4. Kapitel wurde darauf hingewiesen, daß ein System auf materieller Ebene nicht einseitig betrachtet werden darf. Im besonderen wurde gesagt, daß nicht nur die Teilchenaspekte, sondern auch die Kontinuumsaspekte materieller Systeme untersucht werden müssen, und zwar beide gemeinsam und in ihren Relationen zueinander. In der Folge haben wir betont, daß in jedem materiellen System nicht nur die statischen, sondern auch die dynamischen Aspekte (und nicht nur aus statistischer Sicht) in Betracht gezogen werden müssen. Wir haben schon mehrfach hervorgehoben, daß Modelle immer nur spezielle Aspekte illustrieren, aber niemals die

Realität erreichen können. (Der Idealkristall hätte keinerlei dynamische und das Idealgas keinerlei statische Ordnungsaspekte).

Im vorliegenden Zusammenhang ergänzen wir diese Feststellungen abermals durch den Hinweis auf die Zusammengehörigkeit von Strukturbrechern und Strukturmachern, welche in ihren gemeinsamen Wechselwirkungen für die Existenz einer Flüssigkeit notwendig sein dürften, in ihren Gegensätzlichkeiten einander bedingend und ergänzen *(„Yin – Yang")*.

Einen sehr deutlichen Hinweis darauf, daß flüssiges Wasser zu seiner Existenz sowohl der Strukturbrecher als auch der Strukturmacher bedarf, bietet das Vorliegen der sogenannten Eigenionisation. Durch sorgfältige Destillation erhält man salzfreies Wasser. Dieses enthält als gelöste Stoffe nur Strukturmacher, vor allem Stickstoff, Sauerstoff und Kohlendioxid, aber keine gelösten Fremdstoffe als Strukturbrecher.

Dieser Einseitigkeit steht die unvermeidliche Präsenz stark strukturbrechender Ionen (der Wasserstoff- und der Hydroxidionen) entgegen, die in flüssigem Wasser immer vorliegen müssen, da sie auf Grund von lokal besonders starken Wechselwirkungen zwischen Wassermolekülen in der Flüssigkeit entstehen. Die als „Eigenionisation" bezeichnete Bildung der Wasserstoffionen und der Hydroxidionen bedarf der Mitwirkung zahlloser Wassermoleküle.

In einem dimeren Wassermolekül $(H_2O)_2$ ist die Ladungsdichteverteilung unsymmetrisch (6. Kapitel). Bei den Wechselwirkungen mit weiteren Wassermolekülen kommt es zu alternierenden Bindungsverlängerungen und Bindungsverkürzungen. Im kooperativen Zusammenwirken einer entsprechend großen Zahl von Wassermolekülen werden lokal O...H-Bindungen verkürzt und benachbarte H – O-Bindungen verlängert, wobei letztere soweit verlängert (polarisiert) werden, daß sie heterolytisch in hydratisierte Wasserstoffionen und in hydratisierte Hydroxidionen gespalten werden[15].

Die meist als H_3O^+ und OH^- formulierten Ionen werden aus der Wasserstruktur quasi „herausgedrückt“, bleiben aber jeweils in der Gesamtstruktur „eingebettet“. Sie üben strukturbrechende Wirkungen aus, die zu Differenzierungen führen und für die Existenz der Flüssigkeit(sstruktur) erforderlich zu sein scheinen[15,25].

Wir fassen zusammen: Die durch Strukturbrecher mitgestalteten Lösungsstrukturen erfassen die gesamte Lösung und erreichen besondere strukturelle Ausformungen an den inneren Oberflächen.

Ihre dynamisch bewahrenden Funktionen kommen unter Mitwirkung der in den Hohlräumen beweglichen Strukturmacher zustande. Diese fügen sich den jeweiligen Strukturbedingungen auf Grund ihrer hohen Anpassungsfähigkeit und wirken als eine Art „dynamisch erhaltene Ruhepunkte“ oder „Synchronisationsknoten“ innerhalb des schwingenden Netzwerkes regulierend zur Erhaltung des Gesamtsystems.

12.6 Anmerkungen und Literaturhinweise

1 Schleifende Unterschiede in den dynamischen Aspekten zwischen den Aggegatzuständen zeigen sich z.B. in den durch die mit Hilfe der Breitlinien-Kernresonanzspektrographie feststellbaren hohen Beweglichkeit in Festkörpern sowie an den Ähnlichkeiten der Charakteristik und Aussagekraft der Ergebnisse der Röntgenstrukturanalyse an Gläsern und an Flüssigkeiten, z.B. an wässrigen Lösungen.

2 Auch der theoretisch interessante Versuch, den flüssigen Zustand durch Korrelationsfunktionen zu charakterisieren, ist zumindestens vorläufig auf Grund des Arguments eingestellt worden, eine solche Charakterisierung gelte dann an einem kritischen Punkt auch für den gasförmigen Zustand und sei deshalb den flüssigen Zustand nicht charakterisierend (U. MÜLLER-HEROLD, Chimia *39*, 3 (1985)).

3 Da im flüssigen Zustand Ionen und Moleküle nicht konkret erkennbar sind, reduziert die elektrostatische Theorie die Ionen auf Punktladungen und die Moleküle (z.B. die Lösungsmittelmoleküle) auf elektrische Dipole. Bei den Wechselwirkungen wird die dazu erforderliche Ladungsübertragung nicht berücksichtigt und die Solvathülle, d.h. die Anordnung von Lösungsmittelmolekülen um ein geladenes Teilchen (ein Ion) als Ergebnis einer rein elektrostatischen Ion-Dipol-Wechselwirkung aufgefaßt. Die Überschätzung dieser Modellvorstellung zeigt sich auch heute noch, wenn von der „Polarität" der Lösungsmittelmoleküle und von „polaren" und „unpolaren" Lösungsmitteln die Rede ist. Da die sogenannten Solvathüllen keinerlei Abgrenzungen erkennen lassen, die einzelnen Bereiche kontinuierlich ineinander übergehen, hat man künstlich Grenzen eingeführt, und jenseits der so eingeführten Grenze das Lösungsmittel als von den gelösten Teilchen völlig unbeeinflußt und unverändert angesehen. Das steht jedoch im Widerspruch zu den beobachteten Veränderungen des Gesamtsystems durch die gelösten Stoffe. Allen Theorien der Ionensolvatation liegen angenommene Modellvorstellungen zugrunde, wobei für die Ionensolvatation solche thermodynamische Koeffizienten eingeführt wurden, die den vorausgesetzten Modellen entsprechen. (H.L. FRIEDMAN und C.V. KRISHNAN, in „Water, a Comprehensive Treatise", Editor F. FRANKS, Vol. 3, p. 1, Plenum Press, New York, 1978). Um Eigenschaften für das fiktive Gesamtsystem zu berechnen, werden die Methoden der statistischen Thermodynamik unter Einführung der jeweils notwendig erscheinenden Approximationen angewendet. Die thermodynamische Behandlung der Ionensolvatation erfordert extrathermodynamische Annahmen und Gleichungen für die Konzentrationsabhängigkeit der thermodynamischen Funktionen und willkürlich eingeführte Standardzustände.

4 Y.M. KIM, Laser Focus, January 1982, p. 28, zitiert in Physik in unserer Zeit, Verlag Chemie, *13* (1982), p. 93.

5 D. KUHLMANN-WILSTORF, Physical Reviews *140 A,* 1599 (1965).

6 H. SOBOL, J. GARFIAS und J. KELLER, The Journal of Physical Chemistry *80*, 1941 (1976).

7 I. PRIGOGINE und J.J. FRIPIAT, Chemistry and Physics Letters *1971,* 107; Bulletin societé de Chimie (France) *1971*, 4291.

8 Siehe z.B.: W. DROST-HANSON und C.V. BRAUN jr. in „Colloid and Interface Science“, Vol. III, p. 533, Ed. M. Kerker, Academic Press, New York, 1976.

9 Siehe z.B. C.A. ANGELL, J. SHUPPERT and J.C. TUCKER, The Journal of Physical Chemistry *77*, 3092 (1973).

10 K.L. KOMAREK, Berichte der Bunsengesellschaft für Physikalische Chemie *80*, 765 (1976) – *81*, 936 (1977).

11 A. JANTSCH, K.L. KOMAREK und J. MIKLER, Zeitschrift für Metallkunde *71*, 629 (1980). R. GEFFKEN, K.L. KOMAREK und E. MILLER, Transactions of the Metallurgical Society of the American Institute of Material Engineering *239*, 1151 (1967).

12 K. TRINCHER, „Die Gesetze der biologischen Thermodynamik“, Wien, 1981, p. 78ff. sowie Water Research *15*, 433 (1981).

13 Diese sind nicht direkt beobachtbar, wohl aber die dabei erfolgenden Veränderungen der gelösten Stoffe. Wir verweisen auf die Ergebnisse zahlreicher Untersuchungen über die Strukturbeeinflussung gelöster Stoffe durch nicht-wässrige Lösungsmittel. Zur Interpretation der Ergebnisse wird z.B. ein Auflösungsprozeß in Wasser gedanklich in einzelne Teilprozesse zerlegt. Man trennt den Energieaufwand, der zur Auflösung der Struktur des zu Lösenden benötigt wird von demjenigen, der zur Lockerung der Strukturelemente des Lösungsmittels erforderlich ist. Dem Energieaufwand stellt man den Energiegewinn gegenüber, der den Wechselwirkungen zwischen Gelöstem und Lösungsmittel entspricht, und der auch als Hydratationsenthalpie bezeichnet wird. In Wasser ist ein Lösungsvorgang dann exotherm, wenn durch Hydratation der Energiegewinn größer ist als der zur Auflösung bzw. Lockerung bestehender Strukturen erforderliche Energiebedarf, und er ist dann endotherm, wenn der Energiebedarf größer ist als der Energiegewinn. Die genannten Teilprozesse können aber nicht unabhängig voneinander erfolgen. So werden beim Einbringen von kristallisiertem Natriumchlorid in flüssiges Wasser die Wechselwirkungen an den Phasengrenzflächen einsetzen. Hand in Hand erfolgen die Veränderungen der Flüssigkeitsstrukturen vor allem an den Grenzflächen (exotherm) und die Lockerungen der Gitterbausteine der Kristalle (endotherm), vor allem im unmittelbaren Bereich der Phasengrenzflächen. Die Lockerungen gehen so weit, daß Wassermoleküle zwi-

schen Gitterbausteine eindringen (exotherm), schließlich Gitterbausteine aus dem Kristallverband herausgelöst werden (endotherm) und dabei hydratisiert werden (exotherm), was zu weiteren strukturellen Änderungen in der Lösung führt: die gesamte Lösung wird differenzierter.

14 Siehe z. B. V. GUTMANN und G. RESCH, Journal of Pure and Applied Chemistry *53*, 1447 (1981) – V. GUTMANN, G. RESCH und W. LINERT, Coordination Chemistry Reviews *43*, 133 (1982).

15 V. GUTMANN, E. PLATTNER und G. RESCH, Chimia *31*, 431 (1977).

16 F. FRANKS, in „Hydrogen Bonded Systems", p. 31, Eds. A.K. COVINGTON und P. JONES, Verlag Taylor and Francis, London, 1968.

17 V. GUTMANN, „The Donor-Acceptor Approach to Molecular Interactions", Plenum Press, New York, 1978.

18 Wie an anderer Stelle näher ausgeführt wurde[17] sind die durch Hinzutritt eines Wassermoleküls ausgelösten strukturellen Veränderungen beim Vergleich der Strukturen von $HClO_4 \cdot H_2O$ und $HClO_4 \cdot 2H_2O$ besonders ausgeprägt.

19 J.O. LUNDGREN und I. OLOVSSON, chapter 10, in „Hydrogen Bond – Recent Developments in Theory and Experiments", Eds. P. SCHUSTER et al., North Holland Publishing Company, Amsterdam, 1976.

20 Experimentelle Befunde, die von den sich über weite Bereiche erstreckenden, strukturbrechenden Effekten zeugen, findet man in Ref. 17 auf Seite 96.

21 Eine detaillierte Zusammenfassung der thermodynamischen Eigenschaften findet man bei: E. WILHELM, R. BATTINO und R. J. WILCOCK, Chemical Reviews *77*, 219 (1977).

22 M. v. STACKELBERG und H. R. MÜLLER, Zeitschrift für Elektrochemie *58*, 25 (1954). Beim Schmelzen eines kristallisierten Gashydrates erfolgt meist Gasentwicklung. Die Löslichkeit der Gase ist in der Flüssigkeit geringer als im Festkörper und zeigt negative Temperaturkoeffizienten.

23 D.W. DAVIDSON, Canadian Journal of Chemistry *49*, 1224 (1971) – R.K. MCMULLAN and C.A. JEFFREY, Journal of Chemical Physics *42*, 2725 (1964).

24 G. RESCH und V. GUTMANN, in „Advances in Solution Chemistry", p. 1, Eds. I. BERTINI, N. LUNAZZI und A. DEI, Plenum Publishing Corporation, New York, 1981.

25 M. v. STACKELBERG und W. MEINHOLD, Zeitschrift für Elektrochemica *58*, 25 (1954).

26 J. W. TESTER, R. L. BIRINS und C. C. HERRICK, American Institute of Chemical Engineers Journal *18*, 1220 (1972) – J. H. VAN DER WALLS und J. C. PLATTEEUW, in: Advances in Chemical Physics *2*, 1, Ed. I. PRIGOGINE, Interscience Publishers, New York, 1959.

27 Die Lösungswärme von Natriumperchlorat in Aceton wird durch Entgasen der Lösung erniedrigt (G. A. KRESTOV, V. N. AVANAS'EV und G. A. AL'PER, Russian Journal of Physical Chemistry (engl. Übersetzung) *51* (2), 307 (1977), diejenige von Natriumchlorid erhöht (G. A. AL'PER, V. N. AVANAS'EV und G. A. KRESTOV, dieselbe Zeitschr. *53* (2), 276 (1979). Man weiß auch, daß durch Entgasen von Lösungen Dichte und Viskosität verändert werden, und daß diese Effekte auf die Leitfähigkeit durchschlagen (J. BARTHEL, private Mitteilung).

13. Kapitel

Veränderungen der Systemorganisation bei der Potenzierung von Wasser-Alkohol-Gemischen

Traurig ist es,
wenn man das Vorhandene
als fertig und abgeschlossen
ansehen muß

J.W. Goethe

Kurzfassung

Hochpotenzen sind Arzneimittel, also Träger einer bestimmten Arzneimittelinformation, die – wie jede andere Information – nicht an bestimmte materielle Träger und damit nicht an diejenigen des ursprünglichen Wirkstoffes gebunden ist.

Neuere Ergebnisse physikalischer Untersuchungen haben gezeigt, daß auch nach vielen Potenzierungsschritten die Eigenschaften des reinen Verdünnungsmittels nicht erreicht werden. Die der Differenziertheiten der Lösungsstrukturen als Qualitäten sind als solche nicht meßbar, und nur auf Grund von Ähnlichkeiten erkennbar.

Bei jedem Verdünnungsschritt fügt sich das weniger differenzierte System, das reine Wasser-Alkohol-Gemisch (allgemein das Verdünnungsmittel) stärker den statischen Randbedingungen des durch die gelösten Stoffe (Urstoffmoleküle) höher gegliederten Systems der Lösung als umgekehrt. Die Ausbreitung der statischen Ordnungsaspekte der Lösung über das verdünnte System wird durch Schütteln entscheidend begünstigt. Die beim Schütteln auf das System einstürmende Energie wird bevorzugt von den *SMM*-Zentren aufgenommen und der strukturelle Druck der gelösten Moleküle auf die als Synchronisationsknoten fungierenden Gasmoleküle verstärkt. Dadurch wird zusätzlich Strukturinformation von den gelösten Molekülen auf die Gasmoleküle übertragen und auf die gesamte Lösung ausgebreitet.

Im Verlauf der Potenzierungsschritte gewinnt der dynamische Einfluß der teilweise mit Gasmolekülen besetzten Hohlräume wachsende Bedeutung. Dadurch wird das jeweils neu entstehende System nicht nur in seiner Abwehrbereitschaft gestärkt, sondern auch zunehmend befähigt, seine Ordnung anderen Systemen mitzuteilen.

Durch Potenzierung wird die mehr statische Arzneimittelinformation der Urtinktur schrittweise auf das Gesamtsystem dynamisch ausgebreitet und dabei präziser herausgearbeitet.

13.1 Grundlegende Schwierigkeiten

Im 11. Kapitel haben wir versucht, die bei der Potenzierung von Milchzucker vor sich gehenden strukturellen und dynamischen Veränderungen verstehen zu lernen. Wir haben gesehen, daß es im Zuge alternierender Verdünnungs- und Verreibungsschritte zu einer Dynamisierung und Präzisierung des Informationsgehaltes kommt, wobei die strukturelle Charakteristik des Milchzuckers jene Veränderungen erfährt, wie sie durch die dynamische Übernahme der Arzneimittelinformation erzwungen wird.

Wenn wir uns in diesem Kapitel der Frage der Potenzierung flüssiger Systeme zuwenden wollen, nämlich der von Wasser-Alkohol-Gemischen, so stehen wir vor einer zusätzlichen Schwierigkeit. Wir sehen keinen klaren strukturellen Rahmen vor uns, vor dem sich die dynamischen Ordnungsaspekte und ihre im Verlauf der Potenzierung allenfalls erfolgenden Veränderungen abheben könnten.

Eine weitere Schwierigkeit, die sich dem Verständnis entgegenzustellen scheint, besteht darin, daß die bei Verschüttelungen von Flüssigkeiten eintretenden Veränderungen nicht als bleibende akzeptiert werden. Auch kann die als Folge des Verreibens eintretende bleibende Vergrößerung der freien Oberfläche nicht als Folge des Verschüttelns einer Flüssigkeit festgestellt werden.

Obwohl die im vorhergehenden Kapitel dargelegten Grundsätze der Systemorganisation in Lösungen von flüssigem Wasser bisher noch nicht beachtete Gesichtspunkte gebracht haben (12. Kapitel), so scheinen noch lange nicht alle Schwierigkeiten zum Verständnis der Wirkung von Verschüttelungen behoben zu sein, zumal die Thermodynamik solche Effekte in Flüssigkeiten nicht erwarten läßt.

Daher ist es verständlich, wenn umso eindringlicher die Forderung nach überzeugenden experimentellen Ergebnissen gestellt wird. Daß diese bis heute nicht beigebracht wurden, könnte unter anderem daran liegen, daß die Unterschiede zwischen Hochpotenz und reinem Lösungsmittel in den der Messung zugänglichen physikalischen Eigenschaften zu gering sind, um als eindeutig bezeichnet zu werden. Die statistischen, quantitativen Daten verhüllen ja die qualitativen Unterschiede der Differenziertheiten der genannten Systeme (Abschnitt 3.3). Wir können daher kaum erwarten, daß wir aus den Meßdaten mehr als Hinweise darauf erhalten, daß eine Hochpotenz etwas anderes ist, als das reine Lösungsmittelgemisch.

Die von Herrn Dr. MOSER[1] am Institut für Medizinische Physik an der Universität Wien gewonnenen vorläufigen Ergebnisse zeigen, daß die an Hochpotenzen festgestellten Meßwerte tatsächlich nicht völlig denen an reinen Wasser-Alkohol-Gemischen gleichen.

Bevor wir uns diesen Ergebnissen zuwenden, wollen wir einige Hinweise auf Wasser-Alkohol-Gemische geben, wie sie zur Potenzierung verwendet werden.

13.2 Wasser-Alkohol-Gemische

Es muß als glücklicher Griff HAHNEMANNS bezeichnet werden, daß er zur Zubereitung flüssiger Arzneimittel Weingeist, also Wasser-Alkohol-Gemische wählte. In solchen Gemischen sind einerseits die vielseitig „offenen“ Eigenschaften des flüssigen Wassers weitgehend vorhanden, andererseits aber die statischen Strukturaspekte besser entwickelt als in reinem Wasser.

Wir entnehmen den Literaturdaten[2], daß Wasser-Alkohol-Gemische die größte Viskosität bei einem Alkoholgehalt um etwa 44% haben und daß die mit Hilfe der kernmagnetischen Resonanz-Methode festgestellten Relaxationszeiten von Wasser-Alkohol-Gemischen ein Minimum bei etwa 42% Alkohol durchlaufen[3].

Der niedrige Erstarrungspunkt eines 43% Alkohol enthaltenden Gemisches von −61°C zeigt, daß die durchgehend dreidimensionale Vernetzung der Moleküle, wie sie in flüssigem Wasser vorliegt, zugunsten kleinerer, in sich mehr oder weniger geschlossen erscheinender Einheiten zurückgetreten ist. Läßt man ein solches Gemisch erstarren, so finden sich auf Grund der Röntgenstrukturanalyse keinerlei Hinweise auf das Vorhandensein der für Eis charakteristischen hexagonalen Strukturelemente[4].

Unterhalb −170°C liegt das Gemisch in einem glasartigen Zustand vor. Dieser Zustand ist umso differenzierter, je rascher die Flüssigkeit auf die tiefe Temperatur abgekühlt wurde. Die damit verbundene hohe Flexibilität und die diesem Zustand zugrundeliegende hoch entwickelte Systemorganisation zeigt sich auch bei Temperaturerhöhung.

Auf Grund verschiedener physikalisch-chemischer Untersuchungen[4-6] wurde vor allem auf das Vorhandensein eines Hydrates der Zusammensetzung $C_2H_5OH \cdot 17\ H_2O$ geschlossen, das strukturell dadurch charakterisiert ist, daß Alkoholmoleküle von den untereinander über Wasserstoffbrückenbindungen vernetzten Wassermolekülen „käfigartig" eingeschlossen sind[4]. Ähnliche Strukturelemente dürften selbst bei +30°C in der Flüssigkeit noch vorliegen[5]. Darüber hinaus gibt es Hinweise für an Wasser ärmere Alkoholhydrate. Die Anreicherung von Wassermolekülen in der Umgebung von Alkoholmolekülen, vor allem auch von Ionen, wie Wasserstoffionen, bedeutet, daß es innerhalb der Flüssigkeit auch Bereiche geben muß, in denen Alkoholmoleküle angereichert sind.

13.3 Neuere experimentelle Ergebnisse

Die strukturell und analytisch unübersichtlich erscheinenden Verhältnisse in Wasser-Alkohol-Gemischen zeigen sich in einem anomalen Schmelzverhalten, das mit Hilfe der Differential-Scanning-Kalorimetrie festgestellt wurde. Es zeigte sich, daß das Schmelzverhalten nicht nur vom Mischungsverhältnis abhängig ist, sondern auch davon, auf welche Temperatur die Flüssigkeit vorher abgekühlt und wie rasch die Abkühlung durchgeführt wurde. Je rascher das Flüssigkeitsgemisch auf −170° C abgekühlt wurde, desto größer ist der Anteil der dynamischen Aspekte, die von der flüssigen in die feste Phase hinübergenommen werden. Dies ergibt sich aus den beim Schmelzen gemachten Beobachtungen. Beim Erwärmen von −170° C beobachtet man bei −61° C zunächst einen endothermen Prozeß, wie er für einen Schmelzprozeß charakteristisch ist. Diesem folgt ein nicht erwarteter exothermer Prozeß, der ein abermaliges (teilweises) Erstarren andeutet. Auf diesen folgt abermals ein endothermer Prozeß[6], wie er für das Schmelzen charakteristisch ist. Dieses Verhalten wurde dahingehend interpretiert, daß zunächst die beim raschen Abschrecken entstandenen „glasartigen" Bereiche erweichen, sodann rekristallisieren und schließlich die Kristalle schmelzen.

Ähnlich verhalten sich die sogenannten plastischen Kristalle[7], bei denen die dynamischen Aspekte besonders gut ausgeprägt sind.

Vorläufige Untersuchungen an Hochpotenzen haben gezeigt, daß das für Wasser-Alkohol-Gemische beschriebene Verhalten an Hochpotenzen auch dann auftritt, wenn diese nicht vorher auf −170° C abgeschreckt wurden. Dieser Unterschied mag ein Hinweis darauf sein, daß an Hochpotenzen die dynamischen Aspekte stärker ausgeprägt sind als an Wasser-Alkohol-Gemischen.

Von Interesse ist die Beobachtung MOSERS, daß die genannten Effekte selbst nach dem Eintropfen einer potenzierten Lösung in ein Wasser-Alkohol-Gemisch (ohne nachfolgende Verschüttelung) erhalten bleiben. Sie werden erst durch Erwärmen gelöscht, was in Übereinstimmung mit der Erfahrung steht, daß Hochpotenzen durch Erwärmen oder Bestrahlen ihre Arzneimittelwirkung einbüßen.

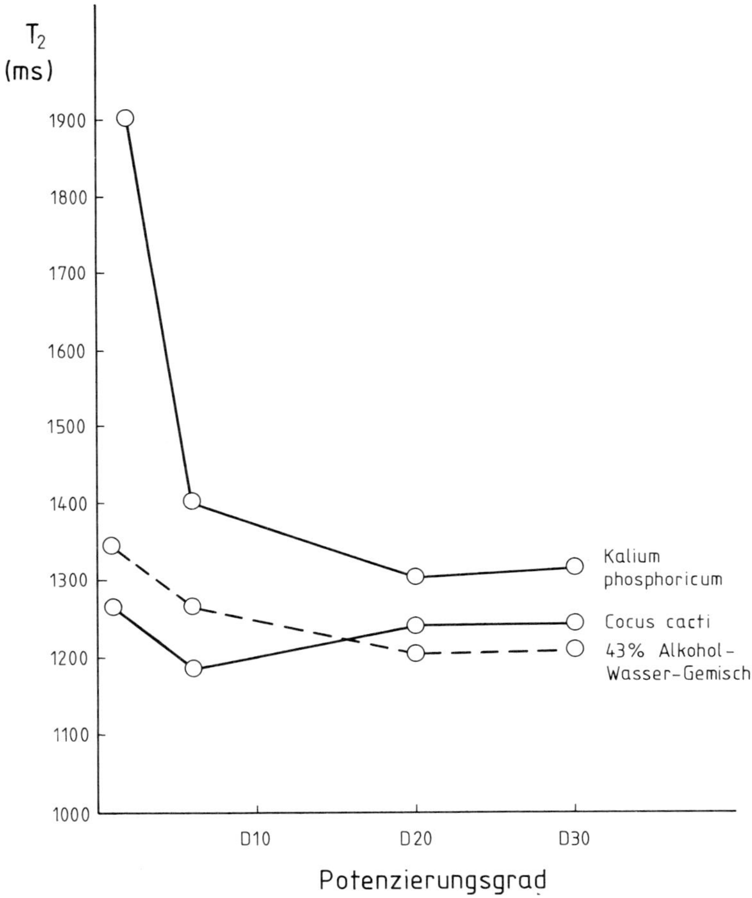

Abb. 13.1 *Die T_2 – Relaxationszeiten der Wasserstoffkerne erreichen im Verlauf der Potenzierung von Urstofflösungen nicht dieselben Werte, welche durch Potenzierung des reinen Lösungsmittelgemisches erhalten werden (mit freundlicher Genehmigung von Herrn Dr. MOSER[1].*

Auf Grund der kernresonanzspektrographisch gemessenen Relaxationszeiten T_2 der Wasserstoffkerne stellte MOSER fest[1], daß durch die ersten Potenzierungsschritte eines reinen 55% Wasser – 45% Alkohol-Gemisches T_2 deutlich vermindert wird, daß die Abnahme von T_2 im Lauf der folgenden Potenzierungsschritte immer kleiner wird und etwa ab D 20 bis D 30 praktisch unverändert bleibt.

Die Untersuchung der Potenzierung von Kalium phosphoricum mit demselben Verdünnungsmittel erbrachte ein ähnliches, aber doch deutlich unterscheidbares Resultat. Von Anfang an waren die Relaxationszeiten T_2 etwas geringer, zeigten aber einen ähnlichen Gang. Nach Überschreiten des „magischen" Potenzierungsschrittes, nach dem keine Wirkstoffmoleküle mehr in der Lösung zu erwarten sind, sondern reine Wasser-Alkohol-Gemische vorliegen sollten, blieben die Relaxationszeiten geringer als in reinen Wasser-Alkohol-Gemischen, auch dann, wenn diese potenziert worden waren. Bei Kalium phosphoricum D 30 fanden sich keine Anzeichen für eine Annäherung der Werte an diejenigen des reinen Lösungsmittelgemisches. Aus den geringeren Relaxationszeiten der Hochpotenz schließen wir auf höhere innere Dynamik.

13.4 Arzneimittel und Verdünnungsmittel

Es wurde schon darauf hingewiesen, daß Wasser eine besonders hoch strukturierte Flüssigkeit ist. Mit Hilfe von besonders flexiblen Wasserstoffbrücken wird ein dreidimensionales Netzwerk elastisch aufrechterhalten, in dem die Sauerstoffatome jeweils mit vier benachbarten Sauerstoffatomen über Wasserstoffatome verbunden sind. Länge, Winkel und Stärke der Wasserstoffbrückenbindungen variieren in den einzelnen Bereichen, da vor allem die Wasserstoffatome nicht fixiert sind. Sie werden als zwischen den ebenfalls beweglichen Sauerstoffatomen hin- und herschwingend beschrieben. Die zwischen den Wassermolekülen unentwegt erfolgenden Austauschvorgänge haben Relaxationszeiten, die zwischen 10^{-13} und 10^{-11} Sekunden liegen.

Je nach den jeweiligen äußeren und inneren Bedingungen zeigt dieses schwingende Netzwerk einerseits hohe Prägsamkeit und andererseits hohes Bewahrungsvermögen. Sogenannte Strukturbrecher sind prägend, sogenannte Strukturmacher (vor allem die gelösten Gase) die Struktur dynamisch erhaltend (12. Kapitel).

Äthylalkohol zählt ebenfalls zu den „strukturierten" Flüssigkeiten und ist mit Wasser in allen Mengenverhältnissen mischbar. In einer Mischung von 96 % Äthylalkohol und 4 % Wasser durchdringen die beiden Flüssigkeiten einander derart, daß sie nicht mehr durch Destillation voneinander getrennt werden können. Man spricht daher auch von einem „konstant siedenden" oder „azeotropen" Gemisch.

Im Vergleich zu flüssigem Wasser ist flüssiger Äthylalkohol weniger „strukturiert". Wasser bildet, wie schon gesagt, ein dreidimensionales, durchstrukturiertes Netzwerk, in dem jedes Wassermolekül zwei zur Vernetzung befähigte Wasserstoffatome enthält und zugleich ein zur „Annahme" von je zwei Wasserstoffatomen befähigtes Sauerstoffatom. Das Äthylalkohol-Molekül enthält aber nur ein zur Vernetzung befähigtes Wasserstoffatom. Die C_2H_5-Gruppe kann nicht der Vernetzung dienen, denn sie hat wasserabweisende (man sagt auch hydrophobe) Eigenschaften. Das bedeutet, daß die Vernetzung geringer ist, daß die statischen Aspekte stärker ausgeprägt sind und daß es so etwas wie „Bruchstellen" gibt, die dem System geringere „Geschmeidigkeit" verleihen.

13.5 Verdünnungseffekte

Bei der Potenzierung mit Hilfe von Festkörpern als Verdünnungsmittel (Milchzucker) sind die Schritte der Verdünnung und des Verreibens insofern nicht voneinander zu trennen, als ohne Verreiben kein homogenes Produkt entsteht. Hingegen können bei der Untersuchung der Potenzierung von Flüssigkeiten Verdünnung und Verschüttelung eher getrennt betrachtet und studiert werden.

An Hand eines umfangreichen experimentellen Materials ergibt sich, daß beim Vergleich von Lösungen unterschiedlicher Konzentration die Unterschiede in den feststellbaren Systemeigenschaften umso kleiner sind, je höher die Verdünnung schon vorangetrieben wurde. Beim Vergleich von Lösungen der Konzentrationen 1 und 0,1 mol/liter sind die Unterschiede der feststellbaren Eigenschaften größer als beim Vergleich von Lösungen der Konzentrationen 0,001 und 0,0001 mol/liter. Bei noch höheren Verdünnungen sind die Unterschiede gegenüber reinem Wasser so gering, daß sie meist unterhalb der Empfindlichkeitsgrenze der Meßinstrumente liegen.

Über die strukturelle Prägung gelöster Teilchen (*SMM*-Zentren) durch das Lösungsmittel liegen zahlreiche experimentelle Befunde vor. Im Hinblick auf die zur strukturellen Kennzeichnung gelöster Teilchen zugänglichen Mittelwerte sind die Unterschiede für einen gegebenen gelösten Stoff bei gleichen Konzentrationen in verschiedenen Lösungsmitteln umso ausgeprägter, je konzentrierter die zum Vergleich herangezogenen Lösungen sind.

Hingegen ist es ungleich schwieriger, auf die strukturellen Anordnungen der Lösungsmittelmoleküle und ihre Veränderungen durch die gelösten Stoffe zu schließen. Während nämlich die gelösten Teilchen gegenüber der Lösung leichter abgrenzbar sind (eine Art „Diaspora“-Verhalten zeigen, in ihren individuellen Wechselwirkungen unmittelbar immer der Andersartigkeit der Lösungsbereiche gegenüberstehen), sind keinerlei Grenzen zwischen den wechselwirkenden Lösungsmittelmolekülen erkennbar, sie erscheinen eher „anonym innerhalb des Kollektivs".

Im Bezug auf die Potenzierungsfrage kommt aber gerade der Frage der Nachweisbarkeit veränderter Lösungsstrukturen besondere Bedeutung zu. Es geht um die Erkennbarkeit qualitativer Unterschiede, um Wesensunterschiede, um dasjenige, was man an ihnen differenzieren kann. Je kleiner die Wesensunterschiede, umso größer sind die Ähnlichkeiten, die Similitudo.

Wenn wir die Qualitäten von Lösungen unterschiedlich hoher Verdünnungen untersuchen wollen, haben wir den Bereich unmeßbar kleiner Unterschiede erreicht. Daraus schließen wir gewöhnlich, daß wir auf die wissenschaftliche Erkenntnis derselben grundsätzlich verzichten müssen. Das beruht aber nur darauf, daß wir nicht gelernt haben, auf Grund von Ähnlichkeiten von der Natur zu lernen. Diesen Schwierigkeiten in der Suche nach Einsicht in das Unmeßbare steht auch der Quantenphysiker DAVID BOHM[8] gegenüber. Er meint, daß die Quelle nicht innerhalb der Ideen liegen darf, sondern im Nichtmeßbaren selbst sein muß. Er drückt damit aus, daß es Veränderungen gibt, die sich nicht in Veränderungen meßbarer Größen wiederfinden lassen. Diese Veränderungen wollen wir verstehen lernen.

Beim Verdünnen erfolgt ein Aufeinanderprallen der hierarchischen Strukturen ähnlicher Systeme. Die zu verdünnende Lösung ist stärker differenziert und sie hat stärker ausgeprägte statische Ordnungsaspekte als das reine Lösungsmittelgemisch. Beim Vermischen der beiden (hierarchisch unterschiedlichen) Systeme ensteht eine neue Systemorganisation. Die zu verdünnende Lösung wird ihre statischen Randbedingungen dem neuen System dann umso weitgehender wesenhaft auferlegen können, je besser die dynamischen Aspekte des Verdünnungsmittels in diese eingebunden werden können. Dann können die dynamischen Strukturelemente der zu verdünnenden Lösung im neuen verdünnten System quasi „ausgebreitet" werden. Das bedeutet, daß von der zu verdünnenden Lösung die statischen Strukturaspekte dem Lösungsmittel weitgehend auferlegt werden, und daß diese von den dynamischen Aspekten der Lösung angenommen und aufrechterhalten werden.

Bei fortschreitender Verdünnung wird die wechselseitige Beeinflussung der gelösten Teile untereinander geringer. Das bedeutet, daß die individuellen Eigenschaften der gelösten Teile stärker hervortreten, daß sie in sich einheitlicher und beweglicher werden. Die größere Einheitlichkeit zeigt sich z.B. im Relaxationszeiten-Spektrum, das mit steigender Verdünnung schärfer wird, und die größere Beweglichkeit gelöster Ionen in zunehmenden Werten der elektrischen Leitfähigkeit. Die Wirkung auf die Orientierungspolarisation wird erst bei höchster Verdünnung am größten[9]. Beim Verdünnen nehmen Dichte und Viskosität der Lösung ab, der Dampfdruck und die molare Leitfähigkeit werden größer – mit einem Wort, es werden die dynamischen Aspekte der Lösung durch Verdünnen verstärkt, wobei sich die Veränderungen in der Systemorganisation grundsätzlich über alle hierarchischen Ebenen erstrecken müssen.

Während im Verlauf einer Verdünnung die Konzentration der Teilchen der Strukturbrecher abnimmt, bleibt die Konzentration der Strukturmacher weitgehend unverändert, denn diese (die gelösten Gase) werden durch das Verdünnungsmittel mitgebracht. Mit zunehmender Verdünnung verschiebt sich das Verhältnis der Zahl von Strukturmachern zu Strukturbrechern zugunsten der ersteren. Wie wir im vorhergehenden Kapitel gezeigt haben, üben Strukturbrecher vor allem prägende und Strukturmacher vor allem bewahrende Funktionen aus. Durch die bei zunehmender Verdünnung erfolgende Veränderung des Verhältnisses von Strukturbrechern zu Strukturmachern kommt es zu einer Verminderung der die Struktur prägenden, nicht aber der die Struktur bewahrenden Elemente.

13.6 Schütteleffekte

Man ist daran gewöhnt, vor jeder Messung, oft auch während einer Messung eine Lösung entweder zu rühren oder zu schütteln. Dabei denkt man meist nicht daran, ob und in welcher Weise durch die Wirkung der mechanischen Bewegung des Systems die Systemeigenschaften beeinflußt werden.

Bei präparativen Arbeiten wird meist gerührt, um eine innige Durchmischung der reagierenden Stoffe zu gewährleisten, bei der kinetischen Untersuchung von Reaktionen zwischen Gasen und Flüssigkeiten wird kräftig geschüttelt. oft werden noch viel stärkere Eingriffe vorgenommen, wie z.B. bei der Temperatursprungmethode oder bei der Stopped-Flow-Methode. Gelegentlich hat man beobachtet, daß das Ergebnis von den Rührbedingungen oder von der Durchströmungsgeschwindigkeit eines Gases durch die Flüssigkeit abhängig ist[10].

Da auf Grund der Thermodynamik für ein im Gleichgewicht befindliches System durch Rühren oder Schütteln keine weitere Veränderung der Gleichgewichtslage zu erwarten ist, hat man allenfalls beobachtete Schütteleffekte auf die nur langsame, durch Schütteln aber beschleunigte Gleichgewichtseinstellung zurückgeführt[11]. Gelegentlich wurde gefunden, daß die Meßwerte überhaupt nicht konstant blieben. Man hat beobachtet, daß in verdünnten Lösungen durch Schütteln z.B. die Leitfähigkeit verändert werden kann[12]. Zur Interpretation mag man geneigt sein, für einen solchen Effekt die Einschleppung und Verunreinigungen durch das Schütteln verantwortlich zu machen. Dem stehen Untersuchungen an ionenselektiven Elektroden gegenüber. Diese haben gezeigt, daß durch Schütteln einer reinen Natriumchloridlösung keinerlei Aktivitätsänderungen hervorgerufen werden, wohl aber bei Vorhandensein eines zweiten Salzes, z.B. Kaliumbromid oder Natriumiodid[13].

Noch unerwarteter ist der folgende Schütteleffekt, der auf Grund der thermisch stimulierten Lumineszenz festgestellt wurde[13]: Festes Natriumchlorid gibt beim Erhitzen die als Thermolumineszenzenergie bezeichnete Lichtenergie ab. Diese wird nach dem Verreiben um ein Mehrfaches erhöht. Löst man nicht verriebenes Natriumchlorid in Wasser auf und setzt einen Teil dieser Lösung mindestens zehn kräftigen Schüttelschlägen in der Hand aus, verdampft nachher das Wasser von beiden Lösungen unter gleichartigen Bedingungen, so zeigen die aus den verschiedenen Lösungen entstandenen Kristalle unterschiedliches Thermolumineszenzverhalten: Kristalle aus der vorher geschüttelten Lösung zeigen etwa doppelt so hohe Thermolumineszenzenergie als solche aus der ungeschüttelten Lösung. Das bedeutet, daß die beim Schütteln vom System aufgenommene Energie bevorzugt an den gelösten Ionen festgehalten wird und beim folgenden Kristallisationsprozeß an diesen haften bleibt! Wenn in der Lösung die gelösten Teilchen durch das Schütteln Energie aufnehmen, so werden die Wassermoleküle in ihrer Umgebung stärker gebunden und die durch die gelösten Teile geprägten Lösungsstrukturen stabilisiert.

Dadurch wird die Lösungsstruktur vor allem in ihrer unmittelbaren Umgebung, der Hydrathülle, verdichtet, so daß die statischen Strukturaspekte der Lösungsstruktur verstärkt werden (siehe Abschnitt 12.4). Die Stärkung der statischen Strukturaspekte eines Wasser-Butylalkohol-Gemisches durch Schütteln ergibt sich auch auf Grund der dabei festgestellten Viskositätserhöhung[14], was darauf hinweist, daß die in den Gemischen vorliegenden Ionen bevorzugt Energie aufnehmen und dadurch die Lösungsstruktur verdichten.

In diesem Zusammenhang sei das durch starke mechanische Beanspruchung veränderte Verhalten von Metallschmelzen knapp oberhalb des Schmelzpunktes erwähnt, welches zu technologischen Anwendungen geführt hat.

Wird eine Legierungsschmelze bei beginnender Kristallisation kräftig gerührt, so entsteht nicht die kristallisierte Legierung, sondern eine breiartige Masse. Ihre Zähigkeit, ihr Fließvermögen hängt in hohem Maße von der Stärke der mechanischen Einwirkung ab: der Brei ist umso dünnflüssiger, desto stärker die Rührintensität ist[15]. Die Einarbeitung der dynamischen Ordnungsaspekte der Schmelze in die statischen Ordnungsaspekte der erstarrenden Masse scheint mit zunehmender Rührintensität gefördert zu werden. Die bei weiterer Abkühlung entstehende feste Phase unterscheidet sich in ihren Eigenschaften von der auf normalem Weg gegossenen, kristallisierten Legierung vor allem durch die weniger gut ausgebildete Kristallinität. Der höheren Systemdifferenziertheit entspricht die höhere Festigkeit, die höhere Verschleißbeständigkeit und der größere Widerstand gegen Verformung. Die Prägung des Festkörpers durch das vermehrte Festhalten der dynamischen Ordnungsaspekte aus der flüssigen Phase zeigt sich auch beim langsamen Erwärmen des unter Rühren erstarrten Gußstückes. Es hat keinen scharfen Schmelzpunkt, sondern ein Erweichungsintervall, wie es für amorphe Körper charakteristisch ist, und es entsteht wieder die breiartige Schmelze. Die mit Hilfe kräftigen Rührens technisch durchgeführten Gießverfahren sind als „Rheocast“- und „Thixocast“-Verfahren bekannt[15].

Von der Prägung der Eigenschaften fester Legierungen durch mechanische Bearbeitung der Schmelzen während des Erstarrens wird bei der Herstellung der sogenannten metallischen Gläser Gebrauch gemacht[16]. Das dazu verwendete Verfahren beruht auf der starken mechanischen Belastung der Metallschmelzen bei rascher Abkühlung. Bei dem als „Splat-

Cooling“ bekannten Verfahren wird ein dünner Flüssigkeitsstrahl auf kühle, rasch rotierende Platten gerichtet. Beim Aufprallen des Flüssigkeitsstrahles auf diese entsteht ein nicht-kristallines, glasartiges Material. In diesem sind dynamische Aspekte des flüssigen Zustandes „eingefroren“, und zwar in ungleich stärkerem Ausmaß, als dies beim Abschrekken ohne mechanische Belastung oder beim langsamen Abkühlen unter mechanischer Belastung der Fall ist.

Metallische Gläser zeigen u.a. höhere Duktilität, höhere Zugfestigkeit, größere Härte, höhere Korrosionsbeständigkeit und höhere Widerstandsfähigkeit gegenüber Strahleneinwirkung als die entsprechenden kristallisierten Metalle[17].

Das bedeutet, daß mechanische Einwirkungen auf Flüssigkeiten entscheidende Prägungen ihrer Eigenschaften hervorrufen. Wir wollen nun untersuchen, in welcher Weise die im Verlauf der Potenzierung notwendigen Verschüttelungen die Eigenschaften von Hochpotenzen mitbestimmen könnten.

13.7 Verschüttelungseffekte im Verlauf der Potenzierung

Es ist schon gesagt worden, daß sich beim Lösen und Verdünnen die dynamischen Aspekte des Lösungsmittels dem Gelösten leichter anpassen als umgekehrt. Das bedeutet, daß Wasser Strukturinformationen von den gelösten Teilen aufnimmt und diese in sein Schwingungsmuster integriert, das dabei entsprechend differenziert wird. Nur auf diese Weise ist es möglich, daß die Lösung als Ganzes Mitträger der Informationen der gelösten Stoffe ist, daß diese also den gelösten Stoffen teilweise „abgenommen“ wurde.

Die Urtinktur unterliegt einer bestimmten molekularen Systemorganisation, die die Arzneimittelinformation dynamisch dadurch aufrechterhält, daß sie sich der Eigenschaften der Moleküle und Molekülgruppen bedient. Ihre hohe

Strukturfestigkeit verleiht ihr beim Einbringen in das Lösungsmittel eine gewisse Dominanz über diese, indem sie ihre Information auf die Lösungsbereiche „ausbreitet“. Man könnte die gelösten Teile mit Stimmgabeln vergleichen, deren Schwingungsakkorde das Gesamtsystem „einstimmen“ und in einem spezifischen Schwingungszustand erhalten.

Im Zuge der Ausbreitung der Information auf andere materielle Träger wird das die Information tragende Schwingungsmuster gewandelt. Wir entnehmen diese Feststellung den Ergebnissen der modernen Nachrichtentechnik: Wird eine Nachricht, welche in einem kleinen Frequenzband enthalten ist, auf ein breites Frequenzband ausgebreitet, so wird sie bis zur Unkenntlichkeit „verschlüsselt“. Sie ist im neuen System quasi „eingefaltet“, weshalb BOHM[8] von „eingefalteter Ordnung“ spricht und an die Verschlüsselung in einem Hologramm und dessen Entschlüsselung erinnert (siehe Abschnitt 8.5).

Zur Illustration der Vorgänge schlägt BOHM[8] folgendes Experiment vor: Man gibt zwischen zwei konzentrische Glaszylinder eine zähe Flüssigkeit, z.B. Glycerin. Wird ein Tropfen Tinte in das Glycerin eingebracht, so bleibt er als solcher ungelöst in der Flüssigkeit. Wird dann der äußere Glaszylinder gedreht, so wird die Tintenflüssigkeit von diesem teilweise mitgenommen und zu einem dünnen Faden ausgezogen. Dreht man den äußeren Zylinder nun in entgegengesetzter Richtung, so wird der Faden wieder kürzer und schrumpft zu einem Tropfen, sobald durch die Gegendrehbewegung die ursprüngliche Anordnung der Glaszylinder wieder erreicht wird. BOHM spricht von der „Einfaltung“ der Tinte in das Glycerin durch die Drehbewegung und von der „Entfaltung“ durch die Gegendrehbewegung.

Hat man keine Innenwand, so funktioniert das Experiment nicht. Das zeigt erneut die große Bedeutung der statischen Randbedingungen für die dynamische Aufrechterhaltung der Ordnung.

Das Verdünnungsmittel ist in der hierarchisch höchsten Ebene „offener", d.h. verletzlicher, flexibler und anpassungsfähiger als die Urtinktur. Diese bietet in der weniger differenzierten, hierarchisch untersten Ebene jenen Rahmen, der die weitgehende Aufrechterhaltung bestehender Eigenschaften ermöglicht.

Beim Verschütteln einer verdünnten Lösung kommt es zur Verstärkung der „existentiellen Auseinandersetzung" zwischen den die Lösung prägenden Strukturbrechern und der Lösung. Die gegenseitige Kontaktnahme wird durch die zusätzliche, vor allem mechanische und thermische Energie verstärkt. Die Energie, die durch Stöße und Schüttelschläge in das Mischungssystem eingebracht wird, zwingt die hierarchisch verschiedenen Bereiche der ursprünglich getrennt gewesenen Phasen im Mischsystem auf den Energieansturm zu antworten. Wie wir bereits gezeigt haben, muß diese Energie auf die verschiedenen hierarchischen Ebenen unterschiedlich aufgeteilt werden, wobei die gelösten Teile als die hierarchisch Höheren mehr Energie einfangen als die Lösungsmittelmoleküle. Dadurch werden die prägenden Einflüsse der gelösten Moleküle verstärkt. Man kann sagen, daß sie sich vermehrt den Einflüssen der Lösung „öffnen", und den Strukturbrechern weitere Informationen „entlocken". Wenn ein hierarchisch höheres, in sich stabileres Schwingungsfeld in der Umgebung der gelösten Teile schwingt und seinen Einfluß ausbreitet, so tritt eine Konkurrenzsituation zwischen vorhandener und neu hinzukommender Information ein.

Vor allem kommt es zu Konkurrenzsituationen zwischen Strukturbrechern und Strukturmachern. Letztere scheinen zur Aufnahme der Energie besonders befähigt zu sein. Die verstärkte Differenzierung zwischen Strukturmachern und Strukturbrechern führt dazu, daß es zu einem verstärkten Einschwingen des Systems auf die dynamisch weniger wirksamen Bereiche, die Strukturbrecher, kommt, d.h. zu vermehrter „Ausbreitung“ der Information der Strukturbrecher, deren „Stimmgabeln“ starrer sind als diejenigen der elastischeren „Löcher“ (mit oder ohne Gasmoleküle), zu einem Einspielen der Frequenz der elastischen Bereiche auf diejenige der etwas starreren Bereiche. Je besser diese Einspielung erfolgt, desto mehr wird die ursprüngliche Arzneimittelinformation auf die diese stärker bewahrenden Strukturmacher übertragen. Je geordneter und einheitlicher die Schwingungsblöcke sind, desto mehr können sie die zur Verfügung stehende Energie für sich nützen.

Da die Menge der zugeführten Energie von den Ordnungsmustern in den unterschiedlichen Bereichen in verschiedener Weise aufgenommen und weitergegeben werden kann, ist es unausbleiblich, daß die vor der Verschüttelung eher kleinen Energiedifferenzen zwischen Informationsmustern durch die Verschüttelung vielleicht sogar um ein Vielfaches erhöht werden, ja schließlich zum Untergang des weniger Differenzierten führen müssen. EIGEN und WINKLER weisen darauf hin, daß die Ausbreitung des Stabileren eine Naturnotwendigkeit ist[18]. Die Natur kennt nur Sieger und Verlierer, von letzteren bleibt meist nur eine „Erinnerung“, so wie nach einem tödlichen Zweikampf der Sieger die Wunden aus diesem Kampf als Erinnerung weiterträgt, selbst aber weiterlebt. Ebenso kann jede Beanspruchung eines Systems nur entweder zur Stärkung seiner Ordnungsprinzipien oder zu seiner Schwächung, bis zur Zerstörung, führen.

Das System ist dann optimal synchronisiert, wenn sich die Organisation in allen seinen Bereichen optimal „abstützen“ kann. Durch die zusätzliche Übernahme der Arzneimittelinformation durch die Lösung und ihre dynamische Bewahrung durch die Strukturmacher hat die Lösung „gelernt“, wesentliche Eigenschaften der Urtinktur in jeweils mehr oder weniger modifizierter Form zu erhalten und zu bewahren. Informationen der Urtinktur werden auf die Lösung übertragen und im

Rahmen ihrer Systemorganisation und mit Hilfe ihrer materiellen Träger dynamisch aufrechterhalten.

Zur Integration der Information in die Bereiche der Lösungsstruktur ist das hohe „Formerhaltungsvermögen“ der Lösung bei entsprechend hoher Flexibilität entscheidend. Beim Schütteln setzen sich jene Strukturaspekte durch, welche die Systemorganisation stärken, das System besser abwehrbereit und weniger aufnahmefähig machen.

Je höher die Systemorganisation entwickelt ist, desto mehr kann das System andere (auch stark dissipative) Systeme dominieren. Beim Aufeinanderprallen von zwei verschieden organisierten Systemen wird sich dasjenige mit der besseren Systemorganisation gegenüber demjenigen mit der weniger gut entwickelten Systemorganisation „durchsetzen“.

Damit findet die von HAHNEMANN behauptete Dynamisierung der Arzneimittel im Verlauf der Potenzierung ihre physikalisch-chemische Interpretation. Die ursprüngliche, stärker statisch gespeicherte Arzneimittelinformation wird durch alternierendes Verdünnen und Verschütteln schrittweise über die stärker dynamischen *SMM*-Zentren (Gasmoleküle) der Lösung „eingeschrieben“. Daraus ergeben sich zahlreiche neuartige Fragestellungen, wie z.B. diejenige nach dem Einfluß der paramagnetischen Eigenschaften der in der Lösung schwingenden Sauerstoffmoleküle.

Gleichzeitig wird verständlich, daß durch jede Verdünnung und Verschüttelung die Arzneimittelinformation präziser werden muß. Je weiter die Potenzierung vorangetrieben wurde, desto weniger wird das Gesamtschwingungsmuster durch die ursprünglichen Moleküle des gelösten Stoffes und ihre Wechselwirkungen untereinander beeinflußt, und desto umfassender wird die Synchronisation über die Synchronisationsknoten (der Strukturmacher) und das Einschwingen des gesamten Systems auf diese erfolgen können. So wird es verständlich, daß – wie in der Homöopathie behauptet wird –

bestimmte Arzneimittel, z.B. Metalle oder Baerlapp Samen, erst in From von Hochpotenzen ihre vollständige Wirksamkeit zeigen können.

13.8 Anmerkungen und Literaturhinweise

1 Herrn Dr. Moser sei aufrichtig dafür gedankt, daß er Auszüge aus seinen interessanten, bisher noch nicht abgeschlossenen und daher auch noch nicht publizierten Ergebnissen den Autoren zur Verfügung gestellt hat. Die im Text erwähnten T_2-Messungen wurden mit Hilfe des CPMG (Carr-Purcell-Meiboom-Gill)-Verfahrens bei Abständen zwischen den 180°-Pulsen um 4 Millisekunden durchgeführt.

2 Handbook of Chemistry and Physics, D-274 (1983).

3 J. Oakes, Journal of the Chemical Society, Faraday, *1973*, 1311.

4 A.D. Potts und D.W. Davidson, Journal of Physical Chemistry *69*, 996 (1965).

5 D.N. Glew, Nature *195* (18. August 1962).

6 P. Boutron und A. Kaufmann, Journal of Chemical Physics *68*, 5032 (1978).

7 Plastische Kristalle sind wachsweiche (der Struktur nach als „glasartig" zu bezeichnende) Feststoffe, die demnach strukturelle Merkmale des festen wie auch des flüssigen Aggregatzustandes zeigen, sich aber von den sogenannten Flüssigkristallen deutlich unterscheiden. Plastische Kristalle enthalten nämlich kugelförmige Moleküle, und ihre leichte Formbarkeit im festen Zustand erinnert an diejenige von Flüssigkeiten. Flüssigkristalle enthalten jedoch stäbchenförmige oder untereinander vernetzte Moleküle, und ihre strukturellen Eigenschaften im flüssigen Zustand erinnern an diejenigen in Festkörpern. Ein bekanntes Beispiel für plastische Kristalle ist Campher. Seine transparenten, wachsartigen Kristalle lassen sich schon mit einem Spatel in fast jede beliebige Form bringen. Der Übergang vom kristallinen in den plastischen Zustand wird als Teil des Schmelzvorganges gedeutet und läßt sich mit Hilfe der Differentialthermoanalyse erkennen. Beim Aufheizen von tiefen Temperaturen erscheint zunächst ein endothermer Peak, welcher die Kristallisation anzeigt. Der darauf folgende exotherme Peak wird dem Übergang in den plastischen Kristall zugeschrie-

ben und der zuletzt auftretende endotherme Peak dem Übergang Kristall → Schmelze (D. SCHMID und U. WANNAGAT, Chemiker-Zeitung *98*, 575 (1974)).

8 D. BOHM, „Wholeness and the Implicate Order“, p. 24, Routledge and Kegan Paul, London 1980.

9 J. BARTHEL, F. SCHMITHALS und H. BEHRET. Zeitschrift für physikalische Chemie (neue Folge) *71,* 115, (1970).
J. KRÜGER, E. SCHOLLMEYER und J. BARTHEL, Zeitschrift für Naturforschung *30a*, 1476 (1975).

10 E. ABEL und H. SCHMID (Zeitschrift für physikalische Chemie *132*, 55 (1928) und *134*, 279 (1928)) fanden z.B., daß bei der Untersuchung der Zersetzung der salpetrigen Säure in wässrigen Lösungen nur dann reproduzierbare Ergebnisse zu erzielen sind, wenn mit mindestens 2000 Umdrehungen pro Minute gerührt oder wenn die Lösung kräftig geschüttelt wird.

11 Bei Leitfähigkeitsmessungen an verschiedenen Systemen wurde gefunden, daß umso längeres oder umso kräftigeres Schütteln zum Erreichen konstanter Werte erforderlich ist, je verdünnter die Lösungen sind, siehe auch: E. SWIFT jr., Journal of the American Chemical Society *60*, 728 (1938); C.B. MONK, Journal of the American Chemical Society *70*, 3281 (1948).

12 D.P. AMES und P.G. SEARS, Journal of Physical Chemistry *59*, 16 (1955). Eine neuere Untersuchung (G. RESCH, V. GUTMANN und H. SCHAUER, Journal of the Indian Chemical Society *59*, 130 (1982)) hat gezeigt, daß Leitfähigkeiten wässriger Natriumchlorid-Lösungen durch Schütteln erhöht werden, wobei etwa 10 bis 12 kräftige Schüttelschläge genügen, um die Endwerte zu erhalten.

13 G. RESCH, H. SCHAUER und V. GUTMANN, unveröffentlicht.

14 S. TAKAGI, R. YABA, Y. ADACHI und Y. HATTORI, Journal of the Faculty of Science of the Technological Kinki University *12*, 43 (1977).

15 M.C. FLEMINGS, R.G. RIEK und K.P. YOUNG, Materials Science and Engineering *25,* 103 (1976).

16 P. DUWEZ, R.H. WITTENS und W. KLEMENT, Journal of Applied Physics *31*, 1136 (1960).

17 M.L. RUDEE and A. HOWIE, Philosophical Magazine *25,* 1001 (1971).

18 M. EIGEN und R. WINKLER, „Das Spiel“, Piper Verlag, München, Zürich, (1975).

3. Teil
Biologische und Medizinische Aspekte

14. Kapitel
Zur Frage des Menschenbildes

Es hat nicht alles Materie,
sondern nur das,
was auseinander wird
und sich ineinander verändert.
Was aber ohne eine solche Veränderung ist,
hat keine Materie ...
Was aber keine Materie hat,
ist alles schlechthin ein Seiendes.

Aristoteles[1]

Kurzfassung

Als Teile der umfassenden Natur sind alle Lebewesen, insofern sie konkret sind, den vier Naturgründen (Finalität, Effizienz, Form, Materie) in gleicher Weise unterworfen, wie die unbelebten Dinge. Umfassende Seinserkenntnis kann dabei nicht – wie die moderne Naturwissenschaft tut – die Frage Wozu, die Frage nach der Finalität ausschließen, denn gerade ihr kommt dabei die entscheidende Bedeutung zu.

Als einzigem Naturwesen scheint es dem Menschen zuzukommen, über die Natur und über ihr Wesen zu befinden. Er vermag sich mit Hilfe des Geistes außerhalb materieller Zusammenhänge zu stellen, die materielle Bedingtheit der Natur zu übersteigen, zu transzendieren. Diese geistigen Fähigkeiten stehen außerhalb der sinnlichen Erfahrungen, deren sich der Geist frei bedienen kann. Damit steht er außerhalb des Raum-Zeit-Geschehens und unterliegt keinen Bedingungen. Alles außerhalb der Bedingtheit Stehende ist nicht Gegenstand wissenschaftlicher Untersuchungen. Daher kann auch die evolutionäre Erkenntnistheorie nicht widerspruchslos hingenommen werden. Daneben kann auch das rein Materielle, als materia prima, als Abstraktion, nicht wissenschaftlich untersucht werden. Und doch könnten wir uns nicht von Geist und Materie lösen oder ihre Existenz leugnen.

Wir erleben, daß der Mensch im Vollbesitz seiner Möglichkeiten uns immer einheitlich und als Ganzer begegnet. Den Ursprung, das Prinzip dieser Eigenheitlichkeit bezeichnen wir seit altersher mit dem Begriff der Seele. Damit ist nicht ein eigenes, vom Körper getrenntes Lebewesen gemeint, sondern jene unbekannte, geheimnisvolle Quelle von spezifisch menschlicher Ordnung, die uns in den Funktionen des Menschen so vielfältig entgegentritt. Die Seele, deren plötzliches nicht mehr auf den Körper Einfluß-Nehmen uns im Tod so tragisch begegnet, ist Ursprung des Lebens (vom ersten Moment der befruchteten Eizelle bis zum Tod), der Ursprung der Dauer, des Gleichbleibens im Wandel der körperlichen Erscheinungen, ist Milieu des Lebens, gibt Anfang und Abgrenzung der Anpassung des Lebendigen und ermöglicht durch ihre Unbegrenztheit im geistigen Aspekt das Überschreiten der natürlichen Grenzen des Menschen.

Der durch die Sinne konkret faßbare Körper unterliegt gesetzmäßigen Funktionen, die zur Anerkennung seiner teleologischen Verfaßtheit zwingen. Die humanembryologischen Untersuchungen BLECHSCHMIDTS haben gezeigt, daß die Individualität eines menschlichen Lebewesens von der Befruchtung an ausgeprägt ist und bis zum Tod erhalten bleibt: was sich ändert, ist das Erscheinungsbild.

Auf Grund der Ontogenese kann auf den hierarchischen Aufbau des menschlichen Organismus geschlossen werden.

Der Mensch ist in seiner Einmaligkeit teleologisch verfaßt, eine Einheit im Werden und Vergehen, eine Einheit von Geist, Seele und Körper.

HAHNEMANN, der Begründer der Homöopathie, hat sich sein Leben lang bemüht, von den spekulativen Systemen der Natur- und Menschenerklärung weg, zu einem realistischen, auf Beobachtung und kritischem Urteil fußenden Verständnis des Menschen zu gelangen.

14.1 Zur Begriffsbestimmung „Mensch"

Von allem Anfang an sind wir bestrebt gewesen, die philosophische Basis für unsere Untersuchungen in möglichst umfassender Weise zu finden. In diesem Sinne haben wir Überlegungen angestellt zu den Begriffen „Materie" (4. Kapitel), „Ordnung" (5. Kapitel), „Wechselwirkung" (6. Kapitel) und „Information" (8. Kapitel). Im Bewußtsein, daß teleologische Fragestellungen grundsätzlich nicht ausgeschlossen werden können, haben wir unter anderem betont, daß materielle Veränderungen in der Natur Systemorganisationen erfordern, die direkt nicht erfahrbar sind (7., 9. und 12. Kapitel) und deren Stärkung, z.B. durch Potenzierung erfolgt (11. und 13. Kapitel).

Bevor wir uns der Frage zuwenden können, wie ein (potenziertes) Heilmittel auf den Kranken wirkt, müssen wir uns mit den Begriffen „Krankheit" und „Gesundheit" befassen. Hierüber gibt es in der Medizin Auffassungsunterschiede, vor allem zwischen der Schulmedizin und der Homöopathie. Um diese leidenschaftslos prüfen zu können, müssen wir uns vorerst darüber klar geworden sein, was Leben ist, was der Mensch ist und was die Seele ist. Dabei erinnern wir uns an die im 2. Kapitel zitierte Aussage von C.F.v. WEIZSÄCKER, die im Hinblick auf die oben genannte Fragestellung auszugsweise zitiert sei: „Für die Biologie, wie sie neuzeitlich betrieben wird, ist es charakteristisch, daß sie *nicht wirklich fragt, was Leben ist*, und für die Psychologie, daß sie *nicht wirklich fragt, was Seele ist*... So darf man sich nicht darüber täuschen, daß das methodische Verfahren der Wissenschaft ... etwas Mörderisches an sich hat."

Dies sei uns sowohl eine unüberhörbare Warnung als auch eine Aufforderung, diesen Fehler möglichst zu vermeiden.

Wie schon anläßlich des Versuches der Klarstellung des Materiebegriffes (4. Kapitel) und des Ordnungsbegriffes

(5. Kapitel) können wir auch betreffs der soeben dargelegten begrifflichen Fragestellungen – so notwendig und wünschenswert dies auch wäre – weder die philosophische Problematik noch die historische Entwicklung ausführlicher behandeln. Wir versuchen lediglich, diejenigen Aspekte herauszuheben, die zur Klärung der Frage dienen, inwieweit durch Reduktion in den philosophischen Ansätzen die Erkenntnis bisher behindert wurde.

Geheilt werden soll jeweils ein bestimmtes Lebewesen, in der Regel ein Mensch. (Auch kranke Tiere oder Pflanzen bedürfen der Heilung.) Wir stehen somit vor der Notwendigkeit, Klarheit darüber zu haben, wie man zu einem Allgemeinbegriff von Lebewesen kommt, und im besonderen zum Begriff „Mensch“.

Erfahrung entsteht aus der Beobachtung dessen, was wir durch die Sinne erfahren und was vorerst außerhalb unseres Bewußtseins existiert. Erfahrung ist nur am Konkreten möglich und bezieht sich daher auf Einzelnes. Wir haben die Fähigkeit, einzelne Ereignisse in uns und um uns zu klassifizieren, d.h. sie in Gruppen zusammenzufassen, etwas über die einzelnen Ereignisse Hinausgehendes auszusagen, was sich aber letztlich nicht an den einzelnen Ereignissen selbst findet. Das Zusammenfassen verschiedener einzelner Dinge erfolgt auf Grund gewisser Merkmale, die diesen Dingen gemeinsam sind. So bilden wir uns von einer Gruppe von Einzelwesen auf Grund von Gemeinsamkeiten einen Allgemeinbegriff.

Ein Allgemeinbegriff muß einerseits die einzelnen konkreten Dinge oder Ereignisse umfassen und andererseits über diese hinausgehen. Da sich das einzelne Ereignis bei gleichbleibendem Verhalten des Betrachters ändern kann, muß auch das außerhalb der beobachtbaren Veränderung Vorliegende in Betracht gezogen werden. Für dieses außerhalb der Veränderung Stehende muß im Allgemeinbegriff Raum vorhanden sein. Der Allgemeinbegriff muß so weit gefaßt sein, daß er auch die Möglichkeit der quantitativen und qualitativen Bewegungen des anderen beinhaltet.

In einer umfassenden Betrachtung der einzelnen Menschen sollen uns folgende Aspekte besonders beschäftigen:

1. Der Mensch als konkretes Einzelwesen, das sich von allen anderen Menschen unterscheidet,
2. der Mensch als Angehöriger der Spezies Mensch,
3. der Mensch als Lebewesen, als Angehöriger des Genus Lebewesen,
4. der Mensch als Teil des übergeordneten Zusammenhanges, in dem er lebt, als Teil der Natur.

Die Art der Betrachtung und die Untersuchungsmethoden hängen davon ab, im Hinblick worauf die Fragen gestellt werden.

1. Sollen Aussagen über den einzelnen Menschen gemacht werden, so sind dies vor allem Fragen, deren Beantwortung für das konkrete Handeln erforderlich ist. Dem Arzt tritt der Patient nicht als allgemeiner Mensch, als Genus, sondern in seiner Einmaligkeit als von allen ausgesonderter Mensch gegenüber. Am einzelnen Patienten erfolgt die Anamnese und die Behandlung, die zur Heilung dieses Einzelnen führen soll. Der Arzt, der dem Patienten gegenübertritt, benötigt in jedem einzelnen Fall jenes sinnliche und geistige Vermögen, das ihn befähigt, genau zu erkennen, sinnvoll zu handeln und über seine Handlungen zu urteilen.

2. Wissenschaftliche Aussagen beziehen sich nicht auf den konkreten Einzelfall, sondern auf Allgemeines. Die Wissenschaft macht Aussagen über Allgemeinbegriffe „Mensch", „Krankheit", „Heilung". Allgemeine Aussagen über Menschen bringen nur das zum Ausdruck, was Menschen gemeinsam ist und was diese von allen anderen Lebewesen unterscheidet, aber untereinander als Men-

schen vereint. Wenn wir das, was den Menschen über alle anderen Lebewesen heraushebt, in der Erkenntnisfähigkeit des Menschen sehen, so haben wir danach zu fragen, was den Menschen als Teil der Natur dazu befähigt, Kenntnisse von der Natur zu bekommen. Wie noch näher zu besprechen sein wird, muß der Mensch – selbst ein Teil der Natur – über etwas verfügen, womit er die Natur übersteigen kann und das als *Geist* bezeichnet wird (Abschnitt 14.2).

3. Betrachten wir den Menschen als Lebewesen, als Teil der belebten Natur, so haben wir nach den Gemeinsamkeiten zu fragen, die der Mensch mit anderen Lebewesen und der Natur hat, und was ein Lebewesen vom Nicht-Lebendigen unterscheidet. Vor allem die das Lebende charakterisierenden Fähigkeiten (Fortpflanzung und Stoffwechsel) erfordern eine Ursache dieser Bewegungen, die von altersher als *Seele* bezeichnet wird (Abschnitt 14.3).

4. Stellt man schließlich die Frage nach dem Menschen als Teil der Natur, so hat man alles in Betracht zu ziehen, was über den Aufbau materieller Systeme bereits gesagt wurde. In diesem Zusammenhang interessiert der Anteil des Menschen an der Natur nur insofern, als sich die *vier Naturgründe (Prinzipien)* im Menschen darstellen. Nach ARISTOTELES sind die vier Naturgründe (auf welche schon in Fußnote 9 auf Seite 72 hingewiesen wurde):
   1. Materie (causa materialis) – ermöglicht konkret materielle Existenz
   2. Form (causa formalis) – ermöglicht Erfahrbarkeit
   3. Effizienz (causa efficiens) – ermöglicht Wirkung
   4. Finalität (causa finalis) – ermöglicht Vollendung.

Diese vier Naturgründe sind so angelegt, daß die Finalität ihre Effizienz schafft, zu der nur bestimmte Formen befähigt sind, die ohne materielle Träger nicht existieren können. Umgekehrt ist die Form von den materiellen Trägern mitbestimmt, die Effizienz von der Form und die Finalität von der Effizienz. Die drei Gründe außerhalb der Finalität sind für verschiedene Finalitäten offen und richten sich nach der jeweils gegebenen Finalität.

Diese vier Naturgründe sind es, die alle Dinge und auch den Menschen in die Natur einbinden; innerhalb ihrer Bestimmungen muß sich alles Lebendige bewegen. Da der Mensch dem Aufbau und dem Wesen der Natur unterworfen ist, gilt alles, was über die Natur gesagt werden kann, auch für den Menschen. Die vier Naturgründe sind die nicht reduzierbaren Voraussetzungen aller Naturvorgänge und müssen daher bei allen Fragen berücksichtigt werden.

Wohl in keinem anderen Naturbereich wird man sich des *Primates der Finalität*, der sinnhaften Verfaßtheit so sehr bewußt wie beim Menschen. Immer wieder muß die Frage gestellt werden, worauf der Mensch angelegt ist – wie er verfaßt ist, um sein Ziel zu verwirklichen, welche Mittel ihm als Teil der Natur zur Verfügung stehen, welche als Lebewesen, welche als Angehöriger der Spezies Mensch und welche als Individuum – um seiner Finalität, der Vielfalt seiner Möglichkeiten in seiner Einmaligkeit gerecht werden zu können.

Das Problem der vorliegenden Darstellung besteht darin, daß wir, ausgehend von der unmittelbaren Erfahrung, mit dem Körperlichen beginnen sollten, daß aber andererseits die Bearbeitung der Erfahrung den Geist voraussetzt, den wir primär nicht erfahren können. Geist und Seele sind direkt nicht erfahrbar, denn sie liegen außerhalb des Konkreten. Sie sind aber am Konkreten und an diesem über sein bestimmtes Verhalten indirekt erkennbar. Mit dem körperlichen Konkreten bilden Geist und Seele eine Einheit. Der Mensch kann im Hinblick darauf, daß er ein erkennendes Wesen ist, nicht ohne Geist erkennen und muß daher als geistiges Wesen verstanden werden.

14.2 Der Mensch als geistiges Wesen

Vor allem Biologen gehen häufig von der Voraussetzung aus, daß alles Erkennbare Ausfluß physikalisch-chemischer Vorgänge sei, die vor allem im Gehirn erfolgen. Dieses enthält 10 Milliarden Nervenzellen, die nach Art eines Schaltschemas angelegt sind. Während für ARISTOTELES das Gehirn zur Blutkühlung dient, weil es der kälteste Teil im menschlichen Körper ist, wird gesagt, daß das Gehirn dem Wahrnehmen, Fühlen und Denken dient. Man stellt aber nicht immer die Frage, wofür es diese Funktionen ausübt. LÖW[3] erläutert die Bedeutung dieser Frage an folgendem Beispiel: „Der Hammer hat die Funktion des Nagel-in-die-Wand-Schlagens, aber er führt diese Funktion zu meinem Zweck aus, der ich ein Bild an den Nagel zu hängen wünsche. In ähnlicher Weise ist die Leber das Ding, das den Alkohol abbaut, und der wissenschaftliche Assistent, der die Leber hat, ist das Ding, *wofür* die Leber den Alkohol abbaut. Beim Hammer und ähnlichen Gegenständen sprechen wir von einem *Werkzeug, womit* wir eine Funktion ausführen, bei der Leber, der Hand, dem Auge von einem *Organ,* vermittels dessen wir eine Funktion ausführen. Ein Organ ist ein Analogon zu einem Werkzeug, so die klassischen Überlegungen von PLATON und ARISTOTELES, und zwar das Analogon, *vermittels dessen* der organische Körper, Pflanze, Tier, Mensch eine Tätigkeit verrichtet... Wenn das Gehirn ein Organ ist im klassischen Sinn, dann ist es das Organ, vermittels dessen ich denke, wahrnehme, steuere. Dann gibt es aber ein „Ich“, das mit dem Gehirn nicht zusammenfällt, sondern das das Gehirn in Dienst nimmt für diese Zwecke. Und dann ist die Antwort auf die Frage nach der Selbsterkenntnis des Gehirns auch schon klar: Die Frage ist nicht sinnvoll, denn das Gehirn ist das Organ, vermittels dessen *ich* erkenne. Somit erkennt nicht das Gehirn, geschweige denn sich, sondern *ich* erkenne.[3]“

Wenn es der Mensch ist, der erkennt, so erfordert diese Tätigkeit, das zur Sprache zu bringen, *was ist*. Um etwas zur Sprache zu bringen, um über etwas eine Aussage machen zu können, hat zur Voraussetzung, daß der Aussagende Abstand hat, „abgehoben" ist von dem, worüber ausgesagt werden soll. Alle Dinge und Ereignisse, über die ausgesagt werden kann, sind Teile der Natur bzw. des Naturgeschehens, und diesen ist der Aussagende, der Mensch, ebenfalls unterworfen. Wäre der Mensch vollständig Teil der Natur, so könnte er diese nicht übersteigen und wäre nicht der Erkenntnis fähig.

Den Vorgang des vorübergehenden „Übersteigens" der zu untersuchenden Naturbereiche durch den Untersuchenden nennt man *Transzendieren*. Dazu bedarf der Mensch eines Werkzeuges, das nicht denselben Bedingungen unterliegt wie unsere sinnlichen Wahrnehmungen. Sowohl die Sinne als auch die wahrzunehmenden Dinge und Ereignisse sind an Materie gebunden, sie sind materiell konditioniert. Der Mensch verdankt seine Erkenntnisfähigkeit jedoch dem nicht an die Materie (daher auch nicht an das Gehirn) Gebundenen, das wir als *Geist* bezeichnen.

Der Mensch bedient sich als denkendes Wesen (oft unbewußt) der Fähigkeiten des Geistes. Er kann aber den Geist selbst nicht transzendieren. Der Mensch besitzt nichts, mit dessen Hilfe er den Geist „übersteigen" könnte. So liegt der Geist jenseits der sensiblen Erfahrbarkeiten, außerhalb materieller Bedingungen, und damit auch außerhalb des Raum-Zeit-Geschehens. Daher ist der Geist als solcher nicht erfahrbar, und keiner sinnlichen Erfahrung zugänglich. Da auch unsere Vorstellungen auf Grund konkreter Erfahrungen gebildet werden, ist der Geist selbst nicht konkret vorstellbar.

Man wird dabei an die Aussage im 2. Brief des Paulus an die Korinther erinnert[4]: „Denn was sichtbar ist, ist zeitlich, was aber unsichtbar ist, das ist ewig." Nur im Bezug auf die

Erkennbarkeit ist das „Sichtbare“ primär. Im Bezug auf vollständige geistige Erkenntnis ist das „Unsichtbare“ primär. So wird der geistige Erkenntnisakt in der östlichen Philosophie als Sehen des Unsichtbaren, Erfahren des Unerfahrbaren, Begreifen des Unbegreiflichen usw. verstanden.

Der Geist selbst kann nicht Gegenstand naturwissenschaftlicher Untersuchungen sein, da die Naturwissenschaft nur materiell-energetisch Bedingtes erfassen kann, der Geist aber, wie gesagt, keinen naturwissenschaftlich erfaßbaren Bedingungen unterliegen kann. Es ist daher müßig zu fragen, woraus der Geist bestehe, oder wie er sich entwickelt habe, wie dies die evolutionäre Erkenntnistheorie darzulegen sucht. Denn er ist nicht materiell, und er entwickelt sich daher auch nicht, er ist aber existent!

Noch vor wenigen Jahren wäre es für einen Naturwissenschaftler geradezu eine Vermessenheit gewesen, die „Evolutionstheorie“ (einschließlich der „evolutionären Erkenntnistheorie“) in Frage zu stellen. Diesem „Mythos“ sind nunmehr Philosophen verschiedener Fachrichtungen entgegengetreten, welche sich darin einig sind, daß die „evolutionäre Erkenntnistheorie“ kein Fortschritt ist. Vielmehr ist sie ein Rückfall in einen dogmatischen, naiven Naturalismus ... Die Argumente dieser Theorie sind von Äquivokationen, Zirkel- und Fehlschlüssen durchsetzt und aus sprachanalytischer, wissenschaftstheoretischer, transzendentalphilosophischer und ontologischer Sicht nicht haltbar[5].

Wiederholt wurde auf die Zirkelschlüsse der Evolutionslehre[8] hingewiesen. So wird beispielsweise Evolution als „Voraussetzung für das Leben“ definiert, also das zu Untersuchende vorausgesetzt. Man kehrt zu dieser Prämisse zurück, indem gesagt wird: Leben evolviert. Ein anderes Beispiel ist die Prämisse: Das genetische Programm schafft das Leben, zu der man in der Aussage „Leben heißt ein genetisches Programm haben“ zurückkehrt. Wenn gesagt wird: Ein System lebt, wenn es zur Evolution durch Mutagenese fähig ist, dann ist EIGENS Hyperzyklus[6] streng teleologisch verfaßt, indem gesagt wird, daß Leben zufällig durch Selbstorganisation entsteht. Schon der Begriff Organisation deutet aber ja auf sinnvolle Zusammenhänge und nicht auf Zufälliges.

Im Versuch, die Organisation der Materie als Ergebnis einer Selbstorganisation zu beschreiben, lesen wir die vom Evolutionsforscher HANS KUHN[7] in Göttingen erläuterte Vorgangsweise: „Es wird versucht, eine lückenlose Kausalkette von überschaubaren physikalisch-chemischen Schritten zu finden, die zu einfachsten Formen des Lebens hinführt, und dazu folgendermaßen vorgegangen: Man beginnt mit sinnvoll erscheinenden Annahmen über den Anfangszustand und gewinnt die aufeinanderfolgenden Modellschritte, indem man sich nach jedem erreichten Schritt fragt, was als Naheliegendstes geschehen könnte. Man findet also den jeweils nächsten Schritt durch spielerisches Variieren und indem man von verschiedenen in Betracht gezogenen Schritten denjenigen *auswählt,* der auf Grund einer quantitativen Abschätzung der Wahrscheinlichkeiten am leichtesten auftreten müßte. Es ergeben sich nach diesem Verfahren viele aufeinanderfolgende, winzige Evolutionsschritte des Modellsystems. Bei diesem Vorgehen trifft man wiederholt auf Evolutionsstufen, bei denen die Systeme nicht weiter zu kommen, also in der erreichten Evolutionsstufe gefangen zu sein scheinen. An diesen Stufen ist zu sehen, daß hier offenbar nur ganz bestimmte Schritte, deren Wahrscheinlichkeit quantitativ abgeschätzt werden kann, weiterführen können. Durch diese Schritte sind die generellen Linien der Selbstorganisation bestimmt."

Der Evolutionsforscher bestimmt also, was durch die von ihm bestimmte Selbstorganisation zu bestimmen sei!

Aus dem Chaos kann der Kosmos nicht entstehen, ohne daß (teleologisch verfaßte) geordnete Randbedingungen vorliegen. Evolutionstheorie reduziert das Sinnvolle auf Zufall, der aber nur im bezug auf Sinnvolles, nämlich als Nicht-Sinnvolles oder so Erscheinendes definiert werden kann[9], hinter dem nichts mehr steht. Damit behauptet sie, daß Zweckmäßiges ohne Mitwirkung zweckmäßiger Kräfte, ja geradezu unter Mitwirkung von Zwecklosem, entstehen sollte.

DARWIN selbst verwendete Begriffe wie Verhalten, Nützlichkeit, Tauglichkeit, Anpassung, Funktion, die auf die finale Verfaßtheit der Lebewesen hinweisen. Wollte man versuchen, der *Finalität* dadurch zu entkommen, indem man sie *leugnet*, so müßte man auch den *Zufall leugnen*, da dieser sich nur als Abweichung vom geordneten (zweckgerichteten) Verhalten definieren läßt. Denn Zufall ist ja immer auf eine Normalsituation angewiesen, welche selbst nicht zwecklos sein kann! SPAEMANN und LÖW[10] verweisen auf die folgende Aussage von HALDANE: *„Die Teleologie ist für den Biologen wie eine Mätresse; er kann nicht ohne sie leben, aber er will nicht mit ihr in der Öffentlichkeit gesehen werden."*

Den Unterschied zwischen Mensch und Tier hat schon ALKMAION (6. Jhdt. v. Chr.) nach der authentischen Überlieferung von THEOPHRAST herausgestellt und behauptet, daß sich der Mensch von den übrigen Lebewesen dadurch unterscheidet, daß er *allein denkt,* während die anderen Wesen zwar Sinneswahrnehmungen haben, aber nicht denken[11].

Die Unterschiede zwischen Mensch und Tier hat HAHNEMANN[12] in den kleinen medizinischen Schriften folgendermaßen ausgeführt: „Als Tier wird der Mensch hilfloser erschaffen als alle übrigen Tiere. Es hat keine angeborenen Waffen wie der Stier zur Verteidigung, keine dem Feinde überlegene Schnelligkeit wie das Reh, keine Flügel, keine Schwimmfüße, keine Flossen, keine der Gewalt undurchdringliche Schale wie die Schildkröte, keine von der Natur dargebotenen Schlupfwinkel, wie tausenden Insekten und Würmern zur Verfügung stehen, keine den Feind entfernende physische Eigenschaft, die den Igel und die Zitterroche furchtbar machen, nicht den

Stachel der Bremse oder ein Viperngift am Zahn – allen Anfällen feindseliger Tiere ist er bloßgestellt wehrlos.

Auch der Übermacht der Elemente und Meteore hat er als Tier nichts entgegenzusetzen. Ihn deckt gegen die Fluten nicht das glänzende Haar der Robbe, nicht die dichte, fette Feder der Ente, nicht das glatte Schild der Wasserkäfer, sein gegen das Wasser nur um etwas leichterer Körper schwimmt unbehilflicher als der keines anderen vierfüßigen Tieres, und nur mit naher Todesgefahr. Ihn schützt nicht, wie den Eisbär oder den Eidervogel, eine dem Boreas undurchdringliche Decke. Neugeboren weiß das Lamm die Euter seiner Mutter aufzusuchen, aber der schwache Säugling müßte verschmachten, wenn seiner Mutter Brust ihm nicht entgegenkäme. Nirgends, wo er geboren war, schuf die Natur seine Nahrung schon zubereitet ihm entgegen wie den Bienen der geöffnete Becher der Blumen. Weit zahlreicheren Krankheiten ist der Mensch unterworfen als die Tiere, denen gegen diese unsichtbaren Feinde des Lebens eine geheime Hilfswissenschaft angeboren ward, der Instinkt, welche dem Menschen fehlt. Der Mensch nur allein entwindet sich mühsam seiner Mutter Schoße, weich, zart, nackt, ohne Wehre, hilflos und entblößt von allem, was sein Dasein nur erträglich machen könnte, entblößt von allem, womit die Natur selbst den Wurm im Staub zum frohen Leben ausstattete.

Wo ist die Güte des Schöpfers, die den Menschen, und nur ihn allein, unter allen Tieren der Erde in den Bedürfnissen des Lebens enterben konnte?

Sicher, der Urquell der Liebe enterbte im Menschen nur seine Tierheit, um ihn desto reicher mit dem Funken der Gottheit, einem Geiste auszustatten, welcher dem Menschen die Fülle aller Bedürfnisse und alles erdenklichen Wohlseins aus sich selbst hervorbringe und aus sich selbst die namenlosen Vorzüge entwickle, welche den Erdensohn über alles, was da lebet, emporheben – einem Geiste, welcher, selbst unvernichtbar, auch seine Hülle, der zerbrechlichen Tierheit, stärkere Mittel zur Erhaltung, zum Schutze, zur Verteidigung, zum Wohlbehagen zu erschaffen befähigt ist, als keine der begünstigten Kreaturen unmittelbar von der Natur erhalten zu haben sich rühmen kann."

ALKMAION und HAHNEMANN nehmen das Geistige als gegeben hin, nicht aber die Vertreter der evolutionären Erkenntnistheorie. Um zu einer materiellen Erklärung der geistigen Funktionen zu gelangen, setzen sie beim ratiomorphen Apparat (dem Gehirn) ein. Das Gehirn wird als Produkt dessen erachtet, was sie zu erforschen suchen: den Geist. Und sie sehen nicht ein, daß der Geist selbst, außerhalb des Raum-Zeit-Geschehens, keinen materiellen Bedingungen unterliegen kann und daher nicht wissenschaftlich untersucht werden kann.

Nur die vom Geist geleiteten Vorgänge (die Denkvorgänge) können untersucht werden. Dabei stellt man fest, daß jeder Denkvorgang eines auslösenden Moments, eines „Anstoßes" bedarf, der im Bezug auf den Denkvorgang „von außen" kommen muß. Diesen Anstoß können nur die sensoriellen Erfahrungen bieten. Daher bezieht sich alles, was mit Hilfe des Geistes hereingebracht wird, letztlich auf sensorisch Erfaßbares, auf Dinge, die schon in der zu untersuchenden Natur sind.

Die philosophischen Untersuchungen von M.D. PHILIPPE[13] zeigen die Möglichkeiten des materiell nicht konditionierten Geistes auf, mit dem Körper in seiner materiellen Bedingtheit in Verbindung zu treten.

Obwohl die sensorischen Erfahrungen des Menschen begrenzt sind, kann er indirekt auf geistige Vorgänge schließen. Was in der dem Menschen zugänglichen Welt erlebt wird, wird auf geheimnisvolle Art verknüpft und geordnet, so daß man von geistiger Erfahrung sprechen kann. Es scheint, als ob ein sensorischer Reiz zu einer geistigen Reaktion Anlaß gäbe, nämlich insofern, als der Mensch sich gegenüber diesem Reiz als außerhalb stehend empfindet.

In seiner Einheit von Geist-Seele-Körper besitzt der Mensch diesen Bereich, mit dessen Hilfe er das ihm widerfahrende Ereignis außerhalb der unmittelbar davon betroffenen Sinne „wiederspiegeln", sich *unbewußt* außerhalb der Raum-Zeit-Gebundenheit des Ereignisses stellen kann. Die Selbstverständlichkeit, mit der der Mensch sich dieser Möglichkeit ohne Reflexion bedient, läßt ihn gar nicht gewahr werden, daß er die Raum-Zeit-abhängigen Ereignisse von außerhalb ihres Raum-Zeit-Zusammenhanges betrachtet. Der Mensch ist sich der grundsätzlichen Andersartigkeit der geistigen Verarbeitung eines Ereignisses gar nicht bewußt, denn der Geist hilft den Menschen, in Übereinstimmung mit der realen Welt zu kommen.

Erst das Geistige am Menschen ermöglicht den für die Menschheit charakteristischen kommunikativen Zusammenhang. Die unterschiedlichen Begabungen der einzelnen Menschen, auf bestimmte Ereignisse zu reagieren, also das unterschiedliche sensorische Vermögen, würde auf der sensorischen Ebene allein jede gemeinsame Erkenntnis ausschließen. Erst das Geistige bietet in seinen Möglichkeiten die gemeinsame Plattform für die nach bestimmten Regeln erfolgenden geistigen Auseinandersetzungen, deren Ergebnis die Wissenschaft ist. Die der Wissenschaft zugrundeliegenden Strukturen und Gesetze sind demnach mit Hilfe des Geistes aus der gemeinsamen Erfahrung (der Natur) hergeleitet.

Man ist sich weitgehend im klaren darüber, daß das Denken eines Anstoßen von außen auf Grund vorhergehender Erfahrungen bedarf, daß also ohne diese keine Vorstellungen, kein Modell und keine Theorie möglich wäre. Das zur Erkenntnis unumgängliche Denken muß erst durch Erfahrungen in die Wege geleitet werden und daher diesem nachgeordnet sein.

Pater RUHSTALLER[14] aus Einsiedeln in der Schweiz hat darauf hingewiesen, daß nicht umsonst LENINS Definition der Materie und der Versuch des 1. Vatikanischen Konzils, Gott zu definieren, auf geradezu verblüffende Weise einander ähnlich sind.

Aus dem Text des 1. Vatikanischen Konzils[14] geht hervor, daß man über Gott eigentlich nichts sagen kann, außer daß er existiert und über alles erhaben ist.

LENINS „Materialismus und Empirokritizismus“[15] bietet folgende Definition der Materie: „Die Materie verschwindet, d.h. es verschwindet jene Grenze, bis zu welcher wir die Materie bisher kannten, unser Wissen dringt tiefer: es verschwinden solche Eigenschaften der Materie, die früher als absolut, unveränderlich, ursprünglich gegolten haben (Undurchdringlichkeit, Trägheit, Masse usw.) und die sich nunmehr als relativ, nur einigen Zuständen der Materie eigen erweisen. Denn die einzige Eigenschaft der Materie, an deren Anerkennung der philosophische Materialismus gebunden ist, ist die Eigenschaft, objektive Realität zu sein, außerhalb unseres Bewußtseins zu existieren.“

Beide Definitionen, nämlich diejenige Gottes und diejenige der Materie, behandeln die Rückführbarkeit der Dinge auf etwas, von dem man nichts weiter aussagen kann, als daß es (unabhängig von unserem Bewußtsein) existiert. *Bei LENIN ist das für die Materie als Wissen angegeben, beim Vatikanischen Konzil für Gott als Glaube.*

Der Mensch kann nicht dem Dilemma entkommen, daß er nicht erreichen kann, was einerseits im Tiefsten und andererseits im Höchsten allem Erfahrbaren zugrundeliegt. Er kann nicht sagen, woraus die Materie besteht und auch nicht, was der Geist als solcher ist, denn sie sind nicht selbst, sondern nur an ihren Wirkungen erkennbar.

Auf Grund der Wirkungen ist es jedoch möglich, über den wesentlichen Unterschied zwischen Materie und Geist eine Aussage zu machen: Materie ist als Träger aller Formen das

Tragende und Formbare, Träger passiver Qualitäten. Gott als reiner Geist ist Gestaltender, die Formen Hervorbringender, Träger der aktiven Qualitäten.

Materie ist notwendig, damit es Geformtes gibt, aber dieses bedarf des Formenden, die Gestalt Prägenden. Daher ist das Gestaltende (Geist) der Form übergeordnet und das Formbare (Materie) der Form untergeordnet. *Im Zwischenbereich von Geist und Materie steht der Mensch mit seinen Sinnesorganen*, befindet sich der Bereich des Erfahrbaren innerhalb des Raum-Zeit-Geschehens.

14.3 Der Mensch als beseeltes Wesen

HIPPOKRATES (460 – 377 v.Chr.) hatte unter dem Einfluß des DIOGENES VON APPOLONIA die Vorstellung des ALKMAION aufgegeben, nach der die Seele ein Wesen besonderer Art sei und seinerseits die Bedeutung der Umwelt für den Menschen und seine Gesundheit betont.

Die Einstellung PLATONS zum Leib-Seele-Problem läßt sich PHAIDROS[16] entnehmen. In diesem sagt SOKRATES: „In beiden mußt du die Natur des Leibes in der einen, der Seele in der anderen einteilen, wenn Du nicht nur hergebrachterweise und erfahrungsmäßig, sondern nach der Kunst jenem durch Anwendung von Arznei und Nahrung, Gesundheit und Stärke verschaffen, dieser durch angeordnete Belehrungen und Sitten, welche Überzeugung und Tugend Du willst, mitzuteilen begehrst." Und PHAIDROS antwortet: „Allem Ansehen nach, oh SOKRATES ist es so." Sodann SOKRATES: „Und glaubst du die Natur der Seele richtig begreifen zu können, ohne des Ganzen Natur?", darauf PHAIDROS: „Wenn man dem Asklepiaden HIPPOKRATES glauben soll, auch nicht einmal die des Körpers ohne ein solches Verfahren" (nämlich Seele und Körper völlig isoliert voneinander zu betrachten, Anmerkung der Verfasser).

ARISTOTELES ist von der Einheit von Körper und Seele (und von deren Untrennbarkeit) überzeugt. In der *Seele* sieht er *das gestaltende Prinzip des Körpers*. In römischer Zeit hatte LUCRETIUS CARUS (96 – 55 v.Chr.) in seinem Lehrgedicht: *„De natura rerum“* eine Erklärung aller Erscheinungen der Natur und der Seele aus Bewegung, Form, Anzahl und Größe der atomaren Weltbestandteile versucht. 1100 Jahre später hatte ALBERTUS MAGNUS allen Lebewesen eine empfindliche Seele zugesprochen und nach ARISTOTELES die geistige Seele des Menschen als *principium formans* des menschlichen Körpers erachtet, als die bestimmende erste Macht in dieser Wesenseinheit[17].

Erst die Physikalisierung des Lebendigen und die Dynamisierung der Organismen von unten, von den bewegten Teilen her, hatte nach dem Mittelalter zur Untersuchung der anatomisch-psychologischen Zusammenhänge geführt.

Wenn wir die vielgestaltige Gliederung des Körpers und ihre scheinbar verwirrende Vielfalt von ineinander übergehenden und einander durchdringenden Prozessen betrachten, die wir immer nur einzeln erfassen können, so müssen wir erkennen, daß der Körper als Organismus immer einheitlich und als Ganzes funktioniert. Die gegenseitige Abhängigkeit und Abgestimmtheit aller Prozesse stellt sich in ihrer Gesamtheit als Einheit dar, deren geheimnisvolles Zentrum bei den Griechen als *Seele*[18], als *Entelechie* bezeichnet wurde, als das „den Grund der (geordneten) Bewegungen in sich Tragende“.

Die Bewegungen, die Lebenstätigkeit können wir erfahren, verfolgen, darunter leiden. Wir werden darauf aufmerksam, daß es einen Grund und eine Ursache für die Existenz und für den Ablauf dieser vitalen Funktionen geben muß. Dieses Etwas muß zum Teil außerhalb der Lebenstätigkeit liegen und diese begründen.

Die erste grundsätzliche Erfahrung finden wir in der Tatsache, daß unser Bewußtsein durch bestimmte Sinneserfahrungen geweckt wird, und daß wir unser Bewußtsein auf bestimmte Dinge hinlenken können.

Die zweite grundsätzliche Erfahrung beschreibt das Phänomen, daß wir wissen können. Wir erfahren äußere Eindrücke durch unsere Sinnesorgane und innere Eindrücke im Gedächtnis und der Imagination. Wir haben Erfahrungen sensibler Affekte, wie eine Leidenschaft.

Die dritte grundsätzliche Erfahrung ist diejenige, daß wir an physische Bedürfnisse gebunden sind wie Atmen, Essen, Schlafen oder Verdauen.

Bei allen Differenzen in den Tätigkeiten und in den Erfahrungen stellen wir fest, daß wir immer als *eine lebendige Einheit* wirken. Diese Einheit bleibt trotz der Vielfalt unserer Lebensäußerungen bestehen.

Allen diesen Phänomenen muß demnach eine letzte Ursache zugrundeliegen, die der Ursprung aller Lebensäußerungen, sowohl in ihrer Verschiedenheit als auch in ihrer Einheit ist. Diese wird als *Seele* bezeichnet.

Man kann die Seele als *„Actus“* des lebendigen Körpers bezeichnen. Sie formt die Materie und ist zugleich abhängig von der Formbarkeit und Verfügbarkeit des Körperlichen. In einem Lebewesen, wie im lebenden Menschen, bedingen Körper und Seele einander, wenn auch in unterschiedlicher Weise; sie bilden eine untrennbare Einheit.

ARISTOTELES bezeichnet die Seele als das äußerste Prinzip aller Lebensvorgänge: Prinzip des Seins, des Lebenden (als Substanz), Prinzip des Werdens. Sie gibt Richtung (Art, Entwicklung), und sie liefert das Programm: Unter ihrer Leitung führt der Körper aus (oder nicht). Die Seele gibt dem Menschen Bestimmung und Aktivität. Sein Körper ist als Teil der Natur immer in Bewegung.

Des Körperlichen werden wir uns bei unseren Tätigkeiten, vor allem der vegetativen und der sensoriellen, immer wieder bewußt, und schmerzlich, wenn wir krank sind. Der Körper als Körper besitzt nicht das Leben als Actus, er ist Aufnehmer, fast könnte man sagen „Behälter" des Lebens, auf das er ganz hingeordnet ist. Indem das Körperliche (des Menschen) das Leben empfängt, zieht es dieses an, manifestiert und begrenzt es. Nach ARISTOTELES muß die Betätigung des wirkenden und des leidenden Gegenstandes eine andere sein. Der wirkende Gegenstand ist Tun, der andere Leiden. Daher kann man die Seele als Wirkendes nur an Hand ihrer Wirkungen (auf den Körper) verstehen lernen und den Körper, sofern er leidend ist, direkt erfahren.

Um der Vielfalt des Lebens gerecht zu werden, sind Körper und Seele zu einer Einheit zusammengefaßt. Beide zusammen bilden eine substantielle, vitale Einheit, die eine aktive, ausstrahlende Präsenz der Seele voraussetzt. Jedoch hat der Körper seinen eigenen, eigenheitlichen Aufbau und seine eigenheitliche Organisation (siehe Abschnitt 14.4) Diese gewährt ihm eine gewisse Eigenständigkeit im Hinblick auf die Seele, was die Unschärfe und Trübung erklärt, die die seelischen Vorgänge durch den Körper erfahren können. Man könnte auch sagen, daß die Möglichkeiten des Körpers nicht vollständig durch die Seele bestimmt werden können. Aus dieser Unvollkommenheit der Durchdringung ergeben sich die Möglichkeiten von Krankheit und Tod. Daher wird uns der Einfluß der Seele im Sterben besonders deutlich. Ohne Seele, ohne Ordnung, Rhythmus und Harmonie fällt der Körper in die Anarchie (im Hinblick auf die Verfaßtheit das menschlichen Organismus).

So sei versucht, die Seele folgendermaßen zu charakterisieren:

1. Die Seele ist Ursprung der Ordnung für das Lebende (das Leben), der Harmonie, des Rhythmus und der Selbstregulierung. Die Seele „in-formiert" den Körper, sie lenkt und weist ihn, verändert die physische Welt auf ihr Ebenbild

hin und macht sie zu einer lebendigen. Dank der qualitativen Unteilbarkeit der Seele ist sie in allen Bereichen des Körpers vollständig präsent. Auf Grund ihrer Vollkommenheit kann sie in den verschiedenen Strukturen des Lebendigen in verschiedenartiger Weise gegenwärtig sein.

2. Die Seele ist das Prinzip der Dauer im Lebendigen. Der Mensch als Lebewesen lebt in der Zeit durch seinen Körper, aber nicht durch seine Seele. Die Seele des Lebendigen wird nicht durch die Zeit gemessen, sondern nur accidentell, insofern, als sie einen physischen Körper informiert. Die physische Welt selbst kennt nur Energietransformationen, aber beim Lebendigen spricht man von Jugend und Alter. Redet man dennoch bei einem unbelebten Gegenstand davon, so wird bereits ein Vergleich zu einem Lebendigen hergestellt, indem ein physikalischer Vorgang in der dynamischen Veränderung gesehen wird (Alter von geologischen Funden).

3. Die Seele ist das Mileu des Lebens, der physische Körper der Ort des Lebendigen. Damit entkommt der physische Körper teilweise der Subordination im Hinblick auf die physikalische Verfaßtheit des Universums: die Seele schafft sozusagen ein eigenes kleines Universum; doch ist die Seele des Menschen nicht lokalisiert. Sie erhält den Körper in der Weise, indem sie ihn informiert, einem Sinn und Zweck zuführt. Darüber hinaus schafft der Mensch außerhalb seines Körpers, über seine Seelenkräfte ein gewisses vitales Mileu um sich herum, d.h. der Einfluß der Seele ist nicht allein auf den Körper begrenzt, vor allem nicht beim Menschen.

4. Die Seele besitzt eine bestimmte Fähigkeit der Anpassung, eine Geschmeidigkeit, die eigentlich keine (greifbare) Form in sich hat, keine Plastizität, wie bei einem Material, sondern die Fähigkeit, andere Formen zu beeinflussen, zu verändern. Trotz der unentwegten Kampfsituation auf

physikalischer Ebene kann sie ihre Eigenart bewahren. Das ist keine Schwäche, sondern eine besondere Fähigkeit. Je „lebendiger" der Lebende, desto größer ist seine Fähigkeit zur Adaptation (Anpassung), also diejenige, sich die Dinge seinen Zwecken gefügig zu machen.

5. Eine weitere Eigenschaft des Lebendigen ist diejenige der Fruchtbarkeit. Der Mensch kann einerseits seine Gedanken anderen mitteilen, andererseits kann er sich fortpflanzen.
6. Schließlich besitzt die menschliche Seele eine gewisse Immaterialität, ja – relativ zu den Grenzen der physischen Welt – eine Unbegrenztheit. Sie kann andere Bereiche dominieren, reicht weiter als andere Kräfte. So ist jedem Lebewesen, vor allem dem Menschen, eine gewisse Dominanz gegeben, sowohl über seinen Körper als auch über sein Milieu.

14.4 Der Mensch als körperliches Wesen

Alles, was von physischen Kräften bewegt werden kann, bezeichnen wir als Körper. Ein Lebewesen ist in der physischen Welt mit seinem Körper quasi „verankert". Der Körper dient den vielfältigen Lebensäußerungen, um sich zu bewegen, zu erhalten, sich mitzuteilen.

Der Körper tritt uns konkret faßbar durch die Sinne entgegen. Seine Erkennbarkeit, die Ordnung, der er unterliegt, in der Komplexität zahlloser aufeinander abstimmbarer Funktionen, zwingt uns zur Anerkennung seiner teleologischen Verfaßtheit. Am menschlichen Körper lassen sich die verschiedensten Strukturen unterscheiden, wobei die konservativen und die dissipativen Ordnungsaspekte in vielfältiger Weise ineinander verwoben erscheinen.

Da der Körper Teil der physischen Welt ist, folgt der hierarchische Aufbau, die Systemorganisation im Prinzip demjenigen in der gesamten (auch der unbelebten) Natur. Wir können Bereiche unterscheiden, die der materiellen Verfaßtheit des Körpers entsprechen, und deren unterschiedliche Funktionen von ordnenden Elementen abhängen, die außerhalb konkret materieller Bedingtheit liegen müssen.

Die Aufgabe des Organismus, mit seinen 100 Trillionen Zellen verschiedenartigste Lebensfunktionen zu erfüllen, erfordert, daß eine tiefe Einheit zwischen allen unterschiedlichen Zellen mit ihren unterschiedlichen Funktionen besteht. Diese Einheit ist schon dadurch gegeben, daß alle aus einer einzigen Zelle entstanden sind. Im Lauf der Ontogenese übernehmen verschiedene Zellen verschiedene Aufgaben, die von Möglichkeiten und Notwendigkeiten gesteuert werden, und durch die bestimmte Zellen zu bestimmten funktionellen Einheiten zusammengefaßt werden.

Demgegenüber hat es nicht an Ansätzen gefehlt, die körperlichen Erscheinungen aus reduziert-physikalisch-chemischer Sicht zu erklären und den Menschen als Produkt der Evolution, also als manipulierbares Glied der Gesellschaft, als Glied eines Kollektivs zu sehen. Damit wird die geistig-seelische Wirklichkeit nicht akzeptiert, sondern als der Wissenschaft nicht fähige Metaphysik zurückgewiesen. In diesem Sinn hatte ERNST HAECKEL im Jahr 1866 sein Biogenetisches Grundgesetz formuliert[19], nach dem der Mensch während seiner Frühentwicklung, seiner Ontogenese, die evolutionäre Stammesgeschichte in kurzgedrängter Form wiederhole, womit er die DARWIN'sche Abstammungslehre des Menschen zu beweisen meinte, nach der sich die Arten auseinander entwickelt haben sollen.

Der anerkannte Humanembryologe ERICH BLECHSCHMIDT hat gezeigt, daß das sogenannte biogenetische Grundgesetz nach Überprüfung an den bekannten Fakten der menschlichen Entwicklung sich als fundamentaler Irrtum erwiesen hat[20]. BLECHSCHMIDT hat in einer geschlossenen Reihe von Totalrekonstruktionen der menschlichen Frühentwicklung die Göttinger Humanembryologische Dokumentationssammlung errichtet, welcher mehr als 200 000 Einzelexemplare zugrundeliegen[21,22]. Die lückenlos gefundenen Stadien der menschlichen Ontogenese haben eindeutig ergeben, daß menschliche Eigenart schon in der befruchteten Eizelle existiert, welche gestaltlich ein Ganzes ist, und damit weit mehr als nur ein Molekülverband. Die Individualität eines menschlichen Lebewesens bleibt von der Befruchtung an während der ganzen Dauer der Entwicklung bis zum Tod erhalten. Was sich ändert, ist nur das Erscheinungsbild.

Ein Mensch wird nicht ein Mensch, sondern er *ist* ein Mensch von der Befruchtung an[22]. Daher ist es auch *irreführend, vom „werdenden Leben"* zu sprechen. Die Tötung ungeborenen Lebens in Krankenhäusern, die Verarbeitung der Foeten in der kosmetischen Industrie zeigen deutlich, daß man offenbar nicht mehr erkennt, daß man menschliches Leben vor sich hat.

BLECHSCHMIDT sagt[22]: „Da beim Erwachsenen als besonderes Charakteristikum seiner Leib-Seele-Einheit eine Geist-Seele angenommen werden darf, und da wir außerdem keinerlei Zäsur zwischen den einzelnen Entwicklungsstadien finden, haben wir eine Geist-Seele auch schon mit der Befruchtung als existent anzusehen. Die körperlich-seelische Ganzheit und damit die wesentliche individuelle Eigenart eines Menschen ist seit Beginn seiner Entwicklung Realität. Damit ist deutlich: Nur was in seinem Wesen bereits *ist*, kann sich entwickeln. Mit anderen Worten: Das Sein ist der Ursprung des Werdens, und nicht umgekehrt das Werden die Voraussetzung des Seins.

Auf Grund der sorgfältigen embryologischen Untersuchungen hat BLECHMSCHMIDT[20-22] gezeigt, daß die Entwicklung des Embryos ein unmittelbar wirksames Konstruktionsmittel der Differenzierung ist, und daß man aus der Entwicklungsdynamik auf die hierarchischen Bedeutungen der Teile des Organismus schließen kann.

Das menschliche Ei ist ein einzelliges Lebewesen. Nach außen ist es begrenzt durch die Zellgrenzmembran, im Inneren enthält es den Zellkern und dazwischen das diese verbindende Zytoplasma. Da die Zellmembran das Ei nach außen abgrenzt und mit der Umgebung verbindet, kommt ihr als Phasengrenzfläche, wie in allen anderen Systemen, hohe hierarchische Bedeutung zu.

Nach der ersten Entwicklungswoche besteht der sogenannte Blastozyst aus mehr als 100 Zellen. Mit der Implantation in die Uterusschleimhaut beginnt ein intensives Oberflächenwachstum, und es entsteht die menschliche Keimscheibe (Entozystscheibe) zwischen Amnionhöhle und Dottersack. Die Keimscheibe enthält schon die gesamte Anlage des Menschen. Die erste Organanlage, die sich unter massivem Zellwachstum entwickelt, ist diejenige des Gehirns. Die Keimscheibe erscheint weitgehend durch die Anlage des Gehirns eingenommen. Die Amnionseite des Keimblattes ist die Anlage der späteren Oberfläche des Menschen. Diese hat eine hierarchisch höhere Stellung als die inneren Bereiche und übernimmt von allem Anfang an die Führung in der Entwicklung. Die Strukturen entwickeln sich entsprechend der Dominanz des äußeren Keimblattes über die übrigen Keimblätter.

Die Vorherrschaft des Gehirns ist schon 14 Tage nach der Befruchtung an einem Embryo von 0,23 mm Größe gut zu erkennen. Erst nach und nach entsteht als Anhang an das Gehirn der Rumpf mit den Extremitäten. BLECHSCHMIDT[22] weist mit Nachdruck darauf hin, daß ein 1,6 mm großer Embryo eine mächtige Gehirn-Rückenmarksanlage hat, und daß selbst bei älteren Embryonen das Nervensystem den Hauptteil ihres Volumens ausmacht, und sieht darin ein instruktives Beispiel für den Irrtum des Biogenetischen Grundgesetzes, denn die frühe Gehirnentwicklung würde, als Rekapitulation verstanden, besagen, daß unsere (tierischen) Vorfahren mehr Gehirnsubstanz besessen hätten als wir.

Die Entwicklung des Herzens ist erst eine Folge der frühen Tätigkeit des Gehirns. Durch den Mehrverbrauch an Nahrung durch das Gehirn besteht ein Stoffwechselgefälle zwischen Gehirn und Herz, das in einem 3 Wochen alten Embryo bereits schlägt.

Noch vor dem Ende des ersten Monats entsteht im Dienst der Frühentwicklung des Herzens die Leber, das Zentrum des Eingeweidetraktes. Nach der äußeren Hülle, welcher die hierarchisch höchste Bedeutung zukommt, folgt in der Rangfolge das Gehirn (mit Zentralnervensystem), dann das Herz (mit Blutkreislauf) und dann die Leber (mit Ausscheidungsapparat). Von Anfang an bleibt das Gehirn durch die äußeren Nerven mit der Haut und den übrigen Bereichen verbunden, und es integriert, was sich in der Peripherie abspielt[20]. Die sogenannten „Kiemen“ sind die Faltungen zwischen Stirn und Herzwulst, welche die Wachstumskrümmung des jungen Embryos im besonderen dokumentieren; sie sind Beugefalten und nicht Kiemenspalten.

Die erst später erfolgende Bildung des Schädels, der Wirbelsäule und des übrigen Skelettes (der weitgehend konservative Aspekte tragenden „Gerüstsubstanz“) beruht auf Verdichtungsprozessen, welche von außen nach innen erfolgen. sobald der Embryo etwa 10 mm groß geworden ist, entsteht zwischen dem Herz-Leber-Massiv und der Wirbelsäule die Mundhöhle, und als deren Einstülpung die Lungenanlage; schon im 2. Monat entstehen Reflexzentren für Atembewegungen. Mit zunehmendem Gehirnwachstum richtet sich der Embryo stärker auf, und mit der Anhebung des Kopfes nimmt der Abstand zwischen Gehirn und Herz zu. Die Gesichtsentwicklung steht mit der Gehirnentwicklung in unmittelbarem Zusammenhang.

Alle Entwicklungsschritte sind *auf ein Ziel gerichtete Materialbewegungen*. Alle Organe, Gewebe und Zellen haben ihre gestaltenden Funktionen. Diese *setzen Leben voraus und implizieren eine Seele*. Alle Funktionen des Embryos sind Verhaltensweisen, welche nicht rein somatisch erklärbar sind, sondern gestaltender (seelischer) „Kräfte" bedürfen. Der Mensch ist in seiner Einmaligkeit teleologisch verfaßt, und demnach mehr, als mit naturwissenschaftlichen Methoden von ihm erfaßt werden kann.

14.5 Menschenbild bei Hahnemann

HAHNEMANN selbst hat keine geschlossene Darstellung seines Menschenbildes gegeben, doch entnehmen wir vor allem den kleinen medizinischen Schriften[12] eine Reihe von Hinweisen und Erklärungen. In einer Vorrede hat HAHNEMANN den menschlichen Körper als das rätselhafteste aller organischen Wesen bezeichnet. Seinen zahlreichen Bemerkungen zum Problem Gesundheit und Krankheit, das ihn sein ganzes Leben lang begleitet hat, sowie seinem letzten Werk über die chronischen Krankheiten[23] seien einige Zitate entnommen, die sein Menschenbild von verschiedenen Seiten beleuchten. In seinen Werken spürt man die Versuche, von alten spekulativen Systemen der Natur- und Menschenerklärung wegzukommen und alles beiseitezulassen, was den Arzt von seiner inneren Berufung, den kranken Menschen zu heilen, ablenken und ihn verwirren könnte.

Mehrmals weist HAHNEMANN darauf hin, daß eine apriorische Erkenntnis des Menschen bis ins Letzte nicht möglich ist[12]. Alles, was wir vom gesunden Körper wissen können, nämlich „welche in die Sinne fallenden Äußerungen vom gesunden menschlichen Körper geschehen, und in welcher Verbindung", ist das einzige, auf das wir uns stützen können.

An anderer Stelle derselben Arbeit sagt HAHNEMANN[12]: „Die zweitausend Jahre über, in denen man sich mit Philosophie und Arzneiwissenschaft gebrüstet hat, ist kein einziger, auch nicht der kleinste Schritt zur apriorischen Kenntnis, weder der Vitalität des Körperorganismus, noch der in ihm wirkenden intellektuellen Kraft (der Seele) getan worden ... Es läßt sich nicht einmal ein Weg denken, auf welchem wir zu einer solchen Kenntnis gelangen könnten ... Die Art, wie die verschiedenen Bestandteile des lebenden menschlichen Körpers zusammenhängen, wie sie aufeinander unter sich und auf die von außen einwirkenden Potenzen reagieren, wie aus ihnen solche lebende Werkzeuge (Organe) entstehen, als zur Führung des Lebens gehören, und wie aus den nötigen Organen ein geschlossenes Ganzes, ein lebendes, gesundes Individuum gebildet und erhalten werde, läßt sich durchaus nicht, ob man's gleich bisher immer versuchte, weder nach Grundsätzen der Mechanik, noch der Physik, noch der Chemie, nicht nach den Gesetzen der flüssigen und festen Körper in der unorganischen Welt, nicht durch Gravitation oder Friktion, nicht durch Stoß oder Kraft der Trägheit, nicht nach den Gesetzen der Anziehung oder des Zusammenhangs anderer, in vielen Punkten sich berührenden ähnlichen Körper oder der Abstoßungskraft unähnlicher, nicht nach der Figur der einzelnen Bestandteile, ob sie Flächen, oder Spitzen, oder Kugeln, oder Schrauben, oder Haarröhrchen, ob sie rauh oder glatt, oder eckig, oder hakenförmig genannt werden könnten, nicht nach den Gesetzen der Elastizität, Expansionskraft oder Kontraktilität unorganischer Dinge in der Natur, nicht nach den Gesetzen der Lichtverbreitung oder Wärmeerzeugung, oder der magnetischen, galvanischen oder elektrischen Erscheinungen, aber auch nicht nach dem Verhalten oxygenisierter und hydrogenisierter, kohlenstoffhaltiger oder azotischer Stoffe, oder der Säuren, Erden, Metalle oder des Gerbe-, Eiweiß-, Stärke-, Leim- oder Zuckerstoffs unter sich und gegen andere Substanzen – beurteilen oder erklären ... Wenn auch alle Bestandteile des menschlichen Körpers in der übrigen Natur anzutreffen sind, so wirken sie doch sämtlich in dieser organischen Verbindung, bei Vollführung des Lebens und der übrigen Bestimmung des Menschen, auf eine so abweichende eigene Weise (für die man bloß den Namen Vitalität hat), daß diese besondere (vitale) Art von Verhalten der Teile unter sich und gegen die Außenwelt durchaus nach keinem anderen Maßstab, als nach sich selbst erklärt und beurteilt werden kann."

HAHNEMANN sieht den Körper von einer belebenden Dynamis, der Lebenskraft, im unsichtbaren Inneren durchwaltet, welche er als geistartig, keiner Überlegung und keiner Rückerinnerung fähig bezeichnet (siehe Anmerkungen zu § 22 und § 34 des Organons). Er sieht im Organismus das materielle Werkzeug zum Leben. Der Organismus ist ohne Belebung ebenso wenig denkbar wie die Lebenskraft ohne Organismus. Folglich sind beide eine Einheit, obgleich wir gedanklich diese Einheit – der leichteren Begreiflichkeit wegen – in zwei Begriffe zerlegen. In Wirklichkeit bilden sie (so HAHNEMANN in § 15 des Organons[24]) ein Ganzes, sind Eins und Dasselbe.

HAHNEMANN hatte sich Zeit seines Lebens dagegen gewehrt, daß man alles auf Grund genauer Kenntnis vollständig verstehen müsse und warnt vor „dem Wahn, daß das Wesen des Arzttums nur im Alleserklären bestehe"[12]. aus diesem Grund wandte er sich *gegen den Vitalismus seiner Zeit* und bezeichnete diesen als ein durch die Phantasie geschaffenes, den ganzen Organismus in seinem gesunden und kranken Gang leitendes und beherrschendes geistiges Ding (HELMONT'S Archäus, STAHL'S Körperseele) sowie gegen die alte Astrologie und die damals neue Naturphilosophie seiner Zeitgenossen SCHELLING, FICHTE und HEGEL. Diesen hielt er vor, daß eine apriorische Kenntnis von Mensch und Natur unmöglich ist, und, wenn durchgeführt, nur aus Phantasiegebilden bestehen könne.

Sowohl die Pädagogik (Behandlung des menschlichen Geistes zu seiner Entwicklung oder Veredelung) als auch die Heilkunde (Behandlung des lebenden menschlichen Körpers bei Umänderung seiner krankhaften Zustände in Gesundheit) erspare sich die Mühe, das Wesen des menschlichen Geistes oder der menschlichen Seele ergründen zu wollen. HAHNEMANN schlägt daher vor, „um alle mögliche Kenntnis von seinem Objekt zu erlangen, sich an das Aposteriorische zu halten, an das, was die Seele durch Tatäußerungen von sich hat bemerken lassen, an die Erfahrungsseelenkunde. Mehr soll er von seinem Gegenstande hienieden nicht wissen, und mehr braucht er nicht zu wissen".

Kein Sterblicher kennt das Substrat der Vitalität oder die apriorische innere Einrichtung des lebendigen Organismus. HAHNEMANN folgert: „alles demnach, was der Arzt von seinem Objekt, vom vitalen Organismus wissen kann, alles was er von ihm zu wissen nötig hat, beschränkt sich auf das, was die Weiseren unter uns unter Physiologie verstanden und lehrten, und was man Erfahrungsvitalitätskunde nennen könnte."

Zusammenfassend läßt sich sagen: Was den konkreten Menschen ausmacht, ist seine Einheit im Werden und Vergehen, und diese Einheit ist diejenige von Körper, Seele und Geist. Solange diese Einheit gewahrt bleibt, ist der Mensch gesund (Abschnitt 15.1). Wörtlich sagt HAHNEMANN[12] im 2. Band der Kleinen Medizinischen Schriften auf Seite 16: „Nun läßt aber die Einheit des Lebens der Organe und ihre Übereinstimmung zu einem gemeinsamen Zwecke nicht zu, daß zwei durch widernatürliche allgemeine Reize hervorgebrachte Wirkungen im menschlichen Körper nebeneinander und zu gleicher Zeit bestehen könnten." HAHNEMANN nähert sich also von der Erfahrung herkommend der ARISTOTEL*'ischen* Sicht der *Seele als*

Prinzip und nicht als Wesenheit der Bewegungen im lebendigen Körper. Alle Lebensäußerungen, die wir an einem Menschen, indem die Einheit von Körper, Seele und Geist gewahrt ist, erfahren, sind Zeichen seiner Gesundheit. Und alle Lebensäußerungen an einem Menschen, in dem diese Einheit nicht mehr gegeben ist, sind Zeichen der Krankheit. Diese Erkenntnisse hat HAHNEMANN lapidar in § 9 und § 10 des „Organons“[24] formuliert, worauf wir im folgenden Kapitel zurückkommen werden.

14.6 Anmerkungen und Literaturhinweise

1 ARISTOTELES, Metaphysik 8. Buch, 5. Kapitel.

2 C.F.v. WEIZSÄCKER, „Die Tragweite der Wissenschaft“, Verlag Hirzel, Stuttgart, 1964.

3 R. LÖW in „Evolution – kritisch gesehen“, herausgegeben von A. Locker, p. 158ff., Verlag Anton Pustet, Salzburg, München, 1983.

4 Neues Testament, 2. Brief des Paulus an die Korinther, Kapitel 4, Vers 18.

5 R. SPAEMANN, P. KOSLOWSKI und R. LÖW, „Evolutionstheorie und menschliches Selbstverständnis – zur philosophischen Kritik eines Paradigmas moderner Naturwissenschaft“, Civitas Resultate, Band 6, Acta Humaniora, Verlag Chemie, Weinheim, 1984.

6 M. EIGEN, „Leben“, Sonderbeitrag in Meyers Enzyklopädisches Lexikon, Bibliographisches Institut, Wien, Zürich, Mannheim, 1975.

7 H. KUHN, Nova Acta Leopoldina *42*, 149 (1975).

8 A. LOCKER in „Evolution kritisch gesehen“, Ed. A. LOCKER, p. 11 ff., Verlag Pustet, Salzburg, München, 1983.

9 A.C. MORRISON, „Zufall oder Schöpfung“, Klipper Verlag, Stuttgart 1951, p. 122: „Die Ergebnisse des Zufalls sind unabänderlich an ein Gesetz gebunden.“

10 R. SPAEMANN und R. LÖW, „Die Frage Wozu“, p. 218, Piper Verlag, München, Zürich, 1981.

11 HIPPOKRATES, „Fünf auserlesene Schriften“, eingeleitet und übertragen von Wilhelm Capelle, p. 13, Artemis Verlag, Zürich, München, 1984.

12 S. HAHNEMANN, „Kleine medizinische Schriften", gesammelt und herausgegeben von E. Stapf, Arnoldsche Buchhandlung, Dresden und Leipzig, 1829; Nachdruck K.F. Haug Verlag, Heidelberg, 1971.

13 M.D. PHILIPPE „Philosophie du vivant", Unveröffentlichtes Vorlesungsmanuskript, im Besitz des Erstautors dieses Buches.

14 R. RUHSTALLER, in: „Wissenschaft und Tradition", herausgegeben von P. FEYERABEND und C. THOMAS, p. 13, Verlag der Fachvereine Zürich, 1983, verweist auf Acta Sanctae Sedis *5*, 562 (1869).

15 W.I. LENIN, „Materialismus und Empiriokritizismus", 1909, deutsche Übersetzung, p. 260, Dietz-Verlag, Berlin, 1965.

16 „Platons Ausgewählte Werke", deutsche Übersetzung von Schleiermacher, p. 111, in: Klassiker des Altertums", Erste Reihe, ausgewählt und herausgegeben von H. CONRAD, 23. Band, Georg Müller Verlag, München 1918.

17 Nach R. LIERTZ, „Albert der Große, Gedanken aus seinem Leben und seinen Werken", p. 37, Münster, 1948.

18 Das griechische Wort ψυχη, von dem sich der Ausdruck „Psychologie" ableitet, bedeutet die Seele und das Leben. Psychologie bedeutet also Lebenslehre, indem sie die lebendigen Erscheinungen der Welt als „Gestalten" auffaßt, in denen „Seelen" oder „Wesen" zum Ausdruck kommen. (Siehe W. BLASIUS in „Evolution kritisch gesehen", herausgegeben von A. LOCKER, p. 127, Salzburg, 1984).

19 E. HAECKEL, „Natürliche Schöpfungsgeschichte, p. 236.

20 E. BLECHSCHMIDT und R.F. GASSER, „Biokinetics and Biodynamics of Human Differentiation, Principles and Applications", American Lecture Series, herausgegeben von A.R. Burdi, Charles C. Thomas Publisher, Springfield, Ill./USA, 1978.

21 E. BLECHSCHMIDT, Zeitschrift für Anatomische Entwicklung *118*, 170 (1954).

22 E. BLECHSCHMIDT, „Die Erhaltung der Individualität – Fakten zur Human-Embryologie", Wort und Wissen, herausgegeben von W.H. BECK, Th. ELLINGER, H. HÖRNICKE und H. SCHNEIDER, Band 12, p. 22. Häussler Verlag, Stuttgart, 1982.

23 S. HAHNEMANN, „Die chronischen Krankheiten, ihre eigenthümliche Natur und homöopathische Heilung", 1. Teil, 1839, O-Verlag, Berg/Starnberger See. 1983

24 S. HAHNEMANN, „Organon der Heilkunst", 6. Auflage, O.-Verlag, Berg/Starnberger See, 1985.

15. Kapitel

Gesundheit und Krankheit

Gesundheit und Wohlgestalt
sehen wir in der rechten Mischung
von Wärme und Kälte,
sei es der inneren Teile unter sich,
sei es im Verhältnis der Umwelt.
Aristoteles[1]

Kurzfassung

Gesundheit und Krankheit sind nicht als rein abstrakte Begriffe zu fassen, da sie sich immer nur an einem konkreten Lebewesen finden. Gesundheit ist der Zustand eines konkreten Menschen, in dem er seine körperlichen, seelischen und geistigen Funktionen so weit aufrechterhält, daß alle seine Teilfunktionen seiner Verfaßtheit als Mensch optimal entsprechen. Das erfordert die konsequente und reibungslose Befolgung der notwendigen Über- und Unterordnungen im Rahmen der individuellen „Systemorganisation“; so daß alle körperlichen Strukturen ihre Funktionen erfüllen können.

Sind diese Funktionen auch nur an einer Stelle gestört oder ausgefallen, und besteht keine entsprechende Ausweichmöglichkeit, so muß sich diese Störung auf den gesamten Organismus auswirken: der Mensch ist krank. So wie sich Gesundheit nur durch bestimmte Zeichen zeigt, so kann sich auch Krankheit nur durch bestimmte Zeichen (Symptome) kundtun. Das Krankhafte ist zufällig, daher nicht als solches, sondern nur vor dem Hintergrund der dem gesunden Menschen gemäßen Ordnung erkennbar. Alle krankhaften Veränderungen gehen auf das Wirksamwerden einer dem konkreten Menschen nicht gemäßen Ordnung zurück, die im Bezug auf seinen Zweck sinnlos ist. Krank sein kann nur der ganze Mensch, und nicht nur ein Teil von ihm. Er ist krank, wenn seine Konstitution den Belastungen von innen und von außen nicht gewachsen ist.

Schließlich wird darauf hingewiesen, was nach HAHNEMANN Krankheit nicht ist und was sie nicht sein kann, nämlich „nicht mechanische oder chemische Veränderung der materiellen Körpersubstanz[1]“.

15.1 Gesundheit

Im vorhergehenden Abschnitt haben wir gesehen, wie HAHNEMANN sich den Aussagen über Geist, Seele und Körper aus realistisch-rationaler Sicht genähert hat. Er sieht Geist und Seele nicht als eigene Wesen, sondern eher als Prinzipien der geordneten Bewegung des Körpers. Er geht bei Beurteilung von Gesundheit und Krankheit von der Erfahrung aus, an Hand ihrer Zeichen und Symptome. Bis zu seinem letzten Werk über die chronischen Krankheiten (19. Kapitel) enthielt er sich jeder Spekulation über das Wesen von Krankheit und ihrer Auslösung. Für ihn war es Tatsache, daß es kranke Menschen gibt, und daß es Aufgabe des Arztes ist, diese zu heilen (siehe § 1 des Organons der Heilkunst). Wie in Abschnitt 15.3 näher ausgeführt ist, gibt es für HAHNEMANN keine Krankheit als materielles Ding, sondern nur einen krankhaft verstimmten Organismus (Fußnote zu § 8 des Organons der Heilkunst[2]).

Auch Gesundheit kann nur an einem konkreten Wesen gefunden werden. Daher müssen die Versuche, Gesundheit als reines Abstraktum zu fassen, zu Schwierigkeiten führen. Wie allen idealen Systemen fehlt auch der idealen Betrachtung von Gesundheit eine Seite der Realität. Gesundheit ist weder nur statisch noch nur dynamisch zu sehen. Sie bewahrt sich dynamisch gegenüber äußeren und inneren Einflüssen unter Beibehaltung statischer Aspekte, eines bestimmten Aufbaues.

Darauf hatte schon der Philosoph, Arzt und Naturforscher ALKMAION von Kroton 600 Jahre v. Chr. in seiner Definition von Gesundheit hingewiesen[3]. Gesundheit werde durch das Gleichgewicht der Kräfte erhalten: „des Feuchten und Trokkenen, Kalten und Warmen, Bitteren und Süßen usw. Die Alleinherrschaft einer unter ihnen sei die Ursache der Krankheit. Denn solche Alleinherrschaft sei verderblich. Krankheit stelle sich, was ihren Ursprung betreffe, infolge von Übermaß oder Mangel an Speisen ein, was aber ihren Ort angehe, so habe sie entweder im Blut oder im Mark oder im Gehirn ihren Sitz. Zuweilen aber entstanden Krankheiten auch aus äußeren Ursachen: infolge der Beschaffenheit des Wassers oder des Landes oder infolge von Überanstrengung oder Foltern oder dergleichen. Die Gesundheit aber beruhe auf der gleichmäßigen Mischung der Qualitäten".

Qualität bedarf statischer Randbedingungen, an denen sich die Dynamik „abstützen" kann. Es gibt kein System, welches in sich völlig unbewegt wäre. Aus diesem Grund sind auch die Modellvorstellungen Idealgas (ohne statische Aspekte) (siehe die Abschnitte 6.2 und 12.1) und Idealkristall (ohne dynamische Aspekte) (siehe die Abschnitte 8.3 und 9.1). Utopien und jede Bekämpfung von reinem Dynamismus oder von reinem Atomismus sind eigentlich überflüssig.

Der heutigen Art des Denkens liegen idealistische Betrachtungen näher als realistische. So definiert die Weltgesundheitsorganisation Gesundheit folgendermaßen: „Health is a state of complete physical, mental and social well-being, and not merely the absence of disease or infirmity" (Gesundheit ist ein Zustand des vollkommenen physischen, seelischen und sozialen Wohlseins und nicht nur das Fehlen von Krankheit oder Schwäche).

Diese Definition negiert die notwendigen Kampfsituationen auf physischer Ebene und bezieht sich somit auf einen utopischen Zustand des Menschen außerhalb des unentwegten Kampfes in seiner In- und Umwelt. Diese Definition würde auch bedeuten, daß schuldhaftes Verhalten nur durch Krankheit bedingt ist, und würde damit auch im Widerspruch zum freien Willen des Menschen stehen.

HAHNEMANN hatte in § 9 des Organons der Heilkunst[2] den Begriff Gesundheit folgendermaßen gefaßt: „Im gesunden Zustand des Menschen waltet die geistartige, als Dynamis den materiellen Körper (Organismus) belebende Lebenskraft

(Autokratie) unumschränkt und hält alle seine Teile in bewunderswürdig harmonischem Lebensgang in Gefühlen und Tätigkeiten, so daß unser innewohnender vernünftiger Geist sich diesen lebendigen, gesunden Werkzeugs frei zu dem höheren Zweck bedienen kann". Und in § 10 fährt er fort: „Der materielle Organismus, ohne Lebenskraft gedacht, ist keiner Empfindung, keiner Tätigkeit, keiner Selbsterhaltung fähig (er ist tot und, nun bloß der Macht der physischen Außenwelt unterworfen, fault er und wird wieder in seine chemischen Bestandteile aufgelöst); nur das immaterielle, den materiellen Organismus im gesunden und im kranken Zustand belebende Wesen (das Lebensprinzip, die Lebenskraft) verleiht ihm alle Empfindung und bewirkt neue Lebensverrichtungen".

Gesundheit bedeutet, daß der Mensch heil ist („heil" kommt von „ganz"[4]), das heißt „vollständig" ist[4], daß er im Vollbesitz des Ganzen ist, indem alles, was sich an ihm differenzieren läßt, einheitlich reagiert, wenn Geist und Seele die innere und äußere Welt adäquat begleiten, im Bereich des eigenen Körpers sogar beherrschen.

Gesundheit hat mit einer bestimmten materiellen Verfaßtheit des Körpers zu tun und mit den an ihm erfahrbaren Zeichen. So sagt HAHNEMANN[5]: „Durch reine Erfahrungen, durch unbefangenes Nachdenken in Verbindung mit Zergliederungskunde, Physik und Chemie haben wir zwar einen ziemlichen Vorrat sehr wahrscheinlicher Sätze über die Verrichtungen und Lebensäußerungen des gesunden menschlichen Körpers (Physiologie) erlangt, weil die Phänomene im Körper, den man gesund nennt, sich ziemlich gleich bleiben[6] und daher aus allen Gesichtspunkten der hier einschlagenden Kenntnisse vergleichlich und öfters beobachtet werden können. Aber es ist eben sehr wahr, als auffallend und demütigend, daß gerade diese antropologischen und physiologischen Kenntnisse nutzlos zu werden anfangen, sobald sich der Körper vom gesunden Zustand entfernt. Alle Erklärung des krankhaften Vorganges aus dem, was wir vom gesunden wissen, ist Täuschung, nähert sich der Unwahrheit mehr oder weniger, wenigstens fehlt es dann an Prüfungskennzeichen der Echtheit und Wahrheit dieser übertragenen Erklärungen; sie werden von Zeit zu Zeit durch die oberste Instanz, die Erfahrung, widerlegt. Eben deshalb paßt die Erklärung nicht auf den kranken Zustand, weil sie auf den gesunden paßte. Wir mögen es uns nun gestehen oder nicht, so ist es doch nur mehr als zu wahr, daß in dem Augenblick, wo wir den Zustand des kranken Körpers antropologisch zu durchschauen uns bemühen, vor unsere vordem noch so hell schimmernde Kenntnis der Physiologie ein dichter Schleier, eine alles verschließende Scheidewand niederfällt. Unser physiologisches Wissen ist aus, wenn es an Erklärung der Phänomene im kranken Körper kommt. Fast nichts, nichts Anwendbares! Es ist wahr, wir können durch eine Art gewalttätiger Übertragung und Application jener antropologischen Lehren in die Pathologie eine Art Erklärung erzwingen, aber sie ist und bleibt Täuschung und mißleitende Unwahrheit".

HAHNEMANN hatte also klar erkannt, daß die Krankheit nicht ein eigenes Naturwesen darstellt, daher aus sich heraus im eigentlichen Sinn nicht erkennbar ist. Daher kann es, streng genommen, auch keine Wissenschaft von der Krankheit an sich geben. Hingegen ist antropologische Wissenschaft möglich von den gesunden Lebensvorgängen, denn diese sind im Hinblick auf den Menschen geordnet und damit erkennbar.

Gesundheit erfordert aus statischer Sicht jene Anordnung der Teile nach Ort, Vermögen und Gestalt, die ihre vollständigen Funktionen innerhalb des Organismus ermöglichen. Aus dynamischer Sicht erfordert Gesundheit das Vermögen, auf innere und äußere Reize adäquat anzusprechen, und zwar in dem Ausmaß, welches zur Erfüllung einer ungestörten Gesamtfunktion und zum Ablauf aller Lebensvorgänge unter allen inneren und äußeren Umständen erforderlich ist.

Die körperlichen Funktionen können nur dann ungestört erfolgen, wenn die Teile in den dazu erforderlichen „Positionen“ sind. Die jeweiligen Positionen ergeben sich wieder aus den Notwendigkeiten für ihre Funktionen. Das bedeutet, daß alles auf ein gemeinsames Ziel hin koordiniert sein muß. Wird dieses erreicht, so ist der Mensch gesund, wird es nicht erreicht, so ist er krank.

Gesundheit drückt einen Zustand aus, der entweder gleichbleiben oder sich ändern kann. Allen gesunden Menschen ist es eigen, daß ihre verschiedenen Körperfunktionen die menschlichen Tätigkeiten unauffällig, ungestört ablaufen lassen und nicht behindern. Das erfordert, daß der Körper adäquates Reaktionsvermögen gegenüber Umweltreizen besitzt und daß alle körperlichen Funktionen aufeinander abgestimmt sind. Diese sind an allen gesunden Menschen ähnlich, aber von Mensch zu Mensch verschieden. Im Hinblick auf diese Funktionen können große Unterschiede selbst zwischen gesunden Menschen bestehen. Das bedeutet, daß der Mensch (als Abstraktion) zwar einen charakteristischen Aufbau hat, daß es aber zwischen den einzelnen Menschen mehr oder weniger stark ausgeprägte Unterschiede gibt.

Wir stehen vor dem Problem, daß sich gesunde Menschen in verschiedenen Funktionen deutlich voneinander unterscheiden, und daß wir sowohl äußere als auch innere Zeichen in unterschiedlicher Weise von Menschen bekommen, die wir als gesund bezeichnen. Der hierarchische Aufbau des Menschen (14. Kapitel), seine Einheit und seine Komplexität in den Teilen geben uns Möglichkeiten und Grenzen dafür, was wir über Gesundheit und über Krankheit überhaupt in Erfahrung bringen können.

Die Frage nach dem möglichen Aufbau des Menschen führt zunächst zum Begriff der *Konstitution*. Dieser Grundbegriff verbindet das Gesunde und das Kranke. Die Konstitution bietet den „Leistungsrahmen“ für den betreffenden Organismus, den er unter veränderten Bedingungen ungestört erfüllen kann. Je breiter dieser Leistungsrahmen, desto schwerer erschütterlich ist die Gesundheit des Menschen. Je schmäler dieser Leistungsrahmen, desto krankheitsanfälliger ist der Mensch. Die Konstitution wird auch als *Diathese* bezeichnet und von ARISTOTELES folgendermaßen definiert: „Diathese ist Ordnung der Teile, in dem was Teile hat, nach Ort, Vermögen und Figur." Sie ist die ursprünglichste, umfassende Qualität des Lebewesens, seine „Qualitas qualitatum".

Woran aber liegt es, daß im kranken Organismus andere Regeln herrschen als im gesunden? Die Antwort auf diese Frage haben wir schon im vorigen Kapitel vorweggenommen: weil die Ausrichtung verschieden ist. Das bedeutet, daß nur die individuelle Konstitution des einzelnen Menschen anzeigt, wie er in seinen einzelnen Teilen verfaßt ist. Er ist gesund, wenn sich alle seine Teile seiner Finalität gemäß verhalten.

Die individuelle Konstitution bietet den Rahmen, innerhalb dessen der Organismus seiner Verfaßtheit entsprechend einheitlich reagieren kann. Wenn wir die Worte HAHNEMANNS aus § 9 seines Organons[2] verwenden, so ist es der Rahmen, „in welchem die belebende Lebenskraft unumschränkt waltet und alle seine Teile in bewunderswürdig harmonischem Lebensgang, in Gefühlen und Tätigkeiten hält, so daß unser innewohnender vernünftiger Geist sich diesen lebendigen Werkzeugs frei zu dem höheren Zweck bedienen kann". Was HAHNEMANN mit geistartig gemeint haben mag, haben wir schon auf Seite 91 besprochen.

Wenn wir die Konstitution untersuchen wollen, so haben wir zuerst einmal die Teile im Hinblick auf ihre jeweilige Ausbildung und die einzelnen Körperfunktionen zu studieren, und dann, nach den Grundlagen der körperlichen Anlagen und Organe zu suchen, die allen Verschiedenheiten konstitutioneller Ausprägungen als gleichbleibend zugrundeliegen. Wir müssen die Teile in ihren natürlichen Zusammenhängen untersuchen und nach individuellen Funktionen der Teile entsprechend den Erfordernissen des Gesamtsystems und nach der Systemorganisation desselben fragen. Unser Verständnis darf sich dabei nicht nur nach den einzelnen Teilen richten und nur nach ihren möglichen Funktionen, sondern auch danach, wie diese im Rahmen des Organismus nach den jeweiligen äußeren und inneren Erfordernissen erfolgen.

Das bedeutet, daß wir den in der Naturwissenschaft verwendeten Kunstgriff nur beschränkt anwenden dürfen, der darin besteht, daß man versucht, das Ganze aus den an einzelnen Teilen festgestellten Eigenschaften zu konstruieren. Vielmehr haben wir zu berücksichtigen, daß die Organe des menschlichen Organismus Werkzeugcharakter haben und Erfordernissen dienen, welche den Organen übergeordnet sind. Wir haben schon gesehen, daß Erkenntnis eines komplexen, einheitlich reagierenden Systems dann möglicht ist, wenn sowohl die Einheit des Organismus als auch die Verschiedenheiten der Teile im natürlichen Zusammenhang untersucht werden. Mit Hilfe des Verstandes wird das Problem dadurch gelöst, daß dieser die unterschiedlichen Teile in ihren Beziehungen zur Gesamtverfassung betrachtet, und daß man die Teile diesem nicht einmal gedanklich entnimmt, sondern in den natürlichen Zusammenhängen beläßt, in denen sie eingebettet sind. Diese Art des Denkens in Zusammenhängen haben wir schon angewendet, um Aussagen über die molekularen Systemorganisationen (7. Kapitel), über die Organisationsformen in Festkörpern (9. Kapitel) und in Flüssigkeiten (12. Kapitel) zu erhalten.

Würden wir die Organe nur weitgehend isoliert untersuchen, so würden uns die Informationen über ihr Verhalten im natürlichen Zusammenhang entgehen. Daher haben wir an einem Organ nicht nur sein Funktionieren als Teil zu beachten, sondern auch die Art und Weise, in der der Körper seine Funktionen zu seinen Zwecken benützt. Immer müssen wir uns dessen bewußt bleiben, daß die Organe des menschlichen Organismus für diesen Werkzeugcharakter haben und diesem zur Erfüllung der den Organen übergeordneten Aufgaben dienen.

Daher kann die Untersuchung einzelner Reaktionen in einzelnen Teilbereichen auch nicht zur Kenntnis des Organismus führen. Dieser grundlegenden Schwierigkeit war sich HAHNEMANN bewußt, als er in seiner kompromißlosen Art folgendes niederschrieb[6]: „Die Chemie solle sich nun vollends gar nicht anmaßen, richtige Erklärungen über den abnormen Hergang der Funktionen im kranken Körper wagen zu wollen, sie, die es so selten im gesunden Zustande vermag".

Dazu kommt noch die Schwierigkeit, daß das „geglückte Experiment" in der Biochemie schon vorher die Zerstörung des zu Untersuchenden, des Lebendigen erfordert. Daher kann man sich mit dieser Methodik der Erforschung des Lebenden nicht widmen, denn man hat es vor der Untersuchung zu beseitigen. Dies hat den Biochemiker ERWIN CHARGAFF[7] zur Äußerung veranlaßt, man solle statt Biochemie lieber „Nekrochemie", und statt Physiologie „Leichenchemie" sagen.

Und der Physiker und Naturphilosoph C. F. v. WEIZSÄCKER[8] kritisert: „Wenn ich erkenne um den Preis des Tötens, wenn die Weise meiner Beteiligung am Leben der Mord ist, so mag die gewonnene Erkenntnis zutreffend sein, aber ist sie segensreich?" Wir müssen noch weiter einschränken, indem wir sagen, daß die nicht am Lebendigen gewonnenen Erkenntnisse für das Lebendige nicht zutreffend sein können.

Experimente an Lebewesen gehören zu den wissenschaftlichen Methoden der heutigen Biologie und Medizin, vom Mikroskopieren am Gewebeschnitt zum Tierversuch bis zum systematischen Experiment am Menschen[9].

Will man die physikalisch-chemische Seite einzelner Körperfunktionen näher kennenlernen, so mag es von Vorteil sein, wenn man zunächst die Frage nach der teleologischen Verfaßtheit nicht stellt. Man wird auf diese Weise der reduzierten Betrachtung des Teilsystems, das reine „Wie“ des Funktionierens wesentlich besser herausarbeiten, und man kann untersuchen, wie eine bestimmte Funktionsvariante vorkommt und wie das Teilsystem als Teilsystem auf physikalisch-chemischer Ebene ohne Berücksichtigung des Gesamtsystems arbeitet oder arbeiten könnte. Die auf diesem reduzierten Ansatz gewonnenen Ergebnisse reichen aber nicht aus, um das spezielle Verhalten der Teile als Teile des Ganzen im Ganzen zu verstehen.

Wir verweisen auf die unterschiedlichen Ergebnisse, die man auf Grund von Untersuchungen im lebenden Organismus *(in vivo)* und im Reagenzglas *(in vitro)* erhält, z.B. auf die unter den jeweiligen Bedingungen unterschiedlichen Wirkungen eines Antibiotikums auf gegebene Bakterien. Ohne Zweifel zeigen die in vitro, also unter reduzierten Bedingungen erhaltenen Ergebnisse die spezifische Affinität eines Antibiotikums, aber man kann darauf keine verbindlichen Aussagen über die Aktion des Antibiotikums im komplexen System des lebenden Organismus gründen.

Wir fassen zusammen: Unter Gesundheit wird der konkrete Zustand eines Menschen verstanden, in dem er seine körperlichen, seelischen und geistigen Funktionen so weit aufrechtzuerhalten vermag, daß alle seine Teilfunktionen optimal seiner Verfaßtheit als Lebewesen Mensch dienen. Gesundheit besteht in der dem betreffenden Menschen gemäßen Funktionalität, in der ungestörten Ausübung der seelischen Dominanz über den Körper, und sie zeigt sich in der Harmonie, im Wohlbefinden des Menschen. Das schließt freilich nicht aus, daß ein gesunder Mensch nicht auch Unbehagen, Unmut, Schmerz empfinden kann, handelt es sich doch dabei um Hinweise darauf, daß er gewisse Umweltbedingungen als bedrohlich empfindet, bzw. an der Grenze seiner durch die

Konstitution vorgegebenen Belastungbarkeit ist. Wenn wir dem bisher Gesagten beipflichten, so ist der Gesundheitszustand dann realisiert, wenn alle für die Erhaltung der Gesundheit nötigen Funktionen ungestört ablaufen.

Voraussetzung und Kennzeichen der ungestörten Funktionsausübung der Organe ist ihre bedingungslose Einordnung in die Über- und Unterordnungen der Systemorganisation im gesunden Körper. Obwohl der hierarchische Aufbau gesunder Menschen (14. Kapitel) noch viel zu wenig studiert worden ist, kann doch gesagt werden, daß im gesunden Zustand bei unterschiedlichen Bedingungen der hierarchische Aufbau im wesentlichen gleich bleibt, und daß bei der Erkrankung entsprechende Veränderungen der Systemorganisation und damit auch im hierarchischen Aufbau vor sich gehen.

Nur kurz sollte auch das Problem von Gesundheit im Hinblick auf die Evolutionslehre gestreift werden. Würde man versuchen, Gesundheit als Ergebnis des Zufalls zu deuten, so käme man in erhebliche Schwierigkeiten. Wie SPAEMANN und LÖW[10] gezeigt haben, würde die Evolution die Begriffe Gesundheit und Krankheit aufheben, da diese nur vor einem teleologischen Hintergrund gesehen werden können. Eine andere Konsequenz wäre es zum Beispiel, daß das Vollkommene, die Gesundheit, aus dem Unvollkommenen, der Krankheit, entstünde. Dann aber wäre Krankheit die Vorstufe zur Gesundheit.

15.2 Krankheit

Wenn Gesundheit das Verhalten eines konkreten Menschen nach dem ihm gemäßen Programm ermöglicht, so muß auch die Möglichkeit bestehen, daß diesem Progrmam weniger gut entsprochen wird. Wenn das Programm nicht mehr dem betreffenden Menschen gemäß ist, so ist dieser nicht mehr gesund, sondern krank.

Wenn in einem gesunden Organismus das dem konkreten Menschen gemäße Programm abläuft, d.h. alle Funktionen optimal im Hinblick auf seine teleologische Verfaßtheit erfolgen und diese auch unter verschiedenen konkreten Umweltbedingungen optimal bleiben, so erfordert dies das klaglose Funktionieren aller die Vielfalt steuernden Regelfunktionen. Sind diese Regelfunktionen auch nur an einer einzigen Stelle gestört oder ausgefallen, und besteht keine Ausweichmöglichkeit durch Kompensation einer ausgefallenen Teilfunktion durch andere Funktionsträger (Mehrfachversorgung durch Blutgefäße u.ä.), so muß sich angesichts der Ineinandervernetzung der Teile und der gegenseitigen Abhängigkeiten ihrer Funktionen die Störung auf das Gesamtsystem spürbar auswirken. Dieses kann nun seinem Zweck nicht mehr in vollem Umfang gerecht werden. Der Organismus kann auf Veränderungen seiner Randbedingungen, der auf ihn einwirkenden äußeren Umstände, nicht mehr adäquat, d.h. nicht mehr unter optimaler Aufrechterhaltung aller seiner Funktionen reagieren.

Da jede körperliche Funktion mit Stoffwechsel verbunden ist, führt jede Störung auch nur eines einzigen Funktionsablaufes zu einem Zuviel oder einem Zuwenig im Stoffwechsel. Jede Störung wirkt sich auf physikalisch-chemischer Ebene zuerst in Veränderungen der dissipativen Vorgänge aus, durch die auch die konservativen Randbedingungen verändert werden. Die Veränderungen sowohl der konservativen als auch der dissipativen Strukturaspekte sind Ausdruck des Vorhandenseins einer veränderten Naturordnung, die derjenigen des davon betroffenen Menschen nicht gemäß ist. Sie macht sich in Befindensänderungen und Funktionseinschränkungen bemerkbar: der Mensch ist krank.

Sowie sich die gesunden Funktionen nur durch bestimmte Zeichen zeigen, so können sich auch Krankheitserscheinungen nur durch bestimmte Zeichen kundtun. Die erkennbaren

Krankheitszeichen nennt man *Symptome*. Das aus dem Griechischen stammende Wort „συμπτομα" bedeutet „Zufallen". Die Zufälligkeit der Krankheit beschrieb RUDOLF FLURY[11] folgendermaßen: „Wenn wir gefallen sind, wenn der Mensch gefallen ist, wenn etwas in ihm oder wenn er ganz heruntergefallen ist, ist er ein Fall geworden. Aus dem Zufall wird nachher ein Fall. Die Krankheit – das ist das Mysteriöse, das Unheimliche – ist letzten Endes zufällig. Sie kann so oder sie kann anders sein, sie kann geheilt werden oder nicht. Das wäre die einzige ‚Regel', die es eigentlich gibt. Eine „Regel", die jedoch keine ist – weil die Krankheit letzten Endes ein Chaos ist – denn es gibt keine Regel im Chaos".

Die krankhaften Veränderungen können sich an Materie, Form und Effizienz des lebenden Organismus insofern bemerkbar machen, als sie außerhalb der finalen Verfassung des Menschen stehen. Wenn an einem konkreten Menschen neben seiner eigenen eine andere Naturordnung wirksam wird, so bedeutet dies die Störung der dem Menschen gemäßen Naturordnung, also das Wirksamwerden einer Finalität, die im Bezug auf den Organismus eine Fremdfinalität ist.

Das bedeutet zugleich, daß nicht nur ein Teil des Menschen von ihr erfaßt wird, sondern immer der ganze Mensch und alle seine Teile in unterschiedlichem Maße. Aus diesem Grund sind die Versuche, Krankheiten als nur Teile des Menschen erfassend zu verstehen, zum Scheitern verurteilt.

Daher gilt, wie im 16. Kapitel noch näher besprochen wird, als erste Regel in der Anamnese – im Versuch, das Erkrankte am Menschen kennenzulernen – diejenige der Totalität der Symptome.

Die Symptomatologie dient der Kenntnis der veränderten Effizienz, die Pathologie der Kenntnis der veränderten Formen und die klinischen Befunde der Kenntnis der veränderten materiellen Erscheinungen. Da der Arzt vom Konkreten ausgehen muß, sind alle diese Ergebnisse notwendige Voraussetzungen zur Diagnose. Sie reichen aber immer noch nicht aus, um den vierten Naturgrund der Krankheit zu erkennen. Die Diagnose führt uns nur zur Kenntnis der Naturgründe Materie, Form und Effizienz, nicht aber zu derjenigen des Naturgrundes der Finalität der Krankheit. Ihre Kenntnis liegt außerhalb der Möglichkeiten, die sich aus dem Arzt-Patient-Verhältnis ergeben. Sie kann auf Grund einer noch so vollständigen Anamnese allein weder aus praktischen noch aus theoretischen Gründen gefunden werden.

Ausgenommen davon sind jene Störungen, die offensichtlich grob-materielle Ursachen haben und deren Symptomatik unmittelbar, quasi kausal aus der offen zutageliegenden Veranlassung entstanden sind, wozu wir der Fußnote zu § 7 des Organons[2] folgendes entnehmen: „Daß jeder verständige Arzt diese zuerst hinwegräumen wird, versteht sich; dann läßt das Übelbefinden gewöhnlich von selbst nach. Er wird die Ohnmacht und hysterische Zustände erregenden, stark duftenden Blumen aus dem Zimmer entfernen, den Augen-Entzündung erregenden Splitter aus der Hornhaut ziehen, den Brand drohenden, allzu festen Verband eines verwundeten Gliedes lösen und passender anlegen, die Ohnmacht herbeiführende, verletzte Arterie bloßlegen und unterbinden, verschluckte Belladonna-Beeren usw. durch Erbrechen fortzuschaffen suchen, die in Öffnungen des Körpers (Nase, Schlund, Ohren, Harnröhre, Mastdarm, Scham) gerathenen fremden Substanzen ausziehen, den Blasenstein zermalmen, den verwachsenen After des neugeborenen Kindes öffnen usw."

Alle anderen Symptome aber, bei denen eine unmittelbar veranlassende Ursache nicht gefunden werden kann, sind für den Arzt zunächst nicht verständlich. Da sich die Verfassung des Menschen auf Wirkungen zurückführen läßt, die wir mangels besserer Ausdrucksweise als Seelenkräfte bezeichnen, müssen allen Veränderungen, die nicht grob-stofflicher

Natur sind, Veränderungen im seelischen Bereich zugrundeliegen, die folgende Möglichkeiten offen lassen:

Die erste Möglichkeit wäre diejenige, daß die Seele eine unzureichende Ausformung besitzt. Dann aber könnten die materiellen Voraussetzungen, auch wenn sie vollständig gegeben sind, durch unzureichende Anleitung nicht in die entsprechenden Formen und Funktionen gebracht werden. Das Lebewesen wäre aus seinen Prinzipien unvollkommen. Dies widerspricht unserer Auffassung sowohl von der Seele als umfassende, einheitliche Lebensursache (Abschnitt 14.3) als auch von der Gesundheit (Abschnitt 15.1). Diese hat immer Vollständigkeit des seelischen Prinzips (Ursache) im Körperlichen zur Voraussetzung. Ein von einem „unvollständigen" Seelenprinzip geleitetes Lebewesen wäre außerhalb der jeweiligen Art. Daher fällt diese Möglichkeit aus.

Die zweite Möglichkeit besteht darin, daß die materiellen Voraussetzungen der Ausformung des Lebewesens mangelhaft sind. Das muß eine vollständige Ausbreitung und Ausbildung der formgebenden Seele, als den Ursprung des Lebendigen, auf die Entwicklung und Erhaltung des Körpers behindern oder verhindern. Dabei stehen naturgemäß die dissipativ dominierten Vorgänge in der materiellen Verfassung der Organismen den Seelenkräften bedeutend näher als die konservativ dominierten Strukturen. Eine vollkommene Einflußnahme auf die dissipativen Vorgänge des Lebendigen läßt der Ausrichtung der Lebensvorgänge einen Spielraum, entsprechend ihrer gegebenen physikalisch-chemischen Möglichkeiten, und damit einzelnen Abläufen die Möglichkeit, sich außerhalb der für den Organismus notwendigen und optimalen Bereiche zu verändern. Dadurch werden auch die konservativen Randbedingungen verändert, also auch Organveränderungen hervorgerufen. Bildhaft könnte man die Vorgänge mit Veränderungen eines Flußbettes vergleichen (Abschnitt 8.3), wie Auswaschen, Versanden, Verlagerung, teilweisem Austrocknen. Für den Organismus bedeutet dies Abweichungen von seiner optimalen Struktur und Dynamik, Veränderungen seiner Einheitlichkeit als Organismus, seiner Kontrolle über die Teile und ihre Funktionen. Damit verbunden ist erhöhte Anfälligkeit für Funktionsstörungen, vermehrte Offenheit oder Verschlossenheit gegenüber Fremdeinflüssen usw.

Eine dritte Möglichkeit besteht in einem Eindringen fremdartiger Seeleneinflüsse in den Organismus, so daß der Körper nicht mehr ausschließlich von seiner eigenen seelischen Verfassung allein geleitet wird. Daher entstünde Krankheit aus der Unmöglichkeit, ohne Störung einer bestimmten finalen Ordnung eine weitere Ordnung im gleichen Organismus zu entwickeln und zu verwirklichen. Die Entwicklung dieses Fremdeinflusses auf organischem Niveau führt zur Entwicklung neuer dissipativer Strukturen, und damit auch zu derjenigen neuer konservativer Strukturen, die jedoch nicht mehr die ursprünglichen Körperfunktionen ermöglichen. Angezeigt werden die Veränderungen des Organismus vorwiegend durch Befindensveränderungen. Die schrittweise, langsam fortschreitende Verschlechterung von Körperfunktionen macht sich oft lange vor dem Auftreten deutlicher objektiver Symptome durch allgemeine Empfindensveränderungen bemerkbar, wie Unbehagen, Leistungsschwäche, Mattigkeit, Appetitlosigkeit usw.

Wenn ein unter gegebenen Bedingungen gesunder Mensch bestimmte Umwelteinflüsse nicht erträgt, wie sie z.B. durch plötzlichen Klimawechsel, durch starke körperliche oder seelische Belastungen, durch Veränderung der menschlichen Umgebung ausgelöst werden, so zeigt dies, daß der unter den vorher gegebenen Bedingungen gesunde Mensch über ein reduziertes Reaktionsvermögen bzw. ein begrenztes Anpassungsvermögen verfügt. Während unter bestimmten eingeschränkten Umweltbedingungen die Funktionen weitgehend aufeinander abgestimmt sind, zeigt sich unter erweiterten Umweltbedingungen ein Unvermögen, mit diesen fertig zu werden. Das bedeutet, daß jeder Bereich des Körpers eine bestimmte „Bandbreite“ besitzt, innerhalb der die für den Gesamtorganismus erforderlichen Funktionen ungestört aufrechterhalten werden. Je größer die „Bandbreite“ in allen Bereichen, desto mehr kann der Mensch ertragen, ohne krank zu werden. Hat er nur *ein* besonders schwaches (nicht belastbares) Organ, so kann es zu schwerwiegenden Störungen, wenn nicht zum Zusammenbruch des ganzen Organismus kommen: eine Kette ist nicht stärker als ihr schwächstes Glied.

So ist z.B. ein sensibler Mensch unter auf ihn besonders angepaßten, für ihn günstigen Bedingungen harmonisch, ausgeglichen, rücksichtsvoll auf seine Familie usw. Kommt es zu einer seelischen Belastung oder Erschütterung, so kann es nicht nur passieren, daß er auf seine Umwelt nicht mehr harmonisch, sondern gereizt reagiert, sondern auch dazu, daß seine Körperfunktionen eingeschränkt werden, daß er krank wird.

Die Schwäche im funktionellen Vermögen tut sich erst bei Belastung kund und wird erst unter diesen Umständen an Krankheitszeichen, an Symptomen direkt erkennbar. Wenn man an diesem Menschen *vor* der Belastung keinerlei Krankheitszeichen feststellen konnte und man ihn als gesund bezeichnete, so ist die nicht entsprechende Belastbarkeit, eine seelische Verfassung, schon immer gegeben. Solange der Mensch nicht belastet wird, zeigt sich dies wohl in einer ihm eigentümlichen Verfassung, ohne daß Krankheitssymptome feststellbar sind.

Wie schon dem vorhergehenden Abschnitt entnommen werden kann, wird der Feinaufbau eines Menschen, seine Reaktions- und Anpassungsmöglichkeit als Konstitution (Diathese) bezeichnet, man spricht von der konstitutionellen Verfassung jedes einzelnen Menschen. Sie ist Bedingung für sein Leben, sie bestimmt und umfaßt die sogenannten starken und schwachen Seiten des Körpers und sie gibt die Grundverfassung an, an der sich am konkreten Lebewesen, am konkreten Menschen das Leben vollzieht.

Die Konstitution könnte als konkrete Ausformung eines bestimmten Lebewesens bezeichnet werden, welche maßgeblich dafür ist, in welcher Weise die äußeren Einflüsse ertragen werden können.

Da der Mensch – wie jedes andere Lebewesen – von den äußeren Bedingungen abhängig ist, wird sein Gesamtbefinden von den Umwelteinflüssen mitbestimmt. Seine Beschwerden können verbessert oder verschlimmert werden, z.B. durch bestimmte Nahrungs- und Genußmittel, durch körperliche Betätigung, durch die seelische Verfaßtheit, durch die menschliche Umgebung, vor allem durch Liebe, wie schon PARACELSUS erkannte, wenn er sagte: *„Die stärkste Arznei ist die Liebe"*.

Die spezifische, eigenheitliche Verfassung des Inneren des Menschen ist maßgeblich für seine Reaktionen auf seine Veränderungen der Umgebung, der Einflüsse von außen. Sind die einzelnen Funktionen durch entsprechende konservative Randbedingungen „abgesichert", werden diese auch unter veränderten Außenbedingungen, trotz der dadurch veränderten dynamischen Aspekte im Körper aufrechterhalten, so hat der Mensch eine starke Konstitution. Sie erfordert daß in allen Teilbereichen die Funktionen aufeinander optimal abgestimmt, die konservativen und dissipativen Aspekte in „ausgewogenem" Maß wirksam sind; denn nur dann kann der Ausbreitung von Fremdeinflüssen entsprechend entgegengewirkt werden.

Von schwacher Konstitution sprechen wir dann, wenn diese Bedingungen nicht mehr gegeben sind. Ist der Organismus auch nur an einer Stelle störungsanfällig, so kann an dieser der Einbruch fremder Einflüsse erfolgen. Kann dem Einbruch durch Gegenregulierung entgegengewirkt werden, so lassen sich die ursprünglichen Funktionen wieder herstellen. Ist dies nicht möglich, dann wird daraus eine chronische Störung.

Krankheit ist immer das Ergebnis innerer Schwäche und der Belastung von außen. Den Belastungen von innen und von außen wird der Mensch umso eher standhalten können, je stärker seine Konstitution ist.

15.3 Krankheitsbegriff bei Hahnemann

HAHNEMANNS Anliegen war es, einen sehr pragmatischen und direkten Zugang zum Kranken zu finden. Er hat sich mit dem Krankheitsbegriff nur deshalb befaßt, um zu verhindern, daß ein falscher Krankheitsbegriff in die homöopathische Medizin eingebracht wird, nicht aber deshalb, um sich mit theoretisch-philosophischen Aspekten auseinanderzustezen. Es besteht wohl kein Zweifel, daß HAHNEMANN auch in dieser Hinsicht eine gewisse Wandlung durchgemacht hat. Dies zeigt sich am deutlichsten in seinem Spätwerk über die chronischen Krankheiten[12]. In diesem versuchte er jene Lücke zu schließen, die seiner homöopathischen Medizin zu ihrer Vollendung fehlte. Wir werden im 19. Kapitel darauf zurückkommen.

Im „Organon der Heilkunst“[2] versuchte HAHNEMANN, in einer Reihe von Paragraphen seinen Krankheitsbegriff deutlich zu machen. Dazu wollen wir im folgenden die Paragraphen zum Teil in extenso zitieren und zum Teil nur die sich auf die Krankheit beziehenden Aussagen herausgreifen, was mitunter geringfügige sprachliche Veränderungen des Originaltextes mit sich bringt:

§ 6 lautet: „Der vorurteillose Beobachter – die Nichtigkeit übersinnlicher Ergrübelungen kennend, die sich in der Erfahrung nicht nachweisen lassen – nimmt, auch wenn er der scharfsinnigste ist, an jeder einzelnen Krankheit nichts als äußerlich durch die Sinne erkennbare Veränderungen im Befinden des Leibes und der Seele, Krankheitszeichen, Zufälle, Symptome wahr, das ist, Abweichungen vom gesunden, ehemaligen Zustand des jetzt Kranken, die dieser selbst fühlt, die die Umstehenden an ihm wahrnehmen, und die der Arzt an ihm beobachtet. Alle diese wahrnehmbaren Zeichen repräsentieren die Krankheit in ihrem ganzen Umfange, das ist, sie bilden zusammen die wahre und einzig denkbare Gestalt der Krankheit". In der Fußnote zu diesem Paragraphen fügt er hinzu, daß das die Krankheit schaffende geistige Wesen, die Lebenskraft, nie gesehen werden kann, sondern bloß ihre krankhaften Wirkungen.

Da das Gesamtbild der Krankheit nach § 7 die Krankheitszeichen unter „Mithinsicht auf etwaige Miasmen" (siehe 19. Kapitel) und unter Beachtung der Nebenumstände, das sind nach § 5 äußere Veranlassungen, akute Erkrankungen umfaßt, „so muß die Gesamtheit dieser ihrer Symptome, dieses nach außen reflektierende Bild des inneren Weges der Krankheit, d.i. des Leidens der Lebenskraft, das Hauptsächlichste oder Einzige sein, wodurch sich Krankheit zu erkennen geben kann".

Nach der Anmerkung zu § 8 ist *Krankheit kein materielles Ding, sondern krankhaft verstimmter Organismus.* Dem § 11 entnehmen wir: „Wenn der Mensch erkrankt, so ist ursprünglich nur diese geistartige, in seinem Organismus überall anwesende, selbsttätige Lebenskraft (Lebensprinzip) durch den dem Leben feindlichen, dynamischen Einfluß eines krankmachenden Agens verstimmt; nur das zu einer solchen Innormalität verstimmte Lebensprinzip kann dem Organismus die widrigen Empfindungen verleihen und ihn so zu regelwidrigen Tätigkeiten bestimmen, die wir Krankheit nennen."

In § 12 fährt HAHNEMANN fort: „Einzig die krankhaft gestimmte Lebenskraft bringt die Krankheiten hervor (von Wie und Warum kann der Heilkünstler keinen Nutzen ziehen, und dies wird ihm ewig verborgen bleiben), so daß die unseren Sinnen wahrnehmbare Krankheitsäußerung zugleich alle innere Veränderung, das ist, die ganze krankhafte Verstimmung der inneren Dynamis ausdrückt und die ganze Krankheit zutage legt".

Dem § 14 entnimmt man folgendes: „Es gibt nichts krankhaftes Heilbare und nichts unsichtbarerweise krankhaft verändertes Heilbare im Inneren des Menschen, was sich nicht durch Krankheitszeichen und Symptome dem genau betrachteten Arzte zu erkennen gäbe", und dem § 15: „Das Leiden der krankhaft verstimmten, geistartigen, unseren Körper belebenden Dynamis (Lebenskraft) im unsichtbaren Inneren und der Inbegriff der von ihr im Organismus veranstalteten, äußerlich wahrnehmbaren, das vorhandene Übel darstellenden Symptome bilden nämlich ein Ganzes, sind eins und dasselbe".

Nach § 16 können „schädliche Einwirkungen auf den gesunden Organismus, die feindlichen Potenzen, welche von der Außenwelt her das harmonische Lebensspiel stören, unsere Lebenskraft als geistartige Dynamis nicht anders denn auf geistartige (dynamische) Weise ergreifen und affizieren".

Im § 19 wird darauf hingewiesen, daß „Krankheiten nichts als Befindens-Veränderungen des Gesunden sind", und § 31 lautet folgendermaßen: „Auch besitzen die feindlichen, teils psychischen, teils physischen Potenzen im Erdenleben, welche man krankhafte Schädlichkeiten nennt, nicht unbedingt die Kraft, das menschliche Befinden krankhaft zu stimmen; wir erkranken durch sie nur dann, wenn unser Organismus so eben dazu disponiert und aufgelegt genug ist, von der gegenwärtigen Krankheitsursache angegriffen und in seinem Befinden verändert, verstimmt und in innormale Gefühle und Tätigkeiten versetzt zu werden – sie machen daher nicht jeden und nicht zu jeder Zeit krank". Und in der Fußnote dazu drückt HAHNEMANN aus, was Krankheiten nicht sind und was sie nicht sein können, nämlich „nicht mechanische oder chemische Veränderungen der materiellen Körpersubstanz und nicht von einem materiellen Krankheitsstoff abhängig – sondern bloß geistartige, dynamische Verstimmung des Lebens“.

15.4 Anmerkungen und Literaturhinweise

1 ARISTOTELES, „Physikalische Vorlesung“, herausgegeben von P. GOHLKE, 2. Auflage, p. 231, Verlag Ferdinand Schöningh, Paderborn, 1975.

2 S. HAHNEMANN, „Organon der Heilkunst“, 6. Auflage, herausgegeben von P. HAEHL, Karl F. Haug Verlag, Ulm/Donau, 1958.

3 HIPPOKRATES, „Fünf auserlesene Schriften“, eingeleitet und neu übertragen von W. CAPELLE, p. 12, Artemis Verlag, Zürich und München, 1984.

4 Im Englischen kommt das Wort „health“ von „hale“, was „whole“ (ganz) bedeutet. (D. BOHM, „Wholeness and the Implicate Order“, p. 3, Routledge and Kegan Paul, London, 1980).

5 S. HAHNEMANN, „Kleine medizinische Schriften“, gesammelt und herausgegeben von E. STAPF, K.F. Haug Verlag, Heidelberg, 1971, 2. Band, p. 263 und 264.

6 Dabei werden wir an die Worte des ARISTOLELES erinnert: „In der Natur geschieht es immer gleich, wenn nichts dazwischen kommt“. (Ref. 1, p. 82).

7 C. CHARGAFF, Vortrag an der Universität Wien, Juni 1979.

8 C.F.v. WEIZSÄCKER, „Die Tragweite der Wissenschaft“, p. 181, Verlag Hirzel, Stuttgart, 1964.

9 R. LÖW, in „Evolution kritisch gesehen“, p. 165, herausgegeben von A. LOCKER, Verlag Anton Pustet, Salzburg, München, 1983.

10 R. SPAEMANN und R. LÖW, „Die Frage Wozu“, Piper Verlag, München, Zürich, 1981.

11 R. FLURY, „Realitätserkenntnis und Homöopathie“, p. 37, herausgegeben von G. RESCH und M. FLURY-LEMBERG, Bern 1979.

12 S. HAHNEMANN, „Die chronischen Erkrankungen, ihre eigenthümliche Natur und homöopathische Heilung“, Arnoldsche Buchhandlung, Dresden und Leipzig, 1828. O.-Verlag, Berg/ Starnberger See, 1983

16. Kapitel

Die Kunst der Anamnese

Zum Entwurf des Bildes der Krankheit
hat der Arzt ein einfaches Benehmen nötig:
Aufmerksamkeit im Beobachten
und Treue im Kopieren.
Vermutungen, Erpressungen
und Suggestionen mögen ferne von ihm sein.
S. Hahnemann[1]

Kurzfassung

Die Anamnese beschäftigt sich mit der Feststellung der Krankheitssymptome und der Erkundung der Krankheitsursachen. Das, was es zu heilen gibt, liegt weitgehend am Patienten. Daher muß der Arzt die freie Entfaltung des Patienten fördern und vor allem die von ihm kommenden „subjektiven" Befunde beachten. Unter diesen kommen gerade den eigenheitlichen, ungewöhnlichen Symptomen besondere Bedeutung zu. In den meisten Fällen haben die objektiven Befunde, welche der Arzt am Körper des Patienten festgestellt hat, nur sekundäre Bedeutung für die Arzneimittelfindung in der homöopathischen Medizin.

Für den homöopathischen Arzt ist jede Krankheit immer eine individuelle, und ein allgemeiner Name im Sinne einer Krankheitsbezeichnung wird nur in besonderen Fällen zugelassen. Die objektiven Befunde werden nicht als Ursachen, sondern als Folgen der Erkrankung gesehen. Bakterien können sich erst dann ausbreiten, wenn der Körper diesen die Voraussetzungen zu ihrer Vermehrung bietet.

Die beiden Kunstregeln, die den Rahmen für die Vollendung der Anamnese bieten, sind (I) die Regel der Totalität der Zeichen und (II) die Regel von den eigenartigen Symptomen. Da die Erkrankung eine nicht zugängliche Fremdbestimmung im Bezug auf den Erkrankten ist, so müssen gerade die Zeichen, die am ungewöhnlichsten sind, diejenigen sein, an denen sich die Krankheit am deutlichsten verrät.

16.1 Patient und Arzt

Aufgabe der Anamnese[2] ist die Ausforschung aller Zeichen (der Eigenart des Gesunden) und aller Symptome (der Eigenart des Erkrankten). Dies erfolgt im Verlauf des Zusammentreffens von Patient und Arzt.

Schon in altgriechischer Zeit umfaßte die Anamnese die Mitteilungen des Patienten über sich, diejenige seiner Angehörigen über ihn, sowie die Beobachtungen des Arztes und die zur damaligen Zeit üblich gewesenen Untersuchungen am Patienten. Diese Art der Anamnese tritt uns in vollendeter Form schon in den *Hippokratischen Schriften* entgegen[3]. Bis heute ist sie Vorbild und Modell für jede Anamnese geblieben, weil sie von einem umfassenden Menschenbild ausgeht und der Eigenart des Arzt-Patient-Verhältnisses gerecht wird.

Die Anamnese erfordert gleichzeitiges Bemühen des Patienten und des Arztes. Die Aufgabe des Patienten wird auch als subjektives Bemühen bezeichnet, was zum Ausdruck bringt, daß der Patient das Subjekt, der Handelnde im eigentlichen Bemühen ist, also Zentrum und Träger, an den der Arzt quasi von außen herantritt. Deshalb wird das Bemühen des Patienten als subjektives und dasjenige des Arztes als objektives bezeichnet.

Früher wurde die vom Arzt durchzuführende Untersuchung eher als eine Ergänzung zur Anamnese gesehen. In neuerer Zeit sind die Untersuchungen des Arztes am Patienten immer mehr zum Primären und die subjektiven Beiträge des Patienten immer mehr zu einer Ergänzung der Anamnese geworden.

Vollständige Anamnese erfordert gemeinsames Bemühen von Patient und Arzt, sozusagen von innen und von außen. Indem beide ein gemeinsames Ziel ihrer Arbeit, also etwas Drittes, gemeinsam haben, sind sie zwar Partner; insofern sie aber in direkter „Auseinandersetzung“ sind, haben sie unterschiedliche Positionen.

Die unterschiedlichen Positionen von Patienten und Arzt bleiben im Verlauf der Anamnese konstant, doch erfordert die vollständige Anamnese ein differenziertes, sich änderndes, aktives bzw. passives Verhalten von Patient und Arzt. Die Arbeit vollzieht sich am Patienten und zielt auf seine Heilung ab. Daher ist es der Patient, der das Material für die Arbeit liefern muß, an dem sich Erfolg oder Mißerfolg der Arbeit zeigen, und der den Erfolg dieser Arbeit auch mißt. Man könnte sagen, daß der Arzt in der Anamnese dem Patienten als Dienender gegenübertritt, und daß seine ganze Arbeit von den Bedürfnissen und Erfordernissen des Patienten im Bezug auf seine Heilung bestimmt sein müssen. Dieser Aufgabe muß das Verhalten von Patienten und Arzt entsprechen.

Der Arzt wird dieser Aufgabe umso besser gerecht werden können, je bewußter er sich seiner Stellung gegenüber dem Patienten ist, und der Patient, je bewußter er sich seiner Stellung gegenüber dem Arzt ist. Der Patient muß alles tun, um dem Arzt die volle Entfaltung seiner dienenden Tätigkeit zu ermöglichen. Das gemeinsame Ziel kann nur in gemeinsamer, individueller, aber unterschiedlicher Arbeit von Patienten und Arzt erreicht werden.

Zwischen Patienten und Arzt besteht eine hierarchische Differenz, eine bestimmte Über- und Unterordnung. RUDOLF FLURY[4] hat wiederholt in seinen Vorträgen auf die Werbewirksamkeit von Über- und Unterordnungen hingewiesen, z.B. im Slogan „Bei uns ist der Kunde König“ und fügt hinzu, „beim Arzt ist eben der Patient König“ – eine Bescheidenheit (des Arztes), die gar nicht weit genug getrieben werden kann! Patient und Arzt sind Herr und Dienender im Sinne der Differenzen ihrer Positionen.

16.2 Die aktive Rolle des Patienten

Das, was es zu heilen gibt, liegt ausschließlich am Patienten. Die Kenntnisse davon sind dem Patienten allerdings nur teilweise bewußt. Der Patient als Subjekt kann zugleich als Objekt sich nicht vollständig beurteilen. Die Beurteilung fällt ihm meist umso schwerer, je schwerer seine Erkrankung ist. Es obliegt nun der Kunst des Arztes, ein möglichst vollständiges Bild der dem Patienten bewußten und der ihm nicht bewußten Kenntnisse zu erhalten.

Zu einer vollständigen Anamnese sind folgende Voraussetzungen notwendig:

1. Die Bereitschaft von Patienten und Arzt, gemeinsam zu arbeiten,
2. die Bereitschaft beider Seiten, einen bestimmten Zeitaufwand zu erübrigen,
3. die Bereitschaft des Patienten, sein Wissen, seine Empfindungen, seine Beschwerden und Erfahrungen möglichst vollständig dem Arzt mitzuteilen, sich ihm vollständig zu öffnen,
4. die Bereitschaft des Arztes, sich einerseits äußerster Zurückhaltung zu befleißigen und den Patienten nicht zu beeinflussen, also zunächst sich passiv zu verhalten, andererseits dem Patienten dort zu helfen, wo sich Hindernisse der Vollständigkeit der Anamnese in den Weg legen.

Der Arzt soll den Patienten frei sprechen lassen und nur dann vorsichtig helfend eingreifen, wenn der Patient seiner Hilfe in der Überwindung von Schwierigkeiten bedarf. Der Patient sollte sich ermuntert fühlen, dem Arzt alles zu sagen, was er spürt und empfindet, was ihn bewegt und was er weiß. Keinesfalls sollte sich der Patient durch den Arzt eingeschüchtert fühlen. Daher muß dieser alles vermeiden, was der freien Entfaltung des Patienten hinderlich sein könnte.

Je mehr der Arzt den Patienten auf sich wirken läßt, ohne selbst auf ihn einzudringen, desto umfassender wird die Information. Der Arzt hört nicht nur aufmerksam zu, sondern er beobachtet Haltung, Gesichtsausdruck, Körperbewegungen, Gesten des Patienten. Er studiert unauffällig und sammelt Eindrücke von seinem Temperament, seiner Gewandtheit oder Schwerfälligkeit und bekommt verschiedene andere Hinweise auf seine Verfassung. Dabei muß der Arzt weiter bemüht sein, sich von jeder vorschnell gefaßten Meinung freizuhalten.

Der bisher geschilderte Verlauf der Anamnese muß die maximale Ausbreitung des Patienten und die maximale Übernahme der Informationen durch den Arzt ermöglichen. Nur äußerste Zurücknahme ermöglicht Einsicht in Verborgenes und Unsichtbares. Dabei ist eine bestimmte Technik zu beachten. Dem Buch „Das wiedergefundene Licht" von JACQUES LUSSEYRAN[5], der im Alter von 8 Jahren erblindet war, entnehmen wir, daß er im Alter von 12 Jahren in der Lage war, die die Straße säumenden Bäume zu beschreiben: „Um sie (die Bäume, Anm. d. Verf.) wahrzunehmen, mußte ich mich in einem Zustand halten, der von all meinen Gewohnheiten so sehr abwich, daß es mir nicht gelang, längere Zeit in ihm zu verharren. Ich mußte die Bäume selbst ganz an mich herankommen lassen. Ich durfte nicht die geringste Absicht, auf sie zuzugehen, den geringsten Wunsch, sie kennenzulernen, zwischen sie und mich stellen. Ich durfte nicht neugierig sein, nicht ungeduldig, vor allem nicht stolz auf meine Fähigkeit. Dieser Zustand ist indes nicht anders, als was man gewöhnlich „Aufmerksamkeit" nennt; doch kann ich bezeugen, daß eine Aufmerksamkeit, die bis zu einem solchen Grad getrieben wird, nicht leicht fällt. Das Experiment mit den Bäumen am Rande der Straße konnte ich mit jedem beliebigen Gegenstand wiederholen ... Wenn ich mich ganz in die Aufmerksamkeit vertiefte und meiner Umgebung keinen eigenen Druck mehr entgegensetzte, dann legten sich Bäume und Felsen auf mich und drückten mir ihre Form ein, wie es Finger tun, die ihren Abdruck in Wachs hinterlassen ... Wir sind alle – blind oder nicht – entsetzlich gierig. Wir wollen alles nur für uns. Selbst wenn wir gar nicht daran denken, wünschen wir, daß das Universum uns ähnlich sei und uns seinen Raum überlasse. Nun, ein kleines blindes Kind lernt sehr rasch, daß dies nicht möglich ist. Es hat zu lernen, denn jedesmal, wenn es vergißt, daß es nicht ganz allein ist auf der Welt, stößt es gegen etwas, tut sich weh und wird zur Ordnung gerufen. Doch jedesmal, wenn es daran denkt, wird es belohnt: alles kommt ihm entgegen".

Diese grundlegende Erfahrung findet sich auch in allen fernöstlichen Erkenntnissystemen. Es ist die Technik des „Leermachens", mit der wir erst zu Aufnahmegefäßen für die Erkenntnis unserer Umwelt werden können. Für den Arzt, der seiner Aufgabe umfassend entsprechen will, ist es notwendig, sich gegenüber dem Patienten „leer zu machen", damit der Patient sich „ausbreiten" und auf den Arzt zukommen kann. In jeder zwischenmenschlichen Beziehung zeigt es sich, daß eine Seite sich nur dann ausweiten kann, wenn die andere zurücktritt, und daß der eine sich dem anderen umso mehr öffnet, je weiter der andere sich zurücknimmt.

So findet sich zu Beginn der Arbeit der Arzt wie ein Blinder gegenüber dem Patienten. Er weiß nichts von ihm, und er darf auch kein Vorwissen einbringen. Nur dann kann er sich jene Fähigkeit des Offenwerdens erwerben, wie sie von LUSSEYRAN[5] beschrieben wird. Der Arzt sollte sich angesichts der Realität dessen bewußt sein, daß er nicht sieht, und daß er, um sehen zu können, seinen Habitus kontrollieren und sich entsprechend verhalten muß.

So sehr sich der Arzt gegenüber dem Patienten zurückzunehmen vermag, so bleiben doch die Darstellungen des Patienten unvollständig. Der Patient benützt vereinfachende Worte für komplizierte Erscheinungen und meint, daß dem

Arzt eine schlagwortartige Skizzierung zur Feststellung der Symptome schon genügen möge. Vor allem bei chronischen Erkrankungen, wo der Patient sich oft schon über Jahrzehnte an die Symptome gewöhnt hat, erscheinen sie ihm gar nicht der Rede wert. Der Patient mag auch – vielleicht unbewußt – versuchen, dem Arzt ein bestimmtes Bild von sich zu vermitteln und dieses in seiner Darstellung zum Ausdruck zu bringen. Daher bedarf der Arzt eines besonderen Fingerspitzengefühls, um nur solche Fragen zu stellen, durch die ein im Patienten irgendwo blokkiertes Wissen herausgeholt werden kann, nicht aber solche, die bestimmte Antworten erzwingen könnten. Die zuletzt genannte Methode der „leading question" wurde in der amerikanischen homöopathischen Literatur folgendermaßen gebrandmarkt: „leading question – misleading answer".

Ist die Spontananamnese des Arztes zu Ende, so kann er – die Unvollständigkeit bestimmter Beschreibungen durch den Patienten erkennend – diese nicht nur durch vorsichtige Fragen zu vervollständigen suchen, sondern er kann auch von anderer Seite Informationen über den Patienten einholen und damit das vom Patienten entworfene subjektive Bild vervollständigen. Er hat z.B. die Möglichkeit, Familienangehörige und andere Menschen zu befragen, die mit dem Kranken in einem engeren Kontakt stehen.

16.3 Die Empfehlungen Hahnemanns

In § 71 des „Organon der Heilkunst"[6] sagt HAHNEMANN zunächst: „... so wird sich das Heilgeschäft auf folgende drei Punkte beschränken:

1. Wie erforscht der Arzt, was er zum Heilbehufe von der Krankheit zu wissen nötig hat?

2. Wie erforscht er die zur Heilung der natürlichen Krankheiten bestimmten Werkzeuge, die „krankmachende Potenz“ der Arzneien?
3. Wie wendet er diese künstlichen Krankheitspotenzen (Arzneien) zur Heilung der natürlichen Krankheiten am zweckmäßigsten an?“

Nur der erste dieser Punkte betrifft die Anamnese. Sie dient der Erforschung dessen, was am Patienten zu heilen ist.

HAHNEMANN hat die Probleme und Schwierigkeiten sowie ihre Lösungen in § 83 und § 104 niedergelegt. Daß es dem homöopathischen Arzt immer um den einzelnen Fall geht und nicht um Suche nach Abstraktion einer Krankheit, entnehmen wir § 83 und § 84, die folgendermaßen lauten: „Diese individualisierende Untersuchung eines Krankheitsfalles, wozu ich hier nur eine allgemeine Anleitung gebe und wovon der Krankheits-Untersucher nur das für den jedesmaligen Fall Anwendbare beibehält, verlangt von dem Heilkünstler nichts als Unbefangenheit und gesunde Sinne, Aufmerksamkeit im Beobachten und Treue im Aufzeichnen des Bildes der Krankheit. Der Kranke klagt den Vorgang seiner Beschwerden, die Angehörigen erzählen seine Klagen, sein Benehmen und was sie an ihm wahrgenommen; der Arzt sieht, hört und bemerkt durch die übrigen Sinne, was verändert und was ungewöhnlich an demselben ist. Er schreibt alles genau mit den nämlichen Ausdrücken auf, deren der Kranke und die Angehörigen sich bedienen. Wo möglich, läßt er sie stillschweigend ausreden, und wenn sie nicht auf Nebendinge abschweifen, ohne Unterbrechung. Bloß langsam zu sprechen ermahne sie der Arzt gleich anfangs, damit er dem Sprechenden im Nachschreiben des Nötigen folgen könne.“

In § 26 werden Anweisungen dafür gegeben, wie der Arzt nach der spontanen Anamnese des Patienten verfahren soll, nämlich: „... so trägt der Arzt bei jedem einzelnen Symptom die nähere Bestimmung nach, auf folgende Weise erkundigt:

Er liest die einzelnen ihm berichteten Symptome durch und fragt bei diesem und jenem insbesondere: z.B. zu welcher Zeit ereignete sich dieser Zufall? In der Zeit vor dem bisherigen Arzneigebrauch? Während des Arzneieinnehmens? Oder erst einige Tage nach Beiseitesetzung der Arzneien? Was für ein Schmerz, welche Empfindung, genau beschrieben, war es, die sich an dieser Stelle ereignete? Welche genaue Stelle war es? Erfolgte der Schmerz abgesetzt und einzeln, zu verschiedenen Zeiten? Oder war er anhaltend, unausgesetzt? Wie lange? Zu welcher Zeit des Tages oder der Nacht und in welcher Lage des Körpers war er am schlimmsten, oder setzte er ganz aus? Wie war dieser, wie war jener angegebene Zufall oder Umstand – mit deutlichen Worten beschrieben – genau beschaffen?"

In § 87 wird die Technik des Vermeidens suggestiver Fragen behandelt: „... und so läßt sich der Arzt die nähere Bestimmung von jeder einzelnen Angabe noch dazu sagen, ohne jedoch jemals dem Kranken bei der Frage schon die Antwort zugleich mit in den Mund zu legen (der Arzt darf z.B. nicht fragen ‚war nicht etwa auch dieser oder jener Umstand da?' Dergleichen zu einer falschen Antwort und Angabe verführende Suggestionen darf sich der Arzt nie zu Schulden kommen lassen), oder so, daß der Kranke dann bloß mit Ja oder Nein darauf zu anworten hätte".

In den Fußnoten zu § 88 und § 89 werden Beispiele dafür gegeben, wie der Arzt zu näheren Informationen kommen kann, z.B.: „Wie ist es mit dem Stuhlgang? Wie geht der Urin ab? Wie ist es mit dem Schlaf, bei Tag, bei der Nacht? Wie ist sein Gemüt, seine Laune, seine Besinnungskraft beschaffen? Wie ist es mit dem Appetit, dem Durst? Wie ist es mit dem Geschmack, für sich, im Mund? Welche Speisen, Getränke schmecken ihm am besten? Welche sind ihm am meisten zuwider? ... Wie wird ihm nach Essen oder Trinken? Ist etwas wegen des Kopfes, der Glieder, oder des Unterleibes zu erinnern?"

In der Fußnote zu § 93 wird der Arzt daran erinnert, durch „klügliche Wendungen der Fragen“ weitere Mitteilungen zu erhalten. „Dahin gehören: Vergiftung oder begonnener Selbstmord, Onanie, Ausschweifungen gewöhnlicher oder unnatürlicher Wollust, Schwelgerei in Wein, Liqueuren, Punsch oder anderen hitzigen Getränken, Tee oder Kaffee – Schwelgen in Essen überhaupt oder in besonders schädlichen Speisen – venerische oder Krätz-Ansteckung, unglückliche Liebe, Eifersucht, häuslicher Unfriede, Ärgernis, Gram über ein Familienunglück, erlittene Mißhandlungen, verbissene Rache, gekränkter Stolz, Zerrüttung der Vermögensumstände, – abergläubige Furcht, – Hunger – oder etwa ein Körpergebrechen an den Schamteilen, ein Bruch, ein Vorfall usw.“

Bei der Erkundung chronischer Krankheiten muß Rücksicht genommen werden auf die besonderen Lebensumstände des Patienten. Lebensordnung, Beruf, Art und Weise des Essens, die häusliche und berufliche Situation, Lage der Wohnung und der Arbeitsstätte, kosmische und tellurische Einflüsse. HAHNEMANN fügt dem § 94 in der Anmerkung folgendes hinzu: „Vorzüglich muß bei chronischen Krankheiten des weiblichen Geschlechtes auf Schwangerschaft, Unfruchtbarkeit, Neigung zur Begattung, Niederkünften, Fehlgeburten, Kindersäugen, Abgänge aus der Scheide und auf den Zustand des monatlichen Blutflusses Rücksicht genommen werden. Insbesondere ist, in Betreff des letzteren die Erkundigung nicht zu versäumen, ob er in zu kurzen Perioden wiederkehre oder über die gehörige Zeit ausbleibe, wie viele Tage er anhält, ununterbrochen oder abgesetzt? In welcher Menge überhaupt, wie dunkel von Farbe, ob mit Leucorrhöe (Weißfluß) vor dem Eintritt oder nach der Beendigung? Vorzüglich aber mit welchen Beschwerden Leibes und der Seele, mit welchen Empfindungen und Schmerzen vor dem Eintritt, bei dem Blutflusse oder nachher? ist Weißfluß bei ihr; wie ist er beschaffen? von welchen Empfindungen begleitet? in welcher

Menge? unter welchen Bedingungen und auf welche Veranlassungen erscheint er?“

HAHNEMANN ermahnt zu äußerster Sorgfalt bis in die kleinsten Einzelheiten, weil gerade diese mitunter für die Wahl des Heilmittels entscheidende Hinweise liefern können. Der Arzt muß dem Patienten glauben, und zwar besonders dann, wenn der Patient seine subjektiven Beschwerden ausbreitet. Der Arzt muß dabei auf die Art und Weise des Ausdrucks des Patienten achten und sich gleichzeitig der kleinsten Kleinigkeit forschend versichern. Dazu sind besondere Umsicht und Menschenkenntnis sowie Geduld und Behutsamkeit im Erkundigen erforderlich.

Bei akuten Erkrankungen hat es der Arzt leichter, weil alle Symptome neu und auffallend sind. Jede epidemische Seuche ist ebenfalls individuell zu untersuchen und soll bei gleichbleibendem Namen nur bei gleichbleibendem „Ansteckungszunder“ benannt werden, wie Menschenpocken oder Masern. Das Bild einer Seuche ergibt sich aus der Summe der Symptome der an dieser Seuche Erkrankten, abzüglich der verschiedenen körperlichen Beschaffenheiten der einzelnen Kranken.

Nach besonderen Hinweisen auf chronische Erkrankungen in § 104 kommt HAHNEMANN zu folgendem Schluß: „Ist nun die Gesamtheit der den Krankheitsfall vorzüglich bestimmenden und auszeichnenden Symptome, oder, mit anderen Worten, das Bild der Krankheit irgendeiner Art einmal genau aufgezeichnet, so ist auch die schwerste Arbeit geschehen.“

16.4 Die aktive Rolle des Arztes

Hat der Arzt einen Überblick über die subjektiven Symptome gewonnen und die ihm auffallenden eigentümlichen Symptome besonders festgehalten, so beginnt er mit der Feststellung der sogenannten objektiven Befunde. Bei der körperlichen Untersuchung schöpft er die zur Verfügung stehenden Diagnosemethoden aus, sofern sie erforderlich und vertretbar sind.

In diesem Stadium der Untersuchung ist der Arzt in hohem Maße von seinen ärztlichen Fähigkeiten und von den jeweiligen objektiv-diagnostischen Möglichkeiten abhängig.

Die objektiven Befunde bieten den Vorteil der wissenschaftlichen Zugänglichkeit und einer gewissen Objektivierbarkeit.

In der modernen Medizin sucht man zu einer objektiven Krankheitsbezeichnung zu gelangen, indem man sich in erster Linie auf diese objektiven Befunde stützt. Diese können immer nur bestimmte Aspekte am Kranken zum Ausdruck bringen. Eine Abstraktion, wie sie eine klinische Krankheitsbezeichnung darstellt, kann der umfassenden Erkenntnis einer vollständigen Anamnese nicht gerecht werden, da dabei die individuell-persönlichen Anteile des jeweiligen Patienten ausgeklammert werden. Zwar hebt eine klinische Diagnose *einen* bestimmten Aspekt am Krankheitsgeschehen besonders heraus, vernachlässigt aber alles, was nicht zum klinischen Diagnosebegriff führt, als subjektiv oder unwichtig. Die klinische Diagnose wertet nach einem vorgegebenen Schema und beurteilt die Symptome nach „objektiven“, d.h. von außen kommenden Kriterien. Daraus ergibt sich einerseits eine gewisse Übersichtlichkeit, andererseits finden dabei wesentliche Anteile des Krankseins des betreffenden Patienten nicht die entsprechende Würdigung.

Für alle objektiven Untersuchungen kennzeichnend ist das Eingreifen des Arztes in den Organismus des Patienten, angefangen vom Abhören bis zum Einführen von Apparaten oder radioaktiven Substanzen in das Körperinnere. In gewisser Beziehung gilt das auch für die Psychiatrie und Psychologie, denn die verschiedenen psychologischen Tests stellen Eingriffe in die Persönlichkeit des Patienten dar. Die Ergebnisse sind nicht unmittelbar Ausdruck des Patienten und seines Leidens, sondern Ausdruck der Wechselwirkung des leidenden Patienten mit bestimmten, künstlich herbeigeführten Umweltbedingungen (im weitesten Sinn).

Selbst in den auf subjektive Symptomatik zielenden Fächern, wie Psychiatrie oder Sozialmedizin werden die Symptome des Patienten nur vor dem Hintergrund bestimmter Systeme interpretiert und damit vom Interpreten oft unbemerkt verändert. Beispielsweise hat ein bestimmtes Traumsymptom unterschiedliche Bedeutung für Psychologen verschiedener Schulen und richtet sich danach, ob es sich um einen Psychoanalytiker FREUD'scher, JUNG'scher oder einer anderen Schule handelt.

Wie die Symptome gewonnen und wie sie verarbeitet werden, welche Bedeutung ihnen beigemessen wird, wird weitgehend durch die Ausbildung des Arztes entschieden. Auch in diesen Fällen liegen die Entscheidungsgrundlagen weniger im Bereich des Patienten. Es wäre daher berechtigter hier von Gnosis zu sprechen, die zwar irgendeine Kenntnis andeutet, nicht aber von *„Dia-gnosis"* im Sinne von Erkenntnis „durch und durch".

Für den homöopathischen Arzt ist jede Krankheit immer eine individuelle, so daß ein allgemeiner Name im Sinn einer Krankheitsbezeichnung nur in besonderen Fällen zugelassen wird. Wie der Arzt diese Schwierigkeiten lösen kann und wie er zu einer Diagnose gelangt, die jenes allgemeine Element beinhaltet, das von der Diagnose gefordert wird, soll uns im Anschluß an die Besprechung der Simile-Regel in Abschnitt 18.1 beschäftigen.

Auch für den homöopathischen Arzt haben die objektiven Befunde Bedeutung; sie werden aber nur selten als primär angesehen, sondern meist als Folgen der Erkrankung. Wie schon in Abschnitt 15.2 gesagt wurde, haben die objektiven

Befunde primäre Bedeutung, z.B. nach Unfällen, Mißhandlungen, Verbrennungen, Verätzungen, chirurgischen Eingriffen usw. In den meisten anderen Fällen wird in den objektiven Befunden nicht das eigentlich Primäre, nicht die Ursache der Krankheit gesehen, sondern ihre Folgen. Um diese verstehen zu lernen, wird auf die Kenntnis aller Befindensveränderungen, aller subjektiven Symptome besonderer Wert gelegt.

Die subjektiven Befunde stehen dem personalen Bereich des Menschen, dem Seelischen besonders nahe, und damit nahe dem Grund von Gleichbleibendem und Veränderlichem im Menschen und dem Urgrund des menschlichen Seins. Demnach sind die subjektiven Befunde Ausdruck der unverwechselbaren Individualität des Menschen. Sie tragen qualitativen Charakter und können daher einer quantitativ-wissenschaftlichen Untersuchung praktisch nicht zugeführt werden.

Gerade wegen ihres qualitativen Charakters sind sie dem künstlerischen Verstand zugänglich und daher nach den Kunstregeln zu beurteilen. Im qualifizierten Bereich hat mathematisch-wissenschaftliche Berechnung und quantitatives Messen nur marginale Bedeutung. Es herrschen die Gesetzmäßigkeiten der Qualitätslehre, die auf Wertung nach den Ähnlichkeiten beruht. Dies soll uns vor allem im 18. Kapitel im Zusammenhang mit der Simile-Regel beschäftigen.

Eine der Eigenschaften des Quale ist seine Unteilbarkeit. Zwar können wir von mehr oder weniger Qualität sprechen, nicht aber von ihrer Meßbarkeit im materiellen Sinn. Daher sind im Vergleich zu den wissenschaftlichen Gesetzen die Regeln der Kunst schwieriger zu handhaben und weniger durchsichtig. Dies darf uns aber nicht daran hindern, sie dort anzuwenden, wo sie richtig und notwendig sind.

Bei Beurteilung der subjektiven und der objektiven Befunde darf in der Anamnese niemals die Gesamtheit aller Symptome, d.h. ihre gegenseitigen Abhängigkeiten und ihre tiefe Einheit übersehen werden. Gleichzeitig aber müssen die grundlegenden Verschiedenheiten der einzelnen Zeichen, Symptome und Accidentien in ihren spezifischen Bedeutungen erkannt und gewertet werden. *In der Medizin müssen Kunst und Wissenschaft Hand in Hand arbeiten.*

Will man die homöopathische Anamnestik und die homöopathische Medizin vollenden, so muß man unter Mithilfe der „mächtigen reinen Vernunft“[4], die nicht auf das Tun, sondern auf das Verstehen ausgerichtet ist, jene Ordnung in die der Medizin eigene Mischung von Kunst und Wissenschaft bringen, die sie aus der Empirie herauszuführen in der Lage ist. Empirie und Tradition geben nur Hinweise, aber keine Beweise. Einseitigkeit sollte nur in speziellen Fällen erlaubt sein.

So ist es eine in der Homöopathie immer wieder bestätigte Erfahrung, daß gerade beim Vorherrschen einer großen Fülle von psychischen Symptomen die körperlichen Symptome für die homöopathische Diagnose von entscheidender Bedeutung sind, und bei vordringlich körperlichen Leiden vor allem die psychischen Symptome die entscheidensten Hinweise für die Arzneimittelwahl geben. Dabei sind es sehr oft gerade die ungewöhnlichsten Zeichen, an denen sich eine Krankheit am meisten verrät. Niemals darf vergessen werden, daß jedes Symptom mit dem Patienten in einer unlösbaren Verbindung steht und sich gleichzeitig von ihm erkennbar abhebt.

Die hierarchische Differenziertheit der Teile des Körpers erzwingt eine hierarchische Differenzierung der Symptome, denn es können ja nicht alle gleiche Bedeutung haben, weder für den Patienten noch für die Erkenntnis dessen, was an ihm gesund und was krank ist[7].

Das steht nicht im Widerspruch dazu, den Menschen als Ganzes in der Anamnese zu sehen, denn Hierarchie ist nur sinnvoll im Hinblick auf das Ganze. Vielmehr zwingt es uns, anzuerkennen, daß wir einerseits die möglichste Vollkommenheit an Erkenntnissen des gesunden bzw. kranken Zustandes des Patienten gewinnen müssen, und andererseits, daß die Symptome unterschiedliche Bedeutung haben, einerseits für den Patienten und andererseits für die Diagnose und Prognose des Arztes als Wissenschaftler und Heilkünstler.

Die beiden Kunstregeln, die den Rahmen für die Vollendung der Anamnese bieten, sind folgende:

1. die Regel der Totalität der Zeichen,
2. die Regel der eigenheitlichen Symptome.

Wir werden auf diese bei der Besprechung der Hierarchisation der Symptome zurückkommen.

Wir fassen zusammen: Die Anamnese bringt die Konturen, die Strukturen und die Fülle des individuellen Falles zur Kenntnis. Daraus ergibt sich noch keine Grundlage für ein rationales ärztliches Handeln, auf der eine Therapie begründbar wäre. Nur in wenigen Fällen, wie beim Schließen einer Wunde oder bei der Entfernung eines Projektils aus dem Körper, wird einem die Ursache der Störung unmittelbar vor Augen geführt und wird Anlaß zu praktischem Handeln gegeben. In allen anderen Fällen kann der Anamnestiker wohl die individuelle Krankheit feststellen, aber er vermag sie deswegen noch nicht zu heilen.

16.5 Anmerkungen und Literaturhinweise

1 S. Hahnemann, „Heilkunde der Erfahrung“, p. 12, Berlin, 1805.

2 Das aus dem Griechischen stammende Wort αναμνεσιζ bedeutet ursprünglich „Rückerinnerung“ im Rahmen religiöser Handlungen (Riten). In ihnen wurde die Rückerinnerung des Teilnehmers an seine ursprünglich religiös-menschliche Einheit gesucht und in der Zeremonie vollzogen. Im heutigen Sinn kann Anamnese als Vorgang zur Rückerinnerung des Patienten aus seinem gegenwärtigen in seinen ursprünglichen Zustand gesehen werden.

3 Siehe z.B. „Hippokrates, fünf auserlesene Schriften", eingeleitet und neu übertragen von Wilhelm CAPELLE, Artemis Verlag, Zürich, München, 1984.

4 R. FLURY, nicht veröffentlichte Vorträge

5 J. LUSSEYRAN, „Das wiedergefundene Licht", deutsche Übersetzung, Gütersloher Verlagshaus Gerd Mohn, 8. Auflage, 1977.

6 S. HAHNEMANN, „Organon der Heilkunst", 6. Auflage, O.-Verlag, Berg/Starnberger See, 1985.

7 Der Schweizer homöopathischen Schule verdanken wir die umfassendsten Untersuchungen zum Thema der Anamnese. Die philosophische Durchdringung verdanken wir Rudolf FLURY, die künstlerische Ausformung Alex HAENNI und die wissenschaftliche Fundierung der Anamnese Pierre SCHMIDT.

17. Kapitel

Arzneimittelkenntnis

Der zweite Punkt des Geschäftes
eines ächten Heilkünstlers
betrifft die Erforschung der zur Heilung
der natürlichen Krankheiten
bestimmten Werkzeuge.
S. Hahnemann

Kurzfassung

In der homöopathischen Medizin erfolgt die Arzneimittelprüfung am gesunden Menschen, der das vollständigste Objekt der human-medizinischen Forschung ist. Nur an gesunden, und nicht an kranken Menschen, ist die Voraussetzung der gesetzmäßigen Verknüpfung zwischen Heilmittel und erkennbaren Wirkungen (an der Versuchsperson), also zwischen zwei bekannten Systemen gegeben. Dies ist deshalb so wichtig, weil es erst aus dem Vergleich der Folgen der gesetzmäßigen Einwirkung des Arzneimittels auf den Gesunden mit den an einem konkreten Erkrankten festgestellten Symptomen möglich wird, das am Patienten Erkrankte (das „Chaotische") zu bestimmen und damit jenes Heilmittel zu finden, das den Kranken zu heilen vermag.

Die zur Feststellung vor allem der qualitativen Veränderungen erforderlichen Bedingungen werden erörtert und der Vorgang der Erarbeitung des Arzneimittelbildes beschrieben. Das Arzneimittelbild ist das Bild eines fiktiven Menschen, der alle

Züge der Einwirkung des betreffenden Arzneimittels trägt. Zur Erarbeitung des Arzneimittelbildes kann die Statistik nicht beitragen, denn es handelt sich dabei um die Arbeit eines Künstlers, dessen Ergebnis die gesammelte antropomorphe Antwort des Menschen auf die Einwirkung des jeweiligen Arzneimittels ist.

Die Ergebnisse der Arzneimittelprüfungen sind in der Materia Medica Homoeopathica gesammelt, die darüber hinaus auch noch die Erfahrungen enthält, die aus den Heilungen durch bestimmte Arzneimittel gewonnen wurden.

17.1 Arzneimittelprüfung am Gesunden

Die grundlegenden Unterschiede zwischen Homöopathie und Schulmedizin beruhen, wie schon gesagt wurde, auf unterschiedlichen philosophischen Ansätzen. Nach Auffassung HAHNEMANNS tritt Krankheit nur an einem konkreten Wesen auf und ergibt sich als Abweichung vom gesunden Zustand. Wegen ihres individuellen Charakters muß Krankheit als einmaliges Ereignis in Bezug auf die Finalität des betreffenden Patienten betrachtet und untersucht werden. Im Hinblick auf die Finalität des Menschen ist Krankheit chaotisch und daher einer wissenschaftlichen Untersuchung vorerst nicht zugänglich, wissenschaftlich nicht faßbar. Dementsprechend konnte HAHNEMANN auf der Grundlage seiner medizinischen Ausbildung zunächst keine Basis für ein rationales Verhalten als Arzt sehen und sah sich veranlaßt, sich völlig aus der ärztlichen Praxis zurückzuziehen.

Um den Lebensunterhalt für sich und für seine Familie sicherzustellen, übernahm er Übersetzungen einer größeren Anzahl von medizinischen und chemischen Büchern. Die Übersetzung von WILLIAM CULLENS' „Materia Medica" veranlaßte ihn zu seinem berühmt gewordenen Selbstversuch, ein Arzneimittel (die Chinarinde) an sich zu erproben. Er registrierte die Ähnlichkeiten der an seinem Körper aufgetretenen Zeichen mit denjenigen Krankheitssymptomen, die durch Chinarinde geheilt werden.

Es ist HAHNEMANNS großer Verdienst, in weiterer Folge die Allgemeingültigkeit dieser Entdeckung[1] erkannt und auch an anderen Naturstoffen konsequent untersucht zu haben. Er entwickelte die Methode der Arzneimittelprüfung am Gesunden[2] in umfassender Weise und machte sie auch für Substanzen möglich, an denen im rohen Zustand noch keine Arzneimittelwirkung beobachtet worden war, z.B. für die Samen von Bärlapp, für Kochsalz, Kalk, Metalle usw.

Bei der von HAHNEMANN entdeckten Methode der Arzneimittelprüfung am Gesunden sind sowohl Arzneimittel als auch Versuchsperson bekannt. Bekannt im eigentlichen Sinn kann aber nur regelrecht Geordnetes sein. An einem Menschen ist nur das Gesunde intelligibel, daher kann nur der Gesunde bekannte Voraussetzungen bieten. Das bekannte Arzneimittel bewirkt am Gesunden, also an bekannten Voraussetzungen, erkennbare Veränderungen, die sogenannten Prüfungszeichen.

Um zu verstehen, worum es bei der Arzneimittelprüfung am Gesunden geht, müssen wir die entscheidende Erkenntnis HAHNEMANNS vorwegnehmen. Er erkannte auf Grund der formalen Ähnlichkeit zwischen den gesetzmäßig entstandenen Prüfungszeichen und den (chaotischen) Krankheitssymptomen sowie auf Grund der auch in der Natur, also ohne ärztliches Zutun auftretenden gegenseitigen Behinderung bzw. Auslöschung ähnlicher Krankheiten die Möglichkeit der rationalen Beeinflussung der Krankheit, denn auch Arzneien vermögen sogenannte „Kunstkrankheiten" auszulösen.

Durch Vergleich der Folgen der gesetzmäßigen Einwirkung des Arzneimittels auf den Gesunden mit dem an einem konkret Erkrankten feststellbaren Symptomen ist es möglich, das am Patienten Erkrankte (Chaotische) zu bestimmen und jenes Heilmittel zu finden, das den Kranken zu heilen vermag.

Der Arzt erwartet aus den Ergebnissen der Arzneimittelprüfung ein plastisches Bild der Arzneimittelwirkung über das Arzneimittelbild, das den Formenreichtum möglichst vollständig zum Ausdruck bringt. Daher dient der Arzneimittelversuch in erster Linie dem Erkennen der Vielfalt der möglichen Formen (Qualitäten, die im Bild einer Kunstkrankheit dargeboten werden). Dazu ist auch die Kenntnis der quantitativen Aspekte erforderlich. Diese beschreiben Teilerkenntnisse an den unterschiedlichen Qualitäten, mit denen sie untrennbar verbunden und an denen sie überhaupt erst erkennbar sind.

Da die Arzneimittelwirkung am gesunden Menschen erforscht wird, ist der Mensch der „Messende“, der auf das Arzneimittel durch Veränderungen reagiert. Man könnte sagen, daß der Mensch als eine Art „Meßinstrument“ fungiert, das wertet und mißt.

Da wir gewöhnt sind, die als objektiv bezeichnete Messung mit Hilfe eines physikalischen Meßinstrumentes höher zu bewerten als menschliche Reaktionen (auch wenn es sich um körperliche Reaktionen handelt), müssen wir die Unterschiede zwischen einem physikalischen Meßinstrument und dem „Meßinstrument Mensch“ herauszuarbeiten versuchen.

Wie schon gesagt wurde, handelt es sich bei der Arzneimittelprüfung in erster Linie um die umfassende Feststellung qualitativer und quantitativer Veränderungen des Gesunden als Folgen der Reaktion auf einen spezifischen Arzneireiz. Man könnte sagen, daß in der Arzneimittelprüfung der Gesunde als umfassendes Meßinstrument eingesetzt wird. Seine spezifischen Reaktionen (Zeichen) sind die Antworten dieses „Meßinstrumentes“ auf einen bestimmten Reiz. Die Vielzahl der möglichen Reaktionen des Meßinstrumentes „gesunder Mensch“ beruht darauf, daß es (er) zumindestens theoretisch alle qualitativen Aspekte am Arzneimittel zu erfassen vermag, die vom Meßinstrument Mensch überhaupt gemessen werden können.

Im Gegensatz dazu ist ein physikalisches Meßinstrument in seinem Ansprechvermögen auf unterschiedliche Qualitäten außerordentlich begrenzt und kann meist nur auf eine einzige Art von Qualität reagieren. Beispielsweise kann man mit einem Barometer die Veränderungen des Gasdrucks messen, nicht aber diejenigen der chemischen Zusammensetzung oder des Leitvermögens. Das physikalische Meßgerät kann auf Veränderungen an einem System immer nur partiell ansprechen, *einen* qualitativen Ausschnitt messend begleiten, und kann, nur insofern es anspricht, das Quale als solches messen.

Das physikalische Meßgerät hat mit dem des Menschen insofern Ähnlichkeit, als für jede einzelne Qualität auch am Menschen eine ganz spezifische Struktur verantwortlich ist. Letztlich ist ja jedes physikalische Meßgerät spezifischen menschlichen Fähigkeiten nachgebaut und gerade durch seine Einseitigkeit in der Lage, einzelne Fähigkeiten des Menschen bedeutend zu erweitern.

Gerade in seiner Begrenztheit hat das physikalische Meßgerät den Vorteil, im Falle des Ansprechens auf das Qualitative für dessen quantitative Ausformung präzise Meßergebnisse zu liefern.

Wollte man eine Reihe verschiedener, spezifisch reagierender Meßinstrumente gleichzeitig einsetzen, um die verschiedenen Qualitäten, die der Mensch zu messen vermag, messen zu können, so stößt man insofern auf Grenzen, als an verschiedenen Qualitäten überhaupt keine Quantifizierungen durch eigene Meßgeräte möglich erscheinen. Unseres Wissens gibt es zum Beispiel kein physikalisches Meßinstrument, das auf Appetitlosigkeit oder Lustlosigkeit ansprechen würde. Daher müßte man bei ausschließlicher Verwendung physikalischer Meßinstrumente auf Kenntnisse derartiger Qualitäten überhaupt verzichten.

Der Mensch besitzt eine Vielseitigkeit, die auch durch gleichzeitigen Einsatz einer großen Anzahl von Meßinstrumenten nicht erreichen werden könnte. Will man die Gesamtwirkung von Qualitäten kennenlernen, so bleibt nichts anderes übrig, als sich des Menschen zu bedienen. Der Mensch besitzt eine Unzahl von Meßpunkten mit charakteristischen, spezifischen Ansprechbarkeiten auf unterschiedliche Qualitäten, Wirkungen und Eindrücke, so daß sein differenziertes Ansprechungsvermögen auf Fremdeinflüsse als *umfassend* bezeichnet werden muß.

Die im Quantitativen geringere Präzision des Menschen wird mehr als aufgewogen durch seine Fähigkeit, gleichzeitig eine große Anzahl von Eindrücken zu registrieren. Darüber hinaus besitzt der Mensch allein die Fähigkeit, antropomorph zu antworten und die Wirkungen adäquat, d.h. menschengerecht zu beschreiben. Die bei der Arzneimittelprüfung zugänglichen Meßergebnisse betreffen Veränderungen des Menschen in allen seinen Bereichen. Diese tun sich in Zeichen kund, die charakteristische Störungen anzeigen, und zwar qualitativ nach Art der Zeichen und quantitativ nach ihrer Intensität.

Die Art des Zeichens definiert die veränderte Struktur und gibt den Platz der Einwirkung an, die Intensität gibt das Quantitative daran an. Hat ein bestimmtes Arzneimittel ein bestimmtes Zeichen ausgelöst, so zeigt dieses den Bereich an, den das Arzneimittel zur Reaktion zu bringen vermag. Die Intensität des Zeichens entspricht der Anzeige eines Meßinstrumentes.

Ein weiterer Vorteil des „Meßgerätes Mensch" besteht darin, daß wir uns um die jeweils durch das Arzneimittel angesprochene Struktur gar nicht zu kümmen brauchen. Sie liegt im gesunden Menschen bereits vor. Darüber hinaus ist es nicht einmal notwendig zu wissen, um welche Struktur es sich handelt. Das entstehende Zeichen definiert uns in einem Ordnungszusammenhang (Mensch) diese Struktur, sowohl im Arzneimittelversuch als auch im Krankheitsfall, weil eine bestimmte Qualität eine bestimmte Form definiert (bei gleichbleibenden Ausgangsbedingungen). Je ausgeprägter und eigenartiger die qualitative Ausformung des Zeichens (Symptoms) ist, desto genauer ist die Bestimmung des reagierenden, gestörten, angesprochenen Substrats.

Allerdings ist die jeweilige Ansprechbarkeit der einzelnen Bereiche des Menschen von Prüfer zu Prüfer verschieden. Der eine zeigt das eine, der andere das andere Zeichen. Doch ist die Auslösung jedes Zeichens vom Wesen des Arzneimittels abhängig. Die individuell unterschiedlichen Ergebnisse entstehen dadurch, daß der Mensch nur dann auf einen Arzneimittelreiz ansprechen kann, wenn er in den verschiedenen Strukturbereichen über die entsprechende Sensibilität verfügt.

Demnach müssen die Aussagen der einzelnen Prüfer, schon auf Grund ihres unterschiedlichen Aussagevermögens subjektiv unterschiedliche Ergebnisse liefern. Der der homöopathischen Arzneimittelprüfung gemachte Vorwurf der Subjektivität und der Antropomorphizität gilt aber für alles, wozu Sprache verwendet wird, also auch für jede wissenschaftliche Aussage, und kann grundsätzlich nicht beseitigt werden. Im vorliegenden Fall ist Antropomorphizität geradezu erforderlich, tut sich doch auch Gesundheit und Krankheit nur antropomorph (am Menschen) kund und ist doch auch die Sprache, mit der wir uns über dieses Problem unterhalten, antropomorph.

Um andererseits die individuellen Aspekte in der Arzneimittelprüfung so klein wie möglich zu halten, bedarf es einer großen Zahl von Prüfern.

Was ein Heilmittel vermag, ergibt sich erst aus der kollektiven Erfahrung. Dabei wird nicht so sehr nach der Häufigkeit bestimmter Zeichen gefragt, sondern es interessiert die Erfassung aller möglichen Zeichen, gleichgültig, wie oft sie auftreten. Den letzten Beweis der Zugehörigkeit eines bestimmten Zeichens zu einem Arzneimittel gibt erst die praktische Erfahrung am kranken Menschen. Nur so gesichert werden die Ergebnisse der Arzneimittelprüfung zum wissenschaftlichen Fundament der Simile-Medizin.

Es nimmt daher nicht Wunder, daß im Verlauf einer Arzneimittelprüfung einige Prüfer zahlreiche Zeichen, andere wieder wenige entwickeln. Mitunter wird ein bestimmes Zeichen sogar nur an einem einzigen von vielen Prüfern beobachtet.

Das berechtigt uns aber noch lange nicht, den häufig beobachteten Zeichen größere Bedeutung zuzuerkennen als den selten oder unvollkommen auftretenden. In der Praxis erweisen sich nämlich sehr oft die nur selten auftretenden Zeichen als weitaus charakteristischer als die häufigen. Die Arznei stellt ja einen bestimmten Naturzusammenhang dar, auf den eben nur wenige, in ihrer Konstitution dafür Prädestinierte ansprechen können. Sehr sensible, fein reagierende Menschen sind eher selten, ebenso wie gute Beobachter.

Die häufiger vorkommenden Befindensveränderungen sind für viele Arzneien und für viele Erkrankte charakteristisch, daher zur Differenzierung in der Auswahl des richtigen Arzneimittels und im diagnostischen Bemühen nur wenig geeignet. Würde aber die Auswertung der Zeichen nach statistischen Gesichtspunkten erfolgen, so käme den häufiger auftretenden übergeordnete Bedeutung zu.

Die Fähigkeit der Reaktion ist eher eine seltene als eine häufige Gabe, denn sie setzt ja eine gewisse Übereinstimmung von Arzneireiz und konstitutionsbedingter Sensibilität voraus. Wir verstehen daher, daß die in der quantitativen Wissenschaft so bedeutungsvolle Methode der Statistik in den qualitativen Untersuchungen der Homöopathie nicht oder kaum verwendet werden sollte. Es wäre unrichtig, wollte man die Betonung des Qualitativen in der ärztlichen Praxis nicht anerkennen und die Nicht-Anwendung der statistischen Methode als Argument dafür benützen, daß die Homöopathie sich der wissenschaftlichen Überprüfung zu entziehen sucht, indem sie diese statistischen Methoden nicht anwendet.

Die Wissenschaft von den Qualitäten, um die es ja in der Medizin vor allem geht, muß den Regeln der Qualitätslehre folgen. In dieser hat aber die Statistik höchstens eine marginale Bedeutung. Nicht die Häufigkeit, mit der ein Zeichen oder ein Symptom auftritt, ist von Bedeutung. Bedeutend ist vielmehr, wie sehr ein bestimmtes Zeichen ein bestimmtes

Arzneimittel charakterisiert, und wie sehr ein Symptom die individuelle Krankheit eines Menschen bestimmt.

Was man in der Erforschung der Arzneikräfte fordern kann und muß, ist die Auswahl geeigneter Versuchspersonen, die gewissenhafte Durchführung des Versuches, die der Aufgabe gemäße individuelle Auswertung der Ergebnisse und ihre kritische Überprüfung in der Praxis.

Die genaue Kenntnis des Körpers ist dazu nicht notwendig, da alle gesunden Menschen (als Versuchspersonen) eine Übereinstimmung in ihrer Natur haben. Der große Kreislauf des Lebens ist nicht nur für alle Gesunden, sondern auch für die Kranken gleich. Der Arzneimittelprüfer hat damit die gemeinsame Basis, die den Gesunden mit dem Kranken verbindet. Dazu lesen wir bei GOETHE[3]: „Die Natur hat kein System, sie hat, sie ist Leben und Folge aus einem unbekannten Zentrum zu einer nicht erkennbaren Grenze. Allein, was sie im Ganzen versagt, gestattet sie desto williger im einzelnen. Jedes besondere Naturwesen beschreibt außer dem großen Kreislauf allen Lebens, an dem es Teil hat, noch eine engere, ihm eigentümliche Bahn, und das Charakteristische derselben, welcher sich aller Abweichungen ungeachtet in einem Umlaufe wie in dem anderen durch die fortgesetzte Reihe der Geschlechter ausspricht, dies beharrlich Wiederkehrende im Wechsel der Erscheinungen bezeichnet die Art. Aus innigster Überzeugung behaupte ich fest: Gleicher Art ist, was gleichen Stammes ist. Es ist unmöglich, daß eine Art aus der anderen hervorgehe".

Zur Klarstellung des Zusammenhanges, nicht zur mathematischen Berechnung, bezeichnen wir den Zustand gesunder Menschen mit „G" und die Summe der durch das Arzneimittel an ihm hervorgerufenen Veränderungen mit V. Der Zustand unter der Arzneimitteleinwirkung ist dann G – V, denn im Hinblick auf das Existentielle hat der Gesunde eine Reduktion erfahren. Vom Standpunkt des Prüfers sind die Veränderungen in Form zusätzlicher Zeichen erkennbar, so daß man vom phänomenologischen Standpunkt G + V schreiben sollte.

Ähnlich verhält es sich bei der Erkrankung. Der gesund gewesene Mensch (G‘) wird im Hinblick auf das Existentielle herabgesetzt. Bezeichnet man die aufgetretenen Veränderungen, die sich in den Symptomen zeigen, mit Sy, so wird man den Zustand des kranken Menschen im Hinblick auf denjenigen des Gesunden mit G‘ – Sy beschreiben. Für den Arzt bieten die aufgetretenen Symptome Informationen darüber, was er zu erkunden hat, nämlich die Krankheit. Ihm werden ja zu dem, was gesund ist, die Krankheitssymptome dargeboten. Im Sinne des am Menschen durch Menschen Feststellbaren wäre G‘ + Sy zu schreiben. Die unterschiedliche Vorzeichengebung ergibt sich aus den unterschiedlichen Standpunkten der Betrachtung, die auch verständlich machen, daß die Symptome einerseits im positiven Sinn bewertet werden, weil sie zur Krankheitserkenntnis führen, und andererseits im negativen Sinn, nämlich im Bezug auf das Leiden des Patienten.

Wir denken dabei an die Überlegungen, die die unterschiedliche Vorzeichengebung bei der Ergänzung chemischer Reaktionen durch Angabe der energetischen Veränderungen nahelegen. Für die Verbrennungsreaktion kann man im Hinblick auf den Beobachter, der die Freisetzung von Energie feststellt und diese verwerten kann, schreiben:

$$C + O_2 \rightleftharpoons CO_2 + 390\ \mathrm{kJ/mol}.$$

Diese Bezeichnungsweise wird auch als die egoistische bezeichnet. Sie ist heute nicht üblich, denn man hat sich für die altruistische Schreibweise entschieden; vom Standpunkt des Systems ist die Reaktion mit einem Energieverlust verbunden, was man folgendermaßen zum Ausdruck bringt:

$$C + O_2 = CO_2; \quad \Delta H = -390\ \mathrm{kJ/mol}.$$

Auf Grund des Simile-Gesetzes (Abschnitt 18.1) definiert das jeweils richtige Heilmittel jenen Bereich oder jene Gruppe der das Befinden des Menschen verändernden Erscheinungen, die wir formengleich an den Krankheiten finden. Hat der Arzt die Ähnlichkeiten zwischen Arzneimittelzeichen Z und den Krankheitssymptomen (Sy) entdeckt, so gilt im Sinne des Simile-Gesetzes:

$$G - Z \approx G' - Sy$$

Auch zwischen G und G‘ besteht eine gewisse Gleichheit. Wenn man diese durch Gleichsetzung eliminiert, so erhält man eine Darstelldung der in dem Simile-Gesetz ausgedrückten Ähnlichkeit von Arzneimittelzeichen (Z) und Krankheitssymptomen (Sy):

$$Z \approx Sy$$

Man könnte sagen, in der Krankheitserkenntnis ist das Gesunde am Menschen, also das, was vollständig Anteil der Natur und daher geordnet ist, der Hintergrund, der Krankheit und Arznei verbindet. Aus antropomorphier Sicht wird die Welt menschlich verständlich geordnet. Krankheit ist antropomorph. Da die Natur ähnliche Probleme auch in verschiedenen Individuen und Arten von Lebewesen ähnlich löst, läßt sich die antropomorphe Erfahrung an Arzneimitteln auf verschiedene Menschen und andere Lebewesen – wenn auch beschränkt – übertragen.

Wir wollen uns nun den Aussagen HAHNEMANNS zuwenden und sehen, was er über die Arzneimittelprüfung sagt. Den Leitspruch, der dem § 105 des Organons[2] entnommen ist, haben wir diesem Kapitel vorangestellt: „Der zweite Punkt des Geschäftes eines ächten Heilkünstlers betrifft die Erforschung der zur Heilung der natürlichen Krankheiten bestimmten Werkzeuge.“ In mehreren Paragraphen des Organons werden die unterschiedlichen Aspekte präzisiert, die bei Arzneimittelprüfungen besonders bedacht werden müssen, und die Gründe dazu dargelegt.

In § 63 schreibt er zunächst: „Jede auf das Leben einwirkende Potenz, jede Arznei stimmt die Lebenskraft mehr oder weniger um und erregt eine gewisse Befindens-Veränderung im Menschen auf längere oder kürzere Zeit. Man benennt sie mit dem Namen: Erstwirkung. Sie gehört, obgleich ein Produkt aus Arznei- und Lebenskraft, doch mehr der einwirkenden Potenz an. Dieser Einwirkung bestrebt sich unsere Energie entgegen zu setzen. Diese Rückwirkung gehört unserer Lebens-Erhaltungs-Kraft an und ist eine automatische Thätigkeit derselben, Nachwirkung oder Gegenwirkung genannt."

In § 106 lesen wir weiter: „Die ganze Krankheit erregende Wirksamkeit der einzelnen muß bekannt sein", und in § 107: „Gibt man, um dies zu erforschen, Arzneien nur kranken Personen ein, selbst wenn man sie nur einfach und einzeln verordnete, so sieht man von ihren reinen Wirkungen wenig oder nichts Bestimmes, da die von den Arzneien zu erwartenden besonderen Befindens-veränderungen, mit den Symptomen der gegenwärtigen, natürlichen Krankheit vermengt, nur selten deutlich wahrgenommen werden können."

Damit wendet sich HAHNEMANN gegen die Arzneimittelprüfung am Kranken und tritt im weiteren (§ 108) dafür ein, daß „man die einzelnen Arzneien versuchsweise gesunden Menschen in mäßiger Menge eingibt, um zu erfahren, welche Veränderungen und Zeichen ihrer Einwirkung jede besonders im Befinden des Leibes und der Seele hervorbringe, das ist, welche Krankheits-Elemente sie zu erregen fähig und geneigt sei..., da alle Heilkraft der Arzneien einzig in dieser ihrer Menschenbefindens-Veränderungskraft liegt und aus der Beobachtung der letzteren hervorleuchtet." Er erkennt, „daß die Arzneistoffe bei ihrer krankhaften Veränderung des gesunden menschlichen Körpers nach bestimmten ewigen Naturgesetzen wirken und vermöge dieser gewisse, zuverlässige Krankheitssymptome zu erzeugen fähig sind, jeder Stoff nach seiner Eigentümlichkeit besondere" (§ 111).

Über die Spezifität eines Arzneimittels schreibt HAHNEMANN: „Jede Arznei zeigt besondere Wirkungen im menschlichen Körper, welche sich von keinem anderen Arzneistoffe verschiedener Art genau so ereignen“ (§ 118) ...So gewiß jede Pflanzenart in ihrer äußeren Gestalt, in der eigenen Weise ihres Lebens und Wuchses, in ihrem Geschmacke und Geruche von jeder anderen Pflanzen-Art und Gattung, so gewiß jedes Mineral und jedes Salz in seinen äußeren sowohl als inneren physischen und chemischen Eigenschaften (welche allein schon alle Verwechselung hätten verhüten sollen) von den anderen verschieden ist, so gewiß sind sie alle unter sich in ihren krankmachenden – also auch heilenden – Wirkungen verschieden und voneinander abweichend. Jede dieser Substanzen wirkt auf eine eigene, verschiedene, doch bestimmte Weise, die alle Verwechslung verbietet, und erzeugt Abänderungen des Gesundheitszustandes und des Befindens der Menschen“ (§ 119).

„Also genau, sorgfältig genau, müssen die Arzneien, von denen Leben und Tod, Krankheit und Gesundheit der Menschen abhängen, voneinander unterschieden und deshalb durch sorgfältige, reine Versuche auf ihre Kräfte und wahren Wirkungen im gesunden Körper geprüft werden, um sie genau kennen zu lernen und bei ihrem Gebrauche in Krankheiten jeden Fehlgriff vermeiden zu können, indem nur eine treffende Wahl derselben das größte der irdischen Güter, Wohlseyn Leibes und der Seele, bald und dauerhaft wiederbringen kann“ (§ 120).

Auf Grund der unvermeidbaren individuellen Unterschiede zwischen Versuchspersonen genügt es nicht, die Arzneimittelprüfung nur an einer einzigen Versuchsperson durchzuführen. Den §§ 137 bis 141 entnimmt man die Sorgfalt, mit der die Versuchspersonen ausgesucht werden und welche Anforderungen an sie gestellt werden müssen. Im besonderen empfiehlt HAHNEMANN dem Arzt, Selbstversuche zu machen,

„denn es sind die Prüfungen, welche der gesunde, vorurtheillose, gewissenhafte, feinfühlige Arzt an sich selbst mit aller ihn hier gelehrten Vorsicht und Behutsamkeit anstellt, die vorzüglichsten".

Auf Grund seiner eigenen sorgfältig durchgeführten Untersuchungen gibt HAHNEMANN zahlreiche Hinweise darauf, was im Zuge der Arzneimittelprüfung besonders zu beachten ist: „Bei Prüfung der Arzneien, in Absicht auf ihre Wirkungen im gesunden Körper, muß man bedenken, daß die starken, sogenannten heroischen Substanzen schon in geringer Gabe Befindensveränderungen selbst bei starken Personen zu erregen pflegen. Die von milderer Kraft müssen zu diesen Versuchen in ansehnlicherer Gabe gereicht werden; die schwächsten aber können, damit man ihre Wirkung wahrnehme, bloß bei solchen von Krankheit freien Personen versucht werden, welche zärtlich, reizbar und empfindlich sind.

Es dürfen zu solchen Versuchen – denn von ihnen hängt die Gewißtheit der ganzen Heilkunst und das Wohl aller folgenden Menschen-Generationen ab – es dürfen, sage ich, zu solchen Versuchen keine anderen Arzneien, als solche genommen werden, die man genau kennt, und von deren Reinheit, Ächtheit und Vollkräftigkeit man völlig überzeugt ist" (§ 122).

„Jede dieser Arzneien muß in ganz einfacher, ungekünstelter Form eingenommen werden; die einheimischen Pflanzen als frisch ausgepreßter Saft, mit etwas Weingeist vermischt, sein Verderben zu verhüten, die ausländischen Gewächse aber als Pulver, oder frisch mit Weingeist zur Tinctur ausgezogen, dann aber mit etlichen Theilen Wasser versetzt, die Salze und Gummen aber gleich vor der Einnahme in Wasser aufgelöst. Ist die Pflanze nur in trockener Gestalt zu haben und ihrer Natur nach an Kräften schwach, so dient zu einem solchen Versuche der Aufguß, in welchem das zerkleinte Kraut mit kochendem Wasser übergossen und so ausgezogen worden ist; er muß gleich nach seiner Bereitung noch warm getrunken werden; denn alle ausgepreßten Pflanzensäfte und alle wässerigen Pflanzen-Aufgüsse, gehen ohne geistigen Zusatz schnell in Gährung und Verderbniß über, und haben dann ihre Arzneikraft verloren" (§ 123).

„Jeden Arzneistoff muß man zu dieser Absicht ganz allein, ganz rein anwenden, ohne irgend eine fremdartige Substanz zuzumischen, oder sonst etwas fremdartig Arzneiliches an demselben Tage zu sich zu nehmen, und eben so wenig die folgenden Tage, so lange als man die Wirkungen der Arznei beobachten will" (§ 124).

„Während dieser Versuchszeit, muß auch die Diät recht mäßig eingerichtet werden, möglichst ohne Gewürze, von bloß nährender, einfacher Art, so daß die grünen Zugemüse und Wurzeln und alle Salate und Suppenkräuter (welche sämmtlich immer einige störende Arzneikraft, auch bei aller Zubereitung behalten) vermieden werden. Die Getränke sollen die alltäglichen sein, so wenig als möglich reizend" (§ 125).

„Die dazu gewählte Versuchsperson muß *vor allen Dingen als glaubwürdig und gewissenhaft bekannt seyn;* sie muß sich während des Versuchs vor Anstrengungen des Geistes und Körpers, vor allen Ausschweifungen und störenden Leidenschaften hüten; keine dringenden Geschäfte dürfen sie von der gehörigen Beobachtung abhalten; sie muß mit gutem Willen genaue Aufmerksamkeit auf sich selbst richten und dabei ungestört sein; in ihrer Art gesund an Körper, muß sie auch den nöthigen Verstand besitzen, um ihre Empfindungen in deutlichen Ausdrücken benennen und beschreiben zu können" (§ 126).

„Die Arzneien müssen sowohl an Manns- als an Weibspersonen geprüft werden, um auch die, auf das Geschlecht bezüglichen Befindens-Veränderungen, an den Tag zu bringen" (§ 127).

„Alle äußeren Potenzen und vorzüglich die Arzneien haben die Eigenschaft, eine ihnen eigenthümliche, besonders geartete Veränderung im Befinden des lebenden Organismus hervorzubringen; doch kommen nicht alle, einer Arznei eigenen Symptome, schon bei Einer Person, auch nicht alle sogleich, oder bei demselben Versuche zum Vorschein, sondern bei der einen Person dießmal diese, bei einem zweiten und dritten Versuche wieder andere, bei einer anderen Person diese oder jene Symptome vorzugsweise hervor; doch so, daß vielleicht bei der vierten, achten, zehnten usw. Person, wieder einige oder mehrere von den Zufällen nicht zeigen, die etwa schon bei der zweiten, sechsten, neunten usw. Person sich ereigneten; auch erscheinen sie nicht jedesmal zu derselben Stunde wieder" (§ 134).

„Obgleich, wie gesagt, eine Arznei bei ihrer Prüfung im gesunden Zustande, nicht bei Einer Person alle ihre Befindens-Veränderungen hervorbringen kann, sondern nur bei vielen, verschiedenen von abweichender Leibes- und Seelenbeschaffenheit, so liegt doch die Neigung (Tendenz), alle diese Symptome in jedem Menschen zu erregen, in ihr (§ 110), nach einem ewigen, unwandelbaren Naturgesetz, vermöge dessen sie alle ihre, selbst die selten von ihr in Gesunden hervorgebrachten Wirkungen bei einem jeden Menschen in Ausübung bringt, dem man sie in einem Krankheits-Zustande von ähnlichen Beschwerden eingiebt; selbst in der mindesten Gabe erregt sie dann, homöopathisch gewählt, stillschweigend einen, der natürlichen Krankheit nahekommenden, künstlichen Zustand im Kranken, der ihn von seinem ursprünglichen Übel schnell und dauerhaft (homöopathisch) befreit und heilt" (§ 136).

„Von einer solchen Arzneimittellehre sei alles Vermuthete, bloß Behauptete, oder gar Erdichtete gänzlich ausgeschlossen, es sei alles reine Sprache der sorgfältig und redlich befragten Natur" (§ 144).

Wir haben diesen Ausführungen HAHNEMANNS nichts hinzuzufügen.

17.2 Arzneimittelbild

Nochmals sei daran erinnert, daß es sich bei der Arzneimittelprüfung um die Erkenntnis der vorwiegend qualitativen Ausformung des Einwirkungsmusters des Arzneimittels an einem gesunden Menschen handelt, deren Bedeutung für die Diagnose (= Heilmittelfindung in der Homöopathie) wir erst im folgenden Kapitel besprochen werden.

Das Gesamtbild definiert die Einwirkungsmöglichkeiten eines Arzneimittels auf den menschlichen Körper durch das ihm eigene Veränderungsvermögen. So wie Eigenschaften des Körpers solche der Seele zum Ausdruck bringen, ohne daß die Seele unmittelbar wahrgenommen werden könnte, so definieren die Zeichen der Arzneimittelprüfung das unsichtbare Einwirkungsvermögen des Arzneistoffes auf den Menschen. Je vollständiger die Prüfung, desto umfassender ist die Kenntnis dieses spezifischen Vermögens.

Die durch ein Heilmittel an einer Versuchsperson aufgetretenen Zeichen werden in der zeitlichen Reihenfolge ihres Auftretens festgestellt und sodann die Ergebnisse aller Einzelprüfungen gesammelt. Dabei werden auch die Unterschiede bei den verschiedenen Versuchspersonen festgehalten, und zwar sowohl betreffs der Reihenfolge als auch der Anzahl der Zeichen. Damit ist die erste Etappe zur Herausarbeitung des Arzneimittelbildes abgeschlossen.

Im nächsten Schritt beginnt man die Fülle der gesammelten Zeichen von den einzelnen Versuchspersonen zu lösen und die Zeichen in Gruppen zusammenzustellen. In einem dritten Akt werden die Zeichen, die unterschiedlichen Aussagewert besitzen, nach bestimmten Gesichtspunkten geordnet, und zwar einerseits nach ihrer Außergewöhnlichkeit und Sonderbarkeit und andererseits nach der Häufigkeit ihres Auftretens. Nach den in § 153 des Organons festgelegten Richtlinien wird besonders auf die sorgfältige qualitative Aussonderung Wert gelegt (siehe Abschnitt 18.3).

Die seienden Dinge, auch die Arzneimittel, sind vor allem durch Qualitäten (Formen in Bewegung) gekennzeichnet und erkennbar. Das Herausarbeiten qualitativer Unterschiede erfordert andere Methoden als die Suche nach quantitativen Zusammenhängen. Das Quale ist nicht meßbar, sondern verlangt das Erkennen des Unterschiedlichen, des Eigentümlichen und Umfassenden. Dieses kann nur über die Ähnlichkeit (Similitudo) herausgearbeitet werden, und nicht über die Äqualitas (Gleichheit im Bezug auf das Maß). Die Untersuchung des Qualitativen bedarf der Intuition und der Inspiration, um jene Ausgangspunkte zu erkennen und festzulegen, an denen sich auch die Wissenschaft erprobt[5].

Beim Ordnen nach den Häufigkeiten der Symptome überwiegen die quantitativen Aspekte. Man bezeichnet die zuerst genannten Symptome als ungewöhnliche und die übrigen (häufiger auftretenden) als gewöhnliche Symptome. Wie schon betont, sind fast immer die Symptome höchster Qualitätswertigkeit die eher selten beobachteten.

Ist diese Arbeit geleistet, so liegt schon ein erster Entwurf des Arzneimittelbildes vor.

Die Herausarbeitung eines rohen Arzneimittelbildes ist, wie die Schaffung jedes Bildes, Aufgabe eines Künstlers[6], sie hängt von seinem Kunstvermögen ab. Jedes Arzneimittelbild ist ein Bild eines „besonderen Menschen" (causa exemplaris), der alle Züge der Einwirkung des Arzneimittels trägt, d.h. ein Bild eines Menschen in einer bestimmten Ausformung (quasi ein Portrait). Im Arzneimittelbild tritt nun das Bild eines charakteristisch veränderten Menschen mehr oder weniger deutlich hervor. Das Arzneimittelbild ist die gesammelte antropomorphe Antwort des Menschen auf die Einwirkung eines definierten Stoffes, eines Arzneimittels.

Das Arzneimittelbild wird umso lebendiger und lebensechter sein, je mehr die Anordnung der Prüfungszeichen dem natürlichen hierarchischen Aufbau des Menschen folgen. Das kann nur dann gelingen, wenn die quantitativen und die qualitativen Änderungen ihren jeweiligen natürlichen Platz einnehmen. Das vollendete Arzneimittelbild läßt quasi einen „wirklichen Menschen“ vor uns „erstehen“, in dem alle konstitutionellen psychischen und körperlichen Veränderungen in die zeitliche Entwicklung eines Menschenlebens eingezeichnet und eingebracht sind[7].

Wie wir am Beispiel des Hologramms gesehen haben (Abschnitt 8.5) geht in einem Teil eines umfassenden Zusammenhanges die Kenntnis der übrigen Teile nie verloren. Der Mensch hat bei aller individuellen Ausformung seiner Person doch die ganze Natur in nucis in sich. Als Teil des Universums kann er seine Rolle nur innerhalb der umfassenden Naturordnung behalten, indem er einerseits ein vollständiges inneres Abbild des Universums in sich trägt und andererseits eigene, unverwechselbare Züge trägt, indem er innerhalb des vorgegebenen Rahmens seine eigenen Gewichtungen und Ausformungen setzt. Jeder Teil der Natur hat einerseits Anteil an ihrem ungeteilten Ganzen und stellt andererseits selbst nur eine ganz bestimmte Ausformung der Natur dar.

Da sich auch der kranke Mensch innerhalb der Natur befindet, so sind auch Krankheitsformen innerhalb der Natur zu suchen, wenn auch nicht innerhalb der spezifischen Ausformung eines konkreten Menschen. Die spezifische Ausformung eines konkreten Lebewesens bedeutet daher sowohl der Natur insgesamt als auch seiner eigenen Natur gerecht zu werden. Diesen Zustand bezeichnet man als Gesundheit. Entwikkeln sich in einem Lebewesen Strukturen, die zwar für einen anderen Naturzusammenhang (andere Lebewesen, Minerale, Metalle) gesetzmäßig sein können, aber für das betroffene Lebewesen konkreter Mensch fremd, d.h. nicht seiner spezifischen Natur gemäß sind, so muß es zu Störungen seines spezifischen Aufbaues und seiner spezifischen Funktionen kommen, was man Erkrankung nennt.

In der Arzneimittelprüfung ist diese fremde Naturordnung bekannt, durch den Stoff des Arzneimittels definiert. Hingegen ist uns, von Ausnahmen abgesehen, die Beeinflussung des Kranken unbekannt und vorerst unerkennbar.

Im Arzneimittelversuch zwingt man einem Lebewesen eine bestimmte Ausformung der Natur künstlich auf. Die dabei entstehenden Zeichen geben uns die Antwort eines bestimmten Naturzusammenhanges (Mensch).

Zum Unterschied von der Situation beim erkrankten Menschen sind bei der Arzneimittelprüfung beide Seiten der Wechselwirkungen (Arzneimittel und gesunder Mensch) bekannte Ordnungen. Ihr Wirken aufeinander und die dabei entstehenden Zeichen sind gesetzmäßig, nicht zufällig, Ausdruck eines kausalen Geschehens. Kausales Geschehen ist Basis jedes wissenschaftlichen Verständnisses.

Die Arzneimittelprüfung setzt uns in Verbindung mit einer Vielzahl von Ausformungen der Naturordnung. Diese existieren einerseits außerhalb von uns in der Form von Arzneimitteln und können andererseits auf uns Einfluß nehmend sich in spezifischen Veränderungen kundtun.

Da der Mensch auf jede Ausformumg der Natur spezifisch reagieren kann, muß er die Natur umfassend in sich tragen. Wie schon HAHNEMANN bemerkte, ist kein Naturstoff bekannt, der nicht beim Menschen in entsprechender Dosis eine spezifische Wirkung zur Folge hätte. So trägt der Mensch in gewisser Beziehung die gesamte Naturordnung in sich. Seine Konstitution kennzeichnet, wie er diese in sich integriert hat.

17.3 Materia Medica Homoeopathica

Als Materia Medica bezeichnet man die Zusammenfassung aller aus der Arzneimittelprüfung erhaltenen Ergebnisse mit den Erfahrungen, die mit dieser spezifisch homöopathischen Erkenntnismethode gefunden wurden. Dabei handelt es sich um die Heranziehung von Erkenntnissen aus allen möglichen Bereichen[7], wie die Einarbeitung der Erfahrungen der homöopathischen Ärzte bei Anwendung des Arzneimittels am Krankenbett[8].

Den Kern jedes einzelnen Arzneimittelbildes bilden aber immer die Ergebnisse der Arzneimittelprüfungen, weil keine andere Methode ein umfassenderes spezifisches Bild des Arzneiwirkungsvermögens zu zeichnen in der Lage ist.

Nun erfordert einerseits die große Zahl geprüfter Mittel, die derzeit zwischen 2500 und 3000 liegen dürfte, und andererseits die große Zahl der bei einzelnen Prüfungen gefundenen Prüfungszeichen sowie deren unterschiedliche Qualitäten eine über die bloße Aufzählung und alphabetische Anordnung hinausgehende Bearbeitung.

Diese hat zu einer großen Anzahl von Arzneimittellehren geführt. Sie sind entweder auf Vollständigkeit (mehrbändige Werke) oder zur raschen Orientierung über die wesentlichen Aspekte eines Arzneimittels angelegt oder nach bestimmten, mehr oder weniger subjektiven Kriterien verfaßt.

Im wesentlichen sind alle Arzneimittellehren auf zwei Aspekte angelegt, nämlich einerseits auf möglichste Vollständigkeit und andererseits auf höchstmögliche Charakterisierung der einzelnen Mittel.

Auch die umfassendste Materia Medica bietet nur das Rohmaterial, aus dem nach Absicht und Vermögen die einzelnen Verfasser der Arzneimittellehren schöpfen.

Sucht man Übersicht und rasche Orientierung, so ist eine auf das Wesentlichste beschränkte Arzneimittellehre vorzuziehen; sucht man Vollständigkeit – besonders in der Suche nach den spezifischen Zeichen bzw. Symptomen –, so ist die umfassendste Darstellung die beste.

Die jeweilige Wahl der Materia Medica hängt vor allem von der Eigenart des Benützers, seinem Wissen, seinem Vermögen, seiner Technik und vom jeweiligen Fall ab.

Eine Materia medica ist von praktischen Ärzten für praktische Ärzte geschrieben. (Es ist kein Fall bekannt, daß eine Materia Medica das Ergebnis reiner Liebhaberei gewesen wäre.) Jede Ausgabe ist aus der praktischen Arbeit eines Arztes entstanden und damit durch seine persönliche Haltung und durch seine eigenen Erfahrungen geprägt.

Wenn aus dieser Situation heraus der Homöopathie der Vorwurf der Unwissenschaftlichkeit gemacht wird, so wird dabei übersehen, daß analoge Gesichtspunkte sowohl für die Abfassung wissenschaftlicher Kompendien, wie auch für ihren Gebrauch gelten. Für den anorganischen Chemiker ist das umfassendste Werk „Gmelins Handbuch der Anorganischen Chemie". Um möglichst umfassende Informationen auf einem engen Spezialgebiet zu erhalten, ist dieses Standardwerk unersetzlich. Andererseits erlauben die in über 80 Bänden niedergelegten spezialisierten Darstellungen kaum den Zugang zu übergeordneten Zusammenhängen.

Die Arzneimittellehre ist das Herzstück der Homöopathie, der Fundus, aus dem der homöopathische Arzt schöpfen kann.

17.4 Anmerkungen und Literaturhinweise

1 Als einzigen Vorgänger, der die Notwendigkeit der Erprobung von Heilmitteln durch gesunde Menschen erkannt hatte, nennt er Albrecht von HALLER. (A. v. HALLER, Vorrede zur Pharmacopoea Helvet. Basil. 1771, fol. S. 12, zitiert in der Fußnote zu § 108 in S. HAHNEMANN[2]).

2 S. HAHNEMANN, „Organon der Heilkunst“, nach der handschriftlichen Neubearbeitung Hahnemanns für die 6. Auflage herausgegeben und mit einem Vorwort versehen von R. HAEHL, Karl F. Haug Verlag, Ulm/Donau 1958 (lieferbar im O.-Verlag, Berg).

3 J. W. GOETHE, „Zur Naturwissenschaft im Allgemeinen“, unter „Erwiderung“ entnommen der vollständigen Ausgabe von „Goethes sämtliche Werke“, 6. Band, p. 586, Verlag der Cotta'schen Buchhandlung, Stuttgart, 1877.

4 Man kann den Menschen z.B. kaum an seiner Größe oder seiner Masse erkennen, wohl aber an seinen Qualitäten.

5 Wir verweisen auf die Entgegnung von J.H. VAN'T HOFF gegen die Vorwürfe seiner Zeitgenossen (siehe Fußnote 8 des 2. Kapitels) in seinem Artikel „Die Phantasie in der Wissenschaft“ (mit Genehmigung der Akademischen Verlagsgesellschaft, Frankfurt am Main, neu gedruckt bei Julius Beltz, Weinheim, 1961).

In diesem verweist VAN'T HOFF auf die Rolle der Phantasie bei der Ergründung des Zusammenhanges zwischen Ursache und Wirkung. Das sogenannte „auf-den-Gedanken-Kommen“ ist notwendig, um die möglichen Fälle in Gedanken zu überblikken. An Hand zahlreicher naturwissenschaftlicher Entdeckungen illustriert VAN'T HOFF die Rolle der Phantasie im Zuge naturwissenschaftlicher Erkenntnis und schließt mit den Worten CUVIERS, sie er zu den seinigen macht: „Ungeachtet seiner zahllosen Untersuchungen, ungeachtet der wichtigen, merkwürdigen Entdeckungen, mit denen VAUQUELIN die Wissenschaft bereicherte, läßt er sich nicht mit DAVY auf eine Linie stellen. Jener setzte seinen Namen in die Paragraphen, dieser in die Titel jeglicher Kapitel. Jener beobachtete mit einer Laterne in aller Anspruchslosigkeit die geringsten Verborgenheiten und drang bis in die dunkelsten Winkel; dieser stieg auf wie ein Adler und beleuchtete das große Gebiet der Physik und Chemie mit einer brennenden Fackel“.

6 Es wäre ein Fehler, die Akte der Kunst nicht nach den Gesetzen der Kunst zu beurteilen und zu behandeln; wie es ein Fehler wäre, in der Wissenschaft nicht nach den Gesetzen der Wissenschaft zu handeln und zu beurteilen. Aus der Verwirrung um diese beiden wesentlichen menschlichen Tätigkeiten entspringen Irrtümer in den Bewertungen und die meisten Mißverständnisse in Handlungen und Urteilen. Zeichen aller echten Wissenschafter bzw. Künstler ist es, daß sie die Grenzen ihrer Methoden auch kennen und beachten.

7 Als sekundäre Informationsquellen zur Arzneimittelkenntnis dienen Ergebnisse, die auf andere Weise gewonnen wurden, z.B. aus Erfahrungen über Vergiftungen, aus der Physik, Chemie, Physiologie, aus der Art des Vorkommens des Arzneistoffes, aus Geschichte, Märchen, Erzählungen, aus historischen Quellen, aus modernen naturwissenschaftlichen Untersuchungen, aus der Volkskunde, den medizinischen Erfahrungen aller Zeiten und Völker.

8 So wird z.B. über die Familienanamnese, Pathobiographie, Körperbau, Charakter, kosmische Beeinflussungen, Krankheitsdiagnosen im klinischen Sinn an geheilten Patienten berichtet. Untersuchungsergebnisse sind registriert z.B. über Ort, Zeit, Rhythmus der Veränderungen, der Art der Wirkung, über die sogenannten „als-ob“-Symptome in Phantasma, Instinkt, Passion oder funktionelle, organische Spezifizierungen, wie sie in Syndromen und Histiotropien vorliegen. Aus Prüfungen und Heilungen wird über Beginn, Auslösung, Ablauf, Modalitäten und Beeinflussungen durch Berührung, Meteore, Digestiva, Wetter, Sensorielles, Passionelles, Körperhaltung, Körperbewegungen, Schlaflage, Infekte usw. berichtet.

18. Kapitel

Arzneimittelfindung

Heilbar sind die meisten Krankheiten durch ganz dieselben Faktoren wie die, aus denen sie entspringen.

Hippokrates

Kurzfassung

HAHNEMANN hatte in der Simile-Regel die Möglichkeit erkannt, an Hand einer einfachen Regel eine rationale Heilkunde aufzubauen. Einerseits ist es möglich, über die (gesetzmäßigen) Ergebnisse der Arzneimittelprüfung Wirkung und Wirkungsbereich der (chaotischen) Krankheit indirekt zu bestimmen. Andererseits kann es gelingen, jeweils jenes Arzneimittel zu finden, das die Fähigkeit besitzt, den Körper in ähnlicher Weise zu beeinflussen wie die die Krankheit auslösende Ursache, die grundsätzlich nicht aus den Symptomen allein erkennbar ist.

Die Heilung beruht darauf, daß sich Krankheitsursache und Arzneimittelwirkung gegenseitig auslöschen. Bei akuten Erkrankungen erfolgt dies rasch und vollkommen, so daß es keine Rekonvaleszenz gibt.

In der Homöopathie verbindet die Similitudo (Ähnlichkeit) zwei vorgegebene Bereiche untereinander, und zwar die Fülle der aus der Anamnese (16. Kapitel) sich ergebenden Befunde mit der Fülle der Ergebnisse der Arzneimittelprüfung (17. Kapitel) und der Heilerfahrung, wie sie in der Materia Medica enthalten ist. Der großartige Kunstgriff HAHNEMANNS bestand darin, daß er durch formale Gleichsetzung (Similitudo) der individuellen Krankheit (als das im Bezug auf den Menschen Chaotische und daher prinzipiell Unerkennbare) mit den Ergebnissen der Arzneimittelprüfung (welche Gesetzmäßigkeit zeigt) einen allgemeinen Zusammenhang „herstellt". Die Dia-Gnose ist mit der Feststellung der formalen Gleichheit der Krankheitssymptome mit den Zeichen der Arzneimittelprüfung beendet, womit zugleich das Heilmittel gefunden ist. Der Name der Arznei definiert die Natur der Krankheit und verleiht ihr dadurch einen Namen.

Bei der Simile-Setzung geht der Arzt voerst von den die Krankheit am auffälligsten charakterisierenden Symptomen des Patienten aus. Um das der Gesamtheit aller Symptome entsprechende Arzneimittelbild zu finden, bietet sich als ein geeignetes Werkzeug das Repertorium an. Es ist jene Ausformung der Materia Medica nach qualitativen wissenschaftlichen Gesichtspunkten, die aus einer Sammlung von „Einzelportraits" aus der Materia Medica jene zusammenhängende Einheit macht, die die Zuordnung der festgestellten Krankheitssymptome zu einem Arzneimittelbild erleichtert und somit dem homöopathischen Arzt eine unentbehrliche wissenschaftliche Hilfestellung bietet.

18.1 Das Simile-Gesetz

Das eigentliche Herzstück der homöopathischen Medizin ist das Simile-Gesetz, welche ihr Richtung und Rahmen gibt. HAHNEMANN hat ihre Bedeutung für die Medizin auf Grund seines berühmten Selbstversuches mit Chinarinde erkannt. Einmal darauf aufmerksam geworden, fand er in der Literatur Hinweise darauf daß schon eine Reihe anderer Ärzte und Forscher darauf hingewiesen hatten. Im Vorwort zum Organon[1] schreibt er auf Seite 60 bis 62 dazu:

„Ja, es gab sogar von Zeit zu Zeit Ärzte, welche ahneten, daß Arzneien durch ihre Kraft, analoge Krankheits-Symptome zu erregen, analoge Krankheits-Zustände heilen.

Gleichfalls haben auch nachgängige Ärzte die Wahrheit der homöopathischen Heilart gefühlt und ausgesprochen. So sieht z.B. BOULDUC ein, daß die purgirende Eigenschaft der Rhabarber die Ursache ihrer Durchfall stillenden Kraft sey.

DETHARDING erräth, daß der Sensblätter-Aufguß Colik bei Erwachsenen stille, vermöge seiner analogen, Colik erregenden Wirkung bei Gesunden.

BERTHOLON gesteht, daß die Elektrisität den höchst ähnlichen Schmerz, den sie selbst errege, in Krankheiten abstumpfe und vernichte.

THOURY bezeugt, daß die positive Elektrisität an sich zwar den Puls beschleunige, aber wenn er krankhaft schon zu schnell sey, denselben langsamer mache.

Von STOERCK kommt auf den Gedanken: „Wenn der Stechapfel den Geist zerrüttet und bei Gesunden Wahnsinn hervorbringt, sollte man dann nicht versuchen dürfen, ob er bei Wahnsinnigen durch Umänderung der Ideen gesunden Verstand wiederbringen könne?“

Am deutlichsten aber hat ein dänischer Regiments-Arzt, STAHL, seine Überzeugung hierüber ausgesprochen, da er sagt: „Ganz falsch und verkehrt sey die in der Arzneikunst angenommene Regel, man müsse durch gegenseitige Mittel *(contraria contrariis)* curieren; er sey im Gegentheile überzeugt, daß durch ein ähnliches Leiden erzeugendes Mittel *(similia similibus)* die Krankheiten weichen und geheilt werden, – Verbrennungen durch Annäherung ans Feuer, erfrorne Glieder durch aufgelegten Schnee und das kälteste Wasser, Entzündung und Quetschungen durch abgezogene Geister, und so heile er die Neigung zu Magensäure durch eine sehr kleine Gabe Vitriolsäure, mit dem glücklichsten Erfolge, in den Fällen, wo man eine Menge absorbirender Pulver vergeblich gebraucht habe."

Sechs Jahre nach seinem Chinarindeversuch schreibt HAHNEMANN unter dem Titel „Versuch über ein neues Prinzip zur Auffindung der Heilkräfte der Arzneisubstanzen, nebst einigen Blicken auf die bisherigen" über die Bedeutung der Simile-Regel: „Man ahme die Natur nach, welche zuweilen eine chronische Krankheit durch eine andere hinzukommende heilt, und wende in der zu heilenden (vorzüglich chronischen) Krankheit dasjenige Arzneimittel an, welches eine andere, möglichst ähnliche, künstliche Krankheit zu erregen im Stande ist, und jene wird geheilt werden: *similia similibus*."

Im Organon faßt HAHNEMANN seine Erkenntnisse in der Einleitung[2] folgendermaßen zusammen:

„Wahre Heilkunst ist jenes nachdenkliche Geschäft, was dem höhern Menschen-Geiste, der freien Ueberlegung, und dem wählenden, nach Gründen entscheidenden Verstande obliegt, um jene instinktartige und verstand- und bewußtlose, aber automatisch energische Lebenskraft, wenn sie durch Krankheit zu innormaler Thätigkeit verstimmt worden, mittels einer, dieser ähnlichen Affection, von homöopathisch ausgewählter Arznei erzeugt, dergestalt arzneikrank, und zwar in einem etwas höhern Grade umzustimmen, daß die natürliche Krankheits-Affection nicht mehr auf sie wirken könne und sie so derselben quitt werde, einzig noch beschäftigt bleibend mit der so ähnlichen, etwas stärkern Arzneikrankheits-Affection, gegen welche sie nun ihre ganze Energie richtet, die schon bald von ihr überwältigt, sie aber dadurch frei und fähig wird, wieder zur Norm der Gesundheit und zu ihrer eigentlichen Bestimmung, „der Belebung und Gesund-Erhaltung des Organismus“ zurückzukehren, ohne bei dieser Umwandlung schmerzhafte oder schwächende Angriffe erlitten zu haben. Dieß zu bewirken, lehrt die homöopathische Heilkunst.“

Der Zugang zur *Bedeutung des Simile-Gesetzes* wurde dadurch erleichtert, daß HAHNEMANN zu dieser Zeit alle Spekulationen radikal ablehnte, in welchen er die Ursache für den Niedergang der Medizin seiner Zeit erkannt hatte. In der Simile-Regel glaubte er, die Möglichkeit entdeckt zu haben, eine rationale Heilkunde aufzubauen.

Auf Grund zahlreicher Beobachtungen und jahrelanger Anwendung dieser Regel, zuerst an sich und seinen Familienangehörigen, später an einem immer größer werdenden Patientenkreis, war ihm die Gültigkeit des Simile-Gesetzes zur Gewißheit geworden. Seine Erfahrungen faßte er in § 26 folgendermaßen zusammen: „Eine schwächere dynamische Affection wird im lebenden Organismus von einer stärkeren dauerhaft ausgelöscht, wenn diese (der Art nach von ihr abweichend) jener sehr ähnlich in ihrer Äußerung ist.“ Diesen Worten ist folgender Satz vorangestellt: „Dies beruht auf jenem zwar hie und da geahneten, aber bisher nicht anerkannten, aller wahren Heilung von jeher zum Grunde liegenden homöopathischen Naturgesetze.“

In § 27 setzt er fort: „Das Heilvermögen der Arzneien beruht daher auf ihren der Krankheit ähnlichen und dieselben an Kraft überwiegenden Symptomen, so daß jeder einzelne Krankheitsfall nur durch eine, die Gesammtheit seiner Symptome am ähnlichsten und vollständigsten im menschlichen

Befinden selbst zu erzeugen fähigen Arznei, welche zugleich die Krankheit an Stärke übertrifft, am gewissesten, gründlichsten, schnellsten und dauerhaftesten vernichtet und aufgehoben wird", und in § 33: „...daß die krankhaften Schädlichkeiten nur eine untergeordnete und bedingte, oft sehr bedingte, die Arzneikräfte aber eine absolute, unbedingte, jene weit überwiegende Macht besitzen, das menschliche Befinden krankhaft umzustimmen ...", und in der Fußnote: „Wenn Arzneien vor Ansteckung von einer grassirenden Krankheit schützen können, so müssen sie eine überwiegende Macht besitzen, unsere Lebenskraft umzustimmen".

Das bedeutet, daß sowohl Krankheitszeichen als auch Arzneimittelprüfungszeichen dieselbe formale Sprache sprechen, die die Veränderung des gesunden Zustandes bewirken. Diese Veränderungen äußern sich auf körperlicher Ebene vor allem in Veränderungen der Körperfunktionen. Mit Hilfe der Similitudo gelingt es, indirekt die in der jeweiligen individuellen Krankheit gestörten Bereiche bis in ihre Auslösung hinein zu definieren. Der charakeristische Aufbau des Menschen bedingt nämlich, daß bestimmte kausale Veränderungen im Menschen bestimmte Symptome zur Folge haben. Die Art und Weise der Symptome des Patienten definiert daher indirekt die Natur und die Art seiner Erkrankungsursache.

Wie sich die Art und Weise der seelischen Wirkursache nur indirekt in den körperlichen Symptomen zu erkennen geben können, so verrät sich die Ursache der Erkrankung ebenfalls nur indirekt in den Symptomen. Beide können nur über ihre Wirkungen definiert und erkannt werden, ein direkter Zugang zu ihnen ist uns meist verschlossen. Da sich die Auswirkungen der Krankheit vor allem im qualitativen Bereiche zeigen, können wir diese, sofern es sich nicht um augenscheinliche Veranlassungen (Abschnitt 15.2 und Fußnote zu § 7 des Organons) handelt, nur auf Grund ähnlicher Auswirkungen erkennen. Es gibt keinen anderen Weg.

Wenn ein Lebewesen auf materieller Ebene als ein bestimmter, materieller Naturzusammenhang definiert wird, so muß eine bestimmte Einwirkung eine bestimmte Veränderung in bestimmter Weise vollziehen.

Mit Hilfe des Simile-Gesetzes und den sich daraus ergebenden Konsequenzen gelingt es der Homöopathie einerseits, Wirkung und Wirkungsbereich der Krankheit über die Ergebnisse der Arzneimittelprüfung zu bestimmen. Andererseits erhält sie damit die Möglichkeit, jeweils jenen Stoff zu finden, der die Fähigkeit besitzt, den Körper in ähnlicher Weise zu beeinflussen wie die die Krankheit auslösende Beeinflussung.

Da der Körper auf eine bestimmte Veränderung nur in einer bestimmten Art und Weise antworten kann, müssen Ähnlichkeiten in der Krankheitssymptomatik und im Arzneimittelbild darauf beruhen, daß Krankheit und Arzneimittel dieselben Wirkungen auf den Körper ausüben, wobei jede Wirkung im Körper eines Ortes bedarf. In der Natur können an einem Ort nur ähnliche Kräfte qualitativ gleiche Wirkungen hervorrufen. Wirkt das Arzneimittel an demselben Ort wie die Kraft, die die Krankheit hervorgerufen hat, so muß es zu einer Konkurrenz zwischen den beiden Kräften kommen, und dies in umso stärkerem Maß, je genauer die Wirkorte übereinstimmen. Man könnte sagen, in der Natur ist der größte Feind derjenige, der auf denselben Platz Anspruch erhebt (siehe das PAULI-Verbot in der Quantenmechanik, Abschnitt 7.3). Sie können einander nicht ausweichen, da die Reize denselben Ort beanspruchen. Die Erfahrung lehrt, daß das Arzneimittel die Krankheit auszulöschen vermag, daß sich Krankheitsursache und Arzneiwirkung gegenseitig „neutralisieren" und damit auslöschen.

HAHNEMANN hat behauptet, daß jeder Arzneireiz immer stärker als der die Krankheit erzeugende Reiz sein müsse, solange nicht Krankheit durch grob-materielle Kräfte ausgelöst werde. Dies ließe sich eventuell dadurch erklären, daß die die

Krankheitszeichen auslösende Kraft – zumindest bei den sogenannten chronischen Krankheiten – durch das Plus an materiellem Substrat der Arznei nicht nur das formativ-qualitative Veränderungsvermögen, sondern auch die entsprechende Physis, d.h. materielle Fixierung besitzt (neben dynamischer auch noch eine konservative Komponente, die ja nach HAHNEMANN der Krankheitsursache abgeht!) Bei akuten Erkrankungen verschwinden die Symptome so rasch, daß es keine Rekonvaleszenz gibt.

Wenn wir uns dem Wesen der Simile-Regel nähern wollen, so möge uns dazu ein kleiner philosophischer Exkurs außerhalb der Homöopathie dienlich sein.

Alle Erkenntnisse des Menschen sind auf Gleichheiten gestützt. Alle philosophischen Systeme sind sich darüber weitgehend einig, daß es Gleichheit im Hinblick auf die Substanz gibt, die *Identitas*. Sie liegt jeder philosophischen Untersuchung zugrunde und zielt die auf vollständige Anpassung des Denkens an den Erkenntnisgegenstand. Auf quantitativer Ebene finden wir die zahlenmäßige Gleichheit, die *Aequalitas*, die wir aus den Messungen gewinnen. Sie liegt der mathematisch erfaßbaren und der quantitativ messenden Naturwissenschaft zugrunde. Schließlich gibt es die Gleichheit der Form, die *Similitudo,* die formale Ähnlichkeit bei allen individuellen Unterschieden, die der qualitativen Wissenschaft und der Kunst zugrundeliegt.

In der Identitas wird vollkommene Übereinstimmung von Denken und Sein angestrebt, in der Aequalitas zahlenmäßige Gleichheit zum Ausdruck gebracht und – allenfalls mit Hilfe der Statistik – hinzugebracht. In der Similitudo erhält man Erkenntnis über die Ähnlichkeiten in den Formen.

Qualität ist Form in Bewegung. Aequalitas des Qualitativen kann prinzipiell nicht erreicht werden, denn sie würde unbewegte, streng definierte Punkte erfordern. Unter Similitudo oder Ähnlichkeit versteht man eine Relation von Dingen, die auf Unitas Qualitativa, d.h. auf *Einheit der Beschaffenheit* beruht. Diese Einheit erfordert *nicht Einheit der Teile, sondern Einheit der Qualität.*

Da sich die Medizin vor allem mit Qualitäten beschäftigt, ist die den Arzt begleitende Wissenschaft in erster Linie die qualitative. Für das Erkennen gleichartiger Beschaffenheit ist die Methode erforderlich, die auf wertendem Vergleichen von Ähnlichkeiten beruht[3]. Vergleichbar ist immer nur das, was mehr als den Namen gemein hat. Daher können die Nominalisten (siehe die Abschnitte 1.2, 2.2 und 5.1), die nur den Namen gelten lassen, nicht zu den Qualitäten und nicht zur Simile-Regel gelangen[4].

Es gibt drei Bedingungen des Verstehens, mit deren Hilfe wir Erkenntnis gewinnen können[5]: *Abstraktion, Induktion* und *Deduktion.* Die Methode der Deduktion ist in der Philosophie verankert, diejenige der Abstraktion hat größte Bedeutung im Streben nach Aequalitas (in den quantitativen Wissenschaften) und diejenige der Induktion in der qualitativen Wissenschaft[6]. (Letztlich bedarf aber jeder vollständige Erkenntnisakt aller drei Methoden.) Liegt der Schwerpunkt letzter Erkenntnis bei der Identitas, dann benötigt man vor allem die Deduktion, liegt er bei der Aequalitas, vor allem die Abstraktion, und liegt er bei der Similitudo, die Induktion.

Der Intelligenz am nächsten und dem Sein am fernsten ist die Abstraktion, dem Sein am nächsten und dem Denken am entferntesten ist die Deduktion. Die Brücke zwischen beiden bildet die Induktion, die der in der Abstraktion erreichten Kenntnis einzelner Aspekte wieder die nötige hierarchische Differenzierung zurückzugeben vermag.

Wir erinnern in diesem Zusammenhang an die folgenden Leitsprüche der Scholastik:

Homo intelligens – qui habet abstractiones
(der Wesentliches vom Unwesentlichen unterscheidet)

Homo sciens – qui habet conclusiones
(der Regeln kennt und richtige Schlüsse zieht)
Homo sapiens – qui habet prima principia
(der die ersten Gründe kennt).

In der Homöopathie verbindet die Similitudo zwei vorgegebene Bereiche miteinander, nämlich die Fülle der aus der Anamnese sich ergebenden Befunde mit der Fülle der Ergebnisse der Arzneimittelprüfung und der Heilerfahrung, wie sie in der Materia Medica niedergelegt ist. Wie schon gesagt wurde, bestand der großartige Kunstgriff HAHNEMANNS darin, daß er durch die Similitudo die Krankheit (Chaotisches, und daher prinzipiell nicht Erkennbares) durch formale Gleichsetzung mit den Ergebnissen der Arzneimittelprüfung (welche Gesetzmäßigkeit zeigt) in Bezug auf eine Definition aus ihrer individuellen Verfaßtheit herausholt und in allgemeine Zusammenhänge hineinstellt. Die Diagnose bezieht sich auf die formale Gleichheit der Zeichen (der Arzneimittelprüfung und den Symptomen der Krankheit). Dem Kunstakt der Similesetzung durch den Arzt in jedem konkreten Fall liegt HAHNEMANNS Erkenntnis von Krankheit und von Arzneimittelwirkung zugrunde. Wir lesen in § 24 seines Organons[1]:

„Es wird vor allem zur Heilung erfordert, daß sie eine der zu heilenden Krankheit möglichst ähnliche Kunst-Krankheit sei, die, mit etwas stärkerer Kraft, das instinktartige keiner Überlegung und keiner Rückerinnerung fähige Lebensprinzip in eine der natürlichen Krankheit sehr ähnliche, krankhafte Verstimmung versetzt, um in ihm das Gefühl von der natürlichen Krankheits-Verstimmung nicht nur zu verdunkeln, sondern ganz zu verlöschen, und so zu vernichten. Dies ist so wahr, daß sogar eine ältere Krankheit durch eine neue hinzutretende unähnliche Krankheit, sei diese auch noch so stark, von der Natur selbst nicht geheilt werden kann, und ebensowenig durch ärztliche Curen und Arzneien, welche keinen ähnlichen Krankheitszustand im gesunden Körper zu erzeugen vermögend sind wie die allöopathischen“.

Mit Hilfe der Similesetzung wird das teleologische Element der Krankheit nachgeliefert. Dadurch wird das Chaotische der Krankheit zwar nicht de facto in die Naturordnung zurückgenommen, aber in Zusammenhang mit einer bestimmten finalen Naturordnung nachgebracht.

Nach dem Schema von RUDOLF FLURY ist das Simile-Gesetz die Brücke, welche die sonst streng geschiedenen Bereiche von Chaos (Krankheit) und Naturordnung verbindet. *Die Diagnose ist erst mit der Auffindung der Ähnlichkeit von Krankheitsbild und Arzneimittelbild beendet:* die Diagnose bezeichnet zugleich das Heilmittel. Durch die Simile-Regel kümmert sich der Arzt nicht mehr um die Entstehung der Krankheit, denn es genügt ihm, durch die Formengleichheit jenen Stoff angeben zu können, der die ähnlichen Krankheitszeichen zu erregen vermag wie die zu heilende Krankheit. Aus dem praktischen Versuch ergibt sich, daß die sogenannte Arzneikrankheit stärker ist als die natürliche, und diese von ihrem Platz vertreibt[6].

Die Berechtigung des Simile-Gesetzes beruht darauf, daß die zu vergleichenden Formen einander maximal angenähert sind. Die Krankheitszeichen sind Folgen der Veränderung eines vormals gesunden Zustandes. Die Arzneimittelprüfungszeichen heben sich vor dem Hintergrund eines Gesunden ab, sind Ausdruck einer vorübergehenden Störung durch das Arzneimittel. Sie stehen einander in weitgehender formaler Ähnlichkeit gegenüber.

18.2 Homöopathische Dia-Gnose

Die zentrale Bedeutung des Simile-Gesetzes für jede Medizin, die sich der Qualität in vollem Umfang annimmt, hat tiefgreifende Wirkungen. In der Homöopathie verbindet sie die Erkenntnisse der Wirkungen der Arzneimittel am Gesunden, welche in der Materia Medica niedergelegt sind, und die individuelle Krankheitserkenntnis. Dem Arzt ermöglicht die Simile-Regel die Suche nach dem fehlenden finalen Verständnis der Krankheit, indem er die Ähnlichkeit zwischen dem individuellen Krankheitsbild und einem Arzneimittelbild in der Materia Medica findet. Erst finales Verständnis ermöglicht dem Arzt rationales Handeln.

Auf Grund der unvollkommenen Ausbildung der Krankheitszeichen am Patienten ist der Akt der formalen Gleichsetzung von Arzneimittelbild und Krankheitsbild oft schwierig. Der Arzt sucht nach dem Arzneimittelbild an Hand der wenigen Symptome am Patienten, also an Hand von Bruchstükken des „vollkommenen" Krankheitsbildes. Er steht daher vor der Aufgabe, eine mehr oder weniger große Zahl von möglichen Arzneimittelbildern und die in individueller Art vorliegenden Krankheitszeichen so zu ordnen, daß alle zu untersuchenden Elemente an ihre richtigen Plätze gebracht werden[7]. Man könnte diese Arbeit mit dem Versuch des richtigen Zuammensetzens eines Puzzle-Spieles vergleichen, von welchem nur wenige Teile vorliegen.

Wenn der Arzt den Kunstakt der Simile-Setzung durchführen will, so ist das Ordnen der Symptome durch die Aufgabe bestimmt, die dem Arzt gestellt ist. Um Ordnung in die Vielfalt zu bringen, müssen die unterschiedlichen Zeichen „bewertet" werden. Die „Hierarchisierung" der Zeichen muß auf beiden Seiten (Materia Medica und Symptomeninbegriff) nach denselben Regeln und Kriterien erfolgen. Die Art und Weise der Hierarchisierung der Symptome muß einerseits vom Vorhandenen ausgehen und andererseits den Bedürfnissen des Kunstaktes der Simile-Setzung entsprechen.

Da in der Kunst das Eigenheitliche gesucht wird und der *eigentliche Akt der homöopathischen Arzneimittelfindung ein Kunstakt* ist, folgt daraus, daß an erster Stelle alles zu stehen hat, was den Kunstakt am meisten fördert. Nochmals sollten wir uns die wichtigsten Schritte und Voraussetzungen ins Gedächtnis rufen, denen wir in unseren bisherigen Bemühungen um ein Verständnis der homöopathischen Medizin begegnet sind und sie im Hinblick auf die Diagnosestellung in der Homöopathie kurz Revue passieren lassen.

Sowohl Arzneimittelbild als auch Krankheitsbild entwikkeln sich am Menschen, doch liegen sie außerhalb seiner eigenen Zweckhaftigkeit. Die Verursachung ist nur beim Arzneimittelbild bekannt. Durch die Simile-Setzung werden Prüfungszeichen und Krankheitszeichen verglichen, wobei diese Arbeit über den rein formalen Vergleich hinausgeht. Die Prüfungszeichen stehen im Zusammenhang mit dem Arzneimittelbild, die Krankheitszeichen im Zusammenhang mit dem Krankheitsbild. Die einzelnen Zeichen können somit nur in ihrem jeweiligen Zusammenhang gesehen werden. Die formale Gleichsetzung von Zeichen steht daher nur am Beginn der Simile-Setzung. Sie ist dann gelungen, wenn Arzneimittelprüfungsbild und Krankheitsbild weitgehende Ähnlichkeit aufweisen, wenn der Arzt seinen Patienten sozusagen im Arzneimittelbild „wiederfindet".

Um Arzneimittelbild und Krankheitsbild vergleichen zu können, bedarf es einer Ordnung der Zeichen und Symptome nach in beiden Bereichen weitgehend gleichartigen Gesichtspunkten. In der Arzneimittellehre sind die Zeichen vollständig angeführt und so angelegt, daß jedes individuelle Krankheitssymptom rasch in den Zeichen des Arzneimittelbildes wieder gefunden werden kann. So wie einzelne Prüfer nur bestimmte Zeichen geboten haben, so weist auch das konkrete Krankheitsbild keine Vollständigkeit auf. Daher muß das Krankheitsbild in anderer Weise geordnet werden, und zwar so, daß diejenigen Symptome besonders berücksichtigt werden, die als außergewöhnlich, eigenartig erscheinen und entsprechende Intensität besitzen.

Bei Erstellung des Krankheitsbildes handelt es sich vorerst um ein weitgehendes Zusammenstellen der zunächst unübersichtlichen Krankheitssymptome, Zeichen und Accidentien. Die Anordnung der Symptome im Krankheitsbild ist notwendig individuell und Ergebnis der Anamnese. Sie spiegelt vor allem die subjektive Sicht und Wertung des Patienten wieder. Die dem Patienten am wichtigsten erscheinenden Symptome stehen zuerst und was ihm am wenigsten wichtig erscheint, zuletzt. Auch der Arzt hat sich in seinem Bemühen vorerst ganz vom Patienten und seinen Problemen leiten zu lassen.

Auf der Suche nach dem für die individuelle Erkrankung passenden Arzneimittel kann dem Arzt diese Form von Krankheitserkenntnis oft nicht mehr genügen. Ging es vorerst um die möglichst genaue Ausarbeitung der Gestalt, Form und Wirkung der Krankheit in situ, d.h. in ihrer individuellen Ausformung, so steht jetzt ihre Vergleichbarkeit mit den Arzneibildern im Vordergrund. Der erste Akt muß daher die Angleichung von Struktur und Ordnung des Krankheitsbildes an die Struktur und Ordnung des Arzneimittelbildes sein.

Wie wir schon besprochen haben, sind die Symptome, Zeichen, die den Kunstakt der Arzneimittelfindung am sichersten und schnellsten ermöglichen, oft diejenigen, welche sich nur bei einer kleinen Zahl an Arzneimittelprüfungen bzw. nur bei wenigen Patienten, oft nur bei einem einzigen gezeigt haben. *Die Kunst handelt eben vom Außergewöhnlichen, Einzelnen, die Wissenschaft vom Gewöhnlichen, Allgemeinen* (siehe auch Fußnote 6 zum 17. Kapitel).

Da die Aufgabe in der Individualisierung des Anamnese-Ergebnisses liegt, fordern auch diejenigen Symptome des Patienten besondere Beachtung, die als „ungewöhnlich“ auffallen. Mit Recht hat FLURY wiederholt darauf hingewiesen, daß der im folgenden zitierte § 153 aus dem Organon in Bezug auf den Kunstakt der Arzneimittelfindung mit Hilfe der Simile-Regel von allergrößter Bedeutung ist, ja den bedeutendsten des ganzen Organons darstellt. Denn mit ihm begründet HAHNEMANN die Wissenschaft von den Qualitäten in der Homöopathie. Er lautet:

„Bei dieser Aufsuchung eines homöopathisch specifischen Heilmittels, das ist, bei dieser Gegeneinanderhaltung des Zeichen-Inbegriffs der natürlichen Krankheit gegen die Symptomenreihen der vorhandenen Arzneien, um unter diesen eine, dem zu heilenden Uebel in Aehnlichkeit entsprechende Krankheits-Potenz zu finden, sind die *auffallendern, sonderlichen, ungewöhnlichen* und *eigenheitlichen* (charakteristischen) Zeichen und Symptome des Krankheitsfalles, besonders und fast einzig fest in's Auge zu fassen; denn *vorzüglich diesen, müssen sehr ähnliche, in der Symptomenreihe der gesuchten Arznei entsprechen,* wenn sie die passendste zur Heilung sein soll. Die allgemeinern unbestimmtern: Eßlust-Mangel, Kopfweh, Mattigkeit, unruhiger Schlaf, Unbehaglichkeit usw., verdienen in dieser Allgemeinheit und wenn sie nicht näher bezeichnet sind, wenig Aufmerksamkeit, da man so etwas Allgemeines fast bei jeder Krankheit und jeder Arznei sieht."

Die angeführten Synonyme sind hervorragend gewählt: Auffallend ist ein Symptom dann, wenn es in Bezug auf den Patienten „auffällt". Wenn ein sehr magerer Mensch viel Nahrung aufnimmt, so ist dieses Symptom auffallender, als wenn dies ein Fettleibiger tut. Als „sonderlich" bezeichnen wir ein Symptom bei einem Patienten dann, wenn man sein Auftreten bei *diesem* nicht verstehen kann. Ungewöhnlich bezieht sich auf die Seltenheit eines Symptoms und eigenheitlich darauf, daß das Symptom dem Patienten ganz eigen ist und seinen Fall von ähnlich gelagerten Fällen abhebt.

18.3 Repertorien

Der homöopathische Arzt sucht auf Grund der Simile-Regel nach Zuordnung der am Kranken festgestellten Symptome zu einem Arzneimittelbild (Abschnitte 17.3 und 17.4). Obwohl das Arzneimittelbild die möglichen Veränderungen des gesunden Menschen durch ein bestimmtes Arzneimittel umfassend kennzeichnet, hat die große Zahl der Arzneibilder mit ihren zahlreichen Zeichen nicht nur Vorteile.

Nur in wenigen Fällen wird es möglich sein, die Ähnlichkeit des Krankheitsbildes mit einem Arzneimittelbild unmittelbar zu erkennen. Da die Arbeit des Arztes bei der Simile-Findung von einzelnen Symptomen des Patienten ausgehen muß, ist die Ordnung der Materia Medica nach einzelnen Symptomen diejenige, die es ihm zu Beginn der Simile-Findung ermöglicht, die in Frage kommenden Arzneimittelbilder auszuwählen.

Seit BÖNNINGHAUSEN wird diese Art der Organisation der Materia Medica als *Repertorium* bezeichnet. Durch ihre Struktur bietet sie dem homöopathischen Arzt jenes Werkzeug, das es ihm ermöglicht, von den Einzelsymptomen des Patienten auf raschem Weg die ähnliche Zeichen aufweisenden Arzneimittelbilder herauszufinden. Das Repertorium kann als Bearbeitung der Materia Medica aus dem Blickwinkel des Einzelsymptomes gesehen werden. Das Repertorium stellt das in den Arzneimittelbildern niedergelegte Wissen in einen wissenschaftlichen Zusammenhang. Es ist jene Ausformung nach qualitativen wissenschaftlichen Gesichtspunkten, die aus einer Sammlung von „Einzelportraits" eine zusammenhängende Einheit macht und damit der Zuordnung von Krankheitssymptomen zu einem oder mehreren Arzneimittelbildern dient. So bietet das Repertorium dem homöopathischen Arzt eine unentbehrliche Hilfe.

Schon HAHNEMANN sah sich veranlaßt, zunächst ein kurzes Satzrepertorium zusammenzustellen, nachdem er selbst etwa 100 Heilmittel geprüft hatte[8]. Im Jahr 1927 gab es bereits 1600 Mittel in der Materia Medica, von denen 1400 sorgfältig geprüft worden waren. Die Zahl der heute bekannten homöopathischen Heilmittel liegt wohl über 3000, von denen an die 2500 geprüft worden sind.

Das erste Repertorium hatte HAHNEMANN im Alter von 71 Jahren im Jahr 1826 erarbeitet; es umfaßte 538 Seiten. 1829 hatte sein Assistent FERDINAND RÜCKERT ein Repertorium aller damals bekannten Symptome zusammengestellt, die in den Arzneimittelbildern und in HAHNEMANNS Buch über die chronischen Krankheiten enthalten sind. 1838 war das MÜLLER'sche Repertorium erschienen[9]. Heute gibt es über 200 Repertorien, die sich in drei Gruppen einteilen lassen:

1. Umfassende Repertorien, wie diejenigen von ALLEN, HERING, DRYSTALE, CLARKE, STAUFER u.a.
2. Lokale Repertorien, welche Sammlungen von z.B. Kopf- oder mentalen Symptomen enthalten.
3. Ursprungs-Repertorien, z.B. der Schmerzen, Modalitäten, Verschlimmerungen, Besserungen, der „as if"-Symptome usw.

Auf die Frage, welches Repertorium das beste ist, soll KENT geantwortet haben[9]: „dasjenige, das man selbst gemacht hat".

FLURY hat dem Problem vom philosophisch-praktischen Standpunkt besondere Aufmerksamkeit gewidmet und ist zu folgendem Schluß gekommen: Die Ordnung, die man einem Repertorium geben kann, muß sich nach allgemein gültigen Prinzipien richten, und zwar sowohl nach qualitativen als auch nach allgemeinen Gesichtspunkten. In seinem Buch „Realitätserkenntnis und Homöopathie" schreibt FLURY[10]: „Repertorisation nennt man die der Homöopathie eigentümliche Erkenntnisweise. Wohl ist der Homöopath vor allem Heilkünstler, seiner Kunsthandlung geht aber die Erkenntnis von Krankheit und Heilmittel voraus. Diese Erkenntnis soll vollkommen sein. Vollkommene oder wissenschaftliche Erkenntnis ist analytisch oder deduktiv, indem der Einzelfall durch ein Prinzip erkannt wird. Die Logik, Mathematik, Physik etc. haben als Prinzipien Gesetze; unsere Erkenntnisprinzipien sind sehr eigenartig, weil unsere Wissenschaft rein qualitativ ist und die Verallgemeinerung nicht kennt. Wir haben darum keine generellen Gesetze, sondern Gruppen von Trägern ähnlicher Qualitäten, die gesetzähnliche Funktionen haben, indem wir Einzelfälle an sie anhängen. Solche Typengruppen nennen wir Repertoriumsrubriken, die Gesetzessammlung Repertorien“[10].

Ordnung nach Qualitäten bedeutet die Herausarbeitung aller qualitativ faßbaren Symptome nach ihren Formen. Ein weitgehend vollendetes Repertorium dieser Art stammt von KENT (1897). Ordnung nach allgemeinen Gesichtspunkten hatte schon BÖNNINGHAUSEN gesucht. Sein 1830 entstandenes therapeutisches Taschenbuch basierte auf der Devise „Viel in Wenig“ und sollte dem Arzt Zeit sparen helfen. Er erreichte dies, indem er generalisierte und die Symptome nach der Lokalisation, der Sensation und den Modalitäten anordnete. Dieser Weg wurde von FLURY[10] weiterverfolgt. Er erstellte ein Repertorium, das die Wichtigkeit der Disposition bereits in der Anlage des Repertoriums für die Krankheitserkenntnis berücksichtigt. Zwischen den Repertorien von KENT und FLURY spannt sich das Feld aller anderen Repertorien. Erst beide zusammen, ergänzt und vollendet, würden ein vollständiges Repertorium ergeben.

Die Frage nach dem Repertorium hat innerhalb der Gruppe homöopathischer Ärzte immer wieder zu Auseinandersetzungen geführt. Auch esoterische Einflüsse machen sich in Fragen der homöopathischen Arzneikunst bemerkbar und beeinflussen die Erstellung von Arzneimittelbildern und Repertorien.

Wollte man versuchen, das Repertorium nach objektiven Gesichtspunkten auszurichten, so müßte es von der Gesundheitsseite des Patienten, von seiner Disposition, seinem Charakter usw. ausgehen und sich vor allem auf die Krasenlehre stützen, weil diese dem Repertorium objektive Kriterien bietet; es dürfte nicht aus der Krankheit selbst hervorgehen, weil ihre Symptome nicht wissenschaftsfähig sind und nur der Gesunde erkennbare Vorbedingungen für die Entwicklung der Krankheit bietet.

18.4 Anmerkungen und Literaturhinweise

1 S. HAHNEMANN, „Organon der Heilkunst", 6. Auflage, herausgegeben von R. HAEHL, Karl F. Haug Verlag, Ulm/Donau, 1958 (lieferbar im O.-Verlag).

2 S. HAHNEMANN, „Kleine medizinische Schriften", gesammelt und herausgegeben von E. STAPF, 1. Band, p. 154, Nachdruck bei Karl F. Haug Verlag, Heidelberg, 1971.

3 Letztlich befaßt sich die Chemie mit Qualitäten und ihren Veränderungen, welche nur auf Grund von Ähnlichkeiten erkannt werden können. Auf die Simile-Regel für Löslichkeiten haben wir schon hingewiesen: Polare Stoffe lösen sich in polaren Lösungsmitteln, unpolare Stoffe in unpolaren Lösungsmitteln und Metalle in metallischen Systemen. Vor etlichen Jahrzehnten sprach man in der Anorganischen Chemie von chemischer Verwandtschaft und Affinität. Wilhelm BILTZ hatte die chemische Verwandtschaftslehre entwickelt. In letzter Zeit hat sich eine weitere Ähnlichkeitsregel bewährt: Man unterschiedet „harte" und „weiche" Lewis-Säuren und Lewis-Basen, wobei die Regel gilt, daß hart – hart und weich – weich-Wechselwirkungen zu stabilen Produkten führen.

4 R. FLURY, private Mitteilung.

5 Siehe M.D. PHILIPPE in „Realitätserkenntnis und Homoöpathie", herausgegeben von G. RESCH und M. FLURY-LEMBERG, Bern, 1979.

6 Auch in der wissenschaftlichen Medizin werden Simile-Methoden verwendet. Die bedeutendste und bekannteste ist die Impfung, die mit Hilfe eines möglichst ähnlichen Infektes Schutz vor Infektionskrankheiten bieten soll. Diese aus der Volksmedizin übernommenen, seit langem schon bei den Indianern und in China üblichen Schutzmaßnahmen werden jedoch nach allöopathischen Vorstellungen und damit in relativ hohen Dosen

verabreicht, wobei auf die Erzeugung bestimmter Antigene Wert gelegt wird. Durch Verabreichung des Impfstoffes in wägbaren Dosen können dabei leider auch echte Krankheiten verursacht werden, und es kann zu bleibenden Schäden kommen.

7 Manche homöopathischen Ärzte versuchen, die Schwierigkeiten beim Finden des geeigneten Arzneimittels dadurch zu umgehen, daß sie bestimmte Symptomgruppen zusammenfassen und für diese bestimmte homöopathische Arzneimittel zur Anwendung bringen. Das hat zur gleichzeitigen Verabreichung mehrerer Medikamente oder von Medikamentkompositionen geführt, so daß der Körper gleichzeitig einer Reihe von Arzneireizen ausgesetzt wird.

8 Es spricht für HAHNEMANNS persönliche Begabung, daß sich unter den etwa 100 von ihm selbst erprobten Heilmitteln die wichtigsten befanden.

9 P. SCHMIDT, Vortrag, gehalten am 18.11.1951 in Bern.

10 R. FLURY, „Realitätserkenntnis und Homöopathie", herausgegeben von G. RESCH und F. FLURY-LEMBERG, Bern, 1979.

19. Kapitel

Chronische Krankheiten unter besonderer Berücksichtigung der Psora-Lehre

Der Arzt soll die Kraft und die Natur
der Krankheit im Ursprung suchen,
und nicht in dem,
das von der Krankheit selber kommt.
Denn den Rauch vom Feuer
sollen wir nicht löschen,
sondern allein das Feuer selbst.
Also soll der Arzt zurück in den Ursprung
der Krankheit denken und nicht in das,
was die Augen sehen;
diese Dinge sind Anzeigung,
aber nicht Ursprung,
wie ein Rauch das Feuer anzeigt,
ist aber das Feuer nicht.

Paracelsus

Kurzfassung

In seinem letzten Buch beschäftigt sich HAHNEMANN mit dem Wesen und den Besonderheiten der chronischen Krankheiten. Die Vielzahl von unterschiedlichen chronischen Erkrankungen führt er auf wenige Grundübel, Miasmen zurück.

Er selbst kennt drei chronische Miasmen. Sind sie einmal in den Körper eingedrungen, so haben sie die Macht, lebenslang in ihm zu verbleiben. Aus dieser ontologischen Auffassung von der Krankheit entwickelten sich in der Folge die Konstitutionslehren moderner Prägung, die nur noch den Namen der drei ursprünglichen Miasmen gemeinsam haben.

Die sich aus der Psora-Lehre ergebenden Folgerungen haben sich bei der Behandlung chronischer Krankheiten als überaus fruchtbar erwiesen.

19.1 Probleme der Heilung chronischer Erkrankungen

Zu den großen Problemen der Medizin und – wie HAHNEMANN im letzten Drittel seines Lebens feststellen mußte – auch der Homöopathie gehört das eigentümliche Verhalten der sogenannten chronischen Erkrankungen. Rätselhaft ist dabei nicht nur, daß sich Störungen, Beschwerden und Veränderungen im Organismus über lange Zeit erhalten, sondern auch, daß der Zustand des chronisch Erkranktseins gleichbleibende oder wechselnde Formen annehmen kann. Man kann verschiedene Phasen unterscheiden, die aber zum Unterschied von akuten, episodenhaften Erkrankungen den Körper nicht gesund oder mit einer Defektheilung zurücklassen. Wenn es bei einem Patienten so scheint, als wäre die vorliegende Erkrankung endlich ausgeheilt, so tritt doch an einer anderen Stelle erneut eine andere Erkrankung auf. Der Patient bleibt krank, obwohl die Störungen des Patienten sowohl Ort als auch Form geändert haben.

Ein äußeres Ereignis sollte HAHNEMANN schließlich zwingen, auch diesem Phänomen in der Medizin seine volle Aufmerksamkeit zuzuwenden. Äußerer, endgültiger Anlaß war sein Mißerfolg bei der Behandlung des chronischen Leidens seines damals im Zenit der Berühmtheit stehenden Patienten, des FÜRSTEN SCHWARZENBERG aus Wien, des Siegers von Leipzig. Dieser war wegen seines sich ständig verschlechternden Zustandes aus Wien nach Leipzig gereist, um HAHNEMANN zu konsultieren. Nach anfänglichen Erfolgen in der Behandlung verschlimmerte sich der Zustand des Fürsten jedoch zusehends, sicherlich auch aus eigener Schuld des Patienten, da dieser von seiner maßlosen Lebensweise nicht ablassen wollte oder nicht konnte.

Nach dem Tod des Fürsten erhoben die Leipziger Ärzte schwere Vorwürfe gegen HAHNEMANN, der diese zwar entkräften konnte, ihn aber zugleich veranlaßte, Leipzig erbittert den Rücken zu kehren. Er zog sich nach Köthen in eine ärztliche Praxis zurück. Dort begann er nach den Gründen für seinen Mißerfolg zu suchen um Wege zu finden, die zur endgültigen Ausheilung chronischer Krankheiten führen sollten.

Wie aus seinen Worten eindeutig hervorgeht, hatte es ihn zutiefst getroffen, daß sein bisheriger Weg, seine bis dahin angewendete Homöopathie nicht in der Lage war, hier eine allgemein gültige Antwort zu geben.

Für ihn war es nicht nur eine existentielle, sondern vor allem eine geistige Herausforderung, die ihn besonders reizte. Er hatte ja mit seiner bisherigen Methode nicht nur unbestreitbare Erfolge errungen, sondern es erwies sich auch seine Einsicht in das Wesen von Krankheit und Arznei als richtungweisend und systembildend.

In der Einleitung zu seinem Buch über die chronischen Krankheiten[1], der Frucht seines fast 20-jährigen Bemühens um diese Frage, gibt er unumwunden zu, daß die bisher praktizierte Homöopathie nicht zur Dauerheilung chronischer Krankheiten führte. Er sagte selbst:

„Bisher erwies überall die treu befolgte, homöopathische Heilkunst, wie sie in meinen und meiner Schüler Schriften gelehrt worden war, ihren natürlichen Vorzug vor jedem allopathischen Verfahren bei allen, die Menschen nicht nur schnell befallenden (akuten) Krankheiten, sondern auch bei den epidemischen Seuchen und sporadischen Fiebern sehr entschieden und auffallend.

Die venerischen Krankheiten wurden von der Homöopathie ebenfalls weit sicherer, unbeschwerlicher und ohne Nachwehen gründlich geheilt, indem sie, ohne die örtlich entstandenen Übel weder zu stören noch zu zerstören, das innere Grundübel durch das beste spezifische Mittel einzig von innen vernichtete und heilte.

Aber die Zahl der übrigen langwierigen Krankheiten auf der weiten Erde war ungleich größer, ja ungeheuer groß, und blieb es.“

Nachdem er die Behandlungsart der Homöopathie beschrieben hat, bekennt er, daß die Homöopathie keine endgültige Ausheilung des chronischen Siechtums herbeizuführen imstande war. Auf Seite 5 lesen wir: „Das chronische Siechtum ließ sich durch alles dies im Grunde nur wenig in seinem Fortgange vom homöopathischen Arzte aufhalten und verschlimmerte sich dennoch von Jahre zu Jahre. Dies war und blieb der schnellere oder langsamere Vorgang solcher Curen aller unvenerischen, beträchtlichen, chronischen Krankheiten, selbst wenn sie genau nach den Lehren der bisher bekannten homöopathischen Kunst geführt zu werden schienen. Ihr Anfang war erfreulich, die Fortsetzung minder günstig, der Ausgang hoffnungslos."

Trotzdem war für ihn ein Zweifel an der homöopathischen Lehre ausgeschlossen, wenn er schrieb:

„Und dennoch war die Lehre selbst auf die unumstößlichsten Pfeiler der Wahrheit gestützt und wird es ewig seyn... den Grund also auszufinden, warum die von der Homöopathie gekannten Arzneien keine wahre Heilung in gedachten Krankheiten bringen und eine, wo möglich richtigere und richtige Einsicht in die wahre Beschaffenheit jener Tausende von ungeheilt bleibenden – bei der unumstößlichen Wahrheit des homöopathischen Heilgesetzes, dennoch ungeheilt bleibenden – chronischen Krankheiten zu gewinnen, diese höchst ernste Aufgabe beschäftigte mich seit den Jahren 1816, 1817 bei Tag und Nacht und, siehe! der Geber alles Guten ließ mich allmählich in diesem Zeitraume durch unablässiges Nachdenken, unermüdete Forschungen, treue Beobachtungen und die genauesten Versuche das erhabene Räthsel zum Wohle der Menschheit lösen."

Nachdem er Leipzig verlassen hatte, zog er sich von der publizistischen Tätigkeit völlig zurück und widmete alle seine Energie und seine Zeit, die ihm die immer größer werdende ärztliche Praxis noch übrig ließ, der Lösung des Problems der chronischen Krankheiten.

Als er im Jahre 1828 die Ergebnisse seiner Untersuchungen und Überlegungen endlich in seinem (letzten) Buch[1] niederlegte, wurde es offensichtlich, daß die vorgelegten Einsichten und Gedanken nicht nur für die homöopathische Medizin eine grundlegende Neuorientierung bedeuteten. Seine Schlüsse ließen ihn selbst daran zweifeln, daß es gelingen könnte, seine Fachkollegen, selbst homöopathische von der Richtigkeit dieser seiner Überlegungen zu überzeugen. Im Vorwort seines Buches schreibt er:

„Indem ich aber der Welt diese großen Funde mittheile, (bedaure ich) zweifeln zu müssen, ob meine Zeitgenossen die Folgerichtigkeit dieser meiner Lehren einsehn, sie sorgfältig nachahmen und den unendlichen, daraus für die leidende Menschheit zu ziehenden Gewinn, welcher aus der treuen, pünktlichen Befolgung derselben unausbleiblich hervorgehen muß, erlangen werden – oder ob sie, durch das Unerhörte mancher dieser Eröffnungen zurückgeschreckt, sie lieber ungeprüft und unnachgeahmt, also ungenutzt lassen werden.

Wenigstens kann ich nicht hoffen, daß es diesen wichtigen Mittheilungen besser ergehen werde, als der schon bisher von mir vorgetragenen allgemeinen Homöopathie."

Wie HAHNEMANN selbst vorausgesehen hatte, führte das Buch über die chronischen Krankheiten nicht nur zu einer weiteren Spaltung in Befürworter und Gegner der Homöopathie innerhalb der Medizin, sondern auch zu einem Bruch innerhalb der homöopathischen Ärzteschaft. Viele hielten das Werk für das Ergebnis des Abgleitens HAHNEMANNS in die Spekulation und verweigerten ihm die Gefolgschaft[2]. Die Spaltung der deutschen Homöopathen in treue Anhänger des Meisters und in diejenigen der naturwissenschaftlich kritischen Gruppe datiert aus dieser Zeit. Die schon vorher nicht unbeträchtlichen Angriffe gegen HAHNEMANN und seine homöopathische Lehre nahmen an Intensität und Heftigkeit weiter zu[3].

19.2 Hahnemanns Psoralehre

Um einen Überblick über seine wichtigsten Aussagen zu gewinnen, fassen wir die wesentlichen Teile davon zusammen. Über die Auslösung chronischer Krankheiten schreibt er:

„Daß aber das gesuchte Ur-Uebel noch überdieß *miasmatisch* chronischer Natur seyn müsse, zeigte sich mir klärlich in dem Umstande, weil es nie durch die Kraft einer robusten Konstitution aufgehoben, nie durch die gesundeste Diät und Lebensordnung besiegt wird oder von selbst erlischt, sondern mit den Jahren sich immer mehr, durch Uebergang in andre, bedenklichere Symptome, verschlimmert bis ans Ende des Lebens, wie jede chronische, miasmatische Krankheit."

Für HAHNEMANN ist also die Ursache chronischer Erkrankungen in einer Ansteckung durch ein *„Miasma"* zu suchen. Zum Wesen des *Miasmas* schreibt FLURY[3]: „Der Name der feindlichen Potenz ist Miasma (§ 72ff.), zu deutsch unreiner Dunst. Miasma lebt anfangs außerhalb des Menschen, von ihm getrennt, es tritt in denselben ein durch die Haut – ein Vorgang der Ansteckung, der Contagium heißt. Contagium (Macht, in den Menschen einzutreten) eignet jedem Miasma; ohne Zeitaufwand ergreift es den ganzen Menschen (nach HAHNEMANNS Ansicht auf dem Nervenweg). Dann bleibt Miasma eine Zeitlang versteckt, latent, bevor es seine zweite Macht zu erkennen gibt, die im Erzeugen von Krankheiten besteht. Die erste Krankheit, die jedes Miasma erzeugt, ist eine Dermatose, deren Form dem betreffenden Miasma zugehört, ihm eigenartig ist; nachher richtet es seine Macht, Krankheit (Verstimmung der geistartigen Lebenskraft) zu gebären, auf das Innere des Menschen, seine Eingeweide, seine Seele. Nach dem zeitlichen und formalen Verhalten unterscheiden sich akute und chronische Miasmen: die ersteren erzeugen eine begrenzte Zahl von Krankheitsformen und entschwinden nach den Tagen, die ihnen als Aufenthalt im Menschen zugewiesen sind (außer sie töten ihn durch Zerstörung von inneren Teilen). Die drei chronischen Miasmen aber haben – nach Ablauf der Erstdermatose – Macht bekommen, dauernd im Befallenen zu bleiben, nie mehr entweichen zu müssen, bis zu seinem Tod. Die Zahl der Krankheitsformen, die sie erzeugen können, ist unbegrenzt."

Auf Seite 13 seines Buches schreibt HAHNEMANN, „daß die in ihren auffallenden Beschwerden so ungemein abweichenden und bei den verschiedenen Kranken so höchst verschieden scheinenden langwierigen Leiden und Gebrechen Leibes und der Seele (wenn sie nicht zu beiden venerischen Uebeln, der *Syphilis* und der *Sycosis* zu zählen sind), alle nur theilweise Aeußerungen jenes uralten chronischen Aussatz- und Krätz-Miasms, das ist, bloß Abkömmling eines und desselben ungeheuern Ur-Uebels sind".

Dieses Ur-Übel wird als *Psora* bezeichnet. Im 3. Buch MOSE, 13. und 14. Kapitel, kann man über die Hygiene Regeln angesichts des Aussatzes, der in der griechischen Übersetzung der Bibel als *ψωρα* bezeichnet wird, nachlesen.

Auf Seite 56 seines Buches[1] schreibt HAHNEMANN: „Wer könnte ... das große, im Innern verborgene Übel, die Psora verkennen, wovon der Krätz-Ausschlag und ihre andern Formen, Grindkopf, Milchkruste, Flechte usw. nur Ankündigungszeichen der innern, ungeheuern Krankheit des ganzen Organismus, nur sie vikarirend beschwichtigende, äußere Lokalsymptome sind?" So stark und robust die Konstitution auch sein mag, so kann sie dem Urübel nicht widerstehen.

Nach HAHNEMANNS Meinung lassen sich auch bei intensivstem Nachforschen nur drei solcher Übel feststellen: Syphilis, Sycosis und Psora. Bevor wir uns ansehen, was HAHNEMANN zu dieser Dreizahl von Miasmen zu sagen hat, soll betont werden, daß aus seinem Buch[1] keine aprioristische Festlegung von drei Miasmen hervorgeht. Er sagt auf Seite 56:

„In Europa (auch in den andern Welttheilen, so viel bekannt ist) findet man, allen Nachforschungen zufolge, nur drei solcher chronischer Miasmen, deren Krankheiten sich mit Lokal-Symptomen hervorthun und von denen wo nicht alle, doch die meisten chronischen Uebel herkommen, nämlich erstens die *Syphilis* (auch sonst wohl von mir *venerische Schankerkrankheit* genannt), dann die *Sycosis* oder die *Feigwarzenkrankheit*, und endlich die dem Krätz-Ausschlage zum Grunde liegende chronische Krankheit, die *Psora*, von welcher, als von der wichtigsten unter allen, zuerst die Rede seyn wird.

Die *Psora* ist es, jene *älteste, allgemeinste, verderblichste* und dennoch *am meisten verkannte,* chronisch-miasmatische Krankheit."

Von ganz großer Bedeutung ist die folgende Feststellung:

„Die Ansteckung mit Miasmen der akuten sowohl, als der gedachten chronischen Krankheiten geschieht ohne Zweifel *in einem einzigen,* das ist, in dem für die Ansteckung günstigsten *Augenblicke*."

Ist die Ansteckung einmal erfolgt, so erfaßt sie – wie schon gesagt wurde – unvermittelt den ganzen Körper, nach Meinung HAHNEMANNS auf dem Weg des Nervensystems. Ist der Körper vollständig durchseucht, so kommt es zum Ausbruch einer Hautreaktion. Diese Durchseuchung nennt er die Entwicklung der inneren Psora, Syphilis oder Sykosis. Wir lesen auf Seite 63 seines Buches[1]:

„Bei den *chronischen* miasmatischen Krankheiten beobachtet die Natur in Hinsicht der Ansteckungsart und der vorgängigen Bildung der inneren Krankheit, ehe das äußere Anzeige-Symptom ihrer innern Vollendung sich an der Oberfläche des Körpers hervorthut, *denselben Gang;* dann aber zeigt sich jene große, merkwürdige Verschiedenheit von den akuten, daß bei den chronischen Miasmen die innere ganze Krankheit, wie schon gesagt, lebenslang im Organisme verharret, ja mit den Jahren immer mehr zunimmt, wenn sie nicht *durch die Kunst* ausgelöscht und gründlich geheilt wird."

Im weiteren beschreibt er die Mehrfachdurchseuchung mit chronischen Miasmen. Dabei bewahren die einzelnen Miasmen ihre Eigenart, komplizieren sich aber im Körper gegenseitig. Sind sie nur allein da, und ist der Krankheitsverlauf noch nicht durch Sekundärfolgen der Krankheit oder durch falsche Behandlung verschlimmert, so können die Störungen, die nicht von selbst heilen können, durch Gaben bestimmter Arzneimittel vollständig geheilt werden.

Erkannt wird das Wesen eines Miasmas zwar an Hand der Symptome, doch gibt es eine Anzahl von Symptomen, die nur damit in Verbindung stehen. Treten einzelne davon besonders deutlich hervor, so muß auf das Vorhandensein eines chronischen Infektes geschlossen werden. Die chronische Krankheit wird nicht nur an den Symptomen erkannt und am Vergleich zum Arzneimittelbild, sondern daran, daß bestimmte Symptome einer bestimmten Symptomkategorie auftreten, so wie das Gesamtbild zum Beispiel des Typhus sich erst aus der Gesamtheit aller Symptome aller davon betroffenen Patienten ergibt. Obwohl diese Erkrankung am Einzelnen immer nur eine bestimmte Ausformung hat, liegt trotzdem die ganze Typhusinfektion vor, wenn wir am Einzelnen nur einige wenige Symptome dieser Krankheit feststellen können. Ebenso liegt die ganze Psora vor, auch wenn sich nur einzelne Symptome der Psora am Patienten bemerkbar gemacht haben.

Damit hat HAHNEMANN den Rahmen verlassen, den er sich selbst in seinen Anfängen gesteckt hatte. Man kann sich die außerordentliche Sensation unschwer vorstellen, die seine Mitteilungen auslösen mußten, hatte er doch nicht nur eine neue Theorie über die chronischen Krankheiten aufgestellt, sondern auch die entsprechende Therapie entwickelt. Zu jedem Miasma hatte er spezifische Mittel entdeckt, und zwar als wichtigste: den Schwefel für die Psora, das Quecksilber für die Syphilis und Thuja für die Sykose. Nach HAHNEMANNS Behauptung genügen diese Mittel in kleinsten Gaben zur vollständigen Vernichtung des gesamten, noch ungestörten, unveränderten miasmatischen Zustandes.

Auffallend ist die große Bedeutung, die HAHNEMANN der Rolle der Haut bei jedem infektiösen Geschehen zuerkennt. Zahlreich sind seine Hinweise auf das Vikariieren (Abwechseln) der Symptome von innerer Psora und Hauterscheinungen der Psora.

Die Psora-Lehre läßt sich folgendermaßen zusammenfassen: Durch Jahre hatte HAHNEMANN beobachtet, daß trotz ordnungsgemäßer Behandlung die chronischen Krankheiten nicht beseitigt wurden. Den Beschwerden, die verschwunden waren, folgten andere, die für den Patienten oft noch nachteiliger waren als die scheinbar geheilten. Das bedeutete, daß Menschen in der Zeit, in der sie von Beschwerden befreit schienen, trotzdem weiterhin krank geblieben waren.

Da es sich beim Körper des Menschen um ein einheitlich reagierendes System handelt, müssen auch unterschiedliche Krankheitserscheinungen eines Patienten miteinander zusammenhängen. Ihre Einheit ergibt sich aus der Einheit des Körpers, an dem sich die „verschiedenen Krankheiten" entwikkeln. Wenn alle Symptome einer Krankheit am Patienten vollständig verschwunden schienen, d.h. wenn keine Symptome mehr zu erkennen waren, und wenn als Folge der gleichen Grundstörung neue Krankheitsformen wieder auftreten konnten, so mußte das den Patienten krank Machende in irgendeiner latenten Form, ohne über einen beschränkten Zeitraum Symptome zu erzeugen, quasi unsichtbar „überlebt" haben. Dies kann aber nur dadurch geschehen, daß dieses Etwas in einer unbestimmten Art und Weise im Menschen weiter existiert, ohne selbst Teil des menschlichen Körpers zu sein. Diese Überlegung erfordert die Postulierung eines „Übels", einer Art personifizierten Krankheitsträgers, dessen Natur

HAHNEMANN in der Terminologie seiner Zeit mit dem Wort „miasmatisch“ bezeichnete: etwas das die Macht besitzt, in anderes einzudringen und zu wirken ohne selbst in diesem anderen aufzugehen.

Mit Ausnahme der auf die Dauer haftenden Geschlechtskrankheiten der Syphilis (Lues) und Sykose (Feigwarzenkrankheit, Tripper), die nach HAHNEMANN ein Achtel der chronischen Erkrankungen ausmachten, teilte er die sieben Achtel der sonstigen chronischen Krankheiten der „scheußlichsten, ungeheuerlichsten unter den chronischen Übeln“ der Psora zu.

Über den Charakter dieser Infektion sagte er, daß sie nur durch die Lymphe der frischen Hauteffloreszenz übertragen werde, während die innere Psora dagegen nicht übertragbar sei. Ihr Wesen sei nicht materiell, sondern immateriell, dynamisch; daher werde der Körper auch auf einmal davon erfaßt und durchseucht – die Infektionsstelle wegzuschneiden, wegzubrennen, sei sinn- und zwecklos. Sei der Körper von der Psora vollständig erfaßt (was praktisch unmittelbar nach der Infektion erfolgt), so könne auch eine noch so gute körperliche Konstitution das Übel nicht wieder vertreiben. Dazu sei nur die homöopathische Heilkunst in der Lage, und auch diese nur bei kunstgerechter Vorgangsweise.

HAHNEMANN gibt uns ganz deutlich zu verstehen, daß man zwischen Miasma und Konstitution klar unterscheiden müsse. Die Psora ist – weil sich auch die stärkste Konstitution ihrer nicht entledigen kann – keine Summation von Konstitutionsstörungen oder Konstitutionsmängeln, sondern etwas außerhalb des Konstitutionellen Bestehendes, etwas von außen Kommendes, die Konstitution überwältigendes, sein eigenes Wesen in seiner eigenen Finalität Bewahrendes. Zwar vermag die aus dem latenten Stadium erwachende Psora sich nur in der durch die Konstitution des „Wirtes“ vorgegebenen Möglichkeiten zu entfalten, also sich an den inviduellen Schwachstellen des Menschen zu entwickeln und sich im Hinblick auf den Patienten in spezifischer Weise zu offenbaren; es gibt aber keine natürliche Abwehrmöglichkeit der einmal überwältigten Diathese.

Die chronische Krankheit kann zwischen Ausbruch von Symptomen und Zeiten von Latenz (scheinbarer Gesundheit) schwanken. In einer Fußnote auf Seite 86 vermerkt HAHNEMANN[1]:

„Das innere Krätz-Siechthum ist, wie gesagt, von der sonderbaren Natur, daß es unter sehr günstigen, äußern Umständen lange Zeit gleichsam gebunden und verdeckt bleiben kann, so daß der Mensch dem oberflächlichen Beobachter als gesund erscheint. Jahre, oft viele Jahre lang, bis ungünstige Umstände für Geist oder Körper, oder für beide sich einmal ereignen, welche gleichsam als feindlicher Anstoß das innen ruhende Uebel zum Erwachen und seine Keime zur Entwickelung bringen. Da können die Bekannten, da kann der Arzt, ja selbst der Patient kann dann nicht begreifen, wie er auf einmal mit seiner Gesundheit so sehr in Verfall gerathen konnte.

Solcher Anstöße im Leben, solcher ungünstigen Begegnisse, welche die bis dahin (vielleicht lange schon) schlummernde *Psora* (inneres Krätz-Siechthum) zum Erwachen und ihre Keime zum Emporwachsen zu bringen pflegen, giebt es unzählige; sie sind oft so geartet, daß die großen Uebel, welche auf sie nach und nach folgen, mit jenen Begegnissen in keinem Verhältnisse stehen, so daß kein verständiger Mann jene Anlässe als hinreichenden Grund dieser nachfolgenden, oft ungeheuern, chronischen Krankheiten ansehen kann, sondern gezwungen ist, eine tiefer gelegene, jetzt bloß zur Entwickelung gelangte, feindliche Ursache dieser Erscheinungen anzuerkennen."

HAHNEMANN vergleicht dieses Miasma mit dem vielköpfigen Ungeheuer der Medusa: schlägt man ihr einen Kopf ab, so wachsen mehrere, schrecklichere Köpfe nach.

Leider ist das Buch über die chronischen Krankheiten[1] nicht leicht zu lesen, enthält es doch viele Wiederholungen und manche Polemik. Dazu kommt ein für heutige Verhältnisse komplizierter literarischer Stil, der übrigens auch die anderen Schriften HAHNEMANNS kennzeichnet. Was jedoch das Studium dieses Buches für uns besonders schwierig macht, ist das Unvermögen des Autors, die Dinge klar und einfach beim Namen zu nennen. Unterzieht man schließlich dieses Buch einer etwas eingehenderen, strengen sprachphilosophischen Untersuchung, so fallen viele logische und begriffliche Widersprüche und Ungereimtheiten auf, vor allem zu seinen früheren Ansichten, wie auch in der Sache selbst. HAENNI[4] beanstandete Aussagen über das Auffinden der Arzneimittel bei chronischen Krankheiten, z. B. die folgenden auf Seite 143 der Psoralehre[1].

„Wir gehen nun zur ärztlich homöopathischen Behandlung der unübersehlich großen Zahl der chronischen Krankheiten über, die nach obiger Erkennung der Natur ihres dreifachen Ursprungs, wo nicht leicht, doch – was ohne Erkennung desselben bisher durchaus unmöglich war – nun zu heilen möglich werden, nachdem die für jede dieser drei verschiednen Miasmen homöopathisch-spezifischen Heilmittel größtentheils ausfindig gemacht worden sind."

Im Gegensatz dazu stehen die Aussagen: „Die Behandlung der chronischen, unzählbaren Krankheiten (nicht venerischen, folglich psorischen Ursprungs) kommt, ihrem Wesentlichen nach, im Allgemeinen überein mit der homöopathischen Behandlung der menschlichen Krankheit überhaupt, wie sie im *Organon der Heilkunst* gelehrt wird."

Im ersten Absatz macht er die Arzneimittelforschung von der Kenntnis der Miasmen abhängig, im zweiten Absatz fordert er die Anwendung der Simile-Setzung. Wieso diese Widersprüche? Hatte er nicht mit der Psora-Theorie den Ansatz der Homöopathie ad absurdum geführt? Hatte er nicht bisher vehement vor jeder Spekulation über die Ursachen der Krankheiten gewarnt?

Tatsache ist, daß HAHNEMANN durch das Scheitern der Homöopathie bei chronischen Erkrankungen gezwungen worden war, die Stellung der Homöopathie erneut zu überdenken. Es ist ihm dies nicht leicht gefallen. Über 10 Jahre lang hatte er sich mit diesem Problem befaßt und zahllose Beobachtungen und Versuche seinen ersten zaghaften Erkenntnissen folgen lassen. Diese führten ihn in der Folge in einen Bereich, den er in seinem vorherigen Leben als Arzt und als Forscher gemieden hatte. Seine früher einfache, phänomenologische Vorgangsweise erwies sich als zu wenig umfassend, zu wenig vollkommen, um mit dem Problem der chronischen Krankheiten fertig zu werden. Wie das Zitat von Seite 13 deutlich zeigt, sind seine eigenen Erfahrungen aus den verschiedenen Epidemien seinen Vorstellungen Modell gestanden. In einer sehr langen Anmerkung, die wir auszugsweise zitieren wollen, vergleicht er die Vielfalt der Erscheinungen chronischer Erkrankungen mit der Vielfalt, die sich in der unterschiedlichen Symptomatik der Typhuskranken einer Epidemie zeigen kann.

„... eines Urübels, dessen fast zahllosen Symptome auf gleiche Weise nur Ein Ganzes bilden und daher nur als Glieder einer und derselben Krankheit anzusehen und ärztlich zu behandeln sind, wie in einem großen epidemischen Typhus (z.B. dem im Jahre 1813), wo der eine Kranke nur an einigen dieser Seuche eignen Symptomen darnieder liegt, ein zweiter Kranker wieder an nur einigen, aber anderen Zufällen leidet, indeß ein dritter, vierter usw. zum Theil wieder andre, dieser Epidemie zugehörige Uebel klagt, während sie doch alle an einem und demselben pestartigen Fieber kranken, und nur die von allen oder vielen dieser Kranken zusammen genommenen Symptome das ganze und vollständige Bild des zu der Zeit herrschenden Typhus darstellen, wofür das, oder die paar homöopathisch gefundenen Heilmittel den ganzen Typhus heilen und daher auch bei jedem einzelnen Kranken sich specifisch hülfreich erweisen, ob er gleich nur an, von denen der

Andern abweichenden Symptomen leidet, und fast jeder an einer andern Krankheit zu leiden scheint ...“

HAHNEMANN gibt zu verstehen, daß man berechtigt ist, bei einer solchen Epidemie einen Krankheitsnamen zu gebrauchen, ein Recht, das er per analogiam auf die chronischen Miasmen überträgt. Dies deshalb, weil in beiden Fällen ein gemeinsames anderes, nämlich Typhus-Miasma bzw. Psora-Miasma (beide nennt er „Ansteckungszunder“) diese spezifischen Störungen auszulösen imstande ist.

Bei der Typhus-Epidemie meint er, daß die Verstimmung der Lebenskräfte verschiedener Menschen durch etwas diesen Kranken Gemeinsames, Spezifisches ausgelöst wird (etwas multipersonal Spezifisches). In analoger Weise sieht er auch die chronischen Krankheiten in einem neuen Licht. Wenn die chronischen Krankheiten ein ständig wechselndes Bild bieten, wenn nach Verschwinden einer Störung eine andere auftritt, ohne daß das Grundübel sich im wesentlichen verändert hat, so muß, so wie das bei den verschiedenen individuellen Typhusformen in einer Epidemie der Fall ist, auch bei einer chronischen Krankheit bei aller Verschiedenheit der Formen äußerer Krankheitszeichen ein gemeinsames Grundübel vorliegen. Er erkannte, daß die Gesamtheit der Symptome zwar die individuelle Krankheit ausmachen, daß aber darüber hinausgehend in den chronischen Krankheiten etwas Unsichtbares zurückbleibt, wenn Symptome einer dieser Störungen im Verlauf einer chronischen Krankheit durch die homöopathische Behandlung verschwunden sind. Dies muß auch für den Arzt, der ja vollständige Heilung erzielen will, eine Reihe von Konsequenzen haben.

Zunächst muß er die gesamte Anamnese, wie bisher, berücksichtigen, aber die früheren Erkrankungen erscheinen dabei in einem neuen Licht. Alle Störungen im Verlauf einer chronischem Krankheit – also alle früheren, vormals getrennt, einzeln gesehenen – gehören zusammen, sind Ausdruck ein und derselben unveränderten Erkrankung.

So wie man ein Arzneimittel für eine bestimmte Epidemie durch Berücksichtigung aller Symptome der verschiedenen Patienten, die daran erkrankt sind, findet, so darf man bei den chronischen Krankheiten alle jemals aufgetretenen Symptome zur Arzneifindung heranziehen. Welches der Anti-Psora-Mittel in der jeweiligen Situation des Patienten das wirkungsvollste ist, ergibt sich aus seiner jeweiligen konkreten Situation.

Als zweite Konsequenz ergibt sich, daß bei einer vollständigen Heilung einer chronischen Erkrankung auch die früheren Störungen durch eine solche umfassende Befreiung (Ausheilung) von einem chronischen Miasma, zumindestens soweit sie Reste im Körper hinterlassen haben (was in der Regel der Fall ist), beseitigt werden müssen.

Eine weitere Konsequenz, die HAHNEMANN aus den Erfahrungen bei chronischen Erkrankungen zog, war die, daß die krank machenden Kräfte des Miasmas den seelischen Kräften des Menschen ähnlich sind, wiewohl weniger umfassend. Da sie aber den Menschen bleibend überwältigen können, sind sie in bestimmter Hinsicht den seelischen Kräften des Menschen überlegen, zumindest insofern diese in ihrer Dominanz über die Körperfunktionen geschwächt sind.

Die Berücksichtigung eines chronischen Miasmas zwingt weiter dazu, den Vorbedingungen, unter denen es zu einer solchen Infektion kommen konnte, allergrößte, ja zentrale Bedeutung zuzumessen. Das führt vom Sammeln der Krankheitszeichen weg zur Beschäftigung mit dem Zustand des Patienten *vor* seiner Infektion, bevor er also vom Miasma überwältigt wurde. Das erzwingt die Auseinandersetzung mit der grundlegenden Verfaßtheit des Patienten, die in der Konstitution am deutlichsten zutagetritt. Die Konstitution gibt an, wie weit die sinnvolle körperliche Verfaßtheit erreicht oder verfehlt ist.

Wenn ein Mensch einer solchen Infektion unterliegt oder ihr widerstehen kann, d.h. trotz Exposition nicht erkranken muß, so kommt seiner Konstitution entscheidende Bedeutung zu.

Die Psora-Lehre impliziert die Hereinnahme der Konstitution des Patienten, insofern er vor der Infektion gesund war. Die wichtigste Konsequenz der Psora-Lehre erscheint in dem Zwang zu bestehen, die Konstitution in vollem Umfang zu berücksichtigen. War in der Arzneimittelforschung durch Arzneimittelprüfung in der Zeit vor dem Erscheinen des Buches über die chronischen Krankheiten[1] nur die Frage gestellt worden, welche Zeichen ein bestimmtes Arzneimittel beim gesunden Menschen auslösen kann, so wurde jetzt in der Arzneimittelprüfung eine neue, wichtige Dimension sichtbar. Die Frage ist jetzt nicht mehr nur, welche Symptome bei einem bestimmten Prüfer auftreten, sondern auch: bei welchem Prüfer, mit welcher Konstitution treten welche Zeichen auf?

Damit folgt als Konsequenz der Psora-Lehre die Hereinnahme der konstitutionellen Gesichtspunkte in die Arzneimittellehre und in die Anamnese.

19.3 Lösungsansatz zu bisher unbewältigten Problemen

Ist das eindringende Miasma übermächtig, so überwältigt es den Körper nach dessen Gegenwehr und führt schließlich zum Tod. Ist es schwächer, das heißt kann es den Körper nur teilweise überwältigen, liegt also nur eine Störung vor, so kann nach kürzerem oder längerem Kampf der Körper das eingedrungene Miasma verdrängen oder vernichten.

Das bleibende Miasma hingegen überwindet den Organismus von seinem umfassenden Durchdringungsvermögen her, kann aber den Körper nicht sofort vollständig unter seine Kontrolle bringen. Man könnte von einer Pat-Situation sprechen. Ist eine Schwächung der natürlichen Kräfte des Menschen, durch äußere oder innere Einflüsse erfolgt, so vermag das Miasma an den konstitutionellen schwachen Teilen einen teilweisen Durchbruch, ein Geltendmachen seines Einflusses durchzusetzen. Obwohl das Miasma nicht in der Lage ist, sofort und in einem Zug seinen Einfluß auf den Körper auszuweiten, ist die Seele-Körper-Einheit des Menschen ebensowenig in der Lage, sich dagegen auf Dauer erfolgreich zu wehren. Dies geschieht aber nur dann, wenn das Miasma alle Bereiche, d. h. auch den hierarchisch höchsten Bereich des Menschen überwunden hat.

Man könnte ein chronisches Miasma als Fremdeinfluß definieren, der sämtliche hierarchischen Bereiche des Menschen durchdringt, nachdem es den höchsten hierarchischen Bereich des Menschen im materiellen Sinn, die Haut, überwunden hat.

Es gehört zum Wesen einer hierarchischen Organisation, wie demjenigen des Organismus, daß alle Bereiche miteinander in innigsten Wechselwirkungen stehen, und daß ein höherer hierarchischer Bereich die ihm untergeordneten Bereiche vollständig zu erreichen und zu beeinflussen vermag. Man könnte sagen, daß die hierarchisch höheren Bereiche zwar von den hierarchisch niedrigeren getragen und in existentieller Weise beeinflußt werden, daß aber die Formen in den hierarchisch niedrigen Bereichen von den hierarchisch höheren vollständig kontrolliert werden (insofern sie Formen sind). Die hierarchisch höheren Bereiche sind indirekt von den niedrigen, die niedrigen von den höheren direkt abhängig.

Hat der Fremdeinfluß den hierarchisch höchsten Bereich erfaßt, so sind gleichzeitig alle anderen hierarchischen Bereiche davon betroffen. Wenn diese Zusammenhänge im Buch über die chronischen Krankheiten nicht klar zum Ausdruck kommen, so werden doch die wichtigsten Hinweise darauf gegeben.

1. Haupteintrittspforte ist die Haut. Diese hat die höchste hierarchische Bedeutung für den Körper als Körper. Wenn man einen Hautausschlag „vertreibt“, so muß das Konsequenzen für alle anderen Bereiche des Körpers haben.
2. Schlagartige Erfassung des ganzen Organismus (da der hierarchisch höchste Bereich auf alle anderen Bereiche sofort und umfassend formend wirkt).
3. Mitteilung über das Nervensystem, das als der „nach innen geschlagene“ Bereich des Äußeren der höchsten Ebene unmittelbar nachgeordnet ist.
4. Unfähigkeit des Organismus, die Krankheit aus eigener Kraft zu beseitigen. Weil die höchste hierarchische Ebene davon befallen ist, hat der Körper keine „Abstützungsmöglichkeit“, um sich dagegen zu wehren.

Als Konsequenz ergibt sich, daß Heilung die Befreiung der höchsten hierarchischen Ebene von diesem Einfluß erfordert und nicht die Verdrängung von Symptomen.

Durch HAHNEMANNS Denkansatz wurden die beiden grundlegenden nosologischen Konzeptionen, die zwei möglichen Arten das Wesen von Krankheit zu beschreiben, die mit aller Klarheit von den Griechen getrennt und einzeln herausgearbeitet worden waren, zu ihrer alten Einheit wieder zurückgeführt.

Die älteste Auffassung von Krankheit ist ihrem Wesen nach eine umfassend ontologische Erklärung der Krankheit. Sie wird auf einen Verursacher zurückgeführt, auf ein dem Menschen Fremdes, von ihm verschieden und doch in gewissem Sinn ihm ähnlich. Denn nur Ähnliches kann einander beeinflussen und sich im Hinblick auf ein Drittes konkurrenzieren. Dieses Dritte ist der menschliche Körper, Konkurrenten sind nach dieser Auffassung Seele und Miasma.

Die andere Art, Krankheit zu sehen, findet sich im alten Ägypten, später bei den Griechen, vor allem in den HIPPOKRATISCHEN Schriften: „Krankheit ist nur im Körper zu finden, sie kommt nicht von außen, sondern von innen und entsteht durch Störung des Gleichgewichtes zwischen den Körpersäften. Krankheiten sind Folgen von falschen Mischungen (Dyskrasien).

HAHNEMANN hat nach Ansicht der Autoren dieses Buches diese beiden Ansätze zu vereinen versucht.

Es ist für uns heute, und es war auch schon zu Zeiten HAHNEMANNS schwierig, sein Alterswerk richtig zu beurteilen. Man kann es einerseits vor dem Hintergrund unseres heutigen Wissenschaftsverständnisses beurteilen und prüfen, seine Ansätze rein logisch gegeneinander erwägen. Man kann andererseits versuchen, zu verstehen was HAHNEMANN eigentlich ausdrücken und sagen wollte. Er hatte sein Buch erst dann veröffentlicht, als er ganz sicher war, daß seine Angaben und Vorschläge im Bezug auf die Heilung chronischer Krankheiten durch Erfahrungen und Experimente ausreichend abgesichert waren. Es ist Tatsache, daß sich seine Vorschläge im Hinblick auf das Verständnis chronischer Krankheiten in der Praxis als brauchbar und nutzbringend erwiesen haben, daß chronische Krankheiten erst durch HAHNEMANN heilbar gemacht wurden.

19.4 Die Hering'sche Regel

Was HAHNEMANN besonders tief beeindruckt hatte, war die Erfahrung des eigenartigen Verlaufes vieler Heilungen, wovon er in seinem Buch[1] schreibt:

„die neuerlichst hinzugekommenen Symptome einer sich selbst überlassen gebliebenen (nicht durch ärztliche Pfuscherei verhudelten) chronischen Krankheit weichen in der antipsorischen Cur am ersten, die ältesten und immer am beständigsten und unverändertsten gebliebenen Uebel aber, worunter die ständigen Lokal-Uebel gehören, am spätesten und nur, nachdem alle übrige Beschwerden schon verschwunden und die Gesundheit in jeder andern Rücksicht fast völlig wiedergekehrt ist. Von den in Anfällen repetirenden Allgemeinleiden, z. B. den periodischen Arten Hysterie, den verschiednen Epilepsien usw. können durch ein passendes Antipsorikum die Anfälle oft schnell ausbleiben; damit dies Ausbleiben aber dauernd und zuverlässig werde, dazu gehört die vollständige Heilung der ganzen inwohnenden Psora."

Diese Eigenart des Ablaufes der Heilung in der umgekehrten Reihenfolge ihres Entstehens wird heute als *Hering'sche Regel* bezeichnet[6]. Sie stützt sich auf eine millionenfach belegte Erfahrung bei der Behandlung chronischer Erkrankungen.

Die Tatsache, daß bei entsprechender Behandlung alle früheren Erkrankungen und Störungen, Zustände und Leiden in umgekehrter Reihenfolge ihres Entstehens getilgt werden, sehr oft unter kurzfristigem Aufflackern ihrer alten Virulenz, brachte Gewißheit, daß diese scheinbar verschiedenen Erkrankungen auf einem gemeinsamen Zusammenhang beruhen müssen.

Heute umfaßt diese Regel vier Grunderfahrungen:

1. Die Heilung chronischer Erkrankungen erfolgt in umgekehrter Reihenfolge ihres Entstehens.
2. Die Heilung geht von innen nach außen.
3. Die Heilung geht von oben nach unten.
4. Die Heilung geht vom lebenswichtigeren Organ zum weniger lebenswichtigen.

Der Erstautor dieses Buches konnte in seiner Praxis bei etwa 40 Prozent seiner Patienten die Regel bestätigt finden.

Wenn ein Heilmittel die scheinbar verschiedenen Erkrankungen eines Menschen, noch dazu in inverser Reihenfolge, auszuheilen vermag, so ist damit auch der Nachweis für ihre innere Einheit erbracht.

HAHNEMANN hatte seine ursprüngliche Konzeption der Homöopathie, die auf der HIPPOKRATIschen Diagnosstik und Krankheitsschule aufgebaut ist, eigentlich nicht verlassen (manche behaupten sogar, er hätte sie verraten), sondern im umfassenden Sinn ergänzt, erweitert und vollendet. Dieser Ansatz zur Krankheitserkenntnis gibt der Krankheit ihre ursprüngliche, umfassende Dimension wieder zurück und läßt das wahre Gesicht der Krankheit wieder vor uns erstehen.

Die Art und Weise der Anamnese und Simile-Setzung von Symptomen und Prüfungszeichen bleiben unangetastet. Was hinzukommt, ist eine neue Haltung des Arztes. Er weiß, daß ein bestimmtes Bild einer Krankheit niemals das vollständige Bild der chronischen Krankheit ausmachen kann, und daß die Krankheit über das phänomenologisch Erfahrbare hinaus eine ontologische Dimension und im Hinblick auf die Verursachung, aber nicht auf den betroffenen Menschen, eine Art eigenen Seins besitzt.

Das Wesen der Psora wurde von HAHNEMANN mit der Krätze exemplifiziert. In seinem Versuch, der Dimension der chronischen Krankheit nahezukommen, hatte er aus dem 3. Buch Moses, 13. und 14. Kapitel, die dort dargestellten Hautkrankheiten mit der Psora identifiziert, ebenso mit der Lepra des frühen Mittelalters. Er bezeichnete die Psora als die älteste Krankheit der Menschheit.

HAHNEMANNS zum Teil unbestimmte Ausdrucksweise, seine Kapriolen schlagenden Ausführungen zeigen seine Schwierigkeiten im Versuch, mit Hilfe einer unvollkommenen Terminologie das Umfassende seiner Erfahrung beschreiben zu wollen. Er selbst war mehr genauer und verläßlicher Beobachter als Philosoph. Daher war es für ihn, den ungeschulten Philosophen, nicht leicht, seine umfassenden Erkenntnisse klar zu präsentieren.

Auch die vielseitigen Erfahrungen mit dem von ihm aufgezeigten Weg der Behandlung chronischer Krankheiten, die von verschiedenen Seiten erfolgten Weiterentwicklungen und die Umdeutungen seiner Psora-Lehre zeigen wie schwierig es ist, einen umfassenden Zusammenhang klar darzulegen.

Noch zu HAHNEMANNS Zeiten hatten die Probleme des Verständnisses der Psora-Lehre zu Versuchen geführt, diese umzudeuten. Die Folge war jedoch eine Reihe verschiedener Konstitutionslehren. In diesen werden die Begriffe Psora, Syphilis und Sykose für bestimmte konstitutionelle Vorstellungen verwendet. Die dadurch erfolgte Umdeutung zeigt z. B. die in Mexiko entwickelte Sicht der Psora-Lehre, die Calcium carbonicum als wichtigstes Arzneimittel verwendet, das aber das Hauptmittel der Konstitution ist. Demgegenüber hatte, wie schon gesagt wurde, HAHNEMANN Sulfur als Hauptmittel gegen die Psora vorgeschlagen.

Die modernen Formen der Konstitutionslehre, die sich als eine der wichtigsten Konsequenzen aus der Psora-Lehre ergeben, verdanken wir einer Reihe hervorragender homöopathischer Ärzte, von denen wir im besonderen KENT, HERING, ORTEGA und FLURY nennen wollen.

19.5 Anmerkungen und Literaturhinweise

1 S. HAHNEMANN, „Die chronischen Erkrankungen“, ihre eigenthümliche Natur und homöopathische Heilung, Arnold'sche Buchhandlung, Dresden und Leipzig, 1828. O.-Verlag, Berg/Starnberger See, 1983

2 Schon im Jahre 1840 faßte der Autor des Buches „Der homöopathische Hausfreund“, FRIEDRICH AUGUST GÜNTHER eine Liste von Schmähschriften gegen die Homöopathie zusammen. Er zitiert unter anderem ein „Antiorganon“ aus dem Jahre 1825 von HEINROTH und zwei Bücher von SIMON jun. Allein die Überschrift des zweiten Buches sei als Beispiel für die Gehässigkeit der Auseinandersetzung wiedergegeben. „Der unsterblichen Narrheit Samuelis Hahnemanni, Pseudemessiae medici scabiosi..., des Verdünners anderer Theil oder dessen Vierge-

spann von den chronischen Krankheiten, der unumstößlichste Beweis, daß die Psora, zu deutsch Krätze, die eigentliche Erbsünde des Menschengeschlechts ist, die prima causa seiner physischen und moralischen Gebrechen, die Hauptursache der französischen Revolution, der Julitage und des jetzt grassierenden republikanischen Schwindels. Für Staatsmänner, Theologen, Ärzte und gelehrte Nichtärzte".

3 R. FLURY, Vortrag, Bern, 10. Juni 1945 (Manuskript im Besitz der Autoren).

4 A. HAENNI, Vortrag in Bern am 11. Juni 1944.

5 HIPPOKRATES, Auserlesene Schriften, Artemis Verlag, Zürich, München, 1984.

6 HERING (1800 – 1880) war als Schüler HAHNEMANNS an etlichen Arzneimittelprüfungen persönlich beteiligt. Er wurde später Begründer der amerikanischen Schule der Homöopathie. In seinem im Jahr 1837 in Allentown erschienenen Buch über die Schlangengifte schrieb er in einer Anmerkung, daß Schlangengifte in der Lage seien, alte Erkrankungen erst aufleben zu lassen und sie dann auszulöschen.

NAMENSVERZEICHNIS

A

Abel, E. 376
Abn Bakr Mohammed Ibn Zakariya, siehe Rhazes
Adachi, Y. 376
Aesculapius 27
Agricola 75
Aharonov, Y. 127
Airy, G. B. 91
Albrecht, F. 300
Albertus Magnus 31, 398
Alkmaion 392, 394, 397, 415
Allen, T. F. 497
Al'Per, G. A. 354
Amelinckx, S. 272
Ames, D. P. 376
Anaxagoras 54
Angell, C. A. 352
Aoyagui, S. 204
Aresteh, M. K. 203
Aristarch von Samos 56
Aristoteles 28, 29, 30, 31, 44, 47, 55, 56, 60, 61, 66, 69, 72, 73, 76, 77, 97, 99, 105, 106, 128, 135, 136, 148, 177, 301, 379, 386, 388, 398, 399, 400, 411, 413, 414, 415, 420, 435
Asklepios, siehe Aesculapius
Aster, E. V. 70
Augustinus 30
Avanas'ev, V. N. 354
Avicenna 30, 32

B

Bacon, Francis 59, 74, 128
Bacon, Roger 31
Bailar, J. C. 166, 173
Baker, F. 148, 203
Barthel, J. 354, 376
Battino, R. 353
Baumgartner, O. 300
Beck, W. H. 412
Becquerel, H. 265
Behret, H. 376
Beier, W. 235
Bell, J. S. 128
Benard, H. 211, 235
Bergmann, T. 270
Berkeley, G. 107
Berthollet, C. L. 117
Bertini, I. 354
Berzelius, J. 44, 85
Besserdich, H. 235
Bessler, K. E. 208, 209
Bevers, C. A. 316
Biltz, W. 499
Birins, R. L. 354
Blasius, W. 412
Blechschmidt, E. 380, 403, 404, 405, 412
Blinznakov, G. M. 173
Boas, W. 271
Bönninghausen, C. von 80, 82, 496, 498
Boericke, W. 80

Bohm, D. 123, 124, 127, 128, 132, 145, 149, 365, 371, 376, 435
Bohr, N. 119, 123, 128
Boltzmann, L. 63, 72, 210
Born, M. 120
Boutron, P. 375
Boyle, R. 62, 265
Bragg, W. H. 241
Bragg, W. L. 241
Braun, jun. C. V. 352
Bravais, A. 271
Broda, E. 72
Brown, J. 33
Broussais 35
Brukenthal, S. von 35
Buehler, W. J. 299
Bunge, M. 128
Buridanus 31, 53

C

Capelle, W. 435, 454
Chandrasekhar, S. 235
Chargaff, E. 422, 435
Chaudron, R. 299
Clarke, J. H. 497
Clausius, R. 209
Cohen, E. 74
Collmann, J. P. 204
Comte, A. 62
Conrad, H. 412
Cook. T. M. 44
Costa, P. 299
Coulson, C. A. 153, 170
Cullen, W. 33, 36, 457
Curie, P. 265

D

Dalton, J. 62, 64, 96, 117
Darwin, C. 392, 403
Davidson, D. W. 354, 375
Davy, H. 478
De Broglie, L. 110
Debye, P. 241
Dehlinger, U. 271
Dei, A. 354
Delineshev, S. P. 173
Demokrit 105, 108
Deryagin, B. V. 330
Descartes, R. 33, 53, 60, 61, 128
Djurle, S. 128
Diogenes von Appolonia 397
Drost-Hanson, W. 352
Ducastelle, F. 299
Duering, T. W. 300
Durant, W. 73
Duwez, P. 376

E

Ebeling, W. 235
Eigen, M. 170, 177, 203, 224, 235, 373, 376, 391, 411
Einstein, A. 109, 110, 120, 127
Eisenberg, E. 166, 173
Elsasser, W. M. 173
Emeléus, H. J. 173
Engelhardt, M. 203
Euler, L. 108
Euristarch von Samos 108
Evans, J. M. 313, 317

F

Faraday, M. 91, 92, 108, 110
Fedderer, W. D. 291, 299
Feuerbach, L. A. 53
Feyerabend, P. 412
Fichte, J. G. 53, 409
Fiedler, A. 300
Figgs, B. N. 203
Fleisch, J. 204
Flemings, M. C. 376

Flury, R. 82, 96, 426, 435, 440, 454, 491, 494, 497, 498, 499, 500, 507, 524, 525
Flury-Lemberg, M. 96, 435, 499, 500
Franks, F. 173, 351
Friedman, H. L. 351
Fries, D. C. 316
Fripiat, J. J. 330, 351
Fukai, T. 204

G

Gagne, R. R. 204
Galen 29, 32
Galileo Galilei 57, 204
Gans, W. 126
Garfias, J. 351
Gassendi, P. 62
Gasser, R. F. 412
Gauss, C. F. 271
Geffken, R. 352
Geiger, H. 272
Gibbs, T. C. 203
Gilfrich, J. V. 299
Glansdorff, P. 235
Glew, D. N. 375
Goethe, J. W. 72, 175, 355, 464, 478
Goulden, J. D. S. 317
Greenwodd, N. N. 203
Günther, F. A. 524
Gütlich, P. 204
Gutmann, V. 128, 148, 171, 172, 203, 272, 273, 299, 300, 317, 353, 354, 376, 377
Gutmann, W. 96

H

Haddad, M. S. 290, 299
Haeckel, E. 403, 412
Haehl, R. 44, 80, 412, 435, 478, 499
Haenni, A. 454, 514, 525
Hahnemann, S. 19, 21, 23, 24, 35-40, 44, 45, 64, 79-83, 86, 303, 358, 374, 381, 392, 394, 407-412, 416-418, 421, 422, 432, 434-437, 444-448, 453, 455, 457, 458, 466-471, 475, 477, 478, 482-487, 490, 495-497, 499-501, 503, 506-517, 520, 521, 523, 524
Haken, H. 203
Halbert, T. R. 204
Haller, A. von 477
Hankins, D. 173
Hansen, H. N. 316
Hassel, O. 241
Hasselbach, K. M. 204
Hattori, Y. 376
Hauptmann, H. 241
Haüy, R. J. 270
Hedvall, J. A. 287, 299
Hegel, G. W. F. 53, 73, 409
Heisenberg, W. 123, 128
Heitler, W. 123, 125, 128
Hendrickson, D. N. 290, 299
Hengge, E. 128
Heraklit 177
Hering, C. 497, 521, 524, 525
Hermann, A. 96, 234
Herrick, C. C. 354
Hertz, H. 108
Herschel, A. 265
Hess, B. 235
Hiley, B. 128
Hippokrates 28, 29, 34, 43, 397, 411, 435, 439, 453, 454, 481, 523, 525
Hobbes, T. 44, 52
Hodgkin, D. C. 241
Hoppe, R. 116, 117, 128
Howie, A. 376
Hume, David 107

I
Ibn Sina, siehe Avicenna
Imamura, K. 299

J
Jammer, J. 128
Jansen, M. 128
Jantsch, A. 352
Jeffrey, C. A. 354
Jensen, W. B. 171
Joffé, A. 272

K
Kahring, E. 235
Kai, S. 235
Kant, I. 53
Karel, J. 241
Kaufmann, A. 375
Kauzmann, W. 166, 173
Keller, J. 351
Kendrew, J. C. 241
Kent, J. T. 497, 498, 524
Kepler, J. 141, 149, 205
Kietaibl, H. 126, 173
Kim, Y. M. 351
King, D. A. 173
Kirchmayr, H. 300
Kirpitschewa, M. W. 272
Klement, W. 376
Koepp, M. H. 203
Kolbe, H. 63
Komarek, K. L. 352
König, E. 204
Kopernikus, N. 56, 108
Koslowski, P. 76, 411
Kratz, R. 273
Krestov, G. A. 354
Krishnan, C. V. 351
Krüger, K. 376
Kuhlmann-Wilstorf, D. 351
Kuhn, H. 391, 411

L
Lavoisier, A. L. 44, 62
Laue, M. v. 241, 271
Leeser, O. 96, 317
Leibniz, G. W. 53, 106, 125, 128, 208
Lenin 107, 127, 396, 412
Lennard-Jones, E. J. 273
Leukipp 62, 105
Lewis, G. N. 170
Lewitzky, M. A. 272
Liertz, R. 412
Lindqvist, I. 171
Linert, W. 203, 300, 353
Lipscomb, W. N. 241
Locker, A. 411, 412, 435
Löw, R. 31, 33, 44, 73, 76, 126, 140, 144, 148, 388, 392, 411, 424, 435
Lucretius Carus 398
Lunazzi, N. 354
Lundgren, J. O. 353
Lusseyran, J. 442, 443, 454
Luther, M. 19
Lynch, W. M. 290, 299

M
Mach, E. 63
Marchon, J. C. 204
Markus, M. 235
Maxwell, J. C. 91, 108, 110
Mayer, H. 172
McMullan, R. K. 354
Meinhold, W. 354
Mendelejeff, D. 85
Michelson, A. A. 109
Mikler, J. 352
Miller, E. 352
Monk, C. B. 376
Morrison, A. C. 411
Moser, E. 358, 360-362, 375
Moskowitz, J. W. 173

Mueller, S. 235
Müller, H. R. 353
Müller, S. C. 235
Müller, W. 204
Müller-Herold, U. 316, 317, 350

N
Naeser, G. 299, 300
Newton, I. 59, 62, 72, 104, 105, 106, 143, 319
Nyholm, R. S. 173

O
Oakes, J. 375
Ockham, W. 31, 53
Oerstedt, H. C. 91
Olovsson, I. 353
Orowan, E. 243, 272
Ortega, S. 524

P
Paracelsus 32, 42, 431, 501
Pauli, W. 110, 185
Pauling L. 170
Peters, K. 173, 299
Perkins, P. G. 203
Perutz, M. F. 197, 199, 200, 201, 204, 241
Phaidros 397
Philippe, M. D. 394, 412, 499
Pinel, P. 36
Pippan, R. 299
Planck, M. 126
Plato 28, 29, 54, 56, 117, 388, 397
Platteeuw, J. C. 354
Plattner, E. 353
Plesser, T. 235
Podolsky, B. 110, 127
Polanyi, M. 242
Potts, A. D. 375
Prandtl, L. 271
Prigogine, I. 116, 128, 210, 234, 235, 330, 351, 354
Primas, H. 118, 126, 127, 128, 167, 173, 267, 273
Proust, J. L. 62
Ptolemäus 29

R
Rabe, H. 96
Rao, S. T. 316
Reed, C. A. 204
Rees, A. L. G. 272
Remane, A. 141, 149
Resch, G. 96, 148, 171, 203, 272, 273, 299, 317, 353, 354, 376, 377, 435, 499, 500
Rhazes 30
Richards, W. G. 173
Riek, R. G. 376
Roberts-Austin, C. W. 242
Robinson, W. T. 204
Rodley, G. 204
Roscelin 31
Rosen, N. 110, 127
Ross, J. 235
Rückert, F. 497
Rudee, M. L. 376
Ruhstaller, R. 396, 412

S
Saji, T. 204
Sapunov, V. N. 203
Schauer, H. 273, 300, 317, 376, 377
Scheel, K. 272
Schelling, F. W. J. von 53, 409
Schmid, D. 376
Schmid, E. 271
Schmid, H. 376
Schmid, R. 203
Schmidt, P. 454, 500

Schmithals, F. 376
Schollmeyer, E. 376
Scholz, W. 299, 300
Schottky, W. 244, 272
Schrödinger, E. 67, 76, 105, 110, 123, 126, 127
Schuster, P. 353
Sears, P. G. 376
Seeber, L. A. 271
Seeger, K. 272
Seki, S. 299
Senna, M. 299
Shannon, C. E. 225, 235
Shuppert, J. 352
Singh, H. 165, 173
Skalicky, P. 272
Skladovska, M. 265
Smekal, J. 272
Smith, E. 26
Sobol, H. 351
Sokrates 28, 54, 397
Solvoline, M. 120
Sorai, M. 299
Soukup, R. W. 203
Spaemann, R. 31, 33, 44, 73, 76, 392, 411, 424, 435
Stackelberg, M. von 353, 354
Stalinski, B. 299
Stapf, E. 435, 499
Stapp, H. P. 123, 128
Staufer, K. 497
Stegmüller, W. 43, 69, 76, 101, 126
Steinbuch, K. 235
Stensen, N. 85
Stillinger, F. E. 173
Strehlow, H. S. 203
Stüwe, H. P. 282, 299
Sundaralingham, M. 316
Swift jun. E. 376
Sydenham, T. 34

T

Takaki, S. 376
Taylor, G. I. 243, 272
Tester, J. W. 354
Thales von Milet 50
Tedder, J. M. 165, 173
Thiele, H. 235
Thomas, C. 412
Thomas von Aquin 31
Thorwald, J. 43
Tippelskirch, H. V. 212, 235
Trincher, K. 337, 352
Trotmann-Dickenson, A. F. 173
Trzebiatowski, W. 299
Tucker, J. C. 352
Tyndall, J. 91

V

van't Hoff, J. H. 63, 74, 75, 478
Vauquelin, L. N. 478
Virchow, R. L. K. 40
Völlenkle, H. 173
van der Waals, J. H. 170, 354

W

Waddington, C. H. 173
Wagner, C. 272
Walsh, C. 204
Wannagat, U. 376
Weiss, P. A. 97, 141, 149, 173
Weizsäcker, C. F. v. 49, 71, 101, 105, 225, 235, 237, 383, 411, 422, 435
Wendt, H. 203
Westfield, C. 270
Whiley, R. C. 299
White, A. H. 203
White jun. J. W. 317
White, L. L. 204
Wieland, W. 72

Wiesinger, G. 203, 300
Wigner, E. 156, 170
Wilkock, R. J. 353
Wilhelm, E. 353
Wille, S. 170
Winkler, R. 170, 177, 203, 224, 235, 373, 376
Wislicenus, J. 75
Wittens, R. H. 376
Wittmann, A. 173

Y

Yaba, R. 256, 376
Yates, J. T. 173
Young, K. P. 376

Z

Zink, J. I. 317
Zhabotinsky, M. 213-219, 235
Zukav, G. 128

SACHVERZEICHNIS

A
Abgeschlossenes System 204
Abstimmbarkeit 295, 343, 372
Abstraktion 51, 70, 72, 94, 95, 102-108, 114, 116, 120, 123, 169, 239, 260, 261, 324, 380, 489
– und Realität 73, 94, 95, 120
– und Seinserkenntnis 73, 94, 95, 120
– und Verstehen 489
Abordnung 134
Adenosin Triphosphat 218
Aderlaß 35
Adsorption 167, 173
Aerosol 168
Ähnlichkeiten 84-86, 217, 233, 365, 375, 451, 473, 488
Ähnlichkeitsbetrachtungen 84-86
Aequalitas 473, 488, 489
Äther 108, 109
Äthylalkohol 363
Aggregatzustände 321-323
Alkohol-Wasser-Gemisch, siehe Wasser-Alkohol-Gemisch
Allgemeinbegriff 31, 384, 385
Allöopathie 21
Altorientalische Sicht 125, 128, 129
Amorphe Körper 262, 263
Amorphisierung 309
Analogieschlüsse 86
Analytische Untersuchung 41, 61, 62
Anamnese 427, 437-454, 516, 518
– Empfehlungen Hahnemanns 445-448
– Ergebnis 485-495
– Kunstregeln 453
– Vollständigkeit 439, 441, 448 ff.
Anion 114
Anomalien 189, 292, 332, 337
Anordnung 134
Anpassungsfähigkeit 185, 234, 262, 287, 288, 292, 321, 350, 402, 429, 430
Antropomorphe Sicht 456, 459-464, 466, 473
A priori 55, 56, 68, 94, 105, 408, 409, 410, 508
Arzneimittel 86, 246, 455-500
Arzneimittelbild 455, 472-479, 493-500
Arzneimittelfindung 481-500, 518
Arzneimittelinformation 86, 87, 92, 228, 315, 316, 370, 371, 374
Arzneimittelkenntnis 455-479
Arzneimittellehre 471, 476, 493, 518
Arzneimittelmoleküle 315
Arzneimittelprüfer 458-468, 470, 518

Arzneimittelprüfung am
Gesunden 36, 40, 80,
457-479
Arzneimittelprüfung am
Kranken 467, 468
Arzneimittelprüfungszeichen
457-462, 466, 472-479, 485,
486, 496 ff.
Arzneimittelwirkung 457 ff,
464-467
Arzneimittelzeichen, siehe
Arzneimittelprüfungszeichen
Arzt-Patient-Verhältnis 22,
427 ff.
Atom, Abstraktionsergebnis
111 ff., 115, 116
– Teil des Kontinuums
111-115, 121-124, 157
Atomgewicht 62
Atomhülle 112
Atomhypothese 62-64, 105,
114-116, 155
Atomkern 112, 114, 115, 157
Atomismus 63, 117, 123, 416
Aufenthaltswahrscheinlichkeit
157, 186
Aufstaueffekt 160, 162, 254,
Ausspüleffekt 160, 162, 200,
254
Ausbreitung des Stabileren 373,
374
Ausdehnungskoeffizient 286
Ausgangspunkte der
Erkenntnis 53, 61
Aussatz 508 ff.
Ausschlag 508 ff.
Austenit 279

B

Base 160, 170, 171, 180, 335
Befindensänderung 429, 463,
467, 469-471
Begriff 31, 49, 50, 60,
93
– Materie 101 ff.
– Ordnung 130 ff.
– Information 225 ff.
Belastbarkeit 430
BELL'sches Theorem 128
BENARD-Effekt 211, 212
Bewahrungsvermögen 291, 295,
348
Bewegung 41, 51, 77, 80,
148
Bewegungsvorschrift 139,
255
Bezugssystem 109, 292
Bindung
– chemische 116, 124, 158
– intermolekulare 158,
162-165, 172
– intramolekulare 158,
162-165, 172
Bindungskontraktion an
Kristalloberflächen 172
Bindungslänge 161 ff., 171,
187
Bindungslängenvariabilität
161 ff., 303
Bindungspolarität 160, 163
Bindungsverlängerung 160-166,
349
Bindungsverkürzung 160-166,
172, 349
Biochemie 422
Biogenetisches Grundgesetz
403, 406
Biologie und Leben 101,
392
Blastozyst 405
BOLTZMANN-Statistik 210
BROWN'sche
Molekularbewegung 146,
147

C
Calcium Carbonicum 524
Cartesianische Methode 61, 124
Causa efficiens 386
– finalis 386
– formalis 386
– materialis 386
Chaos 60, 132, 134, 138, 146-148, 391, 426, 490
– Definition 147
– und Entropie 147
– und Kosmos 391
– und Krankheit 148, 426, 481, 482, 490, 491
– und Naturordnung 491
Chemie und Stoff 316, 317
Chemische Bindung, siehe Bindung, chemische
Chinarinde 36, 37, 457, 484
Chronische Erkrankungen 38, 432, 444, 501-525
Cluster 332
Coccus Cactí 363
Contraria contrariis 37, 484
C-Potenz 88-91

D
Dampfdruck 306, 346, 347, 366
Dampfdruckerhöhung 341, 346, 347
Dampfdruckerniedrigung 340, 346, 347, 366
Defekt 242, 247
Defektstruktur 242, 244, 245, 262, 291, 292
Deduktion 489
Deformation 243
Denkergebnis 60, 61 395
Denkvorgang und Erfahrung 394, 395
Diagnose 28, 42, 79, 427, 449, 450, 452, 482, 490-500
Diamagnetismus 179, 198
Diathese, siehe Konstitution
Dichte 346, 347, 366
Dichtegradient 338
Differenziertheit 95, 186, 196, 197, 250, 259, 262, 306, 324, siehe auch Systemdifferenziertheit bzw. Systemorganisation
Diffusion 212, 233, 242, 259
Diskontinuierliches 107, 111, 121, 122
Dissipative Strukturaspekte 220-224, 374, 428, 429, 431
– Strukturen 210-220, 313, 429
Donor-Acceptor-Eigenschaften 158-167, 254
Donor-Acceptor-Konzept 158-166, 254, 331, 332, 338
Donor-Acceptor-Regeln 158, 160-166, 248, 331, 332, 338
Doppelschicht, elektrische 254
D-Potenz 87 ff.
Druck-Abstand-Paradoxon 171, 172
Dynamische Ordnungsaspekte 137, 192, 193, 222, 243, 276, 286, 296, 309, 321 ff., 331, 340, 343, 347, 369

E
Effizienz 72, 106, 202, 386
– als Naturgrund 72, 106, 379, 386
Eigenionisation des Wassers 349, 350
EINSTEIN-PODOLSKY-ROSEN-Korrelationen 110, 127

Eisen-Phenantrolin-Komplexe 175 ff., 283-287
Elektromagnetische Schwingungen 108, 157
Elektronenacceptor 159 ff., 170, 171, 184, 336
Elektronendichte 179, 180, 201
Elektronendonor 159 ff., 170 171, 184, 336
Elektronenhülle 114, 115
Elektronegativität 85, 163
Elektrostatische Theorie 170, 335, 350, 351
Elementarteilchen 116
Elementarzelle 239, 240, 270, siehe auch Gitterparameter
Embryo 404-407
Empirismus 62
Energieverteilung in Festkörpern 266-270, 292
Entelechie 148
Entropie 146, 147, 195, 291, 322
– bei Phasenübergängen 195, 286, 322, 332, 334
– und Chaos 146, 147
– und Defektstruktur 291
– und Information 147
– und Irreversibilität 209
– und Ordnung 146, 147
Entwicklung 404-407
Epilepsie 28, 522
Erfahrung 52, 61, 94, 384, 394, 397, 418
– und Idee 52
– und Modell 64
– und Vorstellung 394
Erfrierung 484
Erkenntnis 53, 61, 65-67, 124, 228 388, 389, 421, 489 siehe auch Abstraktion, Induktion, Deduktion, Naturgründe
– Ausgangspunkte 53, 61, 65-67, 124, 407, 408
– und Sinnfrage 124, 140
Erkenntnisfähigkeit 389
Erkenntnistheorie, Evolutionäre 390
„Erinnerungsvermögen“ materieller Systeme 352, 266 ff.
Erkrankung, siehe Krankheit
Ermüdungsbruch 281, 284
Ermüdungsriß 279
Erstarrungsprozeß 276
Erstwirkung 467
Erytrozyt 197, 198
Ethische Forderungen 66
Evolutionslehre 380, 390-392, 424
Evolution und Gesundheit 424
– und Zufall 391, 411
– Zirkelschlüsse 390

F

Fehlstellen 247 ff., siehe auch SMM-Zentren
Feld 91, 92, 108, 110, 122, 295
Ferrit 277
Festkörper 276 ff., 321, 322
– Energieverteilung 265 ff., 279, 280
– Ermüdungsriß 279, 280
– Mechanische Bearbeitung 278-280
– Phasenumwandlungen 276 ff.
– Systemorganisation 237 ff., 303 ff.
– Verreiben 268, 279, 281, 285-291, 312 ff.
Festigkeit 243, 259, 271, 272, 276, 277, 279, 303

Finalität 58ff., 65, 66, 72, 106, 124, 202, 386, 387, 392, 420
– als Naturgrund 72, 106, 379, 386, 387, 427
Flexibilität 292
Fließgleichgewicht 221
Fluktuation 250
Flüssigkeit 224, 321-352
– Modell einer idealisierten 323, 324
– Systemorganisation 326ff.
– theoretische Beschreibung 324, 350-352
Flüssigkristall 375
Form 72, 106-108, 126, 202, 386
– Definition 126
– Naturgrund 72, 106, 379, 386
Formbarkeit 177, 224, 306
Formel, chemische 116, 117
Formerhaltungsvermögen 177, 313, 374
Formgedächtniseffekt 269-299
Formgedächtnislegierung 296-300
Fortschritt 59
Fragen nach dem Ganzen 58, 65, 68, 70, 93, 121-125, 141, 142, 145 178, 421-423
Frequenzmuster 344

G

Gase 224, 322, 367
– in Lösung 341-350, 367
Gashydrate 342, 353
Gasmoleküle als Träger von Strukturinformationen 344ff., 363, 374
Gasphase 321, 322
Gehirn 388, 394, 405, 406, 416
Geist 107, 114, 379, 380, 386, 388-397, 404, 410, 411, 415, 420
Geistartige Wirkungen 91, 92
Geisteskrankheit 36
Gesamtzusammenhang 187, 280, 281, 311, 397, 423
Gesetz der konstanten und multiplen Proportionen 116, 117
Gesunde als Arzneimittelprüfer 458-464, 470
Gesundheit 410-413, 415-432, 474, 484
Gewißheit der Erkenntnis 60
Gitterbaustein 242, 244, 260-262
Gitterkontraktion 251
Gitterparameter 239, 270
Gitterstörung 243ff.
Glasartiger Zustand von Wasser-Alkohol-Gemischen 359, 360, 375
Gläser, metallische: siehe Metallische Gläser
Gleichgewicht
– thermodynamisches 207-210, 220, 253, 323
Gleichheit 488
– der Form, siehe Similitudo
– der Zahl, siehe Aequalitas bzw. Statistik
Gleitebene, siehe Versetzungen um Gitterebenen
Glykolyse 216
Gott 68, 393, 396, 397
Grenzen 112-115, 155, 157, 188, 214-220, 233, 306, 321, 324, 351
GUTMANN-Regeln 161

H
Habitus des Untersuchenden 54, 65-68
Halbleiter 233, 317
Häm-Gruppe 198, 200
Hämoglobin 197-202
Hämoglobin S 201
Harnstoff 88
Härte 306
Haut 511, 519, 520
HEDVALL-Effekt 286
Heilkunde 38, 410
Heilkunst 38, 42, 43, 466, 485
Heilmittel, siehe Arzneimittel
Heilung 458, 520, 521
HERING'sche Regel 521 ff.
Herz 406
Hierarchie 138, 176 ff., 260 ff., 319 ff., 402 ff., 413, 419, 424 ff., 473, 519
Hierarchische Ebenen 189 ff., 259 ff., 319 ff.
– in Festkörpern 259 ff.
– in Flüssigkeiten 319 ff.
– in Molekülen 176, 189-197
– in Organismen 380, 402, 405, 407, 424 ff., 519
Hierarchische Ordnung 138 ff., 175 ff., 259 ff., 292, 295, 319 ff., 424, 519, siehe auch Systemorganisation
Hierarchisierung der Symptome 380, 452, 492, 493
High-Spin-Zustand 194, 198, 199, 283 ff.
Hochpotenz 39, 64, 65, 84, 87-92, 166 ff., 280 ff., 309 ff., 315, 355 ff.
Hohlräume in Flüssigkeiten 343, 350
Hologramm 230 ff., 474
Holographie 230-233, 370
Homologieschlüsse 86
Homöopathische
– Anamnese 437-454
– Anfänge 21-23, 34-39
– Arzneimittelprüfung 36, 40, 80, 457-491
– Diagnose 450-454, 491-495
– Molekulares Denken 39, 84 ff.
– Paradoxa 82 ff.
– Probleme 77 ff.
– Richtungen 80 ff.
Humanembryologie 404
Hydratation 352
Hydrophile Stoffe 338, 342, siehe auch Strukturmacher
Hydrophobe Stoffe 338, 341, 347, siehe auch Stukturbrecher
Hyle 106
Hypothese 56
Hysterese 190
Hysterie 522

I
Iatrochemie 33
Iatrophysik 33
Idealgas 220, 224, 323, 349, 416
Idealkristall 142, 220, 239, 241, 323, 349, 416
Idealvorstellung 145, 349
Idealsystem 293, 323
Idee 34, 52-55, 72, 117, 120, 124
– und Realität 52-54, 68
Ideenlehre 52, 54
Impfung 499, 500
Induktion 489
Infektion 507 ff., 518
Information 205 ff., 225-234, 280, 314, 318, 344, 372
– Aufnahme und Bewahrung 229-232, 280, 348, 373, 374

– Definition 225, 232, 234
– und Entropie 147
– und Finalität 226, 227
– und materielle Träger 229-234
– und Wahrscheinlichkeit 226, 227
– und Wechselwirkung 227 ff.
Inspiration 52, 473
Intelligenz 489
Interferenz 230
Intuition 52, 473
Irreversibler Prozeß 208, 209
Irreversible Thermodynamik 210
Isokinetische Beziehung 185, 203

K

Kalium Phosphoricum 361, 362
Kation 114
Kausale Betrachtungsweise 58 ff., 136, 142-144, 148, 475
Kausalität
– und Evolutionslehre 391
– und Naturerkenntnis 144, 145
– und Teleologie 58 ff., 143-148
Keimscheibe 405
Kernabstände 158
Kernmagnetische Resonanz 358, 361-363
Knotenpunkt 169, 313, 314
Kohlendioxid 197, 341, 349
Komplementarität des Ganzen
– und der Teile 121-123
Konkretum 97, 102
Konservative Merkmale 220
– Randbedingungen 214-224, 313, 429, 431
– Strukturaspekte 220-224
– Strukturen 207-210, 220, 429, 431
Konstitution 289, 291, 419, 420, 424, 430, 431, 463, 475, 507, 512, 518, 524
Konstitutionslehre 524
„Kontaktgedächtnis“ 269
Kontinuum 92, 103, 106, 110-116, 121, 155-157, 169, 188, 189, 321
– als Feld 110
– als Ladungsdichtemuster 110, 111
– intelligible Bereiche 115
– materieller Systeme 99, 100, 106-108
– subintelligible Bereiche 115
– Teilbarkeit 111, 114, 115, 121
– Teilchenaspekte 114, 115, 121-124
Koordinationszahl 172
Koordinationszentrum 184, 190, 191, 193
Kopenhagener Deutung 118, 119, 121, 128
Körper 398, 400, 417-419
– Gliederung 398 ff.
– Konstitution 419 ff.
– Formbarkeit 399
– Systemorganisation 402, 406, 419, 519
Krankheit 28, 29, 33, 34, 143, 148, 216, 411, 414, 415, 422-436, 445, 457, 501-525
– akute 448, 487
– als Abstraktion 445, 449
– als Chaos 148, 426, 455, 457, 482, 490, 491
– chronische 432-434, 488, 497, 501-525
– Definition 415, 425, 426, 433
– als Fremdfinalität 426, 490, 518 ff.
– individuelle 464, 492, 493
– wissenschaftliche Unzugänglichkeit 418

Krankheitsbegriff bei HAHNEMANN 411, 414, 432-436
Krankheitsbezeichnung 445, 449, 450, 516
Krankheitsbild und Arzneimittelbild 481-500
Krankheitsbeschreibung bei Hippokrates 29
Krankheitserkenntnis 418, 490
Krankheitsursache 438, 453, 486, 487
Krankheitszeichen, siehe Symptome
Kristall 223, 262, 263, 270
Kristallbaufehler, siehe auch Gitterstörung bzw. Systemorganisation
Kristallgitter 240 271, 314
Kristallisation 168, 271
Kristallplastizität 243, 271
Kristallstruktur 239, 240, 255, 271
Kunst und Natur 136
Kunst und Wissenschaft 55, 73, 136, 452, 478, 488, 492-495
Kunstakt der Similesetzung 490, 492, 493
„Kunstkrankheit“ 458, 490
Kunstregeln der Anamnese 451-453
Kupfer 266, 268

L

Lactose 303, 312
Ladungsdichtemuster 111, 113, 158, 184
Ladungsdichteverteilung 157, 194
Ladungsübergang 158 ff., 351
Ladungsverschiebung 158 ff.
Laser-Untersuchungen 324
Leben, 101, 383, 401
– „werdendes“ 404
Lebensfunktionen 403
Lebewesen 384-386, 423, 487
LE CHATELIER-BRAUN‘sches Prinzip 148, 195
Leerstelle 244, 247, 249, 313, siehe Punktdefekt, bzw. SMM-Zentrum
Leerstellengitter 313, 314
Leerstellenkonzentration 314
Leitfähigkeit 306, 326, 366
LENZ‘sches Gesetz 195
Libration 305, 343
Lichtgeschwindigkeit 108, 109
Liebe 431
LIESEGANG‘sche Ringe 212
LM-Potenz 90
Löslichkeit
– Simile-Regeln 86, 335, 499
Lösung 306-310, 334 ff.
– in Milchzucker 308 ff.
– in Wasser-Alkohol-Gemischen 334 ff.
– von Kieselsäure in Wasser 330, 331
– Schwingungspektren 343
Lösungsmittel 203, 326 ff., 335
Lösungsstruktur 326, 340 ff., 367
Lösungsvorgang 334-336, 352
Lösungswärme 194, 196, 197, 281, 285 ff.
Low-Spin-Zustand 194, 196, 197

M

Magnetisches Verhalten materieller Systeme 180, 185, 198, 199
Materialismus 101, 107

Materia medica homoeopathica 456, 476-479, 480, 492, 496
Materia prima 72, 106
Materie 72, 99-106, 121-124, 202, 389, 396, 397, 399
– Abstraktum 104, 107
– Atome 105, 111 ff.
– Denkprinzip 106
– Kontinuum 106 ff.
– Naturgrund 379, 386
– Raum-Zeit-Geschehen 104, 109
– Voraussetzung zur Meßbarkeit 106, 107
– Wellenbild 110
Martensit 279
Mathematik 56, 60, 71, 94, 110 271, 451
Mechanische Wirkungen
– auf Festkörper 268 ff., 278, 297 ff., 303 ff.
– auf Flüssigkeiten 369, 370
Mechanochemische Reaktionen 280
Medikamentkomposition 500
Medizin
– als Heilkunst 38, 42, 43
– als philosophischer Teilbereich 41, 43
– als Technik 22
– als Wissenschaft 42, 43
– in ältester Zeit 24-26
– in Ägypten 26
– in Griechenland 27-30
– im Mittelalter 30-32
– in der Renaissance 32-33
– zur Zeit Hahnemanns 34-40
– neuere Entwicklungen 40-44
Mensch 379-412
– als Abstraktion 419
– als Angehöriger der Spezies Mensch 385
– als beseeltes Wesen 397-402, 410
– als denkendes Wesen 389, 392
– als Einheit von Geist-Seele-Körper 387, 395, 398, 404, 410
– als geistiges Wesen 385-387, 404
– als hierarchisch gegliedertes Wesen 402, 405, 406, 413, 419, 424, 425, 473, 519
– als individuelles Lebewesen (konkretes Einzelwesen) 385, 424, 451
– als körperliches Wesen 402-407, 409, 410, 519, 520
– als „Maschine“ 33, 40
– als Maß-Gebender 52
– als „Meßinstrument“ zur Arzneimittelprüfung 459 ff.
– als Produkt der Evolution? 403
– als Teil der Natur 60, 385, 386, 397, 399, 473
– als Untersuchender 65-67, 140
– in seiner teleologischen Verfaßtheit 140, 407, 420, 423, 457
– und Naturordnung 386, 475
– und Tier 392
Meßbarkeit 56, 155, 204, 459-461
Meßergebnis 187, 460
Meßinstrument 459 ff.
Metallische Gläser 276, 369, 370
Metaphysik 63, 69, 120, 135
Metaphysischer Realismus 69
Metastabiler Zustand 254, 277
Metrik 344

Miasma 433, 507 ff.
MICHELSON-Versuch 109
Milchzucker 89, 301-317
Mischungsverhältnis,
– charakteristisches 286-288, 290, 292-295
Modellvorstellung 69, 323, 349, 350, 351, 395
Molekül 114-116, 121-124, 158, 161, 166, 167, 188
– im Kontinuum 114, 115, 121-124, 158
– „intelligentes“ 177
– und Stoff 316, 317
Molekularbiologie 64, 86
Molekularkonzept 64, 84, 88, 93, 95, 97, 118
– Einseitigkeit 118, 178, 228
– offene Fragen 93, 95, 178
– qualitative Fragen 84, 86
– quantitative Fragen 84, 86, 117
– Quantenmechanik 92
Molekulare Umgebung 184, 278
Molekulare Systemorganisation 175 ff.
Molekülstruktur 63, 66-68, 114
MÖSSBAUER-Spektrum 180, 181, 184, 196
Multiplizität der erfahrbaren Dinge 70, 187

N

Natriumchlorid 269, 272, 326, 352
Naturalismus 390
Naturbeherrschung 61, 114
Naturerkenntnis 72, 94, 144
Naturgründe 72, 202, 379, 386 387, 426, 427
Naturordnung 136, 139, 140, 426
– und Zweck 73, 139
Naturwissenschaft 47, 71, 390, 421
– und Kunst 71, 72, 73, 395, 463, 478, 494
Naturwissenschaftliche Erkenntnis 49, 65, 66, 94
– Untersuchung, Ziele 65, 66
Nervensystem 405, 520
Nichtlineare Systeme 178, 210
Nominalismus 31, 32, 54, 140, 489
Normalwasserstoffelektrode 292

O

Oberfläche des Festkörpers 167, 172, 223, 237, 242, 251-254, 260, 312, 321, 330
– der Flüssigkeit 224, 321
– innere 343, 344
Oberflächenaktive Stoffe 214 ff.
Oberflächenenergie 280, 312
Oberflächenmuster 214-219
Oberflächenspannung 211, 328, 347
– innere 343
Objektive Erkenntnisebene 67, 104, 107
Objektivierung 67
Objekt-Subjekt-Trennung 67, 104, 140
Offenes System 210 ff., 221
Ontogenese 380, 403, 404
Ordnung 51, 131 ff., 149, 177, 400, 452
– altorientalische Sicht 125, 129
– nominalistische Sicht 140

– Begriffsbestimmung 133-135
– eingefaltete 132, 371
– Erfahrbarkeit 131
– implikative 132, 149, 371
– künstliche 136-140
– mechanistische 143-145, 169
– natürliche 136-140
– Regelmäßigkeiten 133, 136
– Sinnhaftigkeit 136, 139, 141, 146ff., 227
– Teile 135, 141, 142
Ordnungsaspekte des Molekülbaues 63
– dynamische 135, 137-139, 278, 291, 292
– statische 135, 278, 292
Ordnungsbegriff in der Physik 140, 142-144
Organe als Werkzeuge 143, 144, 388, 406-408, 421, 422
Organisation 391, 400
Organismus 33, 40, 143, 144, 216, 398-412, 417, 419, 421, 433, 519ff.
Oszillierende Reaktionen 213-219
Oxidationszahl 179

P

Paramagnetismus 179, 198
Patient und Arzt 439ff.
PAULI-Prinzip 185, 186, 487
Periodensystem der Elemente 85
Perpetuum mobile 208, 209
Phantasie in der Wissenschaft 63, 74, 478
Phasengrenzbereich 249-254, 264, 328, 330, 405
Phasenumwandlung 270, 275ff., 291, 297, 331ff.
– gleitende 297ff., 337
– im festen Zustand 276ff.
– im flüssigen Zustand 331ff., 337
– in Formgedächtnislegierungen 296-298
– martensitische 277, 296
– und Umwelteinflüsse 291
Phenantrolin-Eisen-Komplexe 175-194, 213, 284ff.
Philosophie 49, 50, 70, 71, 133
– Definition 70, 71, 133
– und Sprache 133ff.
– und Wissenschaft 50ff., 61, 66, 70, 71, 74
Philosophieren 49, 50, 66, 67-71, 93
Photographie 230
Physik und Materie 101
Physiologie 417, 418, 422, 479
Phosphor 278
Plastische Kristalle 360, 375
Platzwechselvorgänge 247-250, 255, 322
Polaritätsskala 85
Polarographie 191
Polywasser 330
Positivismus 40, 41, 62, 63
Potenzierung 26, 39, 87-92, 301-316, 355ff.
– Centesimalmethode 88-91
– Dezimalmethode 87ff.
– LM-Methode 90
– von Milchzuckerlösungen 301-316
– von Wasser-Alkohollösungen 355ff.
Prägungsvermögen 295ff.
Priestermedizin 26, 27
Prinzip 106
Prüfer, siehe Arzneimittelprüfer

Prüfungszeichen, siehe
Arzneimittelprüfungszeichen
Psora-Lehre 501-525
Psychologie 41, 412, 449, 450
– und Seele 101
Psychotherapie 41, 42
Pufferfunktion 192
Pulvermetallurgie 278, 286
Punktdefekt 238, 247, 259, 273, 283,
siehe auch SMM-Zentren
Pyramidenstumpf 192, 261-263, 329

Q

Qualität 57, 68, 84-86, 102, 117,
143, 155, 308, 314, 315, 416, 451, 452, 459-463, 478, 489
– Fragen nach der 62, 68, 84, 451, 472, 473
Qualitätslehre 451, 463, 473, 489, 495
Quantenmechanik 65, 67, 92, 113, 118-124, 157, 186, 196, 475
Quantenphysik 41, 126
Quantentheorie 104, 115, 118-128
– und Atomismus 121-124
– und Gruppenverhalten 120
– und Metaphysik 120, 121
– und Wahrscheinlichkeit 120, 121
Quantenzahl 185
Quantität 57, 62, 68, 84, 86, 94, 117, 143, 155, 324, 458, 460, 461, 473
Quantitative Untersuchung 62, 94 ff., 180-184, 324
Quecksilber 510, 511

R

Randbedingungen 170, 214 ff.
Rationalistische Methoden 29, 40
– Philosophien 53, 54, 60, 65, 68
Raum 105, 106, 108
Raumgruppe 271
Raum-Zeitgeschehen 104, 125, 128
Reaktionsgeschwindigkeit 185, 203
Reaktivitätssteigerung 328, siehe auch HEDVALL-Effekt
Realität 53, 54, 121, 124
– und Idee 53
– und Modell 53
Realitätserkenntnis 124
Realkristall 242 ff.
Redoxvorgänge 180, 184, 194
Regelmäßigkeit 135, 156-158
Rekristallisation 271
Relativitätstheorie 109, 110
Relaxationszeit 358, 361-363, 366
Repertorien 496-500
Restparamagnetismus 285
Reversibler Prozeß 207-209
Rheocast-Verfahren 369
Rhythmus 216, 217, 344, 400, 479
Röntgenstrukturanalyse 270
– von Gashydraten 343
– von Milchzucker 303
– von Säurehydraten 338
– von Flüssigkeiten 322, 359
Rubikwürfel 255, 257, 258
Rühren einer Legierungsschmelze 369
Ruhe 128

S

Sauerstoff 199, 200, 341, 349, 374
Säure 160, 170, 171, 335, 353
Schamane 24, 43
Schmähschriften gegen die Homöopathie 524
Schmelzen
– amorpher Körper 325
– kristalliner Körper 306, 325
– plastischer Kristalle 360, 375
– von Wasser-Alkohol-Gemischen 360
Schmelzpunkt 306
Scholastik 489, 490
Schütteleffekte 89, 367 ff.
Schwingungsmuster 81, 216, 229, 230, 311, 314, 344, 350, 371
Schwingungsverhalten 305, 344
Seele 41, 101, 380, 383, 386, 397-402, 410, 411, 415, 428, 520
– als Milieu des Lebens 401
– als Prinzip 400, 401, 411, 417
– als Ursprung des Lebenden 400, 401, 428
– als Wirkendes 400, 401
– und Anpassungsfähigkeit 402
– und Geist 398
– und Körper 398, 400, 401, 520
– Unteilbarkeit 401
Seelenkräfte und Krankheit 427 ff.
Seinserfahrung und Idee 52
Seinserkenntnis 56, 57, 61, 118, 120-123
Selbstdurchführung 221
Selbstorganisation 221, 391
Selbstversuch 457, 468, 469, 483
Simile-Findung 490-493, 496
Simile-Gesetz 80, 466, 483-491
Simile-Setzung 491-500, 514, 523
Similia similibus 38,484
Sinneserfahrung 51, 69, 93
Sinnfrage 58, 69, 140
Sinnhaftigkeit 58 ff., 65, 132 ff., 139-140
– der Information 205, 225, 232, 234
– der Naturvorgänge 59, 65, 140, 387
– der Ordnung 132, 135, 136, 139, 140, 227
– des Organismus 216
– der Systemorganisation 178, 197
SMM-Zentren 250, 251, 260, 261, 272, 305, 306, 326, 327, 340
Spezifische Wärme, siehe Wärmekapazität
Sprache 49, 71, 133-135, 147, 317, 386, 462
Sprödigkeit 272
Statische Ordnungsaspekte 63, 137, 192, 194, 223, 278, 296, 309-311, 321, 332, 336, 340, 368, 371
– Randbedingungen 170, 214 ff., 299, 309-311, 344, 371
Statistik 41, 93-95, 226, 324, 463, 488
– in der Homöopathie 463, 488
– und Realität 94, 95
– und Systemdifferenziertheit 93

– und umfassende Erkenntnis 95
Steady State 213
Stickstoff 341, 349
Stochastik 226, 228
Stöchiometrie 116, 117
Störungsrechnung 170
Strahlung 295
Straßenverkehrsordnung 134 ff.
Strömungsstruktur 211 ff.
Strukturbrecher 329 ff., 338, 340, 363, 366, 372
Strukturempfindliche Eigenschaften 272
Strukturgradient 338
Strukturinformation 305, 344
Strukturlücken 305, 313
Strukturmacher 329 ff., 338, 343-349, 363, 366, 373, 374
Strukturunempfindliche Eigenschaften 272
Subjekt-Objekt-Trennung 67, 104, 127, 140
Substituent 180, 184
Substitutionelle Methoden 28, 42
Sulfur 510, 524
Suppressive Methoden 28
Symptome 415, 426, 433 ff, 465 ff., 477, 492 ff.
– auffallende 448, 473
– Hierarchisierung 452, 492 ff.
– objektive 41, 427, 449 ff.
– subjektive 41, 437, 446-448, 451
– Totalität 426, 452, 453, 510
– unauffällige 473, 493, 494, 495
– unterschiedliche Bedeutungen 452, 453, 473, 494
Sycosis 508
Synchronisationsknoten 305, 344, 350, 374
Synergetik 178
Syphilis 508
Systemanpassung 95, 178 ff.
Systemdenken 142
Systemdifferenziertheit 94, 95, 186, 262, 290, 292, 312
Systemdynamik 262, 290, 299
Systemeigenschaften 93, 263 ff. 306
Systemerhaltung 178, 264, 328
Systemorganisaton 86, 95, 178-202, 237-273, 284-317, 367 ff., 424
– Erkennbarkeit 195 ff., 263
– molekulare 95, 186-202
– optimale 195, 202, 282, 290-296, 333, 334, 337, 338
– Sinnhaftigkeit 179, 197, 202
– von Festkörpern 237-273, 284-300, 303, 304, 314
– von Flüssigkeiten 325 ff., 334-350, 367 ff.
– von Milchzucker 297, 303-317
– von Organismen 93, 405 ff., 424
Systemregulierung 328
Systemverhalten 95

T

Teilladung 181
Teleologie 31, 55, 58 ff., 423, siehe auch Finalität
– für den Biologen 392
– und Naturwissenschaft 59
Teleologische Verfaßtheit
– des Menschen 58 ff., 228, 405, 424
– der seienden Dinge 61

Temperaturinvarianz 185, 289-294
Tetraalkylammoniumionen 341
Tetraphenylborat 341
Theorie 69, 120, 124, 308, 395
Thermochemolumineszenz 266
Thermodynamik 148, 207-210, 291, 292, 332
– der Ionensolvatation 351
– irreversible 210ff.
– statistische 210, 322, 351
– und Bereich optimaler Systemorganisation 291
– und Schütteleffekt 357, 367, 368
– und Teleologie 148, 149
Thuja 511
Thermolumineszenz 265-269, 297-299
– von Kupfer 266-269
– von Milchzucker 297, 298, 308
– von Natriumchlorid 297, 298, 368
Titanhydrid 287
Transzendentieren 379, 389
Tribolumineszenz 312
Typhus 510, 515, 516

U
Überordnung 134, 138, 176, 188-197,259ff., 325ff., 338ff., 367ff.
Überstruktur 255, 266, 313
Umwandlungskurve 286-293, 296
Umweltfragen im Mittelalter 75, 76
Ungewöhnliche Effekte 189
– Symptome 473, 493, 494, 495
– Zeichen, siehe Arzneimittelprüfung
Unordnung 134-136, 146ff.
Unschärfe der Erkenntnis von Systemorganisationen 195ff.
Unsichtbares 389, 390
Unterordnung 134, 138
Urstoff 309-311, 315
Urtinktur 39, 370, 372, 373

V
Van der Waal'sche Kräfte 170
Verdünnung 309-313, 364-367, 374
Verdünnungsmittel 87, 309-313
Verformung 185
Vernetzung 304, 359, 362, 363
Verordnung 134
Verreiben
– von Festkörpern 89-92, 268, 277, 280, 291, 297, 314-316
– von Milchzucker 90, 312-316
– von Natriumchlorid 297, 298
– von Spin-Cross-over-Komplexen 285ff.
Verschütteln von Flüssigkeiten 89-92, 357, 360, 367-376
– Aktivitätsänderung 368
– Änderung des Thermolumineszenzverhaltens 368
– Leitfähigkeitsänderung 367 von Wasser-Alkohol-Gemischen 367, 372ff.
Versetzungen von Gitterebenen 238, 243, 261, 325
Versetzungsknoten 238, 250
Versetzungslinien 242, 250, 251, 259, 264
Versetzungsmuster 244-247, 250, 264

Versetzungsnetzwerk 243, 250, 306
Versetzungstheorie 243
Versuchsperson, siehe Arzneimittelprüfer
Vertauschungen von Primärem und Sekundärem 48, 53-58, 61, 62, 68, 69, 72, 73
– von Erfahrung und Modell 48, 72, 73
– von Finalität und Kausalität 48, 58, 59
– des Ganzen und der Teile 48, 61, 62
– von Qualität und Quantität 48, 56-58
– von Sein und Denkergebnis 48, 61
– von Wirklichkeit und Idee 53-57, 72
Vibrationsspektren wäßriger Lösungen 346, 347
Vitalismus 34, 409
Vitalität 409, 410
Volksmedizin 24, 26, 27

W

Wahrheit 60, 66, 71
Wahrscheinlichkeitsaussagen 104, 157, 210, 225-227, 391
Wärmekapazität 195, 285, 286, 322, 331-334, 343, 346-348
Wasser 326ff.
– Anomalien 336
– „anomales“ 330, 331
– dimeres 165, 349, 350
– Eigenionisation 349
– flüssiges 167, 303, 334ff.
– in Kristallen 303-305
– Lösungen 376
– Moleküle 143, 165, 166, 167, 191, 303-305, 312, 313, 336
– „Offenheit“ 336-338
– Relaxationszeiten 358
– Struktur 166, 346, 347
– sehr dünne Schichten 330, 331
– Systemorganisation 336ff.
– Umstrukturierungsmöglichkeiten 337
Wasser-Alkohol-Gemisch 89, 188, 327ff, 340, 358-361
Wasserstoffbrückenbindung 303, 304, 336, 362, 363
Wechselfieber 37
Wechselwirkungen 155ff., 163ff., 177, 191, 225, 264
– an Phasengrenzbereichen 251-255
– Regeln für molekulare-, 161ff.
– zwischen Gitterbausteinen 239ff., 264
– zwischen Strukturbrechern und Strukturmachern 345
– und Information 225-234
Wechselwirkungskräfte 157, 170, 323
Wellenfunktion 110
Wellenbild materieller Systeme 110, 122
Weltgesundheitsorganisation 416
Widerspruchsfreiheit in der Naturwissenschaft 53
Wirklicheit 53ff., 68, 120, 385
– und Idee 53ff., 68
– und Seinserkenntnis 120, 385
Wissen und Glaube 396, 397
Wissenschaft 49, 65, 66, 395, 463, 478, 488, 489, 495
– praktische 66
– theoretische 66

– und Kunst 71, 72, 452, 478, 494
– und Philosophie 47 ff., 66, 70, 71
Wissenschaftsbegriff nach ARISTOTELES 73, 74
Wissenschaftstheorie und Realität 124, 478
Wolfram 167, 239, 240

Y

Yin-Yang 125, 129, 154, 160, 337, 349

Z

Zelle 403, 405, 407
Zellularkonvektion 211 ff.
ZHABOTINSKY-Reaktion 213-219
Ziele wissenschaftlicher Untersuchungen 65, 66
Zufall 178, 391, 392, 411, 426
Zuordnung 134
Zustandsvariable 207
Zweck 32, 65, 66, 69, 70, 136, 148, siehe auch Finalität, Telos, Teleologie
– künstlicher 139, 144
– natürlicher 70, 139
– der Ordnung 136, 141-144
Zwischengitterplatz 247, 248, siehe auch SMM-Zentren, bzw. Punktdefekt.